R. Schweitzer

Hämatologie, Immunologie und Mikrobiologie

Die Heilpraktiker-Akademie Band 2

Rudolf Schweitzer

Hämatologie, Immunologie und Mikrobiologie

Die Heilpraktiker-Akademie Band 2

3. Auflage

ELSEVIER

ELSEVIER
Hackerbrücke 6, 80335 München, Deutschland
Wir freuen uns über Ihr Feedback und Ihre Anregungen an books.cs.muc@elsevier.com

ISBN 978-3-437-58022-2
eISBN 978-3-437-18218-1

Alle Rechte vorbehalten
3. Auflage 2018
© Elsevier GmbH, Deutschland

Wichtiger Hinweis für den Benutzer
Ärzte/Praktiker und Forscher müssen sich bei der Bewertung und Anwendung aller hier beschriebenen Informationen, Methoden, Wirkstoffe oder Experimente stets auf ihre eigenen Erfahrungen und Kenntnisse verlassen. Bedingt durch den schnellen Wissenszuwachs insbesondere in den medizinischen Wissenschaften sollte eine unabhängige Überprüfung von Diagnosen und Arzneimitteldosierungen erfolgen. Im größtmöglichen Umfang des Gesetzes wird von Elsevier, den Autoren, Redakteuren oder Beitragenden keinerlei Haftung in Bezug auf die Übersetzung oder für jegliche Verletzung und/oder Schäden an Personen oder Eigentum, im Rahmen von Produkthaftung, Fahrlässigkeit oder anderweitig, übernommen. Dies gilt gleichermaßen für jegliche Anwendung oder Bedienung der in diesem Werk aufgeführten Methoden, Produkte, Anweisungen oder Konzepte. Obwohl alle Werbemittel mit ethischen (medizinischen) Standards übereinstimmen, stellt die Erwähnung in dieser Publikation keine Garantie oder Anerkennung der Qualität oder des Wertes dieses Produkts oder der Aussagen der Herstellerfirmen dar.

Für die Vollständigkeit und Auswahl der aufgeführten Medikamente übernimmt der Verlag keine Gewähr.
Geschützte Warennamen (Warenzeichen) werden in der Regel besonders kenntlich gemacht (®). Aus dem Fehlen eines solchen Hinweises kann jedoch nicht automatisch geschlossen werden, dass es sich um einen freien Warennamen handelt.

Bibliografische Information der Deutschen Nationalbibliothek
Die Deutsche Nationalbibliothek verzeichnet diese Publikation in der Deutschen Nationalbibliografie; detaillierte bibliografische Daten sind im Internet über http://www.d-nb.de/ abrufbar.

18 19 20 21 22 5 4 3 2 1

Für Copyright in Bezug auf das verwendete Bildmaterial siehe Abbildungsnachweis.

Das Werk einschließlich aller seiner Teile ist urheberrechtlich geschützt. Jede Verwertung außerhalb der engen Grenzen des Urheberrechtsgesetzes ist ohne Zustimmung des Verlages unzulässig und strafbar. Das gilt insbesondere für Vervielfältigungen, Übersetzungen, Mikroverfilmungen und die Einspeicherung und Verarbeitung in elektronischen Systemen.

Um den Textfluss nicht zu stören, wurde bei Patienten und Berufsbezeichnungen die grammatikalisch maskuline Form gewählt. Selbstverständlich sind in diesen Fällen immer Frauen und Männer gemeint.

Planung: Ingrid Puchner, München
Projektmanagement: Ulrike Kriegel, Dagmar Wiederhold, München
Redaktion: Dr. Nikola Schmidt, Berlin
Bildredaktion: Adriane Andreas, München
Herstellung: Ute Landwehr-Heldt, Bremen
Satz: abavo GmbH, Buchloe
Druck und Bindung: Printer Trento, Trento/Italien
Umschlaggestaltung: SpieszDesign, Neu-Ulm
Titelfotografie: © fotolia

Aktuelle Informationen finden Sie im Internet unter **www.elsevier.de**

Vorwort zur 1. Auflage

Das wichtigste Ziel der vorliegenden Lehrbuchreihe besteht darin, den Heilpraktiker-Studenten auf eine Weise zur Prüfung zu begleiten, dass der Weg dorthin trotz aller Anstrengungen Spaß macht. Die Heilpraktikerprüfung hat sich in den zurückliegenden Jahren verändert. Sie wurde um zahlreiche Krankheitsbilder erweitert und hinsichtlich abgefragten Detailwissens erheblich erschwert. Während zuvor vergleichsweise einfache medizinische Grundkenntnisse zum Bestehen der Prüfung ausreichten, geht es nun darum, Erkrankungen unterschiedlichster Fachbereiche nicht nur hinsichtlich ihrer Symptome zu kennen, sondern sie tatsächlich auch in all ihren Aspekten verstanden zu haben. Überprüft wird zunehmend medizinisches Verständnis. Dies muss man nicht bedauern. Der berufliche Alltag des Heilpraktikers kann nur gewinnen, wenn eher vage medizinische Vorstellungen durch Sachverstand ersetzt werden.

Die Heilpraktikerprüfung setzt sich aus einem schriftlichen und einem mündlichen Teil zusammen, wobei in beiden Teilen nahezu ausschließlich schulmedizinische Inhalte abgefragt werden. Es kann demzufolge in der üblichen zwei- bis dreijährigen Ausbildung nicht darum gehen, Teilbereiche der komplementären oder Ganzheitsmedizin zu erlernen. Vielmehr reicht diese Zeitspanne gerade dazu aus, sich die Prüfungsinhalte anzueignen – als Fundament für angestrebte Spezialisierungen im Anschluss an die Prüfung.

Die Lehrbuchreihe ist aus Skripten hervorgegangen, die unterrichtsbegleitend beständig und über viele Jahre an die sich verändernde Prüfungssituation und damit an die jeweils neu zu optimierende Ausbildung angepasst worden sind. Ihr Zweck besteht darin, dem angehenden Heilpraktiker medizinische Lehrbücher an die Hand zu geben, die es ihm ermöglichen, sich den vollständigen Prüfungsstoff aus einem einzigen Werk zu erarbeiten. Die Lehrbuchreihe erhebt den Anspruch, auf jede Frage, die jemals in den Prüfungen gestellt worden ist, eine vollkommen ausreichende Antwort zur Verfügung zu stellen. Sie geht zusätzlich immer dann über dieses Ziel hinaus, wenn ein vollständiges Verständnis medizinischer Inhalte andernfalls nicht hätte erreicht werden können. Von daher werden Sachverhalte so manches Mal eingehender als unbedingt notwendig erörtert, denn Medizin wird genau dann interessant bzw. geradezu spannend, wenn man die Zusammenhänge ganz versteht. Und sie wird mühsam und unbefriedigend, wenn verlangt wird, endlose Auflistungen von Fakten auswendig zu lernen – ganz abgesehen davon, dass auswendig Gelerntes, Unverstandenes sehr schnell in Vergessenheit gerät. Zusätzlich soll das angestrebte Verständnis Reserven für die Heilpraktikerprüfung wie für den nachfolgenden medizinischen Alltag schaffen.

Die Vollständigkeit der Lerninhalte ermöglicht es dem ausgebildeten Therapeuten gleichzeitig, das Lehrbuch in den Folgejahren zum schnellen Nachschlagen zu benutzen, um verloren gegangenes Wissen wieder aufzufrischen. Diesem Ziel dienen zusätzlich einzelne Kapitel, die sich mit wichtigen medizinischen Themen befassen, die (noch) nicht prüfungsrelevant, jedoch auf besondere Weise praxisorientiert sind. Um den Lernenden im Hinblick auf die Prüfung nicht zu überfordern, sind solche Themenbereiche gesondert gekennzeichnet.

Einzelne medizinische Fächer kann man als Puzzlesteinchen betrachten. Sie müssen, um ein Bild zu ergeben, zusammengesetzt werden. Dies beinhaltet auch, dass die Einzelteile zunächst noch kein vollständiges Verständnis erzeugen können, weil dieses Verständnis im Ganzen liegt und nicht in seinen Teilen. Fächer wie Herz/Kreislauf, Atmung, Endokrinologie oder Hämatologie müssen getrennt voneinander erarbeitet werden, doch greifen sie ineinander, sind abhängig voneinander, können im wachsenden Verständnis nicht isoliert bleiben. Von daher benötigt der Studierende zunächst nicht nur Fleiß, sondern auch sehr viel Geduld. Nicht alles wird auf Anhieb verstanden werden. Erst wenn das Bild beginnt, Gestalt anzunehmen, wenn in nachfolgenden Fächern bereits gelernte Inhalte aus neuer Perspektive betrachtet werden, beginnt der eigentliche medizinische Denk- und Lernprozess. Und so besteht ein weiteres Ziel dieser Lehrbuchreihe darin, den Lernenden bis zum Ende seiner Ausbildung dorthin zu führen, wo er begreift, dass Medizin nicht nur spannend ist, sondern letztendlich auch äußerst logisch und in weiten Teilen fast naiv in dem Sinne, dass alles aufeinander aufbaut, das eine aus dem anderen folgt und der Studierende die Symptome einer Krankheit selbst formulieren kann, sobald er ihr Wesen ganz verstanden hat.

Aus dem Erreichen dieses Ziels resultiert gleichzeitig die Befähigung zu medizinisch verantwortlichem Handeln. Ich wünsche den Studenten auf dem Weg dorthin Fleiß und Ausdauer, aber auch sehr viel Freude beim Betrachten des entstehenden Bildes.

Es ist mir ein Bedürfnis, an dieser Stelle denjenigen Dank zu sagen, die auf besondere Weise zum Gelingen der Lehrbuchreihe beigetragen haben. Treffender formuliert wäre sie ohne die Mitwirkung dieser Personen nicht zustande gekommen. Auf Seiten des Verlags ist dies Frau Ingrid Puchner, die das anspruchsvolle Werk von Anfang an in verantwortlicher Position begleitet und mit großem Sachverstand und menschlicher Kompetenz an allen Hindernissen vorbei zum Ziel geführt hat. In besonderer Dankbarkeit blicke ich auch auf die Redaktionsarbeit, für die in Gestalt der geschätzten Kollegin Dr. Gräfin v. Pfeil eine dem Anspruch der Reihe höchst angemessene, ungewöhnlich kompetente Redakteurin gefunden wurde. Die menschliche und fachliche Kompetenz beider Persönlichkeiten finden sich schließlich auch in meiner geliebten Frau Florentine wieder. Sie hat dieses Werk viele Jahre lang mitgetragen, fachliche und sprachliche Unsauberkeiten aufgedeckt, Unverständliches angeprangert und nicht zuletzt klaglos auf zahllose Stunden gemeinsamer Zeit verzichtet.

Bad Wurzach, im Oktober 2011
Rudolf Schweitzer

Vorwort zur 2. Auflage

Die Heilpraktiker-Akademie hat sich in erstaunlich kurzer Zeit zu einem neuen Standard in der Heilpraktiker-Ausbildung entwickelt. Das neuartige Konzept mit der Aufteilung in handliche Einheiten, den zahlreichen Info-Kästen und Zusammenfassungen wurde neben der hochwertigen Ausstattung besonders lobend herausgestellt. Eine geradezu begeisterte Resonanz erfuhr die Tatsache, dass neben der Vollständigkeit der Lerninhalte nun erstmals ein Lehrwerk zur Verfügung steht, welches das Verständnis der Medizin in den Vordergrund rückt, als Alternative zum eher mühsamen Auswendiglernen.

Der Erfolg der Lehrbuchreihe führte dazu, dass früher als geplant eine Neuauflage notwendig wurde. Diese Gelegenheit wurde dazu genutzt, weitere Verbesserungen vorzunehmen, ohne das Konzept des Werkes zu verändern. Besonderes Augenmerk wurde darauf gelegt, die Verständlichkeit der Erklärungsmodelle und medizinischen Zusammenhänge nochmals besser herauszuarbeiten. Die Berücksichtigung der neu hinzugekommenen Prüfungsfragen machte einzelne zusätzlich eingefügte Kapitel und Themenbereiche notwendig. Daneben wurden kleinere Fehler, die scheinbar unumgänglich zu einer 1. Auflage gehören, berichtigt. Zusätzliche Abbildungen dienen dem Verständnis, einzelne fehlerhafte bzw. schwer durchschaubare Abbildungen wurden ausgetauscht. Ergänzt wird die Lehrbuchreihe nun durch einen Gesamtindex, sodass sich die Themen schneller auffinden lassen.

Mein besonderer Dank gilt auf Seiten des Verlags Frau Ingrid Puchner, die auch die 2. Auflage begleitet hat und für die unverändert vertrauensvolle und fruchtbare Zusammenarbeit zwischen Verlag und Autor verantwortlich zeichnet. Für die redaktionelle Bearbeitung der 2. Auflage konnte Frau Dr. Nikola Schmidt gewonnen werden. Ihre fachliche Kompetenz und menschlich angenehme Art erwiesen sich als Bereicherung und Garant harmonischer Zusammenarbeit.

Bad Wurzach, im Mai 2014
Rudolf Schweitzer

Vorwort zur 3. Auflage

Auch für die dritte Auflage wurde die Heilpraktiker-Akademie umfassend überarbeitet und ergänzt, um den aktuellen und zu erwartenden Veränderungen der Heilpraktiker-Prüfung Rechnung zu tragen. Außerdem galt es, die sich in rasantem Tempo entwickelnde Medizin mit ihren faszinierenden Möglichkeiten abzubilden – mit einem Schwerpunkt auf Themen, die für den angehenden Heilpraktiker von Bedeutung sind oder werden könnten.

Das bewährte Konzept der Lehrbuchreihe blieb unangetastet. Ganz im Vordergrund stand deshalb wiederum die ausführliche Darstellung der medizinischen Zusammenhänge, damit dieselben in all ihren Aspekten verstanden werden können. Das dient bekanntermaßen der Freude am Lernen und schafft gleichzeitig Reserven im Hinblick auf kommende Heilpraktiker-Prüfungen.

Zur großen Freude des Autors blieb das bisherige Team beieinander. Mein besonderer Dank gilt deshalb Frau Ingrid Puchner auf Seiten des Verlags und Frau Dr. Nikola Schmidt, die für die redaktionelle Arbeit verantwortlich war. Abgerundet wurde die wiederum ungewöhnlich harmonische und kompetente Zusammenarbeit durch Frau Adriane Andreas, die der umfangreichen Bebilderung des Werks einen bewundernswerten Feinschliff verpasste.

Bad Wurzach, im April 2018
Rudolf Schweitzer

Optimale Nutzung des Buches

Fachbegriffe

Der Einstieg in die medizinische Terminologie ist für den Anfänger schwierig. Dennoch wird von ihm erwartet, dass er sich die Begriffe aneignet. In diesem Buch werden die fachspezifischen Begriffe erklärt und sowohl die deutsche als auch fremdsprachige Bezeichnung angegeben. Im Text wird dann zwischen den Begriffen gewechselt, wenn beide gebräuchlich sind.

Aus didaktischen Gründen werden in diesem Buch außerdem unterschiedliche Schreibweisen bzw. Abkürzungen verwendet (z.B. „s“ oder „Sek.“ oder „Sekunden“).

Im Unterkapitel Terminologie des ➤ Bandes Basiswissen sind die wichtigsten Bezeichnungen mit Erklärungen erläutert. In diesem Band finden sich:

- auf der Innenseite des Rückumschlags: die allgemeinen Lagebezeichnungen und Ebenen des menschlichen Körpers
- auf S. IX: alle wichtigen Bezeichnungen für die Hämatologie, Immunologie und Mikrobiologie.

Abbildungen und Tabellen

Die Abbildungen und Tabellen sind getrennt voneinander innerhalb jedes Kapitels fortlaufend nummeriert.

Die große Menge an Abbildungen zeichnet dieses Buch aus. Nutzen Sie diese zusätzlichen Informationsquellen – ein Bild sagt häufig mehr als viele Worte, ist einprägsam und macht schwierige Zusammenhänge anschaulicher.

Bei den Abbildungen zusätzlich enthaltene Informationen oder auch Diskrepanzen, die im seltenen Einzelfall gegenüber dem Text entstehen, sollten nicht beachtet werden. Von Bedeutung im Hinblick auf die Heilpraktiker-Prüfung wie auch im Sinn des angestrebten Verständnisses sind allein die Ausführungen des Textes.

Querverweise

Der menschliche Körper ist ein überaus fein abgestimmter Organismus, bei dem unzählige Rädchen ineinander greifen, damit er funktioniert. Verweise finden sich daher auch auf andere Bände dieser Reihe und sind z.B. mit ➤ Fach Dermatologie gekennzeichnet.

Abkürzungen

Die verwendeten Abkürzungen finden sich auf S. VIII.

Kurzlehrbuch

Das Studium der Kästen „Merke“ und „Zusammenfassung“ ermöglicht stichpunktartig ein rasches Wiederholen des Stoffes kurz vor der Prüfung. Damit können Sie überprüfen, ob Sie die wichtigsten Fakten parat haben.

Kästen

Ein System aus farbigen Kästen erleichtert das Lernen.

Einführung

Hinführung zum Thema

ACHTUNG

Hinweise auf unverzichtbare Notfall- oder Vorsichtsmaßnahmen

PATHOLOGIE

direkter Bezug zu Krankheitsbildern

HINWEIS PRÜFUNG

wichtige Anmerkungen zur Prüfung

MERKE

Informationen zum Einprägen, hilfreiche, interessante Tipps, Hinweise oder Merksätze

Zusammenfassung

fasst die einzelnen Abschnitte kurz zusammen und bildet mit den Merke-Kästen ein optimales stichpunktartiges „Kurzlehrbuch“ zur schnellen Wiederholung aller wichtigen Fakten

EXKURS

interessante Informationen, die über das Thema hinausgehen, um Zusammenhänge aufzuzeigen oder herzustellen

HINWEIS DES AUTORS

Erfahrungen des Autors, die über das allgemeine schulmedizinische und prüfungsrelevante Wissen hinausgehen

Abkürzungsverzeichnis

A. (Aa.)	Arteria (Arteriae)
APC	aktiviertes Protein C
ASS	Acetylsalicylsäure
AT III	Antithrombin III
BKS	Blutkörperchensenkung
BSG	Blutkörperchensenkungsgeschwindigkeit
BWS	Brustwirbelsäule
CK	Kreatinkinase
CRP	C-reaktives Protein
CT	Computertomographie/Computertomogramm (geschichtete Röntgenaufnahmen werden im Computer zu einem Bild hoher Auflösung zusammengesetzt)
DNA (DNS)	Desoxyribonukleinsäure
Hb	Hämoglobin
HK	Hämatokrit
HMV	Herzminutenvolumen
HWS	Halswirbelsäule
HZV	Herzzeitvolumen
ICR	Interkostalraum (Zwischenrippenraum)
IFSG	Infektionsschutzgesetz
IL	Interleukin
LDH	Laktatdehydrogenase
LWS	Lendenwirbelsäule
M. (Mm.)	Musculus (Musculi)
MCH	mittleres korpuskuläres Hämoglobin (Hämoglobingehalt eines einzelnen Erythrozyten in pg [Picogramm])
MCHC	mittlere korpuskuläre Hämoglobinkonzentration (Hämoglobinanteil aller Erythrozyten des Blutes in g/l)
MCV	mittleres korpuskuläres Volumen (Rauminhalt eines einzelnen Erythrozyten in fl [Femtoliter])
MHC	Haupthistokompatibilitäts-Komplex, synonym mit HLA-Komplex (beschreibt die für jeden Menschen spezifischen Oberflächenstrukturen seiner Zellen)
min/Min.	Minute(n)
MRT	Magnetresonanztomographie (Kernspintomographie)
N. (Nn.)	Nervus (Nervi)
PAF	Plättchen aktivierender Faktor
PF3	Plättchenfaktor, Bestandteil der Thrombozyten
R.	Ramus (Ast, Zweig, z.B. Gefäßast einer Arterie)
RES	retikuloendotheliales System, synonym mit Monozyten-Makrophagen-System
s/Sek.	Sekunden
SSM	Schwangerschaftsmonat
SSW	Schwangerschaftswoche
V. (Vv.)	Vena (Venae)
vWF	von-Willebrand-Faktor
ZNS	Zentralnervensystem

Abbildungsverzeichnis

Der Verweis auf die jeweilige Abbildungsquelle befindet sich bei allen Abbildungen im Werk am Ende des Legendentextes in eckigen Klammern.

[C182]	Heimpel, H. et al.: Hämatologie in der Praxis. Gustav Fischer Verlag, 2. Aufl., 1996
[E315]	Murray, P. et al.: Medical Microbiology. Elsevier/Saunders, 5. Aufl., 2005
[E476]	Zitelli and Davis: Atlas of Pediatric Physical Diagnosis. Elsevier/Saunders, 4. Aufl., 2002
[E580]	Drake R. L. et al.: Gray's Anatomy for Students. Elsevier/Churchill-Livingstone, 2. Aufl., 2010
[F530]	Zapardiel/Peiretti/Godoy-Tundidor: Concurrent puerperal hysterectomy with Ascaris lumbricoides infestation. In: American Journal of Obstetics and Gynaecologie, Vol. 202, April 2010
[G037]	Cook, G. C./Zumla, A.: Manson's Tropical Diseases. Elsevier/Saunders, 22. Aufl., 2008
[G685]	Waller M., Fakhry S.: Hemorrhagic shock and the use of blood substitutes. In: Perioperative Nursing Clinics No. 3, Elsevier/Saunders, 2006
[L106]	Henriette Rintelen, Velbert
[L107]	Michael Budowick
[L112]	Mary Anna Barrat-Dimes
[L127]	Jörg Mair, München
[L141]	Stefan Elsberger, Planegg
[L157]	Susanne Adler, Lübeck
[L190]	Gerda Raichle, Ulm
[L231]	Stefan Dangl, München
[L238]	Sonja Klebe, Großhelfendorf
[L252]	Formelsatz im Auftrag von Elsevier/Urban & Fischer
[L253]	Dr. Wolfgang Zettlmeier, Barbing
[M174]	Prof. Dr. Gernot Rassner, Tübingen
[M646]	Prof. Dr. Mathias Freund, Universitätsklinikum Rostock
[M647]	Björn Jacobi, DKFZ Heidelberg
[M648]	Prof. Dr. Axel Pries, Charité Berlin
[M649]	Prof. Dr. Tim Niehues, Universitätsklinikum Düsseldorf
[R132]	Classen/Diehl/Kochsiek: Innere Medizin. Elsevier/Urban & Fischer, 5. Aufl., 2004
[R167]	Kretschmer et al.: Reisemedizin. Elsevier/Urban & Fischer, 2. Aufl., 2005
[R168]	Gruber G./Hansch A.: Interaktiver Atlas der Blickdiagnostik (CD-ROM). Elsevier/Urban & Fischer, 2. Aufl., 2006
[R170]	Welsch U.: Lehrbuch Histologie. Elsevier/Urban & Fischer, 2.Aufl., 2005
[R175]	Böcker, W. et al., Pathologie. Elsevier/Urban & Fischer, 3. Aufl., 2004
[R235]	Böcker, W. et al., Pathologie. Elsevier/Urban & Fischer, 4. Aufl., 2008
[R297]	Mims, C. et al.: Medizinische Mikrobiologie – Infektiologie. Elsevier/Urban & Fischer, 2. Aufl, 2006,
[S007-23]	Sobotta, Atlas der Anatomie, Elsevier/Urban & Fischer, 23. Aufl., Bd. 1–3, 2010

Glossar zur Hämatologie, Immunologie und Mikrobiologie

An-, A-	Verneinung (Anämie = Blutarmut)
Appendix	Anhängsel, Fortsatz (Appendix vermiformis = Wurmfortsatz)
Azidose	Verschiebung des Serum-pH-Wertes in Richtung sauer (< 7,36); wird auch in zusammengesetzten Wörtern verwendet: Laktatazidose ist die Übersäuerung des Blutes durch Milchsäure (= Laktat)
Biopsie	Gewinnung einer Gewebeprobe vom lebenden Patienten
Chroma	Farbe (normochrome, hypochrome und hyperchrome Erythrozyten)
Diaphragma	Zwerchfell (muskuläre Platte zwischen Thorax und Abdomen)
Diathese	Bereitschaft, Neigung (hämorrhagische Diathese = Blutungsneigung; allergische Diathese = Neigung zu allergischen Reaktionen)
Ductus	Gang, Kanal (Ductus thoracicus = Milchbrustgang)
Duodenum	Zwölffingerdarm, Anfangsteil des Dünndarms
Dys-	Dys ist das Fehlerhafte, Missempfundene (Dyspnoe = erschwerte Atmung; Dysphagie = Missempfindung beim Schlucken)
Erythros	rot (Erythrozyten = rot gefärbte Blutzellen, „rote Blutkörperchen")
essenziell	notwendig, lebenswichtig – u.a. sind Vitamine und zahlreiche Mineralien essenziell (essenziell)
Generikum	Nachahmermedikament (Mehrzahl: Generika)
Haima, Häm-	Blut (Hämatom = Bluterguss, Einblutung; Hämolyse = Zerstörung der roten Blutkörperchen; Hämaturie = Blut im Urin)
Ikterus	Gelbsucht (gelbliche Verfärbung der Haut durch eingelagertes Bilirubin aus dem Erythrozytenabbau)
hereditär	angeboren, vererbt (= kongenital)
Ischämie	Mangeldurchblutung eines Gewebes
isos – anisos	gleich – ungleich (Anisozytose: Vorhandensein unterschiedlich großer Zellen – z.B. Tumorzellen oder Erythrozyten)
Ketoazidose	Azidose des Serums aufgrund vermehrter Ketosäurenbildung
kongenital	angeboren, vererbt (= hereditär)
Laktat	Milchsäure (ursprünglich: ein Salz der Milchsäure)
Laktatazidose	Azidose des Serums aufgrund vermehrter Milchsäurebildung
Leukos	weiß (Leukozyten = weiße Zellen)
Lien	Milz
Livide	blau-rötliche Verfärbung
lyein – -lyse	auflösen – Auflösung (Thrombolyse = Auflösung eines Thrombus)
Makro- (-mega)	groß (Makrozyten = große Zellen; Makrophagen = große Fresszellen)
MALT	Mukosa assoziiertes lymphatisches Gewebe („T" für Tissue = Gewebe) = diffuses Lymphgewebe in den Schleimhäuten von Darm, Atemwegen und Urogenitaltrakt
Malus	schlecht, schädlich, bösartig (Malabsorption = unzureichende Resorption aus dem Darmlumen; maligner Tumor = bösartiger Tumor)
Mikros	klein (Mikrozyten = kleine Zellen; Mikrophagen = kleine Fresszellen)
obligat	in jedem Fall, immer, unbedingt (obligat pathogene Bakterien erzeugen immer eine Infektion – im Gegensatz zu fakultativ pathogenen Bakterien, bei denen dies von der Situation abhängt)
Ödem	Schwellung, Flüssigkeitsansammlung
Parästhesie	Missempfindung, Sensibilitätsstörung
Parasympathikus	Teil des vegetativen Nervensystems
-pathie	von Pathos = Krankheit (Kardiomyopathie = Erkrankung des Herzmuskels; Enzephalopathie = Erkrankung des Gehirns; pathologisch = krankhaft; pathogen = krankmachend)
Penia	Mangel (Leukopenie = Mangel an Leukozyten)
Peritoneum	Bauchfell (retroperitoneal = hinter dem Bauchfell gelegen)
Phagein	essen, fressen (Phagozyten = Fresszellen)
Poikilos	bunt, vielgestaltig (Poikilozytose = Vielgestaltigkeit der Erythrozyten)
Polys	viel, zahlreich (Polyglobulie = Vermehrung der Erythrozytenzahl)
Reticulum	kleines Netz (Retikulumzellen bilden mit ihren Fortsätzen ein Netz)
Splen	Milz
Substitution	Zufuhr fehlender Substanzen (von substituere = ersetzen); Vitaminsubstitution = Verabreichung fehlender Vitamine
Sympathikus	Teil des vegetativen Nervensystems
Tonsilla	Mandel (Tonsillae palatinae = Gaumenmandeln)
Zyanose	livide (= blau-rötliche) Verfärbung der Haut und Schleimhaut

Inhaltsverzeichnis

KAPITEL

1 Hämatologie

1

Einführung

Hämatologie ist die Lehre von der anatomischen Zusammensetzung, der Physiologie und Pathologie des **Blutes** (Haima = Blut; Logos = Wort, Lehre). Als Spezialgebiet der Medizin schließt sie auch die Erkrankungen der **blutbildenden Organe** ein, z.B. Anämien, Leukämien und Lymphome.

Das **Blut** besteht aus **Wasser**, darin **gelösten Stoffen** sowie **zellulären Elementen**. Gelöst sind Ionen (Natrium, Kalium, Calcium, Magnesium, Chlorid, Bikarbonat, Phosphat und Spurenelemente), Hormone, Vitamine, Kohlenhydrate, Fette und große Mengen an Proteinen, welche die unterschiedlichsten Aufgaben erfüllen. Fette können natürlich im eigentlichen Sinn nicht „gelöst" sein, weil das chemisch nicht möglich ist (➤ Fach Chemie); sie lagern sich an geeignete Moleküle wie Albumin oder weitere Eiweiße an und werden auf diese Weise im wässrigen Umfeld transportiert.

Das Blut durchspült sämtliche Organe, bringt ihnen Sauerstoff, Nährstoffe sowie Informationen und befreit sie andererseits von Kohlendioxid und weiteren Stoffwechselprodukten. Es transportiert die Zellen und Faktoren des Immunsystems von ihrem Produktionsort zu den sekundären Immunorganen, zu äußeren und inneren Körperoberflächen sowie zu sämtlichen weiteren Geweben. Es kann gerinnen, wenn durch Verletzungen der transportierenden Blutgefäße Verluste drohen. Zahllose Hormone und Organe wie v.a. Lunge, Niere, Milz und Leber regeln die Konstanz seiner Bestandteile oder seines pH-Wertes in einem ganz engen Rahmen. Erst die Konstanz des Blutes ermöglicht das konstante Milieu des Interstitiums, das mit dem intravasalen Raum einen weitgehend einheitlichen Raum bildet. Die Konstanz des Interstitiums, in das die Zellen des Körpers eingebettet sind, ist die Voraussetzung für deren ungestörte Funktion. Daneben ist das Blut auch der Träger der im Stoffwechsel produzierten Wärme. Diese wird im Körper verteilt und bei Überproduktion über eine Mehrdurchblutung der Haut nach außen abgegeben. Das Blut erfüllt also viele **Funktionen**. Es

- transportiert Sauerstoff und Kohlendioxid, Hormone und weitere Botenstoffe, Nährstoffe einschließlich Vitaminen sowie Stoffwechselendprodukte („Schlacken").
- transportiert die Faktoren des Immunsystems von ihrem Entstehungsort zu den Organen und Geweben, in denen sie ihre Funktionen erfüllen.
- kontrolliert durch die fein einregulierte Konstanz seiner Bestandteile und seines pH-Wertes gleichzeitig das Milieu, in das die Zellen des Körpers eingebettet sind (Interstitium).
- kann gerinnen, damit Verluste aus dem Gefäßsystem so weit wie möglich vermieden werden.
- verteilt die Körperwärme einschließlich des Transports überschüssiger Wärme zur Haut, an der sie an die Umgebung abgegeben wird.

Die **Gesamtmenge des Blutes** eines erwachsenen Menschen beträgt ungefähr **5–6 l** – genauer **$^1/_{12}$ (= 8,3 %) des Körpergewichts**. Auf jeweils 12 kg Körpergewicht entfällt also 1 l Blut. Ein 60 kg schwerer Mensch besitzt demnach 5 l, einer mit 72 kg 6 l Blut. Davon befinden sich etwa 80 % im großen (systemischen) Kreislauf und 20 % im kleinen bzw. Lungenkreislauf.

Das Blut wird vom (linken) Herzen zu sämtlichen Organen gepumpt, kehrt danach zum (rechten) Herzen zurück und fließt nun durch die Lunge, um dort das eingesammelte Kohlendioxid abzugeben und Sauerstoff aufzunehmen. Nach erneutem Rückstrom zum (linken) Herzen wird es wieder in die Peripherie zu den einzelnen Organen getrieben (➤ Fach Herz-Kreislauf-System). Auf diesem Wege wurde es gut durchmischt. Alle Stoffwechselprodukte der durchströmten Organe gelangen so zu sämtlichen weiteren Organen des Organismus, die sich nun all das herausholen können, was sie zu ihrer eigenen Funktion und Information benötigen.

Die Organe des Körpers erhalten im **Ruhezustand** immer etwa dieselbe anteilmäßige Menge des Gesamtblutes. Von jeder Portion, die das (linke) Herz auswirft, fließen 15 % zum Gehirn, 20 % zu den beiden Nieren, 25 % zu den Organen des Bauchraums, zusätzlich 10 % allein zur Leber, 20 % zum Bewegungsapparat, 5 % zur Haut und 5 % zum Herzen selbst. Die Lunge bekommt zur Versorgung ihres Gewebes, hauptsächlich desjenigen der Bronchien, nur minimale Mengen aus dem systemischen Kreislauf. Dafür fließt das gesamte Blut der peripheren Organe, nachdem es zum Herzen zurückgekehrt ist, anschließend durch die Lunge, sodass auch in diesem Organ kein Mangel an Nährstoffen und Informationen entstehen kann.

Die Gesamtmenge des Blutes von 5–6 l darf nicht mit dem **Herzzeitvolumen (HZV)** verwechselt werden, das in derselben Größenordnung von **5 l**/min liegt. Das HZV bezeichnet die Menge an Blut, die von der linken Kammer des Herzens in 1 Minute aufgenommen und wieder abgegeben wird, um damit die Peripherie zu versorgen. Während die Blutmenge nicht veränderbar ist, wenn man einmal von Schwankungen z.B. durch Gewichtszunahme, Verletzungen oder hormonelle Einflüsse absieht, kann das HZV **kurzfristig** bis auf die 4-fache Menge von mehr als 20 l/min **vergrößert** werden. Dabei treibt das Herz das vorhandene Blut mit 4-facher Kraft und Geschwindigkeit durch die peripheren Organe; die Gesamtmenge des Blutes aber ändert sich dabei in keiner Weise.

1.1 Erythrozyten

Die **Zellen des Blutes** bestehen aus Erythrozyten, Leukozyten und Thrombozyten:

- **Erythrozyten (rote Blutkörperchen)** (➤ Kap. 1.1): bestehen funktionell aus **Hämoglobin** (➤ Kap. 1.1.3) und besitzen als wesentliche Funktion den **Transport des Sauerstoffs** (O_2). Auch der größere Anteil des aus den Geweben aufgenommenen **Kohlendioxids** (CO_2) wird in den Erythrozyten transportiert, zum Teil in Bindung an Hämoglobin. Hämoglobin stellt den roten Blutfarbstoff dar, der mit der Farbe der Erythrozyten auch die Farbe des Blutes bestimmt.

- **Leukozyten (weiße Blutkörperchen)** (➤ Kap.1.2): sind **Teil des Immunsystems** und dienen dem Schutz des Körpers vor Fremdstoffen oder Mikroorganismen, die in ihn eingedrungen sind. Daneben sind sie unentbehrlich für die **Wundheilung** bzw. für „Aufräumarbeiten" nach Nekrosen.
- **Thrombozyten** (**Blutplättchen** bzw. Gerinnungskörperchen; ➤ Kap. 1.3): stellen den wichtigsten Faktor bei der **Blutstillung** dar.

Den weitaus größten Anteil unter den Zellen (> 95 %) stellen die Erythrozyten. Sofern man die winzigen Thrombozyten, die im eigentlichen Sinn keine Zellen darstellen, unberücksichtigt lässt, sind es sogar **99,9 %**. Den **prozentualen Volumenanteil der Erythrozyten**, also letztendlich sämtlicher Blutzellen, am **Gesamtvolumen des Blutes** bezeichnet man als **Hämatokrit (HK)**. Ermittelt wird er durch Zentrifugation einer ungerinnbar gemachten Blutprobe in einem graduierten Röhrchen. Im Anschluss an die Zentrifugation füllen die Erythrozyten den unteren Teil des Röhrchens, während die klare Blutflüssigkeit mit allen gelösten Stoffen den Raum darüber einnimmt. Auf der Graduierung des Glasröhrchens braucht nun nur noch der relative Anteil der Erythrozyten am Gesamtblut abgelesen zu werden (➤ Abb. 1.1). Im Labor spart man sich meist diesen zusätzlichen Arbeitsgang, weil sich der Hämatokrit auch aus dem durchschnittlichen Volumen des einzelnen Erythrozyten (MCV), multipliziert mit deren Gesamtzahl, errechnen lässt.

MERKE

Der **Hämatokrit** beträgt beim **Mann** durchschnittlich **47 %** (Referenzbereich 40–52 %) und bei der **Frau** etwa **42 %** (Referenzbereich 37–47 %). Nahezu die Hälfte des Blutes besteht also aus zellulären Elementen!
Bei einem **Erythrozytenmangel** ist der Hämatokrit **vermindert**, bei ihrer **Vermehrung** (Polyglobulie) **erhöht**. Indem es sich beim Hämatokrit um den relativen Volumenanteil aller Erythrozyten am Blutvolumen handelt und nicht um deren Gesamtzahl, vermindert bzw. erhöht sich der Hämatokrit auch, wenn die Zahl an Erythrozyten unverändert und lediglich die durchschnittliche Größe dieser Zellen kleiner bzw. größer als üblich ist.

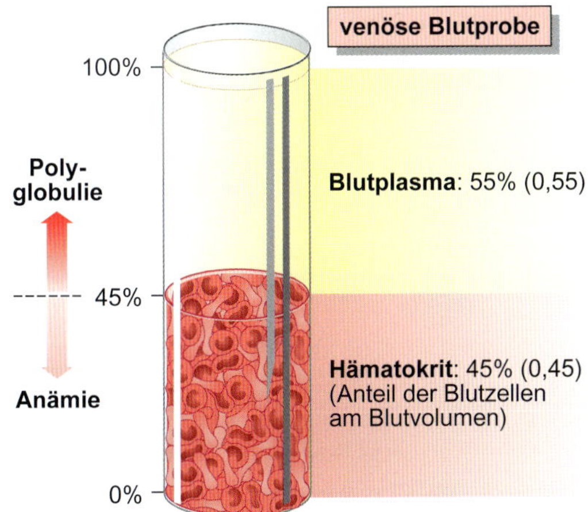

Abb. 1.1 Hämatokritablesung nach Zentrifugation [L106]

1.1.1 Erythrozytenzahl

20 Tropfen einer wässrigen Flüssigkeit ergeben definitionsgemäß **1 ml** (Milliliter). Der tausendste Teil eines Milliliters ist **1 µl** (Mikroliter). Synonym kann auch der Begriff **mm³** verwendet werden, weil ein Raum mit der Kantenlänge eines Millimeters exakt 1 µl Wasser aufnimmt. Wenn 1 ml aus 20 Tropfen besteht, entspricht 1 Tropfen einer Flüssigkeitsmenge von 50 µl. Damit ist also 1 µl der fünfzigste Teil eines einzelnen Tropfens – eine Flüssigkeitsmenge, die mit bloßem Auge gerade noch problemlos erkannt werden kann. In dieser winzigen Menge an Blutflüssigkeit befinden sich nicht weniger als **5 Millionen Erythrozyten** (Referenzbereich 4,2–6,2) sowie 300.000 Thrombozyten und ca. 6.000 Leukozyten. Insgesamt besitzt der gesunde Erwachsene in seinen 5–6 l Blut 25–30 Billionen (10^{12}) Erythrozyten, ein Mehrfaches der Zahl an stationären Zellen im menschlichen Körper (etwa 10 Billionen).

Bestimmt wurde die Zahl der Erythrozyten früher sehr zeitaufwendig mit der **Zählkammer** im Mikroskop, heute apparativ in **Zählautomaten**.

1.1.2 Aufbau

Der Erythrozyt ist mit einem Durchmesser von **7–8 µm** die kleinste Zelle des Blutes, wenn man von den (nicht-zellulären) Blutplättchen absieht. Trotz dieser geringen Größe ist er für die kleinsten Blutgefäße des Körpers, die **Kapillaren**, immer noch zu groß. Deren innerer Durchmesser liegt lediglich bei 4–7 µm. Er besitzt deswegen eine gewisse **Verformbarkeit** und **Elastizität**, wodurch er sich verbiegen und mit dem Blutstrom selbst durch die allerkleinsten Kapillaren gelangen kann (➤ Abb. 1.2). Begünstigt wird diese Verformbarkeit durch das Fehlen eines Kerns und weiterer Zellorganellen.

Sein Aussehen erinnert an eine **flache, zentral beidseits eingedellte (= bikonkave) Scheibe**, die am Rand mit über 2 µm deutlich dicker ist als im Zentrum mit etwa 1 µm. Die Scheiben erscheinen deshalb im mikroskopischen Bild in ihrer Mitte durchsichtig oder zumindest heller (➤ Abb. 1.3). Die Ausdehnung der **zentralen Aufhellung** wird bestimmt durch den **Gehalt an Hämoglobin** (➤ Kap. 1.1.3). Bei vermindertem Hämoglobingehalt (**Hypochromie** von Chroma = Farbe) ist sie verbreitert, bei übermäßiger Hämoglobinbeladung (**Hyperchromie**) vermindert (normal = ⅓ des Durchmessers).

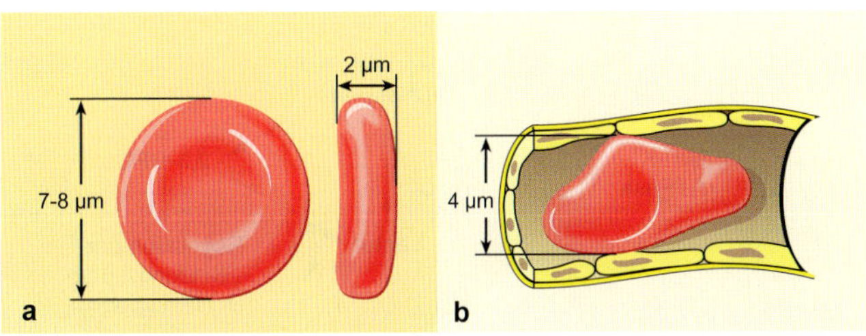

Abb. 1.2 a Normalform eines Erytrhozyten. **b** Deformierter Erythrozyt in einer Blutkapillare. [L106]

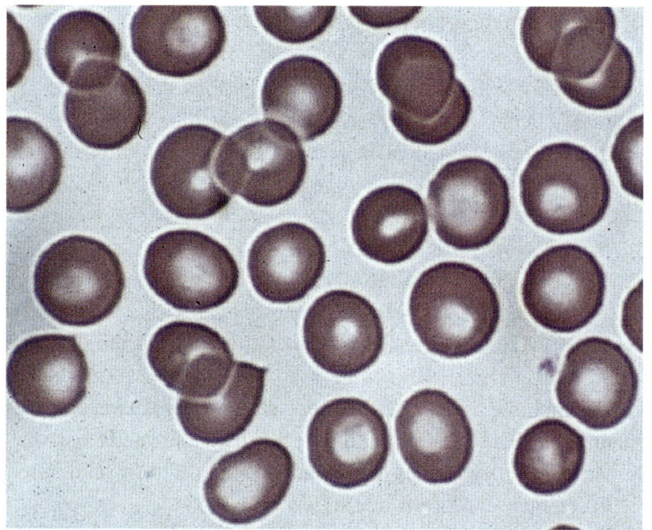

Abb. 1.3 Erythrozyten im Blutausstrich [R170]

Energiegewinnung

Bei den Erythrozyten handelt es sich um degenerierte Zellen, die **keinen Kern**, **keine Mitochondrien** und **keine sonstigen Zellorganellen** besitzen. Sie sind damit weder zur Energiegewinnung über die Atmungskette (in die Mitochondrienmembran integriert) noch zur Proteinsynthese (an den Ribosomen) in der Lage. Ihre Energie beziehen sie aus dem unvollständigen Abbau der **Glukose zu Laktat** (= **Milchsäure**). Diesen Teilabbau der Glukose ohne den Sauerstoff der Luft (Aer) nennt man **anaerobe Glykolyse** (➤ Abb. 1.4). Sie ist mit dem Gewinn von lediglich zwei anstatt der oxidativ erzielbaren 38 ATP-Moleküle **ineffizient**, doch besitzt der Erythrozyt eben mangels Mitochondrien keine anderen Möglichkeiten und 2 ATP sind immerhin „besser als gar keins". Für die Oxidation der Glukose zu Milchsäure werden reichliche Mengen an dem Enzym **Laktatdehydrogenase** (**LDH**; Unterformen = Isoenzyme LDH1 und LDH2 wie im Herzmuskel) benötigt. Die entstandene Milchsäure selbst stellt für den Erythrozyten ein End- = Abfallprodukt dar, das ans Serum abgegeben wird. Dies bedeutet, dass ein gewisser Gehalt des Serums an Laktat überaus physiologisch sein muss.

EXKURS

Grundsätzlich werden beim Zerfall von Zellen sämtliche Inhaltsstoffe dieser Zellen, also auch die enthaltenen Eiweiße wie z.B. Enzyme, freigesetzt und an die umgebende Flüssigkeit abgegeben. Bei Blutzellen betrifft dies direkt das Serum. Bei Zellen als Teil beliebiger Organe und weiterer Strukturen landen diese Enzyme zunächst in der umgebenden interstitiellen Flüssigkeit, in der Folge jedoch ebenfalls im Serum, weil sich die beiden Flüssigkeitsräume miteinander austauschen. Indem sämtliche Zellen in Blut und Geweben eine „endliche Lebensdauer" aufweisen, also nach unterschiedlichen Zeiten zugrunde gehen und wieder erneuert werden (Ausnahme: Nervenzellen), lassen sich alle Enzyme sämtlicher Körperzellen physiologischerweise aus dem Serum nachweisen. Sie besitzen einen **physiologischen Referenzbereich**, der lediglich bei einem pathologisch erhöhten Zellzerfall überschritten wird und genau damit diese Störung anzeigt.

Der obere physiologische **Grenzwert der LDH** aus den Erythrozyten sowie Organen wie Herz oder Leber liegt bei rund **250 Einheiten/l Serum**. Wird er überschritten, muss aus weiteren Serumparametern und sonstigen Untersuchungen das verursachende Organsystem zugeordnet und angemessen therapiert werden. Häufigste Ursachen im Hinblick auf die LDH sind Hämolyse, Hepatitis und eine Entzündung oder Ischämie (Mangeldurchblutung) des Herzmuskels. Seltener liegt eine Erkrankung des Skelettmuskels zugrunde.

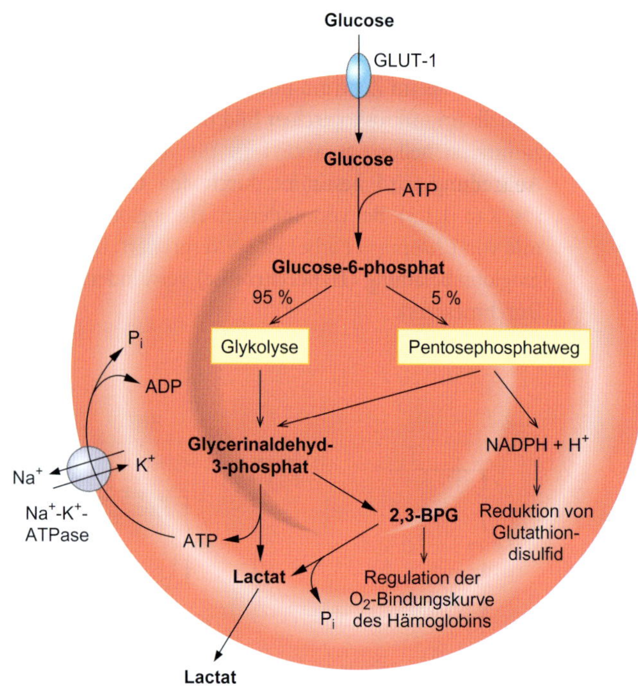

Abb. 1.4 Schema der Milchsäurebildung (Lactat) und Abgabe ans Serum [L253]

Die von den Erythrozyten ins Serum freigesetzte Milchsäure wird sowohl vom **Herzen** als auch von der **Leber** verstoffwechselt – entweder unter Energiegewinnung durch **vollständigen Abbau** zu CO_2 und H_2O (in Herz und Leber) oder durch **Wiederaufbau zu Glukose** (Leber) (➤ Fach Biochemie).

Zu beachten gilt im Zusammenhang, dass Erythrozyten zwar keine Zellorganellen besitzen, jedoch ein Zytosol, das abgesehen vom übermäßigen LDH-Gehalt demjenigen üblicher Zellen entspricht – u.a. mit großen Mengen (rund 145 mmol/l) **Kalium** als K^+. Entsprechend diesem Zusammenhang vergrößert die bei einer umfangreichen Hämolyse freigesetzte Menge an K^+ den physiologischerweise niedrigen Kaliumgehalt des Serums (4,5 mmol/l), sodass es in solchen Fällen zur **Hyperkaliämie** kommen kann. Eine **scheinbare** Hyperkaliämie kann auch dadurch entstehen, dass der Therapeut beim Blutabnehmen eine zu englumige Kanüle wählt und das Blut damit zu schnell in die Spritze aufzieht, sodass gewissermaßen in der Nadel eine „iatrogene Hämolyse" entsteht. Eine vergleichbare Situation ist bei einer übermäßig langen Lagerung einer Blutprobe möglich, weshalb grundsätzlich eine zügige Überbringung ins Labor angestrebt werden sollte.

Lebensdauer

Die mittlere Lebensdauer der Erythrozyten nach dem Ausschwemmen aus dem Knochenmark beträgt **120 Tage** (4 Monate). Dementsprechend wird täglich der 120. Teil (= 0,83 %) aller vorhandenen Erythrozyten hauptsächlich durch die Milz, in geringem Umfang aber auch durch Leber und Knochenmark ausgemustert und durch nachrückende Zellen aus dem Knochenmark ersetzt. Man kann aus der Gesamtzahl von 25–30 Billionen Erythrozyten leicht berechnen, dass beim Erwachsenen in einer einzigen **Sekunde** mehr als **2 Millionen Erythrozyten** ausgemustert und im Knochenmark neu produziert werden.

1.1.3 Hämoglobin

Erythrozyten werden auch als **rote Blutkörperchen** bezeichnet (erythros = rot), weil sie mit einem **roten Farbstoff** gefüllt sind, dem Hämoglobin. Die **Gesamtmenge** des in allen Erythrozyten des Blutes enthaltenen Hämoglobins liegt bei **650–1.000 g**. Dies entspricht 120–180 g/l bzw. **12–18 g/dl Blut**.

Beim Hämoglobin **(Hb)** handelt es sich um ein kompliziert aufgebautes Eiweißmolekül mit einem Molekulargewicht von ca. 68.000 Dalton, das aus insgesamt **vier einzelnen Proteinketten** besteht. Jeweils zwei dieser Ketten sind untereinander identisch. Beim Erwachsenen werden sie als α- und β-Ketten bezeichnet. Das Hämoglobin des **Erwachsenen** mit jeweils **zwei α-** und **zwei β-Ketten** nennt man **HbA_1** („A" für **a**dult = erwachsen). Etwa 2 % der Menschen besitzen ein Hämoglobin, das aus zwei α- und zwei δ-Ketten besteht. Die Bezeichnung hierfür ist Hb-A_2.

Beim **Neugeborenen** liegen etwa 75 % des Hämoglobin in der Form des **Hb-F** vor („f" für fetal). Hier sind jeweils zwei α- und zwei γ-Ketten aneinander geknüpft. Hb-F kann den **Sauerstoff besonders fest an sich binden**, also in der mütterlichen Plazenta mit besonderer Affinität aufnehmen. Es wird nach der Geburt zunehmend durch Hb-A ersetzt. Mit 5 Monaten besitzt der Säugling nur noch einen Anteil von ca. 10 % Hb-F. Lediglich bei der **Thalassämie** (➤ Kap. 1.11.8) gibt es auch beim Erwachsenen noch erhebliche Mengen an Hb-F.

Häm

An jede der vier Proteinketten eines Hämoglobinmoleküls ist ein Häm gebunden. Insgesamt sind also **in jedem Hämoglobin vier Häm-Moleküle** vorhanden (➤ Abb. 1.5), wobei etwa 94 % des Gesamtgewichts (68.000) auf den Eiweißanteil (Globin) und 6 % auf das Häm entfallen.

Jedes Häm enthält **zentral** in seinem Molekül ein Atom **zweiwertigen Eisens** (Fe^{2+}), dessen Aufgabe darin besteht, den in der Lunge aufgenommenen **Sauerstoff** (O_2) an sich zu **binden** und durch den Körper zu transportieren (➤ Abb. 1.5). Diese Bindung ist einerseits fest genug, um den Sauerstoff zu halten, andererseits aber doch

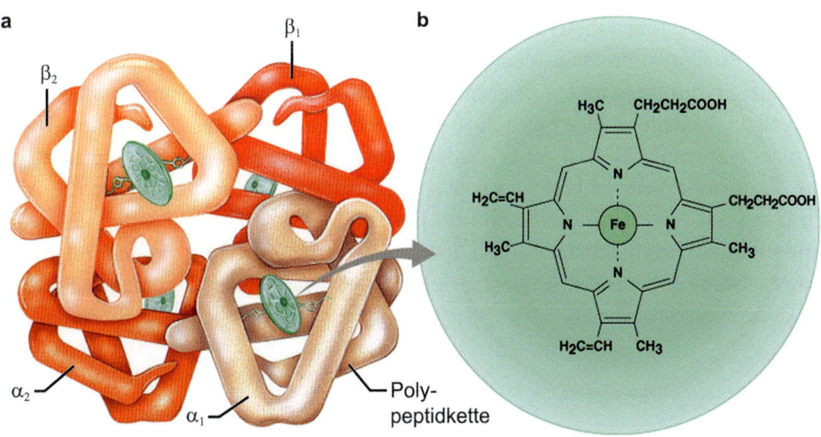

Abb. 1.5 Schematische Darstellung des Hämoglobins: zwei α- und zwei β-Ketten (**a**) mit je einem Häm mit einem zentralen Fe^{2+} (**b**) [G685]

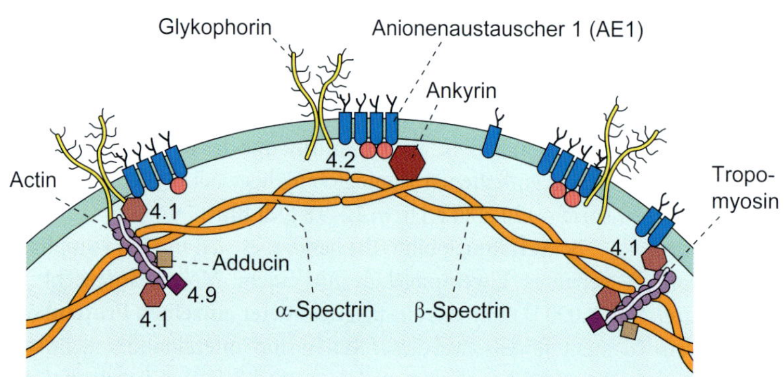

Abb. 1.6 Ausschnitt aus dem Membranskelett der Erythrozyten [L106]

auch so locker, dass sich derselbe in der Peripherie des Körpers wieder vom Häm lösen und in die Gewebe diffundieren kann (➤ Fach Atmung).

EXKURS

Die kräftige rote Farbe des Häms entsteht aufgrund seines mesomeren Systems. Das Ringsystem aus 4 miteinander verbundenen Pyrrolen (Pyrrol = Fünferring mit integriertem Stickstoff) enthält durchgehend im stetigen Wechsel Einfach- und Doppelbindungen. In solchen Systemen können die Bindungselektronen (wie im einfachsten Beispiel des Benzolrings) frei fluktuieren, sodass die Doppelbindungen sozusagen von der einen Seite zur anderen „umklappen" können. Aus der Einfach- wird die Doppelbindung, aus der Doppel- die Einfachbindung.

Mesomere Systeme besitzen die Eigenschaft, **Licht zu absorbieren**. Das Häm absorbiert z.B. Lichtquanten der Farbe grün, wodurch die Komplementärfarbe **rot** übrig bleibt und für das Auge sichtbar wird. Das zentrale Eisenatom, das an dieses System angebunden ist, vermag die absorbierte Frequenz mitsamt der entstehenden Komplementärfarbe um Nuancen zu verschieben: Ist **Sauerstoff** an das Eisen gebunden, ist das Blut **hellrot**. Je mehr Sauerstoff in der Peripherie des Körpers abgegeben wurde, je **weniger** also am Häm verbleibt, desto deutlicher verändert sich die Farbe in Richtung dunkelrot mit Übergang in **blau-rötlich** (= **livide**). Damit symbolisiert eine **livide Verfärbung** von Haut und/oder Schleimhaut den **Sauerstoffmangel** dieses Gewebes.

1.1.4 Zellmembran

Die Erythrozytenmembran besteht aus **Phospholipiden** (v.a. Lecithin), **Cholesterin** und eingelagerten **Proteinen**, wie dies für alle Körperzellen gilt. Innen dieser Membran angelagert findet sich ein Netz aus Proteinen, das sog. **Membranskelett** bzw. **Zytoskelett**. Dieses bei Erythrozyten umfangreicher als üblich ausgebildete Skelett besitzt zellstabilisierende Eigenschaften und ermöglicht sowohl die **scheibenförmige Gestalt** der Erythrozyten als auch ihre **elastische Verformbarkeit**. Es besteht aus langen fadenförmigen Proteinstrukturen (Spektrin), die durch verschiedene Moleküle (z.B. Aktin und Ankyrin) miteinander verknüpft sind (➤ Abb. 1.6). Die Namensgebung dieser Proteine besitzt, wie bei derlei Details üblich, keine Prüfungsrelevanz.

PATHOLOGIE

- Bei einem angeborenen **Mangel an Spektrinmolekülen** kann sich die Scheibenform nicht ausbilden; die Erythrozyten nehmen eine kugelige Form an und werden in der Milz sehr viel schneller aussortiert als üblich. Es entsteht die sog. **Kugelzellenanämie (= hereditäre Sphärozytose)** (➤ Kap. 1.11.7, ➤ Abb. 1.7d).
- In einem hyperosmolaren Milieu, z.B. bei Hypernatriämie oder ausgeprägter Hyperglykämie des Serums oder auch in einem konzentrierten Urin, schrumpfen die Erythrozyten durch Wasserverlust; es entsteht die **Stechapfelform** (➤ Abb. 1.7b).
- Die gegenseitige Aggregation der Erythrozyten zu sog. **Geldrollen** (➤ Abb. 1.7c) ist ein physiologischer, reversibler Prozess, der u.a. in sehr langsam strömendem (venösem) Blut auftreten kann. Auch im stehenden Blut, z.B. bei der Bestimmung der Blutkörperchen-Senkungsgeschwindigkeit, kommt es zur Geldrollenbildung. Umfangreicher als üblich erscheint diese gegenseitige Adhäsion bei einem erhöhten Hämatokrit (Polyglobulie, Dehydratation), im Rahmen der Blutgerinnung oder auch bei systemischen Entzündungen, wenn sich Akute-Phase-Proteine oder weitere Eiweiße aufgrund ihrer Ladungen an die Erythrozytenoberfläche heften und eine Brücke zu benachbarten Erythrozyten herstellen.

1.1.5 Vorläuferzellen

Alle Zellen des Blutes gehen aus einer **einzigen Stammzelle des Knochenmarks** hervor. Im Rahmen der **Erythropoese**, also der Erythrozytenbildung, entstehen über verschiedene Zwischenstadien schließlich **Retikulozyten** als direkte Vorläuferzellen der Erythrozyten des Blutes. Die Ausschwemmung der roten Blutzellen aus dem Knochenmark erfolgt **ausschließlich** in der Form der Retikulozyten. Diese Zellen sind bereits **kernlos**, besitzen aber noch geringe Anteile an üblichen Zellorganellen wie Mitochondrien, Ribosomen und endoplasmatischem Retikulum, die den reifen Erythrozyten fehlen. Diese **Zellbestandteile** lassen sich in Spezialfärbungen von Blutausstrichen als **netzartige (= retikuläre)** Struktur sichtbar machen (➤ Abb. 1.8).

Die aus dem Knochenmark ausgeschwemmten Retikulozyten **reifen** innerhalb von **1–2 Tagen** durch Verlust der restlichen Zellorganellen zu Erythrozyten aus. Der **prozentuale Anteil** an den Erythrozyten des Blutes beträgt dementsprechend (1–2 Tage von 120 Tagen) 0,8–1,6 %. Der medizinische **Referenzbereich** ist wie üblich weiter gefasst und mit **0,5–2,4 %** definiert. Ist der Anteil bei einer gesteigerten Blutneubildung **erhöht**, spricht man von der **Retikulozytose** (➤ Abb. 1.8).

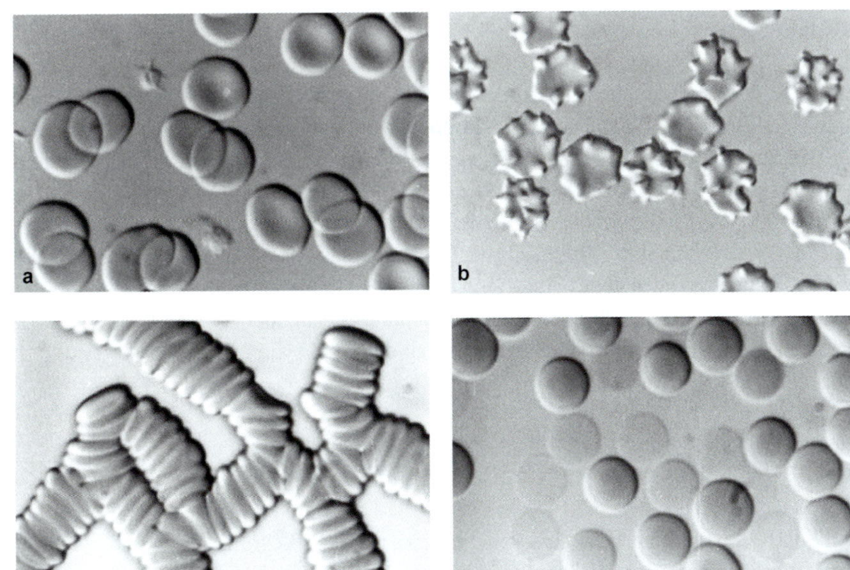

Abb. 1.7 a Normale Erythrozyten (und zwei Thrombozyten). b Stechapfelform der Erythrozyten in hyperosmolarem Milieu. c Sog. Geldrollenbildung der Erythrozyten, v.a. bei Hyperproteinämie oder Strömungsverlangsamung des Blutes. d Kugelform der Erythrozyten bei Sphärozytose. [M648]

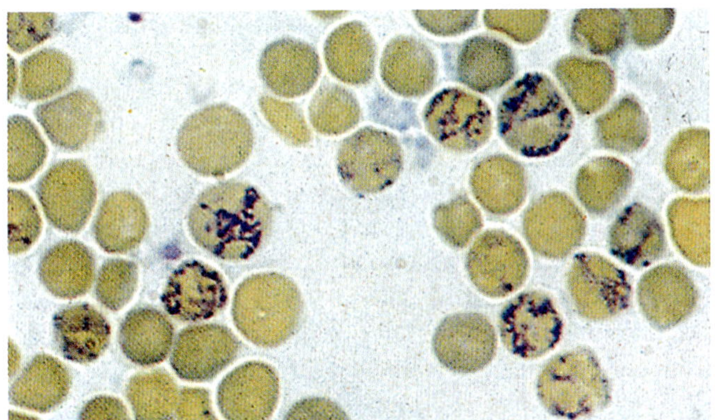

Abb. 1.8 Retikulozytose: zahlreiche Retikulozyten zwischen reifen Erythrozyten [M646]

1.1.6 Laborparameter

MCV

Das **mittlere** (durchschnittliche) **Volumen**, der Rauminhalt eines einzelnen Erythrozyten, wird als mittleres korpuskuläres Volumen (MCV = mean corpuscular volume; mean = Mittelwert) bezeichnet. Der **Referenzbereich** liegt bei **80–96 fl** (**Femtoliter**; 1 fl = 10^{-15} l). Kleine Erythrozyten mit einem Volumen von weniger als 80 fl bezeichnet man als **Mikrozyten**. Entsprechend heißen Erythrozyten mit einem Volumen oberhalb 96 fl **Makrozyten**.

MERKE

Der Vorstellungskraft zuliebe, auch wenn man sich die Winzigkeit eines Femtoliters nicht mehr wirklich vorstellen kann:

- 1 l = 1.000 ml
- 1 ml = 1.000 µl (Mikroliter, **nicht** „Mü-" oder „Mükroliter")
- 1 µl = 1.000 nl (Nanoliter)
- 1 nl = 1.000 pl (Picoliter)
- 1pl = 1.000 fl

PATHOLOGIE

Besonders große oder auch besonders kleine Erythrozyten entstehen bei verschiedenen Formen der Anämie („Blutarmut"). Man spricht dann von der **mikrozytären** bzw. **makrozytären Anämie**.

Bestimmt wurde das MCV in früheren Jahren rechnerisch aus dem Hämatokrit und der Zahl der Erythrozyten, heute überwiegend apparativ:

$$\text{MCV (fl)} = \frac{\text{Hämatokrit (l/l)}}{\text{Erythrozytenzahl } (10^{12}/\text{l})}$$

MCH

Den Hämoglobingehalt des Blutes kann man im Labor messen. Aus diesem Wert und der Zahl der Erythrozyten lässt sich das **mittlere korpuskuläre Hämoglobin** (MCH; mean corpuscular hemoglobin) des **einzelnen Erythrozyten** berechnen, indem man die Menge an Hämoglobin durch die Zahl an Erythrozyten teilt:

$$\text{MCH} = \text{Hb}_E = \frac{\text{Hb-Gehalt}}{\text{Erythrozytenzahl}}$$

Synonym an Stelle des MCH kann man auch den in früheren Jahren bevorzugten Begriff Hb_E benutzen, der ebenfalls die Menge an Hämoglobin (Hb) pro Erythrozyten (E) angibt. Der **Referenzbereich** des MCH bzw. Hb_E liegt zwischen **28 und 32 pg** (Picogramm; 1 pg = 10^{-12} g).

PATHOLOGIE

Erythrozyten mit einem **vermehrten Gehalt an Hämoglobin** werden als **hyperchrom** bezeichnet, solche mit einem **verminderten** Gehalt als **hypochrom** (von Chroma = Farbe, weil das Hämoglobin die Farbe der Erythrozyten verursacht). Es gibt also u.a. hyper- und hypochrome Anämien, wobei sich die Erythrozytengröße (MCV) in aller Regel gleichsinnig verändert, weil das eine das andere bedingt.

1

MCHC

Einen weiteren Parameter außerordentlich geringer Bedeutung stellt die **mittlere korpuskuläre Hämoglobinkonzentration** (MCHC; mean corpuscular hemoglobin concentration) dar, die nun nicht mehr auf den einzelnen Erythrozyten (MCH), sondern auf die Gesamtzahl der Erythrozyten bzw. deren Volumenanteil an der Blutflüssigkeit (Hämatokrit) bezogen ist (Referenzbereich 32–36 g/dl). Der Hämoglobingehalt des Blutes liegt bei 12–18 g/dl, derjenige des Hämatokrits (ohne Plasmaüberstand) dementsprechend bei mehr als dem Doppelten, weil der Plasmaanteil des Blutes von ca. 55 % nicht berücksichtigt wird:

$$\text{MCHC}\ (\text{g/l}) = \frac{\text{Hämoglobin}\ (\text{g/l})}{\text{Hämatokrit}\ (\text{l/l})}$$

Am MCHC lässt sich ablesen, dass üblicherweise rund ⅓ (33 g/dl) der Erythrozytenmasse aus Hämoglobin besteht. Sind die Erythrozyten wie z.B. bei der Kugelzellenanämie bei unverändertem Hämoglobingehalt kleiner als üblich, nimmt der MCHC zu, weil der Hämatokrit hierbei kleiner wird. Nimmt der Hämoglobingehalt der Erythrozyten bei zunächst noch unveränderter Größe ab, wie man dies bei einem mäßig ausgeprägten Eisenmangel beobachten kann, muss auch der MCHC abnehmen. Die Zusammenhänge erhellen sich allerdings sehr viel genauer aus den Parametern MCV und MCH, sodass der routinemäßig bestimmte bzw. errechnete **MCHC** mangels spezifischer Aussagekraft **vollkommen entbehrlich ist.**

%HYPO

Gemeint ist mit dieser Bezeichnung der **prozentuale Anteil** an Erythrozyten, die *hypo*chrom bzw. *mikro*zytär sind, also weniger Hämoglobin als die restlichen Erythrozyten enthalten. Diese Zellen entstehen im Knochenmark üblicherweise bei einem **Mangel an Eisen**, weil daraus ein Mangel an Hämoglobin resultiert. Sofern der Eisenmangel bereits seit mindestens 4 Monaten, der Lebensdauer der Erythrozyten besteht, sind sämtliche Zellen zu klein, der prozentuale Anteil hypochromer Zellen ist in diesen Fällen unauffällig nahe null. Besteht der Eisenmangel jedoch erst seit einigen Wochen, wurden in dieser Zeit hypochrome Erythrozyten im Knochenmark nachproduziert, die sich im Blut zum Pool unauffälliger Erys gesellen und den %HYPO-Anteil ins Pathologische erhöhen.

Der **Referenzbereich** ist auch hier wie üblich sehr breit gefasst mit einem oberen Grenzwert von **5 %**. Werden 5 % überschritten, steht dies in der Regel für einen **Eisenmangel** in den Wochen vor der Blutentnahme. Rein theoretisch lässt sich auch ein hochakuter Eisenmangel seit wenigen Tagen definieren, indem man zusätzlich zu %HYPO, das in diesen Fällen normal sein sollte, die **Größe der Retikulozyten** bestimmt. Auch dies ist mit den modernen Automaten möglich geworden.

Hämoglobin

Die Hämoglobinkonzentration des Gesamtblutes wird in g/l oder auch in g/100 ml (= g/dl) angegeben und liegt beim Erwachsenen zwischen 120 und 180 g/l Blut. Als Faustregel kann man sich merken, dass die Werte im Kindesalter im Bereich der Normwerte der Frau liegen sollten. Nur der Normbereich des Mannes und v.a. derjenige des Feten bzw. des Neugeborenen liegen deutlich darüber.

MERKE

Normbereich
- des Neugeborenen: 19–22 g/dl
- des Säuglings: 11–16 g/dl
- des Kleinkindes: 13–14 g/dl
- des Schulkindes: 13–15 g/dl
- der **Frau: 12–16 g/dl** = 120–160 g/l
- des **Mannes: 14–18 g/dl** = 140–180 g/l

In der **Schwangerschaft** gibt sich die Medizin mit weniger zufrieden, weil zahlreiche Frauen die untere Normgrenze nicht mehr erreichen. **11 g/dl** oder noch weniger werden hier ohne Berücksichtigung der wahren Bedürfnisse von Mutter und Kind als normal angesehen. Der bessere und problemlos mögliche Weg besteht darin, die Schwangere so gut mit Eisen und Vitaminen zu versorgen, dass sie im Bereich der „Nichtschwangeren" verbleiben kann. Dafür ist eine Zufuhr von 40–50 mg Eisen/Tag anstelle der außerhalb der Schwangerschaft benötigten 20 mg notwendig. Im Hinblick auf die Prüfung gilt es zu beachten, dass die **offizielle Zufuhrempfehlung** der Deutschen Gesellschaft für Ernährung **(DGE)** für die Zeit der **Schwangerschaft** lediglich mit **30 mg/Tag** deklariert ist. Ungeachtet dieser Empfehlung ist der Bedarf laut DGE nach der Geburt auch für nicht stillende Mütter erhöht mit der Begründung, dass dadurch „die Verluste während der Schwangerschaft ausgeglichen werden sollen". Das spricht für sich selbst.

Angesichts der üblichen Ernährungsgewohnheiten ist der Mehrbedarf der Schwangeren, selbst wenn die Vorgabe der DGE zugrunde gelegt wird, nur mittels einer medikamentösen Substitution zu erreichen. Es erscheint sinnvoll, damit prophylaktisch zu beginnen, anstatt abzuwarten, bis der Mangel für Mutter und Kind manifest geworden ist. Zusätzlich besteht beim Hb insofern eine **diagnostische Lücke**, als sich der gemessene Wert durchaus noch zu einem Zeitpunkt im Referenzbereich befinden kann, an dem die **Eisenspeicher** des Organismus (Ferritin) bereits weitgehend **entleert** sind.

HINWEIS DES AUTORS

Die Anpassung der Werte der Schwangeren entspricht nahezu jedem medizinischen Norm- bzw. Referenzbereich: Wo zu viele Menschen aus physiologischen Bereichen herausfallen, werden diese Bereiche angepasst. Der Mangelzustand wird zum Normalzustand erklärt. Natürlich kann man hier keine „böse Absicht" unterstellen. Die Ursache ist vielmehr in der Insuffizienz der Methode begründet, indem bei der Erstellung der Referenzbereiche neben den Gesunden auch die Unterversorgten und Kranken, die

Unter- und Übergewichtigen hinzugenommen werden. Es wird der Einfachheit halber 95 % einer bestimmten Bevölkerungsgruppe (sog. 95 %-Perzentile) Gesundheit unterstellt, ihre Laborparameter als normal angesehen. Zusätzlich kocht sozusagen jedes Labor sein eigenes Süppchen, indem neue Referenzbereiche kreiert werden, die von den verwendeten Reagenzien, aber auch von eigenen „Erfahrungen" abhängig gemacht werden. Ist also z.B. der größere Anteil der Schwangeren hinsichtlich einer Eisensubstitution mangelversorgt, gelten deren Werte als normal, ein Handlungsbedarf scheint nicht zu bestehen.
Einzelne Therapeuten setzen die erhaltenen Werte in Bezug zum jeweiligen Patienten, seinen Symptomen, seinem Körpergewicht und seinen alltagsbezogenen Bedürfnissen. Die Mehrzahl aber blickt auf den Referenzbereich des jeweiligen Labors und attestiert dem Patienten selbst bei Erreichen der Eckwerte und unter Missachtung bestehender Symptome beste körperliche Gesundheit („alle Werte normal"). Lassen sich einzelne Symptome nicht negieren, wird nicht so selten hilfsweise die Psyche des Patienten zur Hand genommen.

BKS (BSG)

Die **B**lut**k**örperchen**s**enkung (BKS) bzw. **B**lutkörperchen**s**enkungs**g**eschwindigkeit (BSG) bezeichnet die Sedimentationsgeschwindigkeit der Erythrozyten in ungerinnbar gemachtem Blut **(Citratblut)**. Nach Westergren wird die **Absinkgeschwindigkeit der Erythrozyten** in einer graduierten, senkrecht gestellten Pipette nach 1 bzw. nach 2 Stunden abgelesen. Man misst also nach diesen Zeiten die Höhe (in mm) des in der Blutsäule entstehenden, klaren Plasmaüberstands. Neuerdings begnügt man sich in aller Regel mit dem 1-Stunden-Wert, weil der 2-Stunden-Wert kaum zusätzliche Aussagen erlaubt. Sogar photometrische Bestimmungen durch das Zentrallabor, ganz ohne zeitlichen Aufwand für die Praxisroutine, sind inzwischen üblich geworden. Inwieweit die übermittelten Werte von Relevanz sind, muss offen bleiben. Aus Sicht des Autors entsprechen sie nicht einmal näherungsweise den tatsächlichen Gegebenheiten (Werte zu niedrig).

Entsprechend weiteren Referenzbereichen wurde auch der obere Grenzwert der BKS zunehmend angepasst – möglicherweise deswegen, weil milde Beschleunigungen mit geringem („ausreichendem und zweckmäßigem") Aufwand meist nicht ursächlich zugeordnet werden können. Man wartet also lieber, bis die zugrunde liegende Erkrankung deutlich geworden ist. Während noch vor wenigen Jahren beim Mann 1-Stunden-Werte oberhalb 8 mm als pathologisch galten, dürfen es heute 14 mm, bei > 50-Jährigen auch 20 mm sein. Bei der Frau galten 12 mm bereits als pathologisch, während heutzutage 20 mm als unauffällig definiert und bei Frauen über 50 sogar 30 mm erlaubt sind („alles normal, alles bestens").

MERKE

Normobergrenze nach 1 Stunde:
- beim **Mann: < 15 mm** (bei Männern über 50: < 21 mm)
- bei der **Frau: < 21 mm** (bei Frauen über 50: < 31 mm)

Eine extreme Beschleunigung auf > 90–100 mm in der 1. Stunde wird manchmal als **Sturzsenkung** bezeichnet.

PATHOLOGIE

Eine **BKS-Beschleunigung** tritt auf bei:
- systemischen Entzündungen
- malignen Erkrankungen (z.B. Plasmozytom)
- Autoimmunerkrankungen (z.B. rheumatoide Arthritis)
- Anämie
- Dysproteinämie
- Schwangerschaft, Pille
- mit zunehmendem Lebensalter, weil es dabei sehr häufig bereits zu etlichen pathologischen Unregelmäßigkeiten gekommen ist. Idealerweise sollte also bereits das Erreichen der Normobergrenzen zu weiteren Untersuchungen Anlass geben.

Zu einer **Verlangsamung** kommt es bei
- Polyglobulie (Vermehrung der Erythrozyten)
- Polyzythämie (Vermehrung aller Blutzellen)

Beschleunigung und Verlangsamung bei einer Verminderung (Anämie) oder Vermehrung (Polyglobulie) der Erythrozyten können zwanglos der gegenseitigen Reibung zwischen den Zellen zugeordnet werden: Ein fester Gegenstand wird desto langsamer durch eine Flüssigkeit hindurch zu Boden sinken, je dicker (zähflüssiger) dieselbe ist.

Entzündliche bzw. maligne Erkrankungen stimmen darin überein, dass sich bei ihnen das Spektrum und die Menge der Plasmaproteine verändert **(Dysproteinämie)**, wodurch Adhäsions- bzw. Reibungskräfte ebenfalls verändert sind. Beispielsweise lagern sich die sog. Akute-Phase-Proteine (➤ Fach Immunologie), die bei systemischen Entzündungen bzw. malignen Erkrankungen entstehen, aufgrund ihrer Ladungen an die Oberfläche der Erythrozyten und führen zu Zusammenballungen, wodurch die Absinkgeschwindigkeit zunimmt. Entsprechenden Einfluss weist Fibrinogen auf, prinzipiell den Akute-Phase-Proteinen zugehörig, das östrogenstimuliert in der Leber im Verlauf des Zyklus in unterschiedlichem Umfang produziert wird und in der Schwangerschaft bzw. unter Einnahme der Pille vermehrt im Blut erscheint, sodass die BSG beschleunigt ist. Der Zusammenhang mit den Östrogen-Serumspiegeln dürfte gemeinsam mit dem niedrigeren Hämatokrit (der geringeren Zahl an Erythrozyten) die Hauptursache dafür darstellen, dass die BSG bei der Frau im Vergleich zum Mann grundsätzlich um wenige Millimeter pro Stunde beschleunigt und zusätzlich zyklusabhängig ist. Dies erklärt allerdings nicht mehr den Umstand, dass auch der älteren Frau gegenüber dem Mann eine erhebliche Beschleunigung der BSG von immerhin 10 mm/Stunde zugestanden wird, denn die Östrogene fehlen in diesem Lebensabschnitt.

Formveränderungen

Verschiedene Erkrankungen und Mangelzustände führen zu veränderten Erythrozyten. Aus einem Eisenmangel resultiert eine hypochrome, mikrozytäre Anämie, aus einem Mangel an den B-Vitaminen B_{12} oder Folsäure eine hyperchrome, makrozytäre Anämie. Angeborene Hämoglobinopathien mit Mutationen der Globinketten führen zu Veränderungen der typischen Form (Poikilozyten,

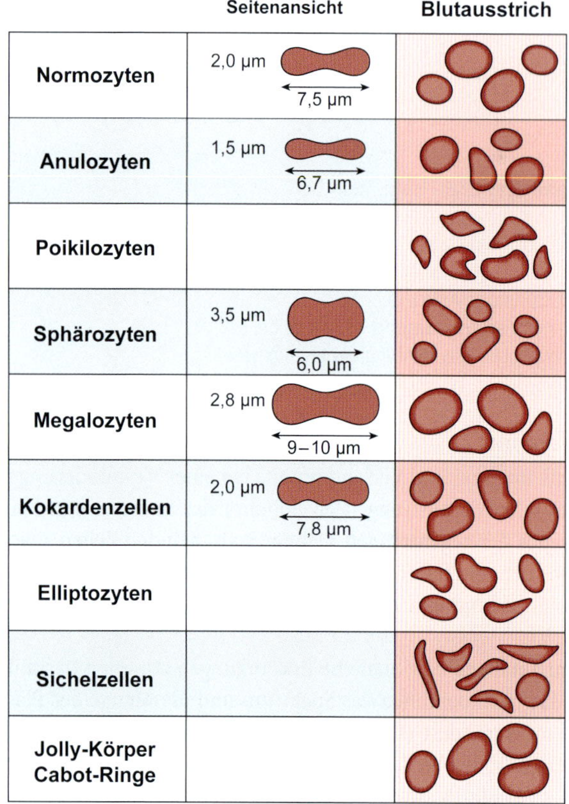

Abb. 1.9 Pathologische Veränderungen der Erythrozyten [L106]

Sichelzellen) oder erzeugen ein Muster, das an Schießscheiben erinnert (sog. Target-Zellen). Nach einer Entfernung der Milz (Splenektomie) sieht man Zelleinschlüsse, die als Jolly-Körperchen bezeichnet werden. Die Veränderungen (➤ Abb. 1.9) werden, soweit sie von Bedeutung sind, bei den entsprechenden Krankheiten besprochen.

Zusammenfassung

Blut

- **Aufgaben:** Transportfunktion, Pufferung, Blutgerinnung, Wärmeverteilung
- **Blutmenge: 5–6 l** ($^1/_{12}$ des KG)
- etwa **45 % korpuskuläre Bestandteile** (Erythrozyten, Leukozyten und Thrombozyten), wobei Erythrozyten mit > 95 % den größten Anteil bilden

Erythrozyten

- degenerierte Zellen ohne Zellorganellen, Energiegewinnung durch anaerobe Glykolyse (Glukose → Milchsäure)
- gelangen als Retikulozyten ins Blut (relativer Anteil 0,5–2,4 %)
- Durchmesser 7–8 µm, bikonkave Scheibenform durch Zytoskelett, elastisch verformbar
- mittlere Lebensdauer 120 Tage, Neuproduktion im Knochenmark > 2 Mio./s
- wichtigster Inhaltsstoff Hämoglobin (roter Blutfarbstoff); Hb-A beim Erwachsenen, Hb-F beim Neugeborenen; dient dem Transport von Sauerstoff und Kohlendioxid

Laborparameter (Referenzbereiche)

- **Erythrozyten:** 4,2–6,2 Mio./µl Blut (mm^3 Blut)
- **Hämatokrit:** bei der Frau 42 % (37–47 %), beim Mann 47 % (40–52 %)
- **MCV** (mittleres Volumen eines Erythrozyten): 80–96 fl
- **MCH** = Hb_E (mittleres Hämoglobin des Erythrozyten): 28–32 pg
- **%HYPO:** maximal 5 %
- **Hämoglobin:** bei der Frau 12–16 g/dl (120–160 g/l), beim Mann 14–18 g/dl (140–180 g/l)
- **BKS:** maximal 14 mm beim Mann und 20 mm bei der Frau (1. Stunde)

1.2 Leukozyten

Leukos heißt weiß, Zytos ist die Zelle. Leukozyten sind also die **weißen Blutzellen** bzw. Blutkörperchen. Der Name rührt daher, dass sich diese Zellen beim Zentrifugieren des Blutes als weiße Schicht darstellen (= Leukokrit), die sich zwischen der roten Schicht der Erythrozyten (Hämatokrit) und der überstehenden Plasmaflüssigkeit befindet. Diese Schicht ist üblicherweise dermaßen dünn, dass sie nicht abzugrenzen ist, kann aber bei Leukozytenvermehrungen auffallend werden. Indem auch die **Thrombozyten** ihrerseits eine sehr dünne, wiederum nicht abgrenzbare Schicht oberhalb des Leukokrit bilden **(„Thrombokrit")**, kann abgeleitet werden, dass der Hämatokrit tatsächlich nur aus Erythrozyten besteht und durch Vermehrungen der weiteren Blutzellen nicht beeinflusst wird.

„Leukozyt" ist der Oberbegriff für etliche, vollkommen voneinander verschiedene Zellen. Gemein ist den Leukozyten ihre **Zugehörigkeit zum Immunsystem** und ihre Unterscheidbarkeit von den Erythrozyten alleine schon durch die fehlende rote Farbe (leukos). Eine weitere Gemeinsamkeit für alle Leukozyten besteht darin, dass das **Blut** für sie lediglich ein Transportvehikel bzw. eine **Durchgangsstation** zwischen ihrer Bildungsstätte (v.a. Knochenmark) und ihrem eigentlichen Einsatzgebiet, den Immunorganen und peripheren Geweben, darstellt. Das Blut enthält nur wenige Prozent aller im Organismus vorhandenen Leukozyten. Trotzdem erlauben **Veränderungen in der Gesamtzahl** der Blutleukozyten oder in der **Relation** der dazugehörigen Populationen wichtige Rückschlüsse auf zugrunde liegende **Erkrankungen**.

Der Anteil der Leukozyten an allen Zellen des Blutes ist verschwindend gering. Insgesamt machen sie nur etwa 0,1 % aller Blutzellen aus. Es kommen also ungefähr 1.000 Erythrozyten auf einen einzigen Leukozyten. Der schulmedizinische **Referenzbereich** reicht von **4.800–10.000 Leukozyten/µl Blut**, wobei allerdings (nach der Prüfung) mehr als 7.000–8.000 in der Regel als Hinweis auf eine pathologische Ursache zu werten sind. Mehr als 10.000 Leukozyten/µl Blut bezeichnet man als **Leukozytose**, weniger als 4.800 als **Leukopenie** (Penia = Mangel).

PATHOLOGIE

Eine **Leukozytose** findet man bei umfangreichen bzw. systemischen Entzündungen, den meisten Infektionskrankheiten, bakteriellen Infekten oder bei erhöhtem Cortisolspiegel, aber auch z.B. in der Schwangerschaft (Cortisol), nach schwerer körperlicher Arbeit (Adrenalin- und Cortisoleinfluss) oder nach dem Essen (Adrenalin). Auch manche malignen Erkrankungen (z.B. Leukämien) oder umfangreiche Gewebenekrosen (Herzinfarkt, Pankreatitis) können zu Leukozytosen führen.
Eine **Leukopenie** ist typisch für Bildungsstörungen im Knochenmark oder unter immunsuppressiver Therapie (Zytostatika), vorzeitigen Zelluntergang oder vermehrten Zellverbrauch in der Peripherie wie z.B. vereinzelt bei Infektionskrankheiten (v.a. Typhus abdominalis).

Die **relative Anzahl** der verschiedenen Leukozyten zueinander sowie ihre **absolute Anzahl** in einem definierten Blutvolumen werden im **Differenzialblutbild** bestimmt. Dafür zählte man in früheren Jahren im gefärbten Blutausstrich 100–200 Leukozyten und verglich ihre relativen Anteile zueinander. Das heute übliche Verfahren ist das maschinelle Auszählen in entsprechenden Automaten, welche die einzelnen Zellen nach ihrer unterschiedlichen Größe und (teilweise) ihren unterschiedlichen Formen zu unterscheiden vermögen.

Die Leukozyten sind zelluläre Elemente des Immunsystems. Sie werden deshalb im ➤ Fach Immunologie besprochen und im Folgenden nur insoweit vorgestellt, wie dies für ein Grundverständnis bzw. für ihre Beurteilung im Blutausstrich erforderlich ist.

1.2.1 Monozyten

Monozyten sind mit durchschnittlich **15–20 µm** die **größten Zellen** des Blutes. Sie stellen lediglich einen Anteil von **2–8 %** an den Leukozyten. Sind sie mit mehr als 8 % vertreten, spricht man von einer **Monozytose**.

Monozyten verbleiben nach ihrer Bildung im Knochenmark nur 2 bis maximal 6 Tage im strömenden Blut, um sich dann im Bereich der postkapillären Venolen zwischen den Endothelzellen hindurch ins Interstitium zu begeben (Diapedese) und sich dort in die verschiedenen **Makrophagen der Gewebe** umzuwandeln. Ermöglicht wird dies durch die Fähigkeit der Monozyten, ihre äußere **Form zu verändern** und aktiv durch **amöboide Bewegungen** durch Gewebe zu wandern (➤ Fach Immunologie).

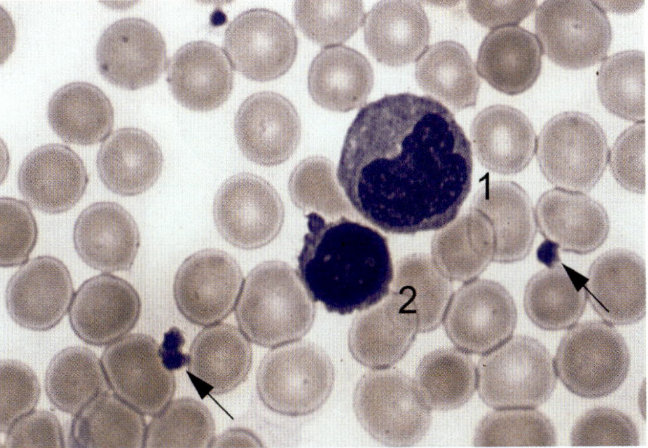

Abb. 1.10 Monozyt (**1**) mit Lymphozyt (**2**) und Thrombozyten (Pfeile) zwischen Erythrozyten [R170]

Monozyten erkennt man neben ihrer Größe v.a. an dem besonders großen, **nieren- oder bohnenförmig gebogenen Kern** (➤ Abb. 1.10). Im Zytosol befinden sich zahlreiche Granula, die **Lysosomen**. Diese enthalten ein großes Spektrum an Enzymen, die nahezu jede Struktur zerlegen können, mit denen sie in Berührung kommen. Lysosomen besitzen eine Hülle, weshalb die enthaltenen Enzyme erst wirksam werden, wenn das einzelne Lysosom mit einer phagozytierten Struktur verschmilzt (➤ Fach Zytologie, ➤ Fach Immunologie).

Aufgaben

Monozyten bzw. Makrophagen sind **Fresszellen**; sie **phagozytieren** (phagein = auffressen) lösliche oder zelluläre Fremdantigene (körperfremde Partikel) und zerstören sie mit Hilfe ihrer lysosomalen Enzyme. Dieselbe Funktion übernehmen sie bei geschädigten körpereigenen Zellen. Dies gilt erstaunlicherweise auch für Zellen wie Erythrozyten oder für physiologische Moleküle wie die Lipoproteine, die ihren eigentlichen Raum, den intravasalen Raum des Blutes, aus pathologischen Ursachen verlassen haben. Der Monozyt erkennt dies aus nicht näher definiertem Zusammenhang: Während er im Blut achtlos an diesen Strukturen vorbeischwimmt, werden sie in jedem anderen Kompartiment phagozytiert.

Eine weitere, für die Funktionsfähigkeit des Immunsystems eminent wichtige Bedeutung dieser Zellen besteht darin, dass sie Bruchstücke der phagozytierten und anschließend in kleine Stücke zerlegten Fremdantigene an ihre Membranaußenseite binden, um sie weiteren Leukozyten darzubieten. Man spricht von der **Antigenpräsentation**. Lymphozyten erkennen Fremdantigene nahezu ausschließlich in dieser Bindung an die Monozytenmembran und können sich erst daraufhin an der Abwehr der entsprechenden Fremdorganismen beteiligen.

Monozyten sind als wesentlichste **Schnittstelle des gesamten Immunsystems** anzusehen. Sie stellen besonders wichtige Zellen der unspezifischen Abwehr dar und sind gleichzeitig von essenzieller Bedeutung für den spezifischen Anteil des Immunsystems, der durch die Lymphozyten repräsentiert wird.

Monozyten bzw. Makrophagen produzieren eine riesige Anzahl unterschiedlichster Substanzen und geben sie nach außen ab. Hierzu gehören **Interleukine** (Botenstoffe) wie IL-1 und der Tumornekrose-Faktor-α (**TNF-α** = Kachektin), **Lysozym**, zahlreiche **Komplementfaktoren** sowie **chemotaktische Stoffe** (locken weitere Leukozyten an). IL-1 und TNF-α sind u.a. Pyrogene, die im Hypothalamus Fieber erzeugen (Pyr = Feuer oder Fieber); die Leber wird zur CRP-Bildung angeregt. IL-1 hat zahlreiche weitere Funktionen, z.B. die Ausschwemmung von Neutrophilen (➤ Kap. 1.2.3) aus dem Knochenmark. Lysozym ist ein kleines Eiweiß mit den Eigenschaften eines Antibiotikums. Das Komplement spielt eine entscheidende Rolle im komplexen System der humoralen Immunabwehr. All diese Faktoren werden im ➤ Fach Immunologie besprochen.

1

Monozyten bzw. Makrophagen haben des Weiteren große Bedeutung bei der **Wundheilung** und bei der **Beseitigung überalterter Zellen** bzw. der **Abtragung von Nekrosen**.

Monozyten-Makrophagen-System (RES, RHS)

Monozyten, Makrophagen und hiervon abgeleitete Zellen bilden das **retikuloendotheliale System (RES)**, das inzwischen, nachdem man die Abstammung und funktionelle Zusammengehörigkeit dieser Zellen erkannt hat, häufig nicht mehr als RES, sondern als Monozyten-Makrophagen-System bezeichnet wird (➤ Abb. 1.11). Auch der Begriff **retikulohistiozytäres System (RHS)** ist im Gebrauch. Man rechnet zu diesem System neben den Monozyten des Blutes **sämtliche phagozytierenden Zellen**, die sich von diesen ableiten lassen. Dies sind neben den üblichen Histiozyten der Gewebe z.B. die Kupffer-Zellen der Leber, die Osteoklasten des Knochens, die Mikroglia des Gehirns, die Langerhans-Zellen der Epidermis oder die Alveolarmakrophagen der Lunge – aber auch Zellen, deren Zugehörigkeit nicht so offensichtlich erscheint wie die Retikulumzellen (= dendritische Zellen) des lymphatischen Gewebes oder Endothelzellen der Blutgefäße mit phagozytierenden Eigenschaften.

Monozytopenie und Monozytose

Zahlreiche Störungen und Erkrankungen gehen mit einer verminderten oder vermehrten Zahl an Monozyten einher.

Monozytopenie

Eine Monozytopenie findet sich wegen der hierbei erhöhten Cortisolspiegel im **Stress**, bei einigen Formen der **Leukämie** oder unter **immunsuppressiver Therapie**.

Teilweise kommt es in den **ersten Tagen** eines akuten, v.a. **bakteriellen Infekts** zu einer Verminderung der Monozyten (und Eosinophilen), während gleichzeitig eine Vermehrung der neutrophilen Granulozyten zu beobachten ist (sog. neutrophile Kampfphase) (➤ Abb. 1.12). Die Verminderung der Monozyten kann man sich aus ihrem Verbrauch in der Peripherie erklären, der erst wieder ausgeglichen werden muss.

Monozytose

Aus der Stimulation der Knochenmarkproduktion resultiert bei **bakteriellen Infekten** etwa zwischen dem **4. und 7. Krankheitstag** eine Monozytose (sog. monozytäre Abwehr- bzw. Überwindungsphase), die sich gemeinsam mit der Neutrozytose ab dem 7. Krankheitstag normalisiert, um nun einer Vermehrung von Lymphozyten und Eosinophilen (Lymphozytose, Eosinophilie) Platz zu machen (sog. Heilphase) (➤ Abb. 1.12).

Besonders häufig findet man bereits **von Anfang an** eine Monozytose bei Erkrankungen, die durch **Viren** oder **Protozoen** verursacht wurden.

Eine **anhaltende Monozytose** als Folge gesteigerter Knochenmarkproduktion besteht bei **granulomatösen Erkrankungen** wie Tuberkulose, Brucellose, Morbus Crohn und Sarkoidose oder bei einer **bakteriellen Endokarditis**, aber auch bei einzelnen (seltenen) Formen der Leukämie.

ACHTUNG

Da die Zusammenhänge an dieser Stelle weitgehend unverständlich bleiben müssen, andererseits aber zum Kontext des Abschnitts gehören und eingeschränkt prüfungsrelevant sind, sollte der Text nach der Erarbeitung des ➤ Faches Immunologie nochmals nachgelesen werden. Allerdings sollten (mehrere) Wiederholungen der Texte ohnehin eine Selbstverständlichkeit darstellen, weil die einzelnen Fächer ineinandergreifen und isoliert kaum jemals ganz verständlich werden können – und natürlich auch deshalb, weil das Vergessen von Gelerntem der menschlichen Natur weit näher ist als die Erinnerung daran. Der einzige Trost dabei: Es geht allen gleich!

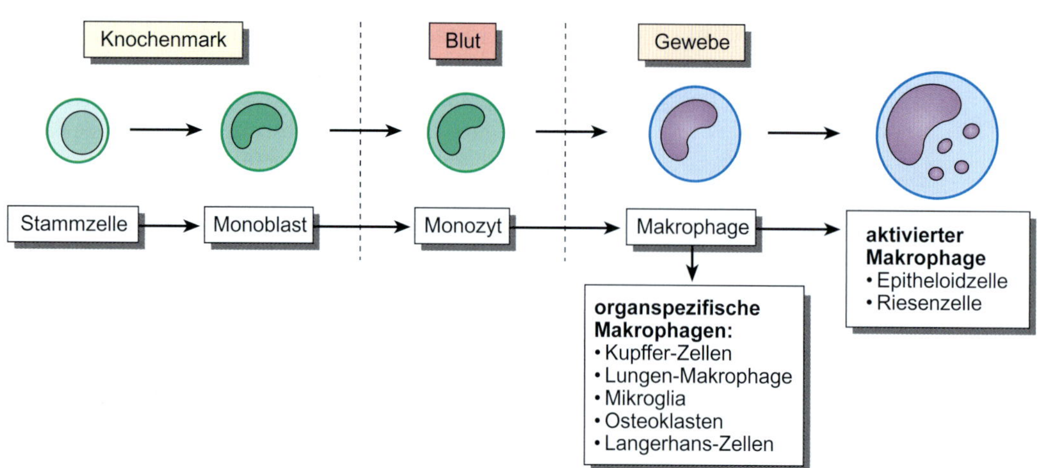

Abb. 1.11 Monozyten-Makrophagen-System [L106]

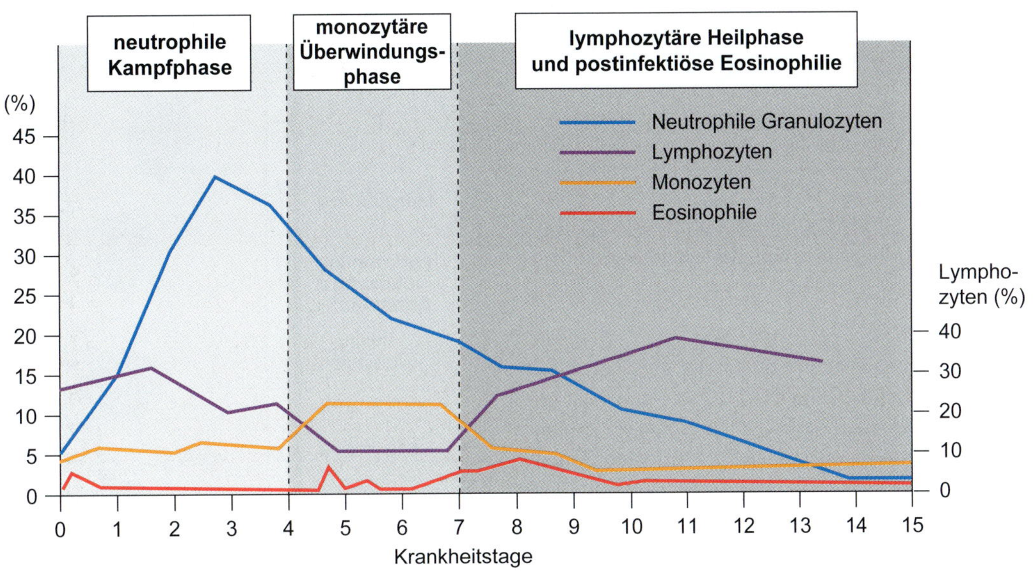

Abb. 1.12 Veränderungen der Zahl an Blutleukozyten bei einer bakteriellen Infektion [L106]

1.2.2 Lymphozyten

Lymphozyten sind mit einem prozentualen Anteil von **25–40 %** (= Referenzbereich) an den Leukozyten des Blutes vertreten. Dies stellt allerdings nur etwa 4 % der insgesamt bis zu 2 Billionen Lymphozyten dar. Der größte Anteil findet sich im lymphatischen Gewebe des Körpers.

Lymphozyten sind mit **7–10 µm** kaum größer als Erythrozyten. Sie bestehen aus drei Populationen: NK-Zellen, B-Lymphozyten und T-Lymphozyten. T-Lymphozyten sind mit einem Anteil von 75 % weit zahlreicher als B-Lymphozyten (15 %) und NK-Lymphozyten (10 %).

B- und T-Lymphozyten

B- und T-Lymphozyten sind die Träger der **spezifischen Immunabwehr**. Sie sind morphologisch nicht voneinander zu unterscheiden. Um einen rundlichen Kern herum findet sich lediglich ein sehr schmaler Zytoplasmasaum (➤ Abb. 1.13).

NK-Zellen (natürliche Killerzellen)

Etwa 10 % der im Blutausstrich erkennbaren Lymphozyten sind, v.a. wegen eines etwas größeren Zytoplasmasaums, mit rund 10 µm größer als die B- und T-Lymphozyten (7–9 µm). Gleichzeitig zeigen sie eine reichliche Anzahl von Granula (➤ Abb. 1.14). Man spricht demzufolge von großen, granulierten Lymphozyten. Ihre Funktion unterscheidet sich von B- und T-Lymphozyten: Sie sind Bestandteil der **unspezifischen zellulären Immunabwehr**. Wie sich aus ihrem Namen NK-Zellen ergibt, wirken sie auf **Fremdzellen zytotoxisch** (lysierend).

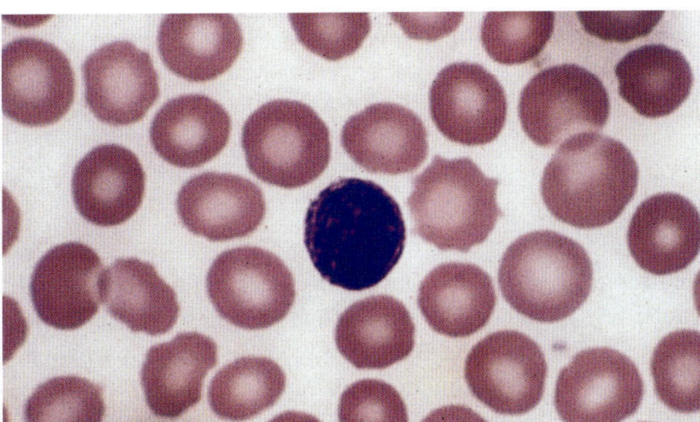

Abb. 1.13 Lymphozyt [R170]

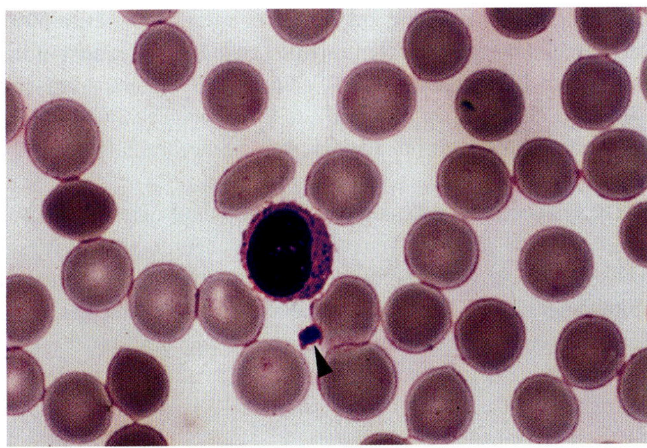

Abb. 1.14 NK-Zelle mit Thrombozyt (Pfeil) [R170]

1

PATHOLOGIE

Beim **Pfeifferschen Drüsenfieber (= infektiöse Mononukleose)** finden sich in großer Anzahl Zellen, die auf den ersten Blick an Monozyten erinnern. Es handelt sich allerdings um aktivierte und deshalb stark vergrößerte T-Lymphozyten (Untergruppe T-Killerzellen), die einen Bestandteil der spezifischen zellulären Immunabwehr darstellen.

Auch bei weiteren Erkrankungen (Listeriose, Zytomegalie u.a.), bei denen das Immunsystem besonders gefordert wird, erscheinen Reizformen der Lymphozyten mit veränderter Struktur im Blut. Ganz allgemein werden derartig veränderte Lymphozyten auch als **atypische Lymphozyten** bezeichnet.

1.2.3 Neutrophile Granulozyten

Neutrophile Granulozyten stellen mit einem prozentualen Anteil von **50–70 %** den weitaus größten Anteil unter den Leukozyten. Dies entspricht einer Zahl von 4.000–5.000/µl Blut bzw. 4–5 Milliarden/l Blut.

Täglich entstehen im Knochenmark eines Erwachsenen mehr als 100 Milliarden Zellen, die ins Blut ausgeschwemmt, in erheblichem Umfang aber zunächst **gespeichert** werden und „auf Abruf" bereit stehen. Nur 2–3 % aller Neutrophilen (Granulozyten) befinden sich im Blut, gut 7 % in den peripheren Geweben. Entsprechend den Monozyten können sich auch die Neutrophilen **amöboid** aus den Blutgefäßen heraus und durch die Gewebe bewegen. Sie verlassen die Blutbahn bereits nach spätestens 6 Stunden. Ihre **Lebensdauer** in den Geweben beträgt **maximal 6 Tage**, bevor sie infolge eines Antigenkontaktes oder durch Apoptose zugrunde gehen.

Diapedese

Die Diapedese der Neutrophilen (➤ Abb. 1.15) bzw. **sämtlicher Leukozyten** beginnt mit einem Anheften an Endothelzellen von Kapillaren bzw. weit überwiegend **postkapillären Venolen**, weil nur in diesen ausreichend Platz zur Verfügung steht. Die Adhäsion an die Gefäßwand erfolgt spezifisch über Rezeptormoleküle wie Integrine und Selektine – zunächst nur locker und reversibel, später dann fester und unumkehrbar. Chemotaktische Stoffe, z.B. aus dem Bereich einer Entzündung, tragen zur Anlagerung bei. Etwa **50 %** aller im Blut befindlichen Neutrophilen befinden sich **randständig in solchen Bindungen**. Die im Rahmen einer Blutentnahme bestimmte Zellzahl (knapp 5.000/µl) stellt also lediglich die Hälfte aller vorhandenen Neutrophilen dar, weil die zweite Hälfte im strömenden Blut gar nicht erscheint.

Die Diapedese von Leukozyten ist ein komplizierter und zwischen Endothelien und Leukozyten fein abgestimmter Prozess. Leukozyten und Gefäßwandendothelien sprechen gewissermaßen miteinander, bevor die Endothelien Platz machen, um die Leukozyten ins Gewebe zu entlassen. Dieser Vorgang beansprucht Zeit (mindestens 10 Minuten, meist länger), weil dafür auch noch umschrieben die Basalmembran, der die Endothelien aufsitzen, enzymatisch „angedaut" werden muss.

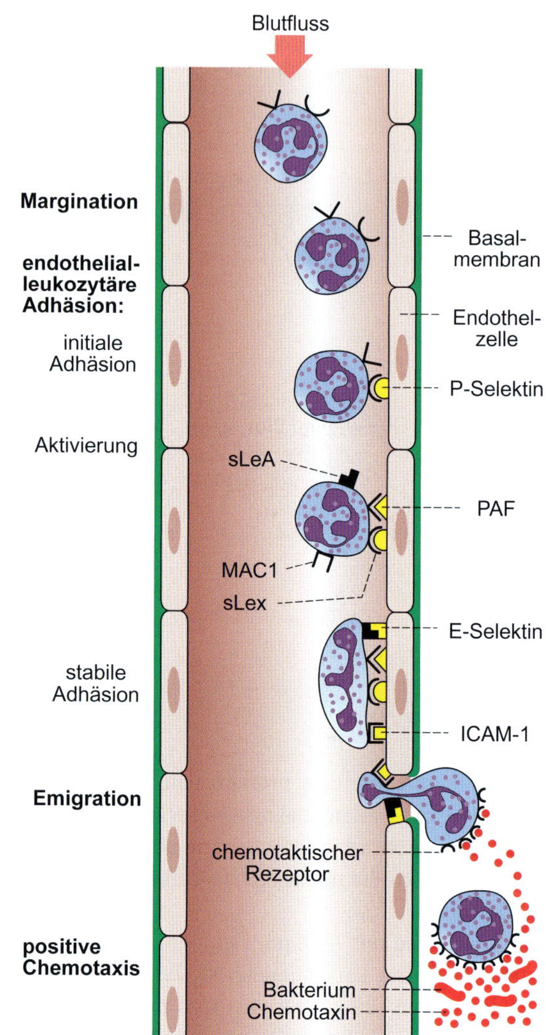

Abb. 1.15 Diapedese der Neutrophilen aus dem Marginalpool [L112]

PATHOLOGIE

Eine **Mobilisierung** von Granulozyten aus dem gefäßwandständigen (Marginal-)Pool (Margo = Rand) mit Überführung ins strömende Blut kann besonders effektiv durch das **sympathische Nervensystem** erreicht werden. Dies bedeutet, dass in **Stress-Situationen** die Zahl der Neutrophilen im Blutbild deutlich ansteigen kann. Nach einer **reichlichen Mahlzeit** kommt es wegen der dabei erfolgenden Sympathikusaktivierung ebenfalls zur **Neutrozytose**. Bei entzündungsbedingten Leukozytosen, die mit einer Vermehrung der Neutrophilen im Blut (Neutrophilie, Neutrozytose) einhergehen, werden zusätzlich zu den Knochenmarkspeichern Zellen aus dem Marginalpool mobilisiert.

Aufgaben

Neutrophile besitzen nur sehr geringe Bedeutung bei der Abwehr viraler Erkrankungen. Die mit Abstand wichtigste Aufgabe besteht in der **Phagozytose von Bakterien** sowie in **Aufräumarbeiten** – z.B. im Rahmen der **Wundheilung**. Da sie mit einem Durchmesser von 13–15 µm kleiner sind als Monozyten, werden sie auch als **Mikrophagen** bezeichnet.

Stimuli für die Bildung im Knochenmark sowie die zusätzliche Ausschwemmung aus dessen Reservepool sind neben dem Hormon Cortisol v.a. die Monozytenfaktoren IL-1 und TNF-α. IL-1 wird überwiegend dann von den Monozyten bzw. Makrophagen gebildet und abgegeben, wenn sie Fremdzellen wie Bakterien phagozytiert haben. Bei umfangreicheren bakteriellen Infektionen kommt es also zur **Neutrophilie** (Neutrozytose), während bei **viralen** Infekten eine Vermehrung der **Lymphozyten** zu beobachten ist, zumindest relativ zu den Neutrophilen. Dies wird dann auch als **relative Lymphozytose** bezeichnet.

PATHOLOGIE

Eine Verminderung der Zahl der Neutrophilen nennt man **Neutropenie**. Sinkt die Zahl auf **< 500 Zellen/µl Blut**, spricht man von der **Agranulozytose**. Hierbei entstehen häufige und lebensgefährdende bakterielle oder mykotische (durch Pilze verursachte) Infektionen. An den Schleimhäuten entstehen Defekte (z.B. **Aphthen**) durch das physiologische Keimspektrum, weil die **immunologische Barriere unzureichend** geworden ist.

Ursächlich für die Agranulozytose ist meist eine **Insuffizienz des Knochenmarks**, z.B. im Rahmen einer **Leukämie** oder durch manche **Medikamente** wie Zytostatika, Antibiotika (Chloramphenicol) oder Novaminsulfon (sehr selten).

Das Zytoplasma der neutrophilen Granulozyten enthält zahlreiche kleine **Granula**, die entsprechend den Granula der Monozyten **Lysosomen** darstellen und die unterschiedlichsten Enzyme zur Zersetzung phagozytierter Fremdantigene enthalten. Im Gegensatz zu den Monozyten bzw. Makrophagen geht der Neutrophile nach der Phagozytose meist zugrunde.

Unterformen der Neutrophilen

Neutrophile Granulozyten durchlaufen während ihrer Bildung im Knochenmark mehrere Stadien. Die Ausschwemmung ins Blut erfolgt dann in der Form der Stabkernigen oder (meistens) Segmentkernigen (➤ Abb. 1.16). Der Kern der **Stabkernigen** erinnert an einen gebogenen Stab ohne wesentliche Abschnürung einzelner Anteile. Der **Segmentkernige** bzw. **segmentierte Neutrophile** weist dagegen fadenförmige Einschnürungen seines Kernes auf, die ihn unvollständig in **2–4 einzelne Segmente** zerlegen.

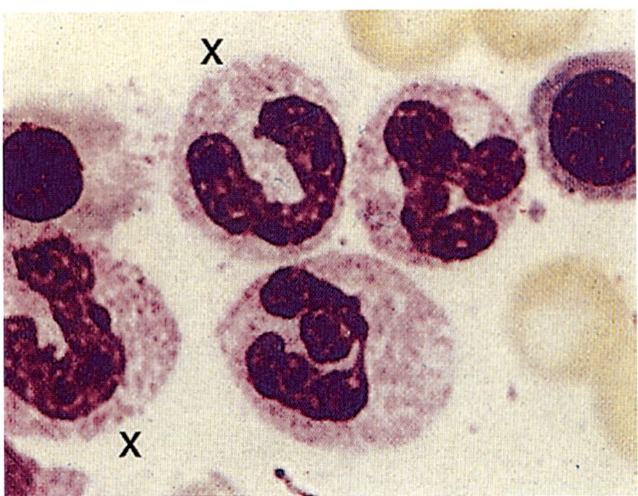

Abb. 1.16 Zwei neutrophile Stabkernige (x) und zwei Segmentkernige [M646]

PATHOLOGIE

Neutrophile Segmentkernige mit mehr als vier Einschnürungen ihres Kerns gelten als **hypersegmentiert**. Eine größere Anzahl hypersegmentierter Zellen könnte auf einen **Mangel an Vitamin B_{12}** oder **Folsäure** hinweisen.

Die segmentierten Granulozyten entstehen aus den stabkernigen. Die **Segmentkernigen** stellen also die **reifen Formen** dar; je mehr einzelne Segmente des Kernes unterscheidbar werden, desto reifer (älter) ist der Neutrophile. Der wahrscheinliche Grund für die Segmentierung ist darin zu sehen, dass sich Zellen mit segmentierten Kernen besser durch die englumigen Kapillaren oder auch durch die Gefäßwand hindurch ins Interstitium bewegen können. Das übliche Verhältnis im peripheren Blut **Segmentkernige zu Stabkernige** liegt bei **20 : 1** (➤ Abb. 1.17). Nur 5 % der Neutrophilen stellen demnach Stabkernige dar.

PATHOLOGIE

Bei bakteriellen Infektionen bzw. weiteren Erkrankungen, die mit einer verstärkten Ausschwemmung Neutrophiler aus dem Knochenmark einhergehen, verschiebt sich die Relation der Segmentkernigen zu den Stabkernigen. Der **prozentuale Anteil** der jugendlicheren **Stabkernigen nimmt zu**. Dies bezeichnet man als **Linksverschiebung** (➤ Abb. 1.17). Man kann der Linksverschiebung theoretisch noch eine **Rechtsverschiebung** gegenüberstellen, obwohl dieser Begriff eher überflüssig ist. Man bezeichnet damit das vermehrte Auftreten übersegmentierter Neutrophiler, v.a. im Rahmen einer makrozytären Anämie (Mangel an Vitamin B_{12} oder Folsäure).

Bei einer **sehr ausgeprägten Linksverschiebung** können im peripheren Blut in Folge der überstürzten Neubildung und Ausschwemmung aus dem Knochenmark **noch jugendlichere** Formen der Granulozyten erscheinen, die üblicherweise **nur im Knochenmark** zu finden sind und die man als **Metamyelozyten** bezeichnet. Metamyelozyten besitzen einen plumpen, nierenförmigen Kern, dessen Einbuchtung nur gering ausgeprägt ist (weniger als ⅓ der Kernbreite) (➤ Abb. 1.17). Diese Vorläuferzellen der Granulozyten des Blutes erscheinen andererseits auch bei der chronischen myeloischen Leukämie, sodass man bei ihrem Auftreten nicht so ohne Weiteres auf eine ausgeprägte Linksverschiebung schließen darf, sondern vielmehr den Gesamtzusammenhang zu beachten hat.

Bei **besonders schweren (bakteriellen) Infekten** wie Scharlach oder einer Pneumonie (Lungenentzündung) findet man im Zytoplasma der Neutrophilen **Doehle-Körperchen** und weitere Phänomene wie die toxischen Granulationen oder auch **Vakuolen**. Die gleichzeitig bestehende Linksverschiebung und fast immer vorhandene **Leukozytose** mit Zahlen zwischen 10 und 20.000 Zellen/µl Blut oder darüber hinaus wird in derartigen Fällen als **toxische Linksverschiebung** bezeichnet. Doehle-Körperchen besitzen eine Größe von etwa 2 µm und entstehen wahrscheinlich aufgrund von Reifungsstörungen als Folge der überstürzten Neubildung. Bedeutung für Prüfung oder medizinischen Alltag besitzt die „toxische Linksverschiebung" allerdings nicht.

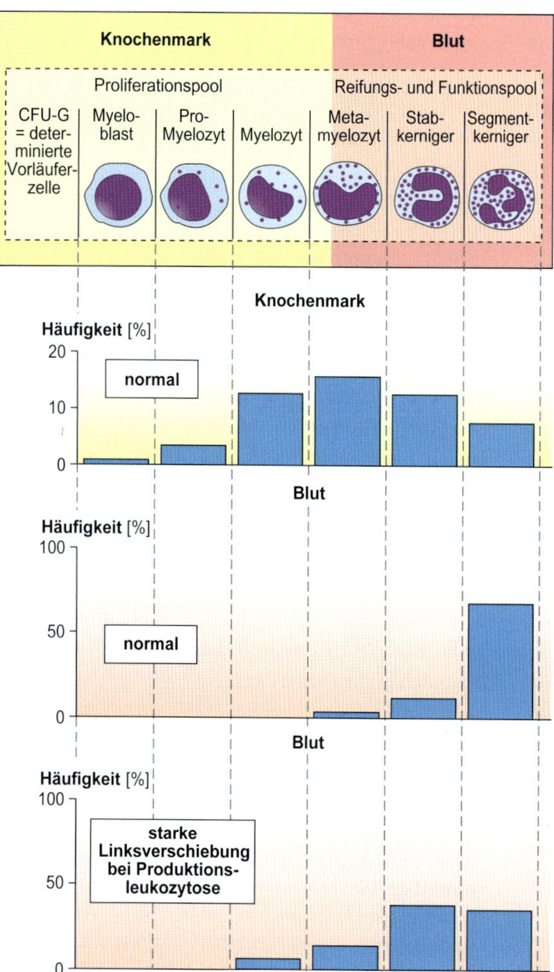

Abb. 1.17 Relative Häufigkeit der verschiedenen neutrophilen Granulozyten und ihrer Vorläuferzellen im Knochenmark, im Blut und im Blut bei Linksverschiebung [L106]

1.2.4 Eosinophile Granulozyten

Eosinophile Granulozyten sind mit einem Durchmesser von **16 µm** etwas größer als die Neutrophilen. Ihr **Kern** besteht zumeist aus **zwei Segmenten**. Das Zytoplasma besitzt zahlreiche, besonders große und **rötlich gefärbte Granula**. Diese Granula enthalten überwiegend **basische** lysosomale Enzyme, weshalb sie sich in der üblichen Färbung eines Blutausstrichs (nach Pappenheim) mit dem **sauren** Farbstoff **Eosin** anfärben lassen („eosinophil") (➤ Abb. 1.18). Die Granula der basophilen Granulozyten (➤ Kap. 1.2.5) enthalten überwiegend saure Inhaltsstoffe und färben sich entsprechend mit dem basischen Farbstoff Methylenblau. Diese Färbbarkeit führte zur Namensgebung aller Granulozyten. Die Lysosomen der Neutrophilen färben sich dementsprechend weder mit Eosin noch mit Methylenblau deutlich an – sie sind neutral.

Eosinophile Granulozyten finden sich mit einem Anteil von **1–5 %** an den Leukozyten des Blutes. Dies stellt lediglich rund 1 % aller im Organismus befindlicher Eosinophilen dar. Sie verlassen nach ihrer Ausschwemmung aus dem Knochenmark innerhalb weniger Tage die Blutbahn, um sich ebenfalls **amöboid** durch die Gewebe zu bewegen. Ihre Lebensdauer beträgt Tage bis wenige Wochen.

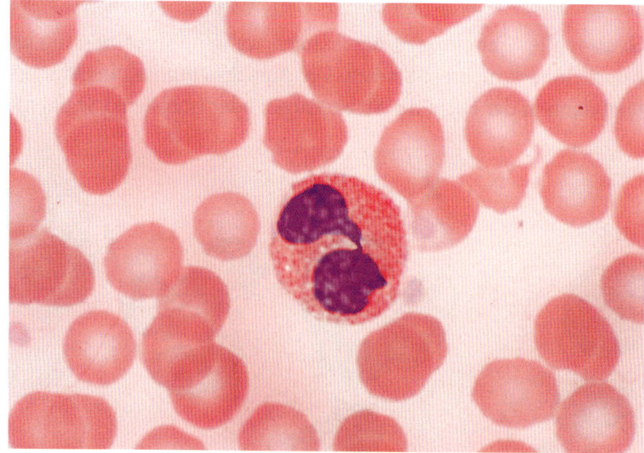

Abb. 1.18 Eosinophiler Granulozyt [R170]

Aufgaben

Die physiologische Aufgabe der Eosinophilen besteht in der **Abwehr von parasitären Eindringlingen** wie Amöben oder Würmern. Sie arbeiten bei dieser Aufgabe Hand in Hand **mit IgE** (Immunglobulin E). Parasiten befinden sich üblicherweise im Rahmen ihrer Invasion auf den Schleimhäuten des Körpers. Dementsprechend befinden sich die Eosinophilen v.a. in den **Schleimhäuten** des Darms, der Atemwege und im Urogenitalbereich. Bei parasitären Erkrankungen findet man entsprechend der gesteigerten Aktivität des Knochenmarks erhöhte Zahlen auch im Transportmedium Blut. Man spricht von der **Eosinophilie**.

PATHOLOGIE

Vor allem zu **Beginn akuter bakterieller Infektionen** kommt es zur Verminderung der Eosinophilen **(Eosinopenie)**, in der **Heilphase** zur vorübergehenden **Eosinophilie**. Die Ursache ist offiziell unbekannt, doch kann man davon ausgehen, dass eine vermehrte Bildung von Neutrophilen ab der Stufe der (Pro-)Myelozyten zur Eosinopenie führen muss (➤ Kap. 1.4.5).
Bei **allergischen Erkrankungen** wie Asthma bronchiale, Neurodermitis oder Heuschnupfen besteht eine Fehlsteuerung des Immunsystems (➤ Fach Immunologie, ➤ Fach Dermatologie, ➤ Fach Atmung). Das Immunsystem verwechselt vergleichsweise harmlose Fremdantigene wie Pollen, Tierhaare oder einzelne Nahrungsmittel (z.B. Kuhmilcheiweiß) mit tierischen Parasiten und induziert die Bildung von IgE und Eosinophilen. Ein regelmäßig anzutreffendes Zeichen beim Allergiker besteht also in einer **Erhöhung des Serum-IgE** sowie in der Ausbildung einer **Eosinophilie**. Auch in den betroffenen Schleimhäuten findet man unverhältnismäßig große Zahlen an Eosinophilen. Daraus geht hervor, dass man bei der Eosinophilie eines Patienten nach Allergien **und/oder** nach Parasiten zu suchen hat.

1.2.5 Basophile Granulozyten

Basophile Granulozyten sind im Differenzialblutbild nur selten zu sehen. Ihr Anteil an den Leukozyten des Blutes beträgt lediglich **0–1 %**. Sie sind mit einem Durchmesser von **10–14 µm** kleiner als die übrigen Granulozyten. Der meist hantelförmige Kern und das Zytoplasma sind durch zahlreiche grobe und kräftig **violett gefärbte Granula** weitgehend überdeckt und kaum erkennbar (➤ Abb. 1.19). Ihre Vermehrung im Blut bezeichnet man als Basophilie.

Die Basophilen werden im Blut kaum aufgefunden, weil sie es nur als sehr kurze Durchgangsstation benutzen, um sich in den **Geweben**, überwiegend entlang der Kapillaren und postkapillären Venolen als langlebige **Mastzellen** niederzulassen (➤ Abb. 1.20). Mastzellen sind die wichtigsten Zellen der **Entzündungsreaktion** (➤ Fach Allgemeine Pathologie, ➤ Fach Immunologie).

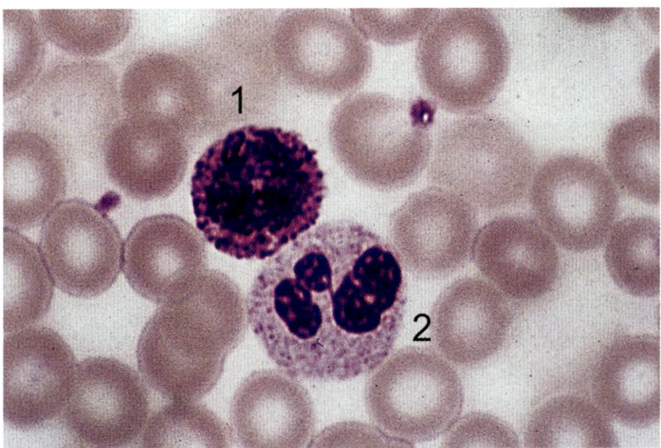

Abb. 1.19 Basophiler Granulozyt (**1**) und segmentkerniger Granulozyt (**2**) [R170]

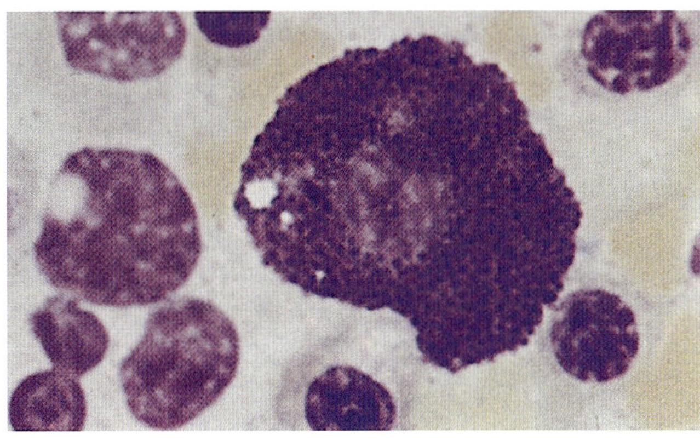

Abb. 1.20 Gewebsmastzelle [M646]

EXKURS

Offiziell wird in aller Regel dieser einfache Zusammenhang zwischen Basophilen und Mastzellen negiert, obwohl man einerseits im Blut keine Mastzellen identifizieren kann („unbekannte Vorstufen" oder auch teilweise „polymorphkernige basophile Granulozyten") und andererseits im Gewebe Basophile und Mastzellen aufgrund ihrer mikroskopischen Identität gar nicht unterscheiden könnte. Sowohl die Inhaltsstoffe wie Histamin und Heparin als auch bestimmte Oberflächenmarker (z.B. CD 40) sind **identisch** und gleichzeitig sehr **spezifisch** für diese Zellen, auch wenn aufgrund kleinerer Reifungsprozesse noch minimale Abweichungen entstehen. Die findet man allerdings auch bei weiteren Blutzellen wie z.B. den Retikulozyten, die auch erst noch zu fertigen Erythrozyten ausreifen müssen.
Man findet also im Gewebe dementsprechend keine Basophilen, sondern Mastzellen. Des ungeachtet und trotz erheblichen Forschungsrückstands gerade bei dieser Zellpopulation geht man mehrheitlich davon aus, dass die beiden Zelltypen sich zwar aus einer gemeinsamen Vorläuferzelle des Knochenmarks entwickeln, anschließend jedoch trotz **vollkommen identisch definierter Aufgaben** getrennt zu betrachten sind. In der Konsequenz bedeutete das, dass diesbezüglich einmalig und ohne weiteres Beispiel evolutionär **„Ausschuss produziert wurde"**, denn die eine Zellpopulation kann tatsächlich rein gar nichts, was die andere nicht in identischer Form auch hinbekommt.
Die Enzymausstattung scheint sich vereinzelt zwischen Basophilen und Mastzellen geringfügig zu unterscheiden, doch gilt dies im gleichen Umfang auch für Mastzellen, die beispielsweise entlang den Gefäßen der Haut angesiedelt sind, und denjenigen, die in inneren Organen wie z.B. der Lunge oder in den Schleimhäuten des Darms ihre Funktionen erfüllen. Ein „Basophiler des Gewebes", so es ihn denn gäbe, könnte weder mikroskopisch noch histochemisch noch durch irgendeine auch nur in Nuancen abweichende Funktion von einer Mastzelle abgegrenzt werden.
Darüber hinaus besitzen die Leukozyten des strömenden Blutes in diesem Medium grundsätzlich noch **keinerlei erwähnenswerte Funktionen**, weil etwaige Antigene an spezifischen oder unspezifischen Rezeptoren von Leukozyten längst „vorbeigeschwommen" sind, bevor eine Bindung zustande kommen könnte. Zusätzlich wäre der **Heparingehalt** der Zellen im Blut geradezu kritisch bzw. **kontraproduktiv**, sofern es dort zu Reaktionen käme, weil dadurch die bei Verletzungen lebenserhaltende Blutgerinnung verhindert würde. Die Zellen erlangen also ihre eigentlichen und sehr spezifischen Funktionen frühestens im Rahmen ihrer randständigen

1

Bindung bzw. im Anschluss an ihre Diapedese. Dies gilt auch für die humoralen Faktoren des Immunsystems wie u.a. Komplement, das z.B. Immunkomplexe erst erkennen kann, wenn dieselben sich in Gefäßwände oder weitere Gewebe eingelagert haben, mithin zur Ruhe gekommen sind (➤ Fach Immunologie). Selbst auf dieser Grundlage weiß jedoch keiner Auskunft darüber zu geben, welche Funktion Basophile im strömenden Blut denn nun erfüllen sollen oder was nach ihrer Diapedese, getrennt von den Mastzellen, geschehen könnte. Sie werden noch nicht einmal gefunden. Man sollte deshalb so lange die Basophilen als **Mastzellen in ihrer „Durchgangsstation Blut"** ansehen, bis die Forschung sich vielleicht irgendwann einmal wieder dieser Zellart zuwendet und irgendetwas Vernünftiges dazu zu sagen hat.

Zusammenfassung

Leukozyten

- Referenzbereich: 4.800–10.000/µl Blut (➤ Tab. 1.1)
- Teil des Immunsystems
- **Leukozytose:** bei Entzündungen, Infektionskrankheiten, Schwangerschaft, Stress, Leukämien
- **Leukopenie:** Bildungsstörungen im Knochenmark, Zytostatika, vereinzelte Infektionskrankheiten
- **Agranulozytose:** hochgradige Verminderung der Neutrophilen auf < 500/µl; im Rahmen einer Zytostatikatherapie, durch Medikamente; Gefährdung des Patienten v.a. durch nicht mehr beherrschbare bakterielle oder mykotische Infektionen
- **Monozyten-Makrophagen-System:** Oberbegriff für alle Körperzellen, die zur Phagozytose und Antigenpräsentation befähigt sind; im Blut heißen sie Monozyten, im Gewebe je nach Lokalisation z.B.
  - Langerhans-Zellen in der Epidermis der Oberhaut
  - Retikulumzellen bzw. dendritische Zellen in Lymphknoten, Milz, Knochenmark
  - Kupffer-Zellen in der Leber
  - Histiozyten bzw. Makrophagen in den meisten weiteren Geweben

1.3 Thrombozyten

Bei den Thrombozyten (**Blutplättchen**) handelt es sich ähnlich wie bei den Erythrozyten um kernlose Zellen. Genau genommen handelt es sich im eigentlichen Sinn allerdings **nicht** um Zellen, sondern lediglich um **Zytoplasmaabschnürungen aus den Megakaryozyten**, den größten Zellen (> 100 µm) des Knochenmarks (➤ Abb. 1.21). Dabei werden jedoch **einzelne Mitochondrien** integriert, sodass Thrombozyten zur oxidativen Energiegewinnung in der Atmungskette befähigt sind. Durch geringe Mengen an **Ribosomen** und weiterer **RNA** aus den Megakaryozyten ist auch eine zeitlich begrenzte Proteinsynthese möglich. Dabei besitzen die frisch aus dem Knochenmark entlassenen Thrombozyten noch deutlich größere Mengen an RNA, die dann innerhalb von 1–2 Tagen bis auf geringe Reste abgebaut werden, ähnlich der Situation bei den Retikulozyten/Erythrozyten. Man kann diese **„jungen" Thrombozyten** inzwischen im Labor getrennt **nachweisen** und so die aktuelle Syntheserate des Knochenmarks definieren. Wertvoll ist dies z.B. bei einem Thrombozytenmangel (Thrombopenie), um zwischen einem **erhöhten Verbrauch** in der Peripherie und einer **unzureichenden Neusynthese** zu unterscheiden.

Die mittlere Lebensdauer der Thrombozyten beträgt lediglich **7–10 Tage**. Ihre Größe liegt mit etwa **1,4 µm** nochmals deutlich unterhalb derjenigen der Erythrozyten. In Blutausstrichen sind sie häufig aggregiert und erscheinen deshalb größer (bis 4 µm). In je-

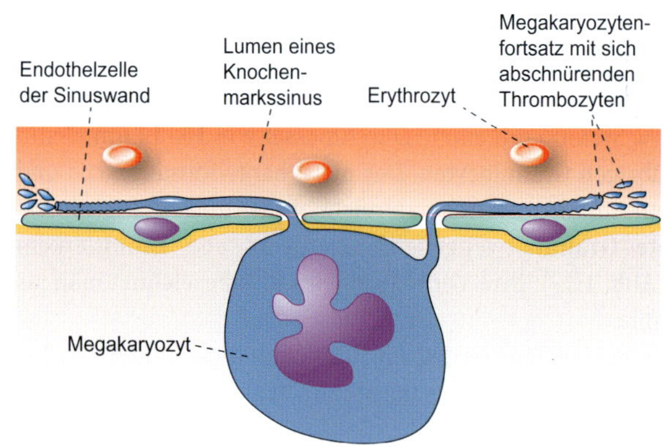

Abb. 1.21 Thrombozyten-Abschnürungen aus einem Megakaryozyten [L141]

Tab. 1.1 Leukozyten

Leukozyten	Relativer Anteil	Größe	Funktion
Monozyten	2–8 %	15–20 µm	Phagozytose aller Fremdantigene, Antigenpräsentation, Aufräumarbeiten (Nekrosen)
Neutrophile Granulozyten: • Segmentkernige • Stabkernige	50–70 %: • 95 % • 5 %	13–15 µm	Phagozytose von Bakterien, Pilzen und Zelltrümmern (Nekrosen)
Eosinophile Granulozyten	1–5 %	16 µm	Abwehr von Parasiten bzw. Fremdantigenen, die das Immunsystem mit Parasiten verwechselt
Basophile Granulozyten	0–1 %	10–14 µm	Vorläuferzellen der Mastzellen
Lymphozyten: • T-Lymphozyten • B-Lymphozyten • NK-Zellen	25–40 %: • 75 % • 15 % • 10 %	7–10 µm: • 7–9 µm • 7–9 µm • 9–10 µm	spezifische Immunabwehr: • T-Lymphozyten: spezifische zelluläre Abwehr • B-Lymphozyten: Produktion der Immunglobuline (spezifische humorale Abwehr) • NK-Zellen: unspezifische Zerstörung von Fremdzellen

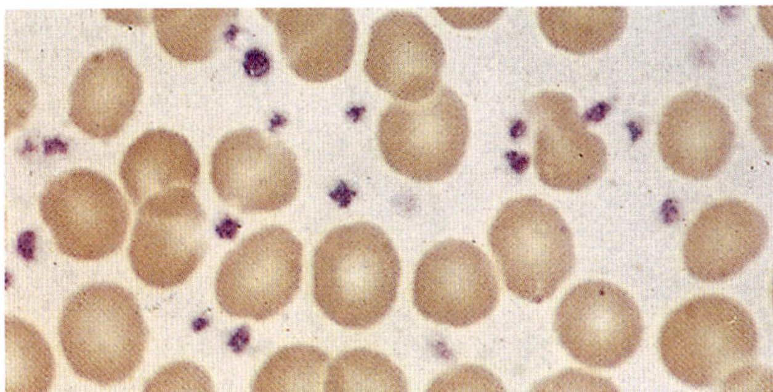

Abb. 1.22 Einzeln liegende Thrombozyten neben Erythrozyten [M646]

dem Fall aber sehen sie zunächst aus wie bläulich-rot gefärbte „Verunreinigungen", die zwischen den Zellen des Blutes herumliegen (➤ Abb. 1.22, ➤ Abb. 1.10). Ihre Form erinnert im Elektronenmikroskop an eine **flache Scheibe** („Blutplättchen") mit einer Dicke von weniger als 1 µm. Im Gegensatz zur bikonkaven Form der Erythrozytenscheibe ist diejenige der Thrombozyten allerdings **gleichmäßig dick**.

Der **Normbereich** für die im Blut vorhandenen Zellen liegt bei **150.000–400.000 Thrombozyten/µl**. Wird die obere Normgrenze überschritten, spricht man von der Thrombozytose, bei Unterschreitung von 150.000 von der Thrombopenie oder Thrombozytopenie.

PATHOLOGIE

Thrombozytosen entstehen reaktiv nach Blutungen (auch postoperativ) sowie im Rahmen von chronischen Infektionen, Malignomen, bei Eisenmangel und nach Splenektomie, weil dadurch die Milz als Speicherorgan für die Thrombozyten wegfällt (➤ Kap. 1.5.6). Auch im Stress kann es durch sympathische Stimulation der Milz zur Thrombozytose kommen (s. später).
Chronische systemische **Infektionen** und **maligne Erkrankungen** stimmen darin überein, dass sie ein breites Spektrum an Zytokinen (➤ Fach Immunologie) erzeugen, zu denen u.a. auch **Interleukin 6** gehört. IL-6 gilt als stärkster **Stimulus** für die Produktion des Hormons **Thrombopoetin** in der Leber, das seinerseits die Thrombopoese im Knochenmark stimuliert (➤ Kap. 1.4.4). Bei einem **Eisenmangel** dürfte die Leber als Hauptspeicherort und Produzent von Ferritin, dem Bindungsprotein für Eisen, von der evolutionären Hauptursache einer Blutungsquelle ausgehen und deshalb einen Mangel mit der Synthese von Thrombopoetin beantworten. Dies erscheint zwar folgerichtig, ist jedoch im Detail nicht nachgewiesen.
Zur **Thrombozytopenie** kommt es hauptsächlich bei einer Insuffizienz des Knochenmarks – angeboren, erworben oder z.B. in der Folge eines ausgeprägten Mangels an den Vitaminen B_{12} oder Folsäure, weil diese beiden B-Vitamine für jegliche Zellneubildung unabdingbar sind. Auch im Rahmen eines Autoimmungeschehens (Morbus Werlhof, ➤ Kap. 1.9.1) oder als Folge eines massiven Verbrauchs durch umfangreiche intravasale Thrombenbildungen (sog. Verbrauchskoagulopathie) entstehen Mangelzustände.

Das auffälligste Merkmal der Thrombozyten im Elektronenmikroskop stellt eine große Anzahl unterschiedlich großer und dichter **Granula** dar (➤ Abb. 1.23). Sie werden als α- und δ-Granula bezeichnet. Teilweise handelt es sich auch um Lysosomen. Die α-Granula enthalten Gerinnungsfaktoren, die δ-Granula Serotonin. Synthetisiert wurden sie überwiegend bereits vor Abschnürung der Thrombozyten noch in den Megakaryozyten. Granula und weitere Details der Thrombozyten sind selbstverständlich nicht prüfungsrelevant.

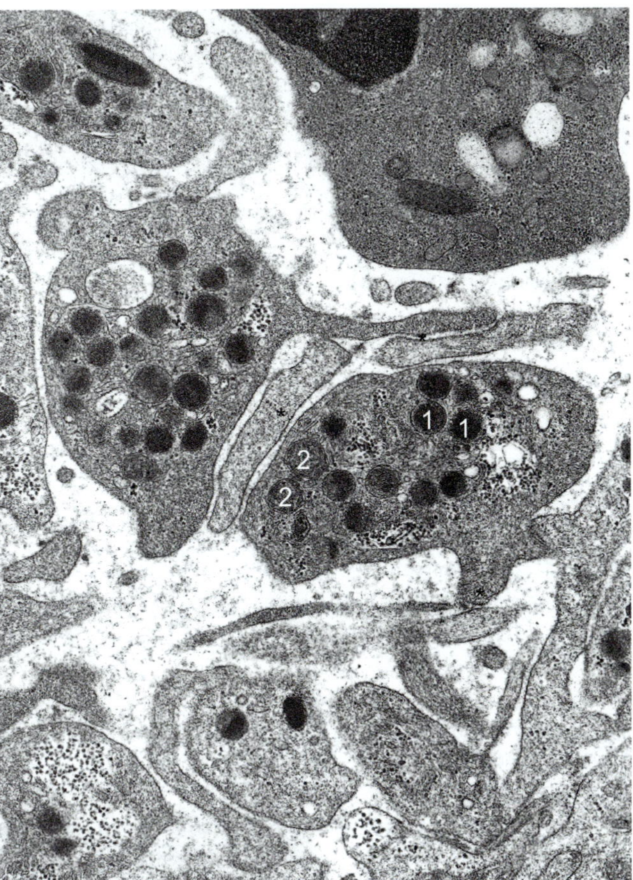

Abb. 1.23 Thrombozyten mit deutlich sichtbaren Granula (**1**) im Elektronenmikroskop. **2** Mitochondrien. [R170]

Die Oberfläche der Zellen ist von zahlreichen Einsenkungen (Grübchen) durchsetzt, die in Verbindung mit einem intrazellulären Kanälchensystem stehen. Der Sinn besteht darin, dass die Granula ihre Inhaltsstoffe im Rahmen der Blutstillung in diese Kanälchen sezernieren, worauf sie durch die oberflächlichen Grübchen in die Umgebung diffundieren können.

Ein weiteres Merkmal der Thrombozyten von funktioneller Bedeutung ist ein **Zytoskelett** im Zellinneren, dessen Filamente Aktin und Myosin enthalten. Unter Calcium-Vermittlung verändert der Thrombozyt seine äußere Form: Aus der glatten rundlichen Scheibe entsteht ein **kugeliges Gebilde** mit zahlreichen, langgestreckten **Zytoplasmafortsätzen**, die große Bedeutung für die **Thrombozytenaggregation** im Rahmen der **Blutstillung** besitzen.

Zusammenfassung

Thrombozyten

- Referenzbereich: 150.000–400.000/µl Blut
- Lebensdauer: 7–10 Tage
- flache Scheiben („Blutplättchen") mit einem Durchmesser von 1,4 µm

1

- **Abschnürungen** (keine eigentlichen Zellen) aus den **Megakaryozyten** des Knochenmarks
- enthalten zahlreiche Granula und einzelne Ribosomen und Mitochondrien, kernlos
- Funktion: wichtigste Faktoren der **Blutstillung**, beteiligt an der **Blutgerinnung**
- Thrombozytopenie:
  - Knochenmarkinsuffizienz (ausgeprägter Vitamin-B-Mangel, Zytostatika, Leukämien)
  - manchmal nach Röteln oder Rötelnimpfung
  - Morbus Werlhof
  - Verbrauchskoagulopathie
- Thrombozytose:
  - reaktiv nach Blutungen
  - bei Eisenmangel
  - bei chronischen Infektionen
  - bei malignen Erkrankungen
  - nach Splenektomie
  - vorübergehend bei Disstress

1.4 Knochenmark und Blutbildung

1.4.1 Knochenmark

Beim **Embryo bzw. Feten** findet die Blutbildung (Hämopoese, Hämatopoese) nach einer frühen Phase im Dottersack in **Leber** und **Milz** statt. Etwa ab dem 5. Schwangerschaftsmonat (SSM) beginnt zusätzlich auch das Knochenmark zunächst mit der Bildung von Leukozyten und Thrombozyten. Im 7. SSM kommt es dann dort auch zur Erythropoese. Bereits bei der **Geburt** ist das **Knochenmark** der **Hauptort der Blutbildung**, hinsichtlich Erythropoese und Thrombopoese **der einzige**. Beim Auftreten von Knochenmarkserkrankungen wird allerdings auch beim geborenen Menschen eine neuerliche Blutbildung in Leber und Milz möglich (sog. **extramedulläre Blutbildung**).

Die Lymphozyten entstehen zunächst ebenfalls aus den pluripotenten Stammzellen des Knochenmarks, reifen und vermehren sich aber in der Folge im lymphatischen System. Von daher zählt auch das **lymphatische System** einschließlich Milz und Lymphknoten zu den Blutbildungsstätten.

In der Kindheit enthalten sämtliche Hohlräume der Knochen, also Diaphysen der Röhrenknochen und Spongiosa aller weiteren Skelettanteile, **blutbildendes Mark**. Mit dem Wachstum des Skeletts entsteht eine **Überkapazität**, weshalb zunehmende Anteile in gelbes **Fettmark** umgewandelt werden. Dies gilt zunächst für die Diaphysen der langen Röhrenknochen. Beim Erwachsenen findet man blutbildendes rotes Knochenmark v.a. noch in Schädel, Wirbeln, Rippen, Sternum, Teilen des Beckens und proximalem Femur (➤ Abb. 1.24). Das Fettmark kann sich allerdings bei erhöhten Anforderungen jederzeit in rotes Knochenmark zurückverwandeln.

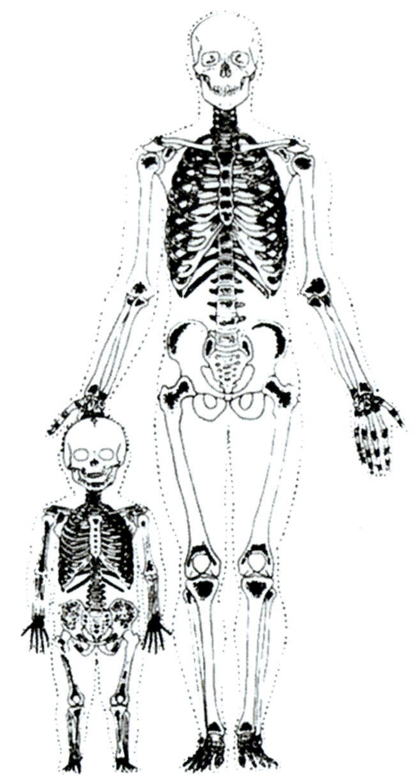

Abb. 1.24 Verteilung des hämatopoetischen Knochenmarks [C182]

Aufbau

Beim Knochenmark handelt es sich um ein ungewöhnlich **weiches, fast flüssiges Gewebe**. Es besteht aus zahlreichen, großen, verzweigten **Blutgefäßsinusoiden**, die ihr Blut aus der A. nutriens (= A. nutrica) erhalten (kleinere Anteile auch aus Gefäßen des Periosts), sowie aus **fibroblastenartigen Zellen** mit langen Fortsätzen (➤ Abb. 1.25). Es ähnelt damit dem weichen Gewebe der roten Milzpulpa.

Die Knochenmarksinusoide enthalten analog den Kapillaren ein einschichtiges flaches Endothel, das stellenweise nur noch aus der Zellmembran ohne zytoplasmatischen Inhalt besteht, also extrem dünn ist. Hier befinden sich auch ortsständige Makrophagen, die entsprechend der Milz (und Leber) gealterte oder geschädigte Erythrozyten aus dem Blutkreislauf entfernen.

Im Interstitium zwischen den Blutsinusoiden befinden sich die fibroblastenartigen Retikulumzellen, die mit ihren langen Zytoplasmafortsätzen ein dreidimensionales Netzwerk (Retikulum) bilden, das einerseits die Sinusoide umgreift und andererseits den gegenseitigen Kontakt dieser Zellen ermöglicht. Die **blutbildenden Zellen** befinden sich in den Maschen dieses Netzes, im Kontakt zu den Fortsätzen und umgeben von Grundsubstanz und kollagenen Fasern. Außerdem befinden sich in diesem interstitiellen Gewebe (Matrix) Proteine wie Laminin und Fibronektin, die den Kontakt der blutbildenden Zellen zu ihrer Umgebung fördern. Die vielfältigen Kontakte aller beteiligten Zellen und Elemente haben Bedeutung für Rückmeldungen und Anpassungsvorgänge im Rahmen der Hämatopoese.

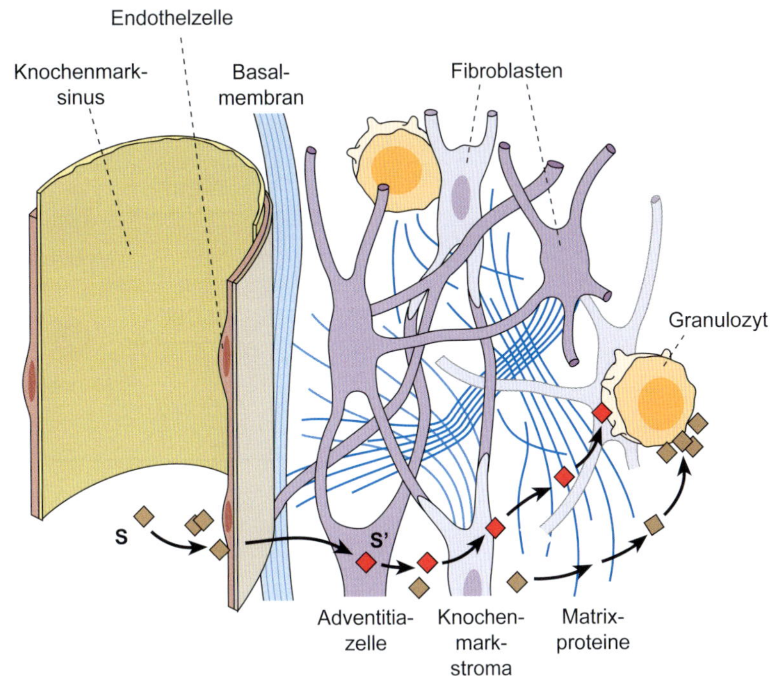

Abb. 1.25 Schema des Knochenmarks mit Sinusoiden und retikulärem Gerüst [L106]

Gereifte Blutzellen heften sich außen an die Wandung der Sinusoide und werden in Form der Diapedese ins Blut der Sinusoide und damit in die Peripherie entlassen.

1.4.2 Hämatopoese

Hämatopoese (Hämopoese) beschreibt als Oberbegriff die **gesamte zelluläre Blutbildung**. Zur genaueren Charakterisierung der Entwicklung einzelner Zellanteile wie Erythrozyten, Thrombozyten, Lymphozyten und weiteren Leukozyten benutzt man die Begriffe Erythropoese, Thrombozytopoese, Lymphopoese, Granulozytopoese usw. Üblich ist auch für die Bildung sämtlicher Blutzellen im Knochenmark mit Ausnahme der Lymphozyten der Begriff der **Myelopoese**, der damit der **Lymphopoese** gegenübergestellt wird, welche die Entstehung der drei Lymphozytenpopulationen beschreibt.

Alle Zellen des Knochenmarks und des Blutes entstehen aus einer einzigen **pluripotenten Stammzelle** (➤ Abb. 1.26), die in großer Zahl in sämtlichen Räumen des Knochenmarks aufzufinden ist und teilweise sogar im Blut erscheint, für eine Transplantation also aus dem Blut eines Spenders und ohne (unangenehme) Knochenmarkpunktion gewonnen, angereichert und übertragen werden kann. Diese Stammzelle hat die Form eines Lymphozyten und lässt sich nur histochemisch von normalen Lymphozyten unterscheiden. Die Stammzellen können sich **teilen** und damit auch **beliebig selbst erneuern**. Nach einem ersten Differenzierungsschritt werden sie unter der Beteiligung diverser Faktoren **geprägt** – entweder zu einer myeloischen oder zu einer lymphatischen Stammzelle. Diese Prägung ist irreversibel (= **determinierte Stammzellen**).

Aus den **lymphatischen Stammzellen** entstehen NK-Zellen, B- und T-Lymphozyten bzw. deren noch unreife Vorläuferzellen. Die B-Lymphozyten wandern im nächsten Schritt in andere Kompartimente des Knochenmarks, die nicht der Hämatopoese dienen, sondern ausschließlich der Reifung der B-Lymphozyten. Die Vorläuferzellen der **T-Lymphozyten** wandern über den Blutweg in den **Thymus** ein und differenzieren sich dort zu immunkompetenten T-Lymphozyten (➤ Fach Immunologie).

Aus der pluripotenten Stammzelle in einem ersten Schritt entstandene **myeloische Stammzellen** verbleiben an Ort und Stelle und entwickeln sich zu weiteren Vorläuferzellen der Erythrozyten, Thrombozyten oder Leukozyten (mit Ausnahme der Lymphozyten). Entscheidend beeinflusst und angestoßen werden diese Schritte durch eine große Anzahl unterschiedlichster Botenstoffe.

Die im Rahmen der Myelo- und Lymphopoese entstehenden Zellklone werden als CFU (colony forming units) bezeichnet, wobei die Zugehörigkeit zum entsprechenden Zelltyp mit einem nachgestellten Symbol gekennzeichnet wird. CFU-E bezeichnet also Vorläuferzellen der Erythropoese.

HINWEIS PRÜFUNG

Die einzelnen Schritte der Hämatopoese haben im Hinblick auf die Prüfung keine Bedeutung. Es genügt ein grundsätzliches Verständnis für ihren prinzipiellen Ablauf.

Faktoren der Hämatopoese

An der gezielten und fein einregulierten Stimulation des Knochenmarks zur Synthese der einzelnen Zellfamilien sind zahlreiche **Zytokine** (z.B. Interleukine), **Hormone** und weitere Faktoren beteiligt. Aus mehreren Dutzend der Stimulanzien ragen (für den Heilpraktiker) lediglich drei heraus, die zur Kenntnis genommen werden sollten:

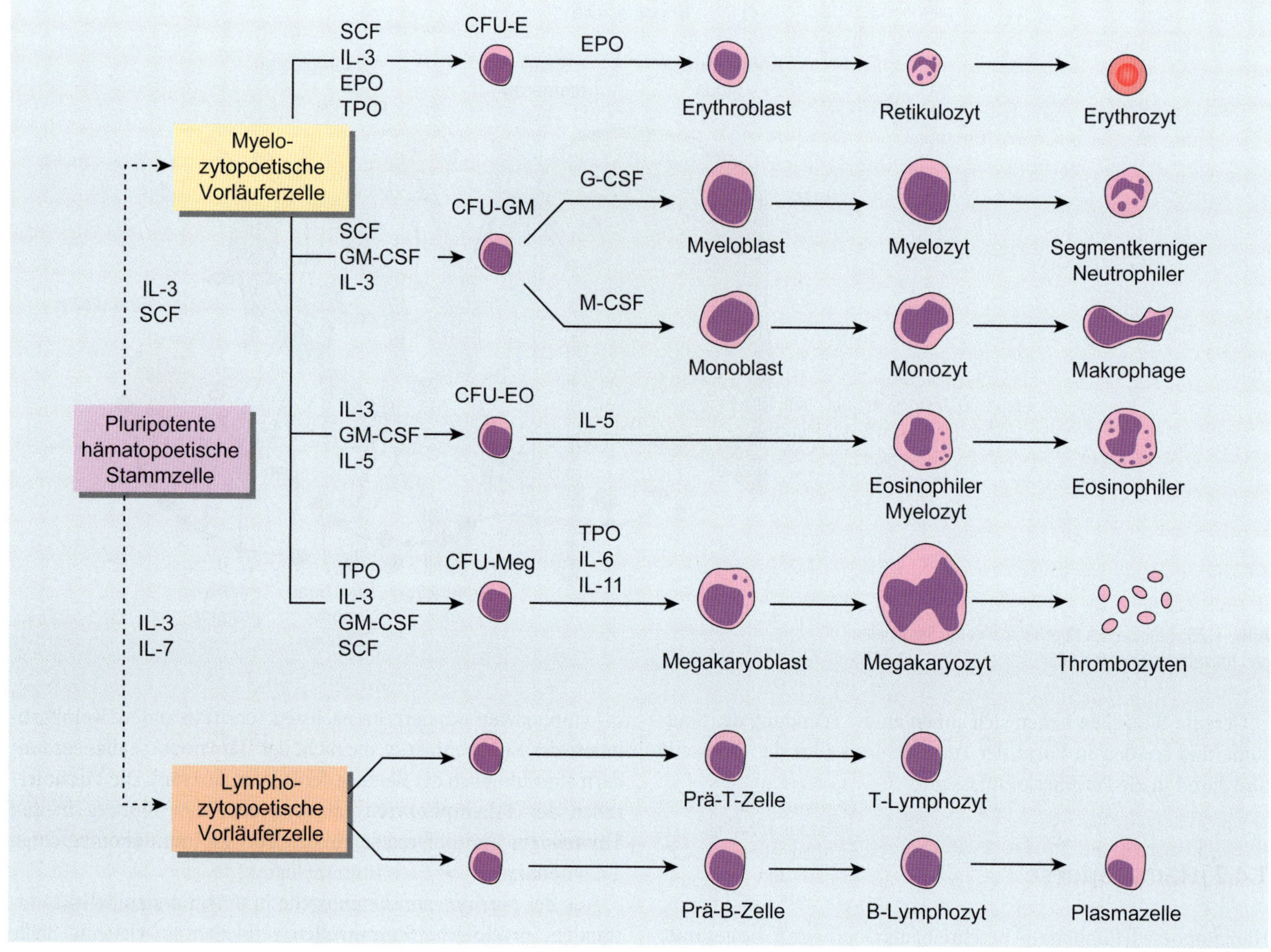

Abb. 1.26 Bildung der Blutzellen. Aus den pluripotenten Stammzellen entstehen über myelozytopoetische und lymphozytopoetische Vorläuferzellen die jeweiligen Blutzellen. [L157]

- **Erythropoetin** („Epo"): Dies ist der wichtigste Stimulus der **Erythropoese**, ein **Hormon**, das in der **Niere** produziert wird (➤ Kap. 1.4.3).
- **Interleukin 1 (IL-1):** Dieser v.a. von Makrophagen produzierte Botenstoff stellt neben dem Hormon Cortisol den wichtigsten Stimulus für die Bildung und Ausschwemmung der **neutrophilen Granulozyten** dar.
- **Cortisol** als Hauptvertreter der Glukokortikoide: Das Hormon stimuliert nicht nur die **Granulopoese**, sondern gemeinsam mit Thrombopoetin auch die **Thrombozytopoese**.

1.4.3 Erythropoese

Die Bildung der Erythrozyten aus der **myeloischen Stammzelle** erfolgt im Bereich der **Sinusoide** über verschiedene kernhaltige Zwischenstadien und unter Einfluss des Hormons **Erythropoetin** (Epo). Im Zentrum der gruppenförmig angeordneten Erythropoese finden sich zahlreiche Makrophagen, die fehlerhafte Zellen aussortieren. In Knochenmarkausstrichen beansprucht die Bildung der Erythrozyten etwa 25 % des zur Verfügung stehenden Raumes; 75 % sind für die Bildung von Leukozyten und Thrombozyten reserviert. Ursache dieses Ungleichgewichts ist die lange Lebensdauer der Erythrozyten, zum geringeren Teil auch die Speicherfunktion des Knochenmarks für die Neutrophilen.

Erythropoetin

Erythropoetin wird weit überwiegend in der **Niere gebildet** (beim Fetus in der Leber), und zwar in peritubulären Zellen am Übergang von der Rinde zum Mark (➤ Fach Urologie). Es stellt ein Glykoprotein mit einem Molekulargewicht von etwa 31.000 Dalton dar, das zunächst als inaktive Vorstufe ins Blut sezerniert und dort in die wirksame Form gespalten wird. Das Hormon gelangt auf dem Blutweg ins Knochenmark, in dem es die erythropoetischen Stammzellen zur Proliferation und Differenzierung stimuliert. Eine maximale Ankurbelung der Erythropoetin-Produktion kann die **Erythropoese** des Knochenmarks bis auf den **Faktor 7** steigern. Erfolgt eine derartige Stimulierung über längere Zeit, wird auch das Fettmark allmählich wieder in rotes Knochenmark zurückverwandelt.

Wesentlicher **Stimulus für die Sekretion** von Erythropoetin ist ein **Sauerstoffmangel** (Hypoxie) der peritubulären Nierenzellen (➤ Abb. 1.27). Jeder Blutverlust stimuliert so lange die Erythropoetin-Produktion, bis der Mangel ausgeglichen ist. Bei **Erkrankungen des Herzens** (z.B. Herzinsuffizienz) oder der **Lunge** (z.B. Lungenemphysem, Lungenfibrose), die trotz normaler Erythrozytenzahl mit einem peripheren O_2-Mangel einhergehen, aber auch bei einem **Aufenthalt in großer Höhe** führt die vermehrte Ausschüttung von Erythropoetin zur **Polyglobulie**.

MERKE

Aus der Definition einer maximal möglichen Steigerung der Erythropoese um den Faktor 7 kann abgeleitet werden, dass bis zu einer Lebensdauer der reifen Erythrozyten von knapp 20 anstelle der üblichen 120 Tage ein Ausgleich möglich sein sollte. Wenn die Erythrozyten jedoch wie bei der hereditären Sphärozytose weniger als 10 Tage überleben, bevor sie in der Milz ausgemustert werden, kann keine kompensierende Nachproduktion mehr erfolgen. Es kommt zur Anämie (Kugelzellenanämie).

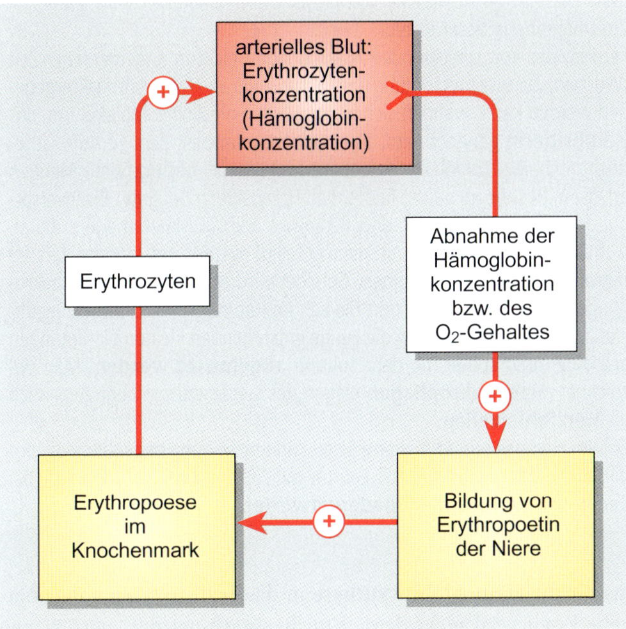

Abb. 1.27 Regelung der Hämoglobinkonzentration [L106]

PATHOLOGIE

Bei **Nierenerkrankungen** wie Zystenniere oder auch bei Karzinomen der Niere (Hypernephrom) kommt es manchmal zu einer vermehrten Produktion von Erythropoetin und damit ebenfalls zur **Polyglobulie**. Bei Patienten mit Polyglobulie, bei denen keine Herz- oder Lungenerkrankung bekannt ist, sollten also vorsorglich die Nieren, z.B. durch Ultraschall, abgeklärt werden.

Bei einer **fortgeschrittenen Niereninsuffizienz** entsteht infolge des **Erythropoetinmangels** eine **normochrome Anämie**. Es ist daher seit vielen Jahren medizinischer Standard, Dialysepatienten mit Erythropoetin zu substituieren.

Differenzierung

Als erste identifizierbare Zellen entstehen aus den CFU-E-Zellen die **Proerythroblasten**, mit 20 µm Durchmesser große, sich mit enormer Geschwindigkeit teilende Zellen mit zahlreichen Ribosomen und Mitochondrien (➤ Abb. 1.26, ➤ Abb. 1.28). Die weitere Differenzierung ist dadurch gekennzeichnet, dass die jeweils folgenden Tochterzellen **(Erythroblasten)** kleiner werden, die Zahl ihrer Zellorganellen vermindern und zunehmende Mengen an Hämoglobin bilden. Abschließend entstehen während der Dauer von 4 Tagen 3–4 Generationen von **Normoblasten**. Diese Zellen werden in der ➤ Abb. 1.28 (synonym) als poly- und orthochromatische Erythroblasten bezeichnet. Durch **Ausstoßen des gesamten Zellkerns** entstehen aus den Normoblasten schließlich die **kernlosen Retikulozyten**, die noch Reste von Zellorganellen aufweisen und, nach einer Verweildauer von weiteren 3 Tagen, in dieser Form **ans Blut** abgegeben werden.

Die **Zeitspanne** von der determinierten Stammzelle bis zum fertigen, ins Blut abgegebenen Retikulozyten liegt bei etwa **1 Woche**. Dies bedeutet, dass es ab dem Ausgleich eines bis dahin fehlenden Faktors der Erythropoese rund 1 Woche dauert, bis die zusätzlich produzierten Erythrozyten/Retikulozyten im Blut erscheinen und nachgewiesen werden können. Insgesamt entstehen im Knochenmark rund 250 Milliarden neue Retikulozyten/Tag als Ersatz für die hauptsächlich in der Milz ausgemusterten Zellen (0,8 % der Gesamtzahl pro Tag). Bei einer maximalen Erythropoetin-Stimulation (Faktor 7) sind es bis zu > **1,5 Billionen** an einem einzigen Tag!

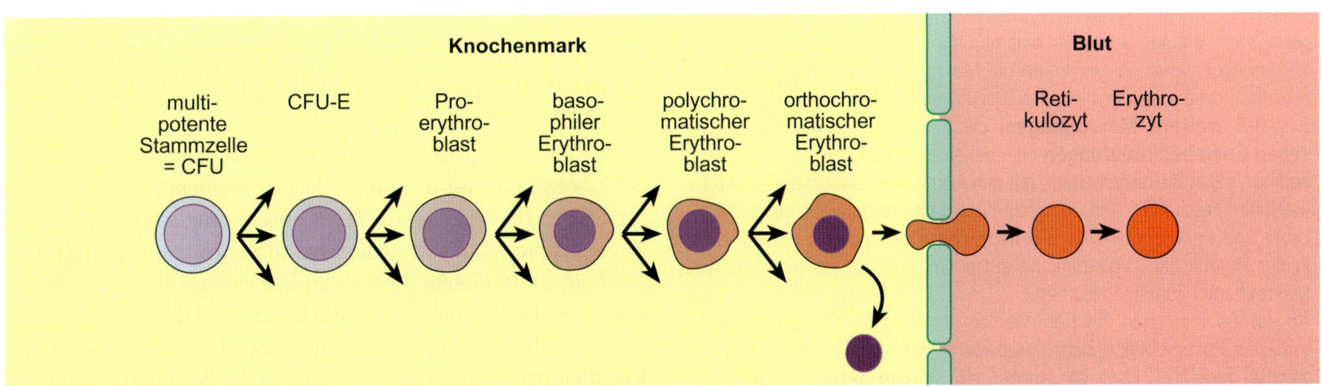

Abb. 1.28 Schema der Erythropoese. Die poly- und orthochromatischen Erythroblasten werden auch als Normoblasten bezeichnet. [L106]

1

Essenzielle Faktoren der Erythropoese

MERKE

Eine ungestörte **Erythropoese** bedarf neben dem **Erythropoetin** der Niere ganz zuvorderst eines ausreichenden Angebots an den Nahrungsfaktoren

- **Eisen**
- **Vitamin B_{12}**
- **Folsäure**
- **Vitamin B_6**

Vitamin B_{12} und **Folsäure** werden für die **DNA-Synthese** benötigt, **Eisen** für das **Häm** und **Vitamin B_6** für den **Globin-Anteil des Hämoglobins**. Zwar werden Vitamin B_{12} und Folsäure zur Produktion *jeder* Kernsubstanz benötigt und Vitamin B_6 zum Aufbau *jeden* Proteins, doch macht sich ein Mangel an diesen Vitaminen am ehesten und ausgeprägtesten dort bemerkbar, wo Gewebe einem besonders schnellen Umsatz unterliegen. Dies ist bei der Blutbildung der Fall, weniger ausgeprägt aber auch bei sich regelmäßig erneuernden Zellen wie im Magen-Darm-Trakt oder an der Haut. Ausgeprägte Mangelzustände an Vitamin B_6 sind selten; die **Anämien** durch Mangel an Vitamin B_{12}, Folsäure und Eisen werden später (➤ Kap. 1.11.5, ➤ Kap. 1.11.6) besprochen.

Eisen wird als **Ferritin**, bei reichlichen Eisenvorräten v.a. im **Knochenmark** auch zusätzlich in der Form des **Hämosiderin gespeichert**. In beiden Fällen handelt es sich um Proteine, die das Eisen an sich binden. In Spezialfärbungen von Knochenmarkausstrichen (Berliner-Blau-Färbung) stellt sich der Hämosiderin-Anteil der Eisenreserven als regelmäßig verteilte blaue Schollen dar. Die hiermit erkennbaren Hämosiderin-Vorräte des Knochenmarks repräsentieren die insgesamt im Organismus vorhandenen Eisenvorräte, doch ist für diese Zuordnung das **Ferritin des Serums** sehr viel besser geeignet, weil das Protein in exakt **dem Gesamtvorrat an Eisen** entsprechenden Mengen **im Serum** erscheint. Dies ist im Sinn der Diagnostik als glücklicher Zufall zu werten, weil das Serumferritin keine eigene Funktion besitzt.

EXKURS

Ferritin

Beim Ferritin handelt es sich um einen großen, **intrazellulären Proteinkomplex**, der weit überwiegend in den **Makrophagen** von **Milz, Leber und Knochenmark** das im Organismus gespeicherte Eisen bindet. Der Grund dafür ist einfach: Die wesentliche Ausmusterung überalterter oder fehlerhafter **Erythrozyten** obliegt den Makrophagen der Milz, in sehr viel geringerem Umfang auch den Makrophagen (Kupffer-Zellen) der Leber. Vergleichbar damit phagozytieren die Makrophagen des Knochenmarks fehlerhaft produzierte Erythrozyten. Dazu gesellen sich im pathologischen Einzelfall **weitere Makrophagen**, die beispielsweise bei **traumatischen Gewebeeinblutungen** oder bei einem Blutaustritt, der rückstaubedingt in den **Beinen** entsteht, mit den Aufräumarbeiten in diesen Lokalisationen beschäftigt sind. Aus dem Zusammenhang heraus gelten Milz, Leber und Knochenmark als **eisenspeichernde Organe**, obwohl dies keiner eigentlichen Organfunktion entspricht, sondern lediglich aus der Makrophagen-Funktion resultiert.

Abgesehen vom Eisen des Häm werden sämtliche Bestandteile der Erythrozyten von den Makrophagen wiederverwertet oder dem üblichen Stoffwechsel zugeführt. Eisen ist dagegen ein **Schwermetall**, das in freier Form **toxisch** ist und deswegen im selben Moment, in dem es vom Häm der phagozytierten Erythrozyten freigesetzt wird, an ein Ersatzmolekül gebunden und damit unschädlich gemacht werden muss. Dies entspricht der Funktion des Ferritin, welches das zweiwertige Eisen des Häm (Fe^{2+}) zunächst zu dreiwertigem (Fe^{3+}) oxidiert und in dieser Form **speichert**. Makrophagen synthetisieren also große Mengen an Ferritin, die das vom Häm übernommene Eisen binden und unschädlich machen. In sehr viel geringerem Umfang ist Ferritin allerdings auch in üblichen Zellen enthalten, weil **jede Körperzelle** für einzelne eisenhaltige Enzyme oder auch die Atmungskette der Mitochondrien **Eisen enthält** und damit offensichtlich der Schutzfunktion des Ferritin-Moleküls bedarf.

Grundsätzlich **entspricht** die **Neusynthese** des Ferritin-Komplexes in den Makrophagen **exakt** der Menge an **aufgenommenem Häm-Eisen** – bzw. die Menge an Ferritin in üblichen Zellen dem von ihnen aufgenommenen Eisen. Es ist nicht definiert, warum die Serum-Konzentration des Ferritin so eng mit dem insgesamt im Organismus gespeicherten Ferritin-Eisen verbunden ist. Man kann aber wohl davon ausgehen, dass es bei der üblichen Zellmauserung freigesetzt wird, sodass es so lange den Eisenreserven zugeordnet werden kann, wie sich die Zellerneuerungen in einem einigermaßen **physiologischen Rahmen** bewegen. Jedenfalls ergibt die im Labor bestimmte **Konzentration des Serumferritins** weitgehend **genauen** Aufschluss über die **Eisenvorräte** des Organismus. Die einzige Ausnahme von dieser Gesetzmäßigkeit wird später im Zusammenhang besprochen.

Ferritin, das von speichernden Makrophagen nicht in angemessener Zeit (Wochen) zur Eisenversorgung des Organismus an Transferrin weitergegeben werden kann, wandelt sich in ein wasserunlösliches Molekül um, das **Hämosiderin** genannt wird. Es entspricht prinzipiell dem Ferritin, ist jedoch nochmals komplexer aufgebaut und enthält noch größere Mengen an Eisen. Besonders häufig findet man Hämosiderin bei guter Eisenversorgung in Makrophagen des Knochenmarks oder in Makrophagen, die an Aufräumarbeiten von Hämatomen beteiligt waren und längere Zeit im betroffenen Gewebe verbleiben. Gebildet wird es auch in Alveolarmakrophagen der Lunge, welche dort die z.B. im Rahmen einer Linksherzinsuffizienz durch den Rückstau in die Lunge entstehenden kleinen Einblutungen entsorgen und später mit dem Sputum **abgehustet werden**. Man bezeichnet diese **Makrophagen** wegen des Gesamtzusammenhangs auch als **Herzfehlerzellen**.

Das im Hämosiderin enthaltene Eisen kann nicht ganz so problemlos mobilisiert werden, wie dies für Ferritin gilt, doch wird es letztendlich bei Bedarf doch **vollständig wiederverwertet**.

Das für die **Hämoglobinsynthese** in die **Erythrozyten** aufgenommene Eisen wird nicht dem „Knochenmarkspeicher", also seinen Makrophagen entnommen, sondern entstammt der im Blutplasma vorhandenen **Transportform des Eisens**, einem Protein namens **Transferrin**, das seinen Eisengehalt zuvor vom Ferritin übernommen hatte. Die Zellen der Erythropoese besitzen besonders zahlreiche Rezeptoren für Transferrin. Rund 80 % des gesamten, durch Transferrin transportierten Plasmaeisens werden für die Zellen der Erythropoese verwendet.

Sind die Eisenspeicher des Organismus entleert, kommt nach einer Übergangsphase mit immer kleiner werdenden Erythrozyten (Mangel an Hämoglobin) die Erythropoese zum Erliegen, weil ohne Hämoglobineinbau auch keine Erythroblasten mehr gebildet werden können. In diesem Stadium eines massiven Eisenmangels mit einem Ferritin bei null betrifft die Insuffizienz der Zellneubildung nicht nur die Erythropoese, sondern **jegliche Zellneubildung** im **Knochenmark** und bereits zuvor auch in der **Peripherie**, weil Eisen abgesehen vom Hämoglobin auch essenzieller Bestandteil u.a. der

Cytochrome der Atmungskette ist (s. oben), sodass ohne Eisen weder neue Mitochondrien noch überhaupt neue Zellen gebildet werden können. Diese **peripheren Symptome** des Eisenmangels entstehen deswegen **zuallererst**, weil die Reste noch mobilisierbaren Eisens bevorzugt und eben auf Kosten der Peripherie zum Knochenmark geleitet werden. Aus diesem Grund können sich das **Hb** bzw. das gesamte Blutbild einschließlich **MCH und MCV** noch einige Zeit im **Normbereich** befinden, während z.B. **Haarausfall, Müdigkeit** und **Kältegefühl** längst manifest geworden sind. Besonders das **Hb** ist deshalb entsprechend dem **Serumeisen** (s. später) zum **Nachweis** einer ausreichenden Eisenversorgung **vollkommen ungeeignet**. Dies ist leider immer noch nicht allgemein bekannt, wie man u.a. daran erkennt, dass man sich im medizinischen Alltag einschließlich der Schwangerschaft weit überwiegend mit der **Bestimmung des Hb begnügt** und zahlreiche Symptome bis hin zu depressiven Verstimmungen, die aus dem Eisenmangel resultieren können, der Schwangerschafts-Situation anlastet.

HINWEIS DES AUTORS

Es mag überaus despektierlich klingen und ist doch wahr: Auffallend häufig vergehen ein bis mehrere Jahrzehnte, bis wissenschaftlich erkannte Zusammenhänge in den medizinischen Praxen an- und den Patienten zugutekommen. Immer noch (2017) wird das vollkommen sinnfreie Serumeisen bestimmt und die Eisenversorgung des Patienten daraus abgeleitet. Wer es im Dienste seiner Patienten „noch genauer" wissen möchte, bestimmt das Hb und zieht daraus dann seine verfehlten Schlüsse.

Der Autor erinnert sich an eine Praxisvertretung in den frühen 1980er-Jahren, als er bei einem schwerst depressiven und über Jahre entsprechend behandelten Patienten das Ferritin bestimmen ließ. Da der erhaltene Wert bei null lag, erhielt der Patient etwas widerstrebend, weil das mit Risiken verbunden ist, eine Eiseninfusion mit nachfolgender oraler Therapie. Darunter benötigte er dann keine Antidepressiva mehr.

Anmerkung: Die Infusion erfolgte **ausschließlich** wegen des knappen Zeitfensters der Vertretung und sollte im medizinischen Alltag **nicht durchgeführt werden!** Sie ist unter üblichen Bedingungen ähnlich unsinnig wie die beliebten Vitamin-C-Infusionen mancher „Therapeuten" (➤ Fach Stoffwechsel). Auch B-Vitamine werden gerne genommen. Sofern gerade nichts zur Hand ist, infundiert man halt eine Ringer-Lösung.

1.4.4 Thrombozytopoese

Aus determinierten Stammzellen entstehen zunächst **Megakaryoblasten** (➤ Abb. 1.29a) und über mehrere Entwicklungs- und Teilungsschritte die reifen **Megakaryozyten** (➤ Abb. 1.29b, ➤ Abb. 1.26). Durch Abschnürungen aus Zytoplasmafortsätzen dieser bis zu > 100 µm großen Riesenzellen gehen die Blutplättchen in einer Zahl von etwa 1.500 pro Megakaryozyt hervor und werden ins Blut abgegeben (➤ Abb. 1.21).

Wichtigster Reifungs- bzw. Stimulationsfaktor der Thrombozytopoese ist **Thrombopoetin**, ein **Hormon**, das überwiegend in der **Leber** entsteht. **Interleukin 6** (IL-6), das gemeinsam mit den Interleukinen 1 und TNF-α die Bildung der sog. **Akute-Phase-Proteine** in der Leber in Gang setzt und bei entzündlichen Erkrankungen verstärkt in Zellen des Immunsystems (Makrophagen und T-Lymphozyten) produziert wird, gilt als wichtigster zusätzlicher Stimulus

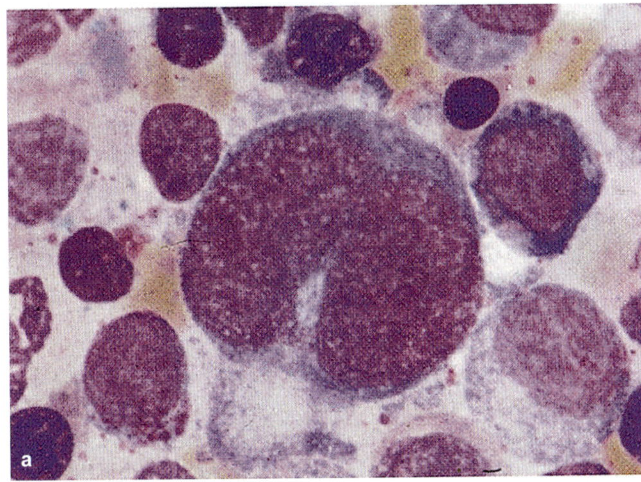

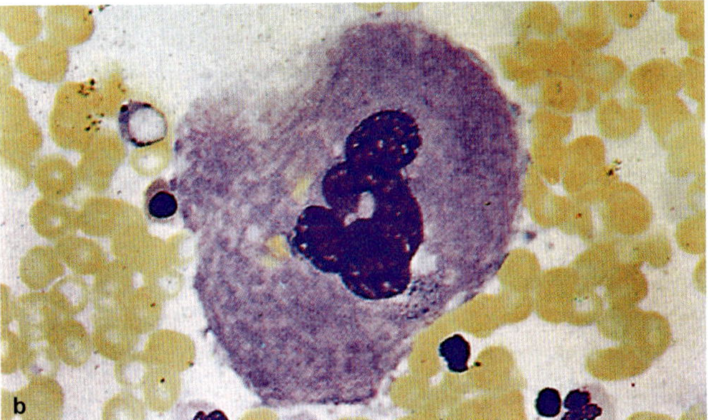

Abb. 1.29 Thrombozytopoese. **a** Megakaryoblast. **b** Megakaryozyt. [M646]

für die Lebersynthese. Dieser Zusammenhang stellt die wesentliche Ursache dafür dar, dass es im Rahmen von **chronischen Infektionen** oder **malignen Erkrankungen** zur **Thrombozytose** kommt (s. oben).

Thrombopoetin bindet nicht nur an die Megakaryoblasten und Megakaryozyten des Knochenmarks, sondern auch an die fertigen **Thrombozyten des Blutes**. Bei einer Abnahme der Thrombozytenzahl durch (zusätzlichen) Verbrauch oder im physiologischen Rahmen der Blutmauserung wird es freigesetzt und **erhöht den Serumspiegel** mit daraus folgender zusätzlicher Stimulierung der Megakaryoblasten. Durch diesen Mechanismus reguliert sich die Zahl der peripheren Thrombozyten in gewissem Umfang „vollautomatisch" und **analog zum jeweiligen Bedarf**.

1.4.5 Granulopoese

Aus den CFU-Zellen entstehen **Myeloblasten** und in weiteren Teilungs- und Differenzierungsschritten **Promyelozyten** und **Myelozyten** (➤ Abb. 1.26). Diese Zellen können sich beliebig vermehren, während die nachfolgenden Tochtergenerationen **Metamyelozyt**, Stabkerniger und Segmentkerniger nicht mehr teilungsfähig sind.

Myelon bedeutet Mark (Rücken- oder Knochenmark). Es ist zu beachten, dass der Begriff der Myelopoese als Oberbegriff für die

Bildung aller Blutzellen mit Ausnahme der Lymphozyten (Lymphopoese) zu verstehen ist, der dann in Erythropoese, Granulopoese usw. untergliedert wird. Dagegen gehören die verschiedenen Myeloblasten und Myelozyten zur spezifischen Entwicklungsreihe der Granulopoese. Die Namensgebung ist also missverständlich.

Myeloblasten (➤ Abb. 1.30a) sind unter den kernhaltigen Zellen des Knochenmarks mit 1–3 % vertreten (➤ Abb. 1.17). Sie ähneln mit ihrem großen, rundlichen Kern, der nur einen sehr schmalen Zytoplasmasaum freilässt, und einer Größe von 16 µm zu groß geratenen Lymphozyten.

Promyelozyten (➤ Abb. 1.30b) werden bis zu 25 µm groß; ihr Kern liegt exzentrisch. Auffallend sind die zahlreichen Granula. Ihr prozentualer Anteil entspricht ihren „Müttern".

Myelozyten (➤ Abb. 1.30b) stellen mit einem Anteil von 5–20 % mit die häufigsten Zellen des Knochenmarks dar. Ihre Größe beträgt 15–20 µm. Der Kern ist teilweise eingekerbt. Die **Granula**, und damit auch die **Zellpopulationen**, werden wahrscheinlich bereits **auf der Stufe des Promyelozyten**, spätestens jedoch des **Myelozyten** durch spezifisch stimulierende Botenstoffe in **neutrophile, eosinophile** oder **basophile Granula** bzw. die entsprechenden Vorläuferzellen **umgewandelt**. Das ist bei der Überlegung, warum in der neutrophilen Kampfphase (➤ Abb. 1.12) der Anstieg der Neutrophilen von einer Eosinopenie und ihr nachfolgender Abfall von einer Eosinophilie begleitet wird, durchaus von Bedeutung: Eine Verschiebung des gemeinsamen Vorstadiums (Promyelozyt) in Richtung Neutrozytose lässt keinen Raum mehr für eine Neubildung der Eosinophilen; dagegen resultiert aus der nachfolgenden Suppression der Neutrophilen-Produktion eine vorübergehend gesteigerte Neubildung der Eosinophilen.

Neutrophile Granulozyten

Neutrophile Myelozyten (➤ Abb. 1.30b) sind die direkten Vorläuferzellen der Neutrophilen. Die sich daraus entwickelnden **Metamyelozyten** sind mit einem Anteil von 10–25 % mit die häufigsten Zellen des Knochenmarks. Der Kern des Metamyelozyten ist noch etwas plumper als derjenige des Stabkernigen und nur zu maximal ⅓ eingebuchtet.

Die **stabkernigen Neutrophilen** stellen 10–15 % der kernhaltigen Knochenmarkzellen. Sie gehen teilweise bereits ins Blut über (Anteil im Blut 5 %). Von den Metamyelozyten unterscheiden sie sich dadurch, dass die Einschnürung ihres Kerns nun bereits über die Mitte hinausgeht.

Segmentkernige Neutrophile sind mit einem Anteil von rund 10 % an den Knochenmarkszellen vertreten. Ihr Kern ist durch fadenförmige Einschnürungen in 2–4 Segmente zerfallen. Die überwiegende Mehrzahl der Neutrophilen (95 %) tritt in dieser Form ins periphere Blut über.

Eosinophile Granulozyten

Die Eosinophilen lassen sich erst ab der Stufe des Myelozyten deutlich von den übrigen Granulozyten unterscheiden. Aus den nachfolgenden eosinophilen Metamyelozyten entstehen abschließend die **reifen Eosinophilen** (➤ Abb. 1.31). Anteilmäßig stellen diese Zellpopulationen weniger als 5 % der Zellen des Knochenmarks – zumindest so lange, wie aus einer Wurminfektion oder Allergie keine Mehrproduktion resultiert.

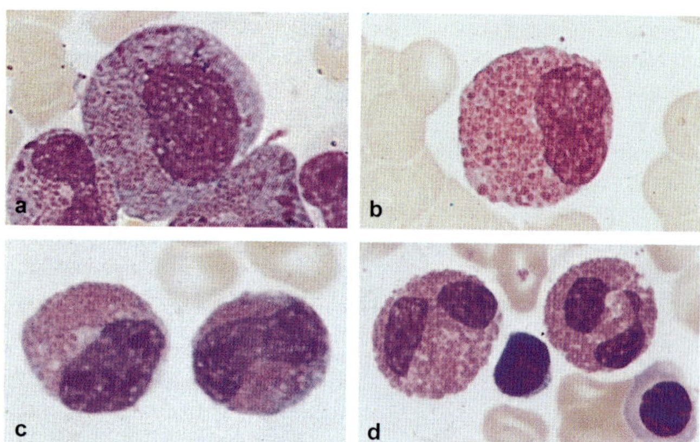

Abb. 1.31 **a** Eosinophiler Promyelozyt. **b** Eosinophiler Myelozyt. **c** Zwei eosinophile Metamyelozyten. **d** Zwei eosinophile Leukozyten. [M646]

Basophile Granulozyten

Basophile lassen sich ebenfalls ab der Stufe des Myelozyten von den restlichen Granulozyten unterscheiden. Die Kerne der Basophilen sind durch überlagernde, kräftig gefärbte Granula teilweise kaum erkennbar (➤ Abb. 1.32).

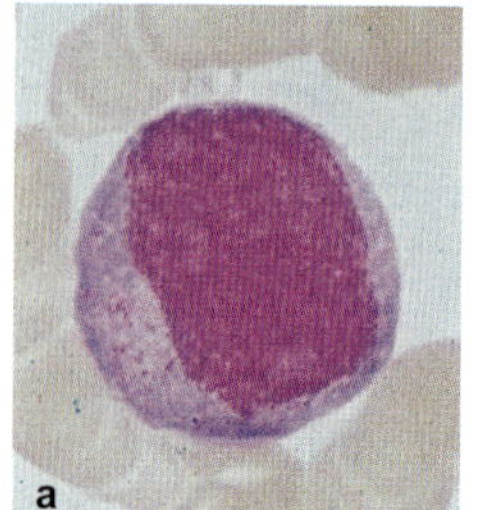

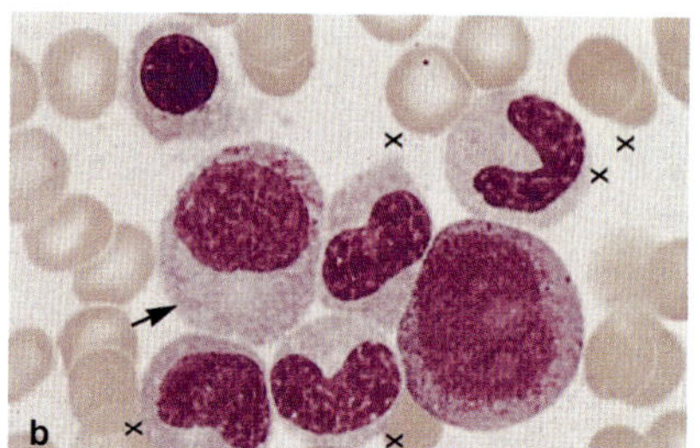

Abb. 1.30 **a** Myeloblast. **b** Promyelozyt oben rechts, neutrophiler Myelozyt (Pfeil), drei neutrophile Metamyelozyten (x) und ein Stabkerniger (xx). [M646]

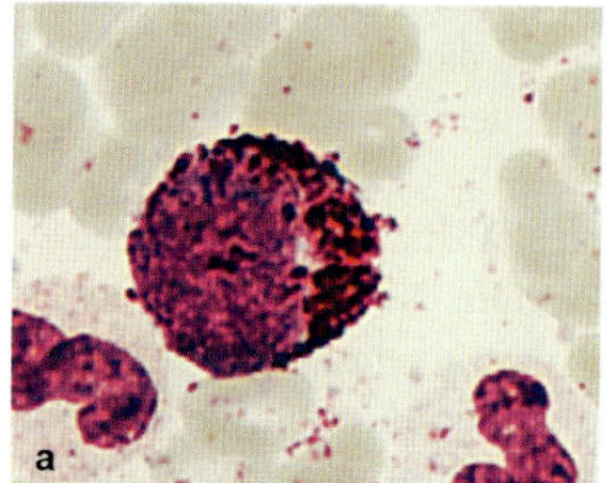

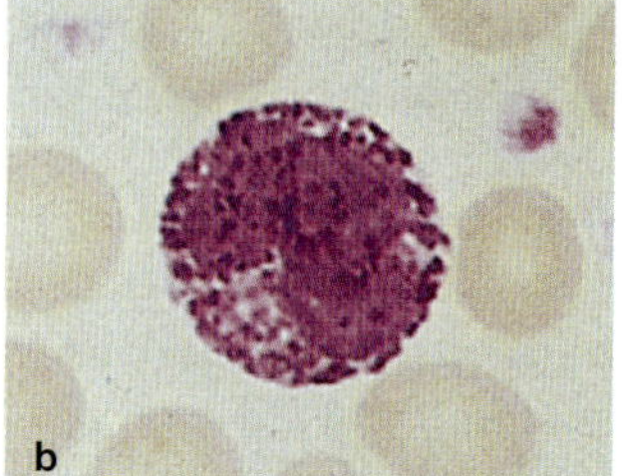

Abb. 1.32 **a** Basophiler Myelozyt. **b** Basophiler Leukozyt. [M646]

1.4.6 Monozytopoese

Die Monozyten entstehen aus ihren Vorstadien **Monoblasten** und **Promonozyten** (➤ Abb. 1.26), die sich allerdings im Mikroskop zumeist nicht eindeutig unterscheiden lassen.

Zusammenfassung

Bildung der Blutzellen

- im **roten Knochenmark** (v.a. in Wirbelsäule, Sternum, Rippen, Becken, Schädel, proximalem Femur)
- Lymphozyten reifen und vermehren sich zusätzlich zum Knochenmark auch in **lymphatischen Organen** (Thymus, Milz, Lymphknoten, Peyer-Plaques, Appendix, Tonsillen).
- während der Fetalzeit und kompensatorisch bei Insuffizienz des Knochenmarks in **Leber** und **Milz** (extramedulläre Blutbildung)

1.5 Milz

1.5.1 Lage und Nachbarstrukturen

Die Milz (Splen, Lien) liegt im linken hinteren Oberbauch gut geschützt hinter den **Rippen 9–11** (➤ Abb. 1.33). Da sie mit dem Zwerchfell verwachsen ist, erscheint sie bei sehr tiefer Inspiration (Einatmung) in minimalem Umfang unterhalb des Rippenbogens. Dies reicht allerdings nicht dazu aus, um sie palpatorisch erkennbar zu machen, sodass sie bei der körperlichen Untersuchung **nicht beurteilt werden kann**. Rechts hat sie Kontakt zu Magen und Pankreas, vorne unten zur linken Kolonflexur und hinten unten zur Niere (➤ Abb. 1.34, ➤ Abb. 1.35). Abgesehen von dem Anteil, der mit dem Zwerchfell verwachsen ist, liegt sie **intraperitoneal**, wird also auf ihrer Oberfläche nahezu vollständig von Bauchfell (Peritoneum) überzogen. Ihre Größe beträgt 4 × 7 × 11 cm (Merkhilfe: 4711), ihr Gewicht 150–200 g. Bei **20 % der Menschen** findet man noch eine, zumeist kirschgroße, akzessorische **Nebenmilz**.

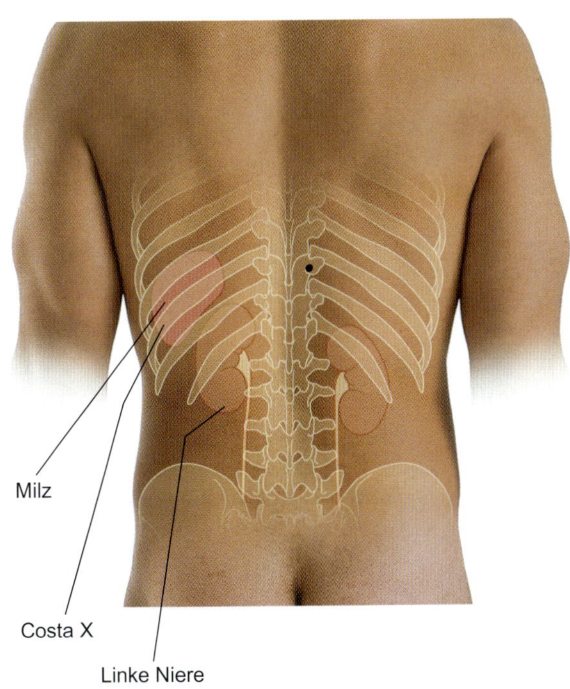

Abb. 1.33 Oberflächenprojektion der Milz [E580]

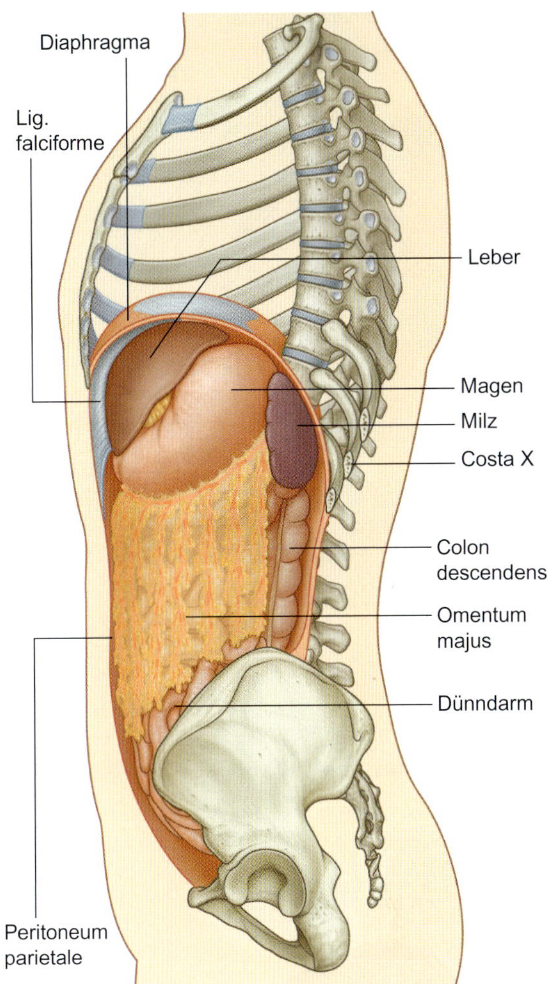

Abb. 1.34 Lage der Milz im linken Oberbauch [E580]

1.5.2 Aufbau

Wie die meisten Organe besitzt auch die Milz eine (dünne) bindegewebige **Kapsel** direkt unterhalb des Bauchfellüberzugs, aus der bindegewebige **Septen (Trabekel)** ein Stück weit in das Organ einstrahlen und das ungewöhnlich weiche Gewebe stabilisieren. Das Blut wird am **Milzhilum** (= Milzpforte) über die A. splenica (A. lienalis) in das Organ geleitet und direkt daneben über die Milzvene (V. splenica bzw. V. lienalis) wieder herausgeführt (➤ Abb. 1.36).

Das Organgewicht beträgt nur etwa 0,2 % des Körpergewichts; in Relation hierzu erhält es mit rund 4 % des Herzzeitvolumens ungewöhnlich viel Blut. Dies ist nicht dem Bedarf, sondern der Funktion

1

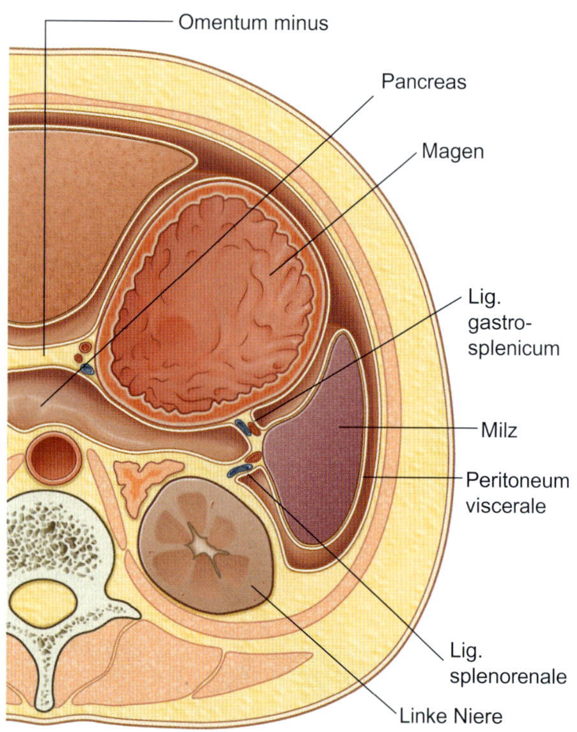

Abb. 1.35 Nachbarorgane der Milz (Querschnitt, Blick von kaudal) [E580]

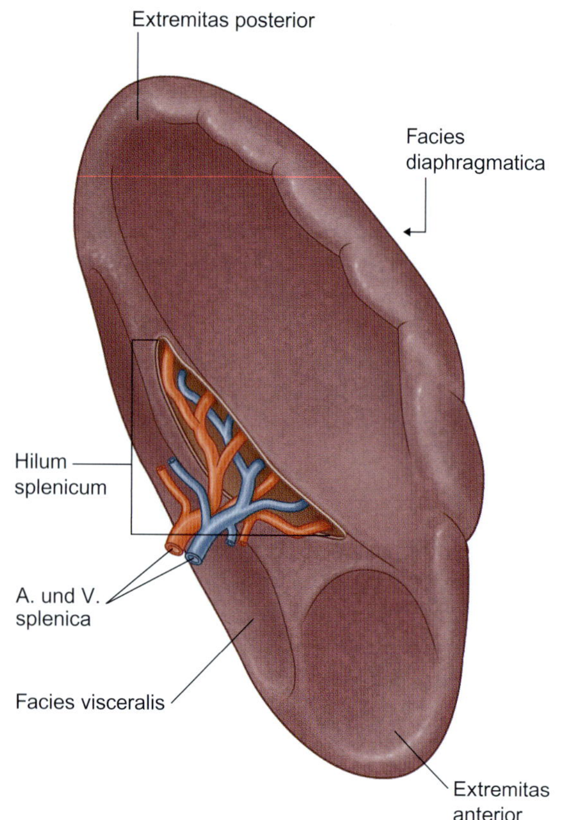

Abb. 1.36 Milzhilum [E580]

des Organs geschuldet. Die nervale Versorgung erfolgt als Besonderheit **ausschließlich** durch den **Sympathikus**, während alle weiteren inneren Organe von beiden Anteilen des Vegetativums innerviert werden.

1.5.3 Aufgaben

Die Milz besitzt zwei wesentliche Aufgaben:

1. Sie ist ein **sekundäres (lymphatisches) Immunorgan** ähnlich den Lymphknoten und als solches anstatt in den Lymphkreislauf in den Blutkreislauf eingeschaltet. So, wie die Lymphknoten lösliche oder zelluläre Fremdantigene aus der Lymphflüssigkeit herausfiltern, entfernt die Milz Fremdantigene aus dem Blut. Sie ist also gewissermaßen ein „riesiger Lymphknoten" des Blutes und wird deshalb zum RES (RHS) gerechnet. Wie wichtig diese Funktion ist, ersieht man daran, dass v.a. Kinder nach einer Milzentfernung (Splenektomie) häufig unter Infektionen leiden und u.a. nicht so selten an nicht mehr beherrschbaren Pneumokokken- oder Hämophilus-Infektionen versterben, sofern sie nicht dagegen geimpft wurden.
2. Die zweite Aufgabe besteht in der **Entfernung** überalterter oder anderweitig geschädigter **Erythrozyten** aus dem Blut **(Blutmauserung)**. Dieselbe Aufgabe übernimmt sie auch hinsichtlich der **Thrombozyten**, die daneben aber auch **gespeichert** (bis zu 30 % aller Thrombozyten) und z.B. im **Stress** durch den Sympathikus bzw. Adrenalin wieder mobilisiert werden. In einer einzigen **Sekunde** werden mehr als **2 Millionen Erythrozyten** und ähnlich viele **Thrombozyten** durch die Milz aus dem Blutkreislauf entfernt. Nur geringe Unterstützung erhält sie hierbei von den Makrophagen der Leber und des Knochenmarks.

MERKE

Die Speicherfunktion der Milz hinsichtlich der Thrombozyten dient als sofort und ohne jeden Zeitverlust zur Verfügung stehende Reserve z.B. bei akuten Blutverlusten. Die Bevorratung ist genetisch programmiert und bedarf keines zusätzlichen Stimulus, sehr wohl aber die Entleerung des Speichers in **Notfällen** bzw. bereits **prophylaktisch** bei drohenden Blutverlusten, wie sie bei „Kampf und Flucht" entstehen können. Dies ist die Ursache für die besondere Situation, dass lediglich der **Sympathikus** als Aktivator und Begleiter von **Stresssituationen** nerval die Milz erreicht, während der Parasympathikus keine sinnvolle Aktion beauftragen könnte und deswegen auch nicht vertreten ist.

1.5.4 Weiße und rote Pulpa

Die beiden Aufgaben der Milz werden von unterscheidbaren Gewebeanteilen wahrgenommen, die als weiße und als rote Pulpa bezeichnet werden (➤ Abb. 1.37).

Weiße Pulpa

Die weiße Pulpa besteht aus einer **Ansammlung von Leukozyten** (mehrheitlich **Lymphozyten**) rund um die Pulpaarterien und deren

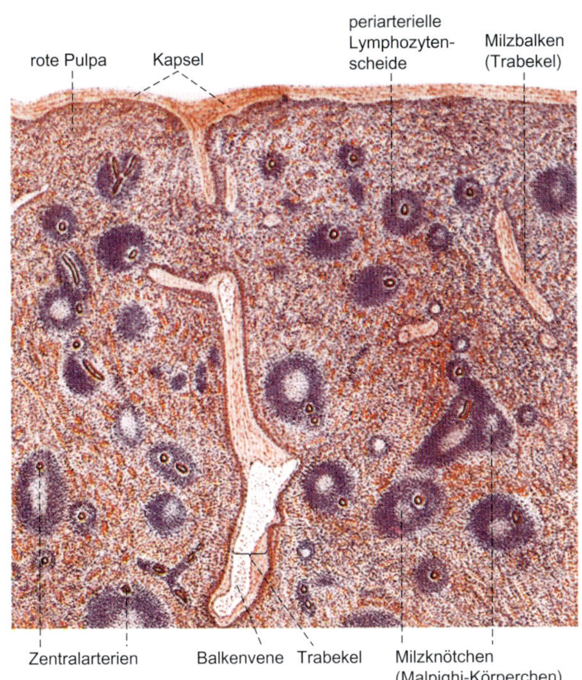

Abb. 1.37 Zahlreiche Gefäße im Querschnitt mit Lymphozytenscheide [R170]

letzte Abschnitte (Zentralarterien). Die Pulpaarterien entstehen über die Trabekelarterien aus der A. splenica. Es handelt sich bei der weißen Pulpa also um kein zusammenhängendes Gewebe, sondern lediglich um **Gefäßscheiden aus weißen Blutzellen**, die einen Teil der arteriellen Milzgefäße umgeben. Eingestreut in diese Gefäßscheiden finden sich kleine Knötchen **(Malpighi-Körperchen)**, die Zellklone aus **aktivierten B-Lymphozyten** (und Plasmazellen) darstellen (➤ Abb. 1.37). In den Plasmazellen findet die Produktion von Antikörpern statt. Alles weitere Gewebe der Milz zählt zur roten Pulpa.

ACHTUNG

Im ➤ Fach Urologie taucht der Name **Malpighi-Körperchen** als synonyme Bezeichnung für die **Nierenglomeruli** auf. Es erhellt sich demnach erst aus dem jeweiligen Zusammenhang, welche Struktur damit im Einzelfall gemeint ist.

Rote Pulpa

Bei der roten Pulpa handelt es sich um den Hauptanteil des Milzgewebes. 80–90 % der Milz entfallen hierauf, während die weiße Pulpa dementsprechend nur 10–20 % ausmacht.

Das Parenchym der roten Pulpa (= weiches Bindegewebe) liegt in einem Maschenwerk aus fibroblastenartigen **Retikulumzellen**. Durchzogen wird es von retikulären und kollagenen **Fasern**, die eine Art Stützgerüst darstellen, sowie von **Kapillaren** und großen **venösen Blutsinusoiden**.

1.5.5 Offener Milzkreislauf und Blutmauserung

Die Pulpa- bzw. nachfolgenden **Zentralarterien** mit ihrer lymphatischen Gefäßscheide (weiße Pulpa) verzweigen sich an ihren Enden „pinselartig" in die **Pinselarteriolen**. Diese leiten ihr Blut dann in ein großes Kapillarnetz, die sog. **Hülsenkapillaren** (➤ Abb. 1.38).

Die Besonderheit der **Hülsenkapillaren** besteht darin, dass sie das enthaltene Blut nicht wie üblich in Venolen und Venen weiterleiten, sondern dass sie blind bzw. **offen enden**. Das Blut fließt aus diesen Kapillaren direkt in das Parenchym der roten Pulpa und sickert durch Lücken der Pulpastränge zu den **venösen Sinusoiden**, die in diesem Gewebebereich verlaufen. Die Wandungen der Sinusoide enthalten schmale Spalte, durch die sich die Erythrozyten ins Innere der Gefäße quetschen müssen. Normalen, gut verformbaren Erythrozyten bereitet dies keine Probleme (➤ Abb. 1.39). **Gealterten, starr gewordenen Erythrozyten** gelingt dies nicht oder sie zerbrechen sogar bei diesem Versuch und werden dann durch eine große Anzahl randständiger **Makrophagen** aus dem Blutkreislauf

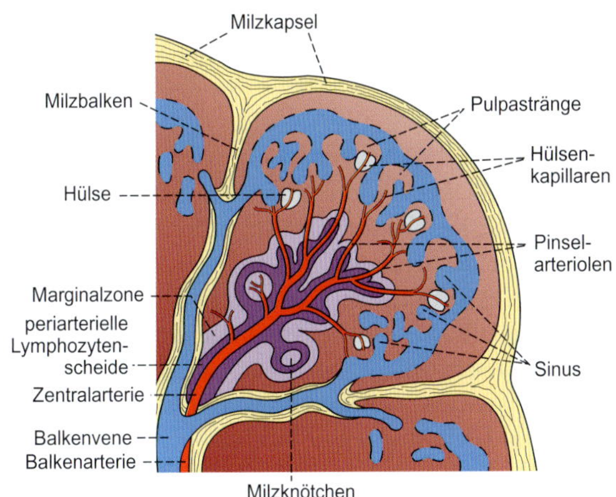

Abb. 1.38 Offener Milzkreislauf [L107]

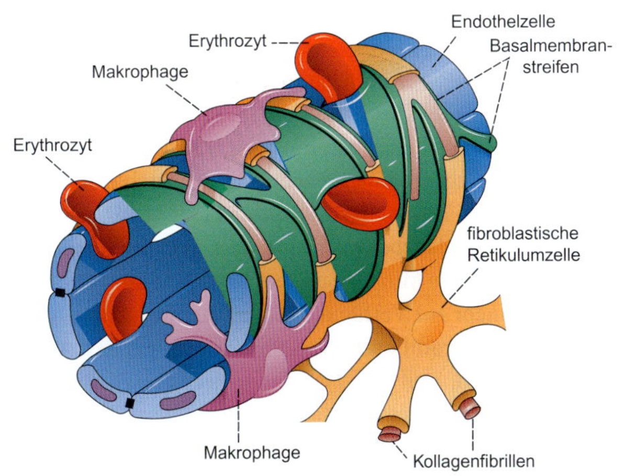

Abb. 1.39 Schema der Blutmauserung in der Milz an einem Sinusoid [L107]

1

entfernt (Blutmauserung). Die Makrophagen besitzen zusätzlich **Rezeptoren für Membranproteine** der Erythrozyten. Sobald diese an gealterten oder pathologisch veränderten Erythrozyten nicht mehr ausreichend vorhanden sind, werden die Zellen phagozytiert.

Den Vorgang, bei dem das Blut der Milz aus Kapillaren in das Parenchymgewebe sickert, um anschließend von außen und durch Lücken in der Wandung von Blutgefäßen in diese und damit in den Blutkreislauf zurückzugelangen, nennt man den **offenen Milzkreislauf**. Er betrifft annähernd **90 %** des die Milz erreichenden Blutes. Gut 10 % dieses Blutes gelangen wie sonst üblich direkt aus Kapillaren in venöse Gefäße. Dies ist der **geschlossene Kreislauf** der Milz, welcher überwiegend im Dienste der weißen Pulpa steht.

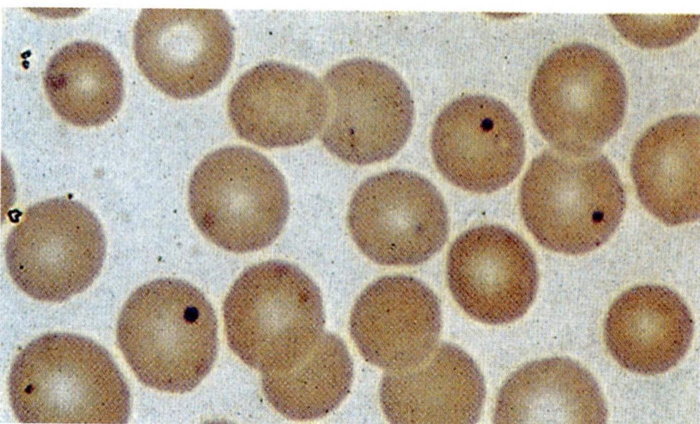

Abb. 1.40 Erythrozyten mit Jolly-Körperchen (= Kernreste). Sie sind ein Hinweis auf eine fehlende Milzfunktion, da diese Zellen normalerweise von der Milz entfernt werden. [M646]

1.5.6 Splenektomie

Es gibt Erkrankungen, bei denen die **Milz operativ entfernt** werden muss (Splenektomie), z.B. nach einer Ruptur, bei Milztumoren (selten), hereditärer Sphärozytose, Lymphogranulomatose Hodgkin oder Morbus Werlhof. Man versucht hierbei, wenn immer möglich, kleine Gewebeanteile der Milz funktionsfähig zu erhalten, indem man sie intraoperativ in den Bauchraum verpflanzt.

Komplikationen

Die größte Gefahr besteht bei splenektomierten Patienten, v.a. wenn es sich um Kleinkinder handelt, in der Entwicklung nicht mehr beherrschbarer **septischer Zustände** mit einer Letalität von bis zu 50 %. Die „gefährlichsten" Bakterien sind hierbei **Streptococcus pneumoniae** (Pneumokokken) und **Haemophilus influenzae**. Man wird aus diesem Grunde immer dann, wenn die Operation geplant werden kann, zuvor entsprechende Impfungen durchführen. Allerdings sind beide Impfungen bereits seit etlichen Jahren im STIKO-Impfkalender enthalten. Das gilt auch für die inzwischen zusätzlich empfohlene Impfung gegen **Meningokokken** (Neisseria meningitidis) mit deren ebenfalls **hohem Gefährdungspotenzial**.

Folgen

Folgen der Splenektomie bestehen neben der **Infektionsgefahr** in einer Polyglobulie und Thrombozytose. Während die **Polyglobulie** wegen der Rückkoppelungsmechanismen mit dem Erythropoetin der Niere in der Regel **vorübergehender** Natur ist, bleibt aufgrund des nun fehlenden Thrombozytenspeichers eine (mäßige) **Thrombozytose** bestehen, daneben auch eine geringe **Lymphozytose** und **Eosinophilie**, weil die Milz als Speicher bzw. Erfolgsorgan für Leukozyten nicht mehr zur Verfügung steht. Die Thrombozytose kann im Einzelfall das **Thromboserisiko** erhöhen. Dies gilt besonders für die ersten Wochen, weil sich hier das schlechtere Fließvermögen des Blutes im Rahmen der Polyglobulie dazuaddiert.

In den **Erythrozyten** findet man regelmäßig **Jolly-Körperchen**, punktförmige Einschlüsse von ca. 0,5 µm Durchmesser, die Kernreste darstellen (➤ Abb. 1.40). Auch **Siderozyten** treten in größerer Anzahl auf (normal 0,03 %). Siderozyten sind Erythrozyten, die Eisengranula enthalten. Man findet sie selten auch bei Bleibelastungen. Erythrozyten mit Jolly-Körperchen oder Eisengranula entstehen im Rahmen der Erythropoese physiologischerweise in geringem Umfang und treten nur deshalb nicht in Erscheinung, weil sie von einer gesunden Milz ausgemustert werden.

Die **Leistungen des Immunsystems** bis hin zur Bildung der Antikörper bleiben auf Dauer **vermindert**, weshalb eine sich an die Splenektomie anschließende Penicillintherapie über mindestens 2–3 Jahre üblich ist.

1.5.7 Milzruptur

Ein **stumpfes Bauchtrauma**, z.B. beim Sport oder einem Verkehrsunfall, birgt die Gefahr von **Einrissen ins Milzgewebe**. Ist die **Kapsel** in die Verletzung miteinbezogen, können erhebliche Blutungen in die Bauchhöhle resultieren. Die entstehende **Hypovolämie** führt „im besten Fall" zu den Zeichen einer akuten Hypotonie mit Aktivierung von Sympathikus und RAAS, im schlimmsten Fall zu sofortigem Schock und nachfolgendem Tod, wenn nicht umgehend gegengesteuert werden kann (→ Schocklagerung, Infusion, Notfaleinweisung → Operation).

Während infolge des unmittelbar zurückliegenden Traumas die Diagnosestellung wenig Probleme bereitet, kann es gerade bei Verletzungen der Milz auch passieren, dass das akute Trauma keine wesentlichen Beschwerden verursacht, weil zwar Einrisse ins Milzgewebe stattgefunden haben, diese jedoch von der unverletzten Milzkapsel stabilisiert worden sind. In diesen Fällen ist es möglich, dass die **Kapsel** erst **sekundär** – nach Stunden, Tagen oder sogar Wochen – der Blutung nachgibt und die Einblutung in die freie Bauchhöhle zu einem Zeitpunkt stattfindet, an dem niemand mehr an das zurückliegende Trauma denkt. Man spricht in solchen Fällen von der **zweizeitigen Milzruptur**, während dementsprechend eine **sofortige Kapselverletzung** eine **einzeitige** Milzruptur darstellt.

MERKE

Es ist entscheidend wichtig, bei **Schmerzen im linken Oberbauch** (evtl. mit Ausstrahlung in Unterbauch oder linke Schulter) und dem gleichzeitigen **Hinweis auf eine Hypovolämie** (→ Blutdruckabfall) an eine Milzruptur zu denken und nach einem zurückliegenden Trauma zu fragen.

1.5.8 Splenose

Nicht so selten kommt es bei Verletzungen der Milz aufgrund ihres extrem weichen Gewebes zur **Aussaat kleiner Gewebepartikel** in die freie Bauchhöhle und in der Folge zum **Anwachsen am Bauchfell**. Wenn diese Partikel durch einsprossende Blutgefäße ernährt werden, übernehmen sie gleichzeitig auch, abhängig von ihrer Größe, die Aufgaben der Milz. Die Aussaat (und Funktionsübernahme) wird als Splenose bzw. Splenosis bezeichnet. Diesen Vorgang versucht man im Rahmen einer Splenektomie nachzuahmen (➤ Kap. 1.5.6).

1.5.9 Splenomegalie

Eine **Vergrößerung der Milz über 350 g** hinaus nennt man Splenomegalie. Wenn eine solche Vergrößerung allmählich auftritt, entstehen dabei keine Schmerzen oder sonstigen Hinweise für den Patienten. Es ist demzufolge wichtig, bei der körperlichen Untersuchung auch an die Milz zu denken und zu versuchen, sie in der **linken Flanke als derbe Resistenz** zu palpieren. Wenn die Milz getastet werden kann, kann man grundsätzlich von einer Splenomegalie ausgehen; eine gesunde Milz kann palpatorisch selbst bei sehr schlanken Erwachsenen oder beim Kind nicht erkannt werden, auch wenn dies manchmal behauptet wird. Eine **ideale Untersuchungsmöglichkeit** der Milz bei unklaren Fragestellungen besteht in der **Sonographie**.

Vor allem bei Lymphomen und Leukämien erreicht die Milz manchmal ein Gewicht von mehreren Kilogramm und kann dann als derbe Resistenz im linken Bauchraum, teilweise bis in den Unterbauch getastet werden.

Ursachen

- Zahlreiche akute oder chronische **Infektionen** verursachen im Rahmen einer Aussaat von Erregern in den Blutkreislauf (als Bakteriämie oder Virämie) eine Splenomegalie. Dies gilt als mögliches Begleitsymptom letztendlich für jede systemische Infektion bis hin zu i.d.R. harmlosen Kinderkrankheiten wie z.B. den Röteln eines Kindes, aber auch für infektiöse Herde wie eine Endokarditis lenta, deren Keime evtl. nur sporadisch streuen. Bei einzelnen systemischen Infektionskrankheiten wie v.a. **Typhus abdominalis** oder **infektiöser Mononukleose** kann die Milz innerhalb weniger Tage derart massiv anschwellen, dass sogar die **Gefahr der Rupturierung** entsteht. Bei ursächlich ungeklärten Erkrankungen wie z.B. **Sarkoidose** oder **Kollagenosen bzw. Autoimmunkrankheiten** wie Lupus erythematodes oder Morbus Reiter findet man häufig eine begleitende Splenomegalie, womit sich der Hinweis auf eine **infektiöse Ursache** dieser ätiologisch unklaren Erkrankungen verdichtet. Die Milz passt sich also grundsätzlich bei systemischen Infektionskrankheiten durch ihr Wachstum der erzwungenen **Mehrarbeit** an.
- Dasselbe geschieht im Rahmen von Erkrankungen wie der **hereditären Sphärozytose** oder weiteren **hämolytischen Anämien**, bei denen nicht der Mehranfall von Mikroorganismen, sondern von defekten Erythrozyten die Mehrarbeit verursacht. Während das Wachstum des Organs also bei Infektionen überwiegend die weiße Pulpa betrifft bzw. von ihr bewirkt wird, ist es nun die rote.
- Eine weitere Ursache für eine Splenomegalie besteht in einem **chronischen Rückstau von Blut** in das Organ, wie er bei **Rechtsherzinsuffizienz** oder **portaler Hypertension** (Leberzirrhose, Pfortader- bzw. Milzvenenthrombose) entsteht.
- Häufig wird die Milz in **Erkrankungen** einbezogen, bei denen ganz allgemein eine **Proliferation von lymphatischem Gewebe** stattfindet. Dies ist der Fall bei (malignen) Erkrankungen wie Lymphogranulomatosis Hodgkin und weiteren Lymphomen, Leukämien oder myeloproliferativen Erkrankungen.
- Schließlich kann es auch im Rahmen mancher **Speicherkrankheiten** wie der **Amyloidose** zur Splenomegalie kommen. Dasselbe geschieht im Rahmen einer **Hämochromatose** (Überladung des Organismus durch Eisen).
- Bei **Ausfall des Knochenmarks**, z.B. im Rahmen einer Osteomyelosklerose, findet in Milz und Leber eine extramedulläre (= außerhalb des Knochenmarks erfolgende) Blutbildung statt. Es kommt zur Hepatosplenomegalie (Vergrößerung von Leber und Milz). Die **Osteomyelosklerose (Osteomyelofibrose)** stellt den Endzustand verschiedener Erkrankungen dar, bei denen das Knochenmark Zug um Zug bindegewebig umgebaut wird (fibrosiert, sklerosiert) und damit seine Funktion verliert.
- Insgesamt **selten** führen benigne oder maligne **Tumoren**, **Zysten** oder **Abszesse** zur umschriebenen Vergrößerung der Milz.
- Sporadisch wird keine Ursache gefunden.

Folgen

Die manchmal (!) gegebene **Mehrfunktion** einer chronisch vergrößerten Milz kann mit dem Begriff des **Hypersplenismus** charakterisiert werden. Die **Auswirkungen** in Bezug auf die Zellen des Blutes lassen sich aus der **physiologischen Funktion** einer Milz üblicher Größe ableiten und verstehen:

- Der vergrößerte Thrombozytenspeicher führt zur **Thrombopenie**, weil sich die Relationen verschieben und weil offensichtlich auch zusätzlich Thrombozyten ausgemustert werden, die dem Kreislauf unter normalen Umständen noch erhalten geblieben wären.
- Der zusätzliche Raum für die Leukozyten kann sich auf sämtliche Blutleukozyten auswirken, doch erscheint die mögliche **Leukopenie** auch häufig nur als **Granulozytopenie**.
- Erstaunlicherweise geht teilweise selbst hinsichtlich der Erythrozyten die physiologische Auswahl geschädigter bzw. überalterter Zellen verloren, wodurch sich die Blutmauserung sogar auf intakte Erythrozyten erstrecken kann. Es kommt zur **Anämie** und damit in manchen Fällen in der Summe zur **Panzytopenie**, obwohl das Knochenmark reaktiv hyperplasiert.

Andererseits gehört ein Hypersplenismus nicht automatisch zur Splenomegalie. Man kann ganz im Gegenteil davon ausgehen, dass bei den üblichen, durch **Mehrarbeit** erzwungenen Vergrößerungen mit Ausnahme einer (milden) Thrombopenie die für die Grunderkrankung typische Konstellation erkennbar wird. Im Rahmen einer systemischen Infektion oder einer leukämischen Erkrankung entsteht daher eine Leukozytose, bei der Polycythaemia vera eine Ver-

1

mehrung sämtlicher Blutzellen, bei einer kongenitalen Anämieform (z.B. Thalassämie, Kugelzellenanämie) eine Anämie ohne wesentliche Abweichungen der weiteren Parameter. Ein **Hypersplenismus** mit den beschriebenen Auswirkungen bis hin zur Panzytopenie ist also am ehesten bei einer Splenomegalie zu erwarten, die durch einen **Rückstau von Blut** in das Organ entstanden ist, weil es hierbei zu einer **deutlich verlängerten Verweildauer** der Blutzellen kommt.

Zusammenfassung

Milz

- liegt **intraperitoneal** unter der Zwerchfellkuppel im linken Oberbauch hinter den Rippen 9–11
- kann in aller Regel nicht getastet werden
- **Nachbarstrukturen:** Magen, linke Niere, Pankreasschwanz, Dickdarm (linke Kolonflexur), einzelne Dünndarmschlingen
- **Größe, Gewicht:** „4711", 150–200 g; > 350 g = Splenomegalie
- **rote Pulpa** (Anteil 80–90 %): **Blutmauserung** (Erythrozyten, Thrombozyten) aus dem offenen Milzkreislauf
- **weiße Pulpa** (10–20 %): Lymphozytenscheide um Arterien und Arteriolen → **Immunfunktion**
- weitere Funktion: **Thrombozytenspeicher**, aktivierbar durch den Sympathikus
- (extramedulläre) **Blutbildung** bei Ausfall des Knochenmarks

Trauma mit Milzruptur

- einzeitig oder zweizeitig (Kapsel zunächst noch stabil)
- Schmerzen im linken Oberbauch und Hypovolämie (Blutdruckabfall)

Splenomegalie

Ursachen

- Mehrarbeit (Immunfunktion, Blutmauserung)
- Rückstau von Blut (Pfortaderhochdruck)
- Beteiligung bei leukämischen Erkrankungen
- Ablagerungen (Eiweiß bei der Amyloidose, Eisen bei der Hämochromatose)

Folgen

v.a. bei Pfortaderhochdruck Mehrfunktion (**Hypersplenismus**) mit

- Thrombopenie
- Granulozytopenie, evtl. Leukopenie
- Anämie
- reaktiver Hyperplasie des Knochenmarks

Splenektomie

- nach Verletzungen, bei Tumoren, hämolytischer Anämie, Morbus Werlhof

Folgen

- Polyglobulie (nur im Anfangsstadium)
- erhöhte Zahl an Zellen, die ihren physiologischen Ort verloren haben → Thrombozytose mit mäßig gesteigerter Thrombosegefahr (v.a. anfangs in Verbindung mit der Polyglobulie), Lymphozytose, Eosinophilie
- mangelnde Abbaufunktion durch Leber und Knochenmark → fehlerhafte Erythrozyten mit Einschlüssen (Jolly-Körperchen, Eisengranula)
- verminderte Leistungsfähigkeit des Immunsystems → wegen der Gefahr septischer Zustände v.a. durch Pneumokokken, Meningokokken und Haemophilus influenzae muss der Impfstatus überprüft werden

1.6 Plasma bzw. Serum

1.6.1 Definitionen

Zentrifugiert man **Vollblut**, das man zuvor durch Zusätze wie Natriumcitrat oder EDTA (binden Ca^{2+}) **ungerinnbar** gemacht hat, setzen sich die Blutzellen ab (Hämatokrit, Leukokrit). Die überstehende, klare Flüssigkeit mit **allen** im Blut gelösten Substanzen wird **Blutplasma** genannt.

Lässt man Blut vor dem Zentrifugieren zuerst **gerinnen**, erhält man als Flüssigkeitsüberstand **Blutserum**. Der Unterschied zwischen Plasma und Serum besteht also darin, dass im **Plasma** noch **Gerinnungsfaktoren** enthalten sind, die bei der Gewinnung des Serums vor der Zentrifugation verbraucht wurden und deshalb fehlen. In allen weiteren gelösten Faktoren **stimmen Plasma und Serum überein**.

Im medizinischen Alltag werden die beiden Begriffe zumeist synonym verwendet. Man spricht von den „Serumwerten" eines Stoffes, z.B. von der „Serumglukose", und meint damit die Konzentration von Stoffen, die in der Blutflüssigkeit gelöst sind – ganz unabhängig davon, ob diese Flüssigkeit nun im Labor als Plasma oder als Serum gewonnen wurde.

Plasma besteht zu rund 90 % aus Wasser und zu 10 % aus darin gelösten Substanzen. Von diesen 10 % machen Proteine mit 70 % den Hauptanteil aus. Kleine Moleküle wie Glukose, Harnstoff u.a. sind mit 20 % beteiligt, Elektrolyte (Ionen) wie Na^+, K^+, Cl^-, Bikarbonat u.a. mit 10 % (➤ Abb. 1.41).

1.6.2 Plasmaproteine

Plasmaproteine stellen eine sehr heterogene Gruppe aus über 120 Eiweißen dar, welche die unterschiedlichsten Funktionen erfüllen. Sie können in der **Serumelektrophorese** ganz grob in **5 unterscheidbare Fraktionen** eingeteilt werden. Diese Fraktionen entstehen dadurch, dass Proteine **vergleichbarer Größe** und **vergleichbarer Ladungsanteile** im elektrischen Feld zwischen Kathode und Anode auch mit **ähnlicher Geschwindigkeit wandern** und dadurch als entsprechend dichte Ansammlungen (Banden) auf dem Papierstreifen erscheinen. Die unterschiedlich stark negativ geladenen und unterschiedlich großen Plasmaproteine wandern also auf dem feuchten Papierstreifen verschieden schnell zur positiv geladenen Anode (➤ Abb. 1.42). Natürlich muss die Wanderung der Proteine nach einer gewissen Zeit durch Abschalten der angelegten Span-

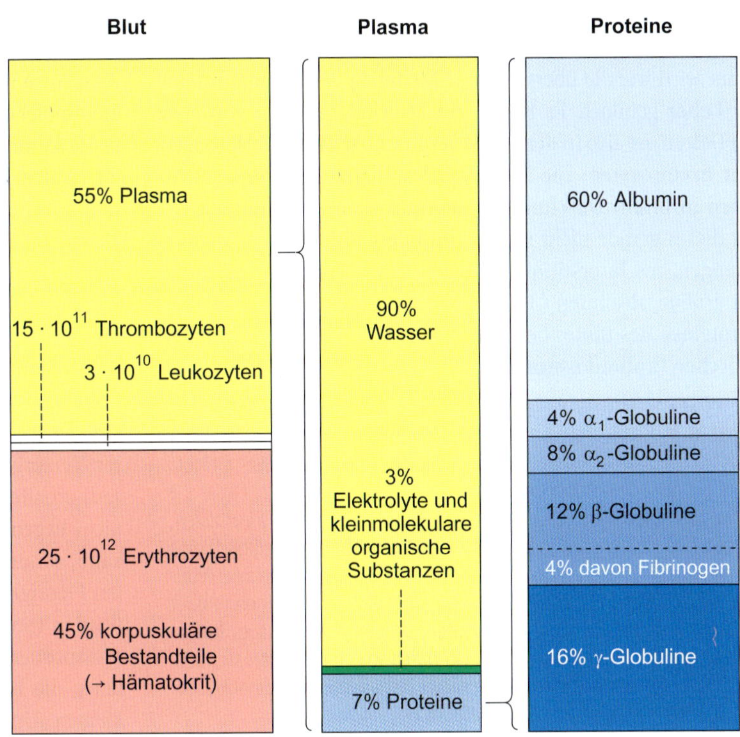

Abb. 1.41 Zusammensetzung von Blut und Blutplasma [L106]

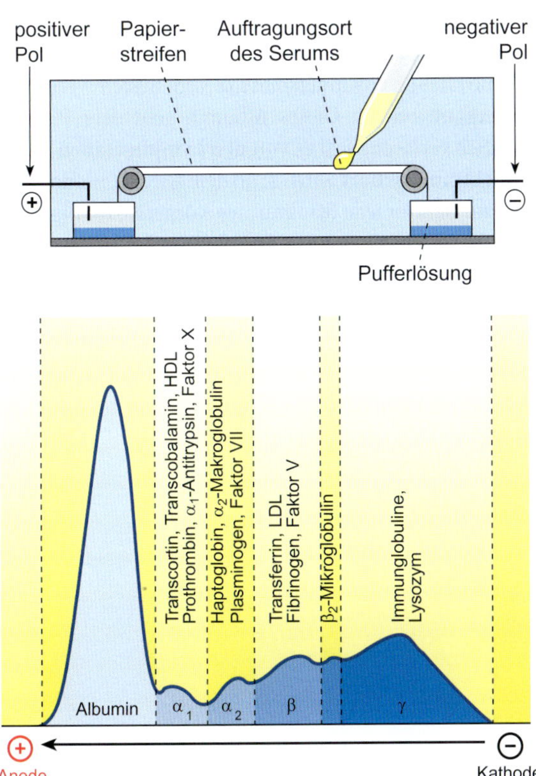

Abb. 1.42 Auftrennung der Plasmaproteine in der Elektrophorese [L106]

nung unterbrochen werden, weil andernfalls sämtliche Proteine in der Flüssigkeit der Anode angekommen und damit keine Trennung auf dem Papierstreifen sichtbar wären.

Albumin ist mit einem Gewichtsanteil von rund **60 %** an den Plasmaproteinen vertreten, stellt also den mit weitem Abstand größten Anteil (➤ Tab. 1.2). An zweiter Stelle folgen die **γ-Globuline** mit **14–20 %**. Während Albumin und die γ-Globuline eine relativ homogene Gruppe von Eiweißen darstellen, sind die übrigen Fraktionen aus Proteinen der unterschiedlichsten Funktionen zusammengesetzt.

Tab. 1.2 Serum- bzw. Plasmaproteine

Protein	g/100 ml	Anteil (rel. %)	Merkhilfe
Serumproteine			
Albumin	3,5–5	55–64	60 %
α_1-Globulin	0,16–0,34	2,5–4	4 %
α_2-Globulin	0,45–0,85	7–10	8 %
β-Globulin	0,53–1,0	8,3–12,5	12 %
γ-Globulin	0,91–1,7	14–20	16 %
Zusätzlich im Plasma			
Fibrinogen	0,2–0,4		
Prothrombin	0,14		

MERKE

Die **Serumelektrophorese** kann aufgrund der in den fünf großen Gruppen enthaltenen Proteine und ihren jeweiligen Veränderungen dazu dienen, **differenzialdiagnostische Hilfestellungen** bei unklaren Krankheitsbildern zu geben, auch wenn wegen der heterogenen Zusammensetzung der α- und β-Globuline alleine aus der Elektrophorese meist keine Diagnose gestellt werden kann. Es handelt sich dementsprechend eher um vage Hinweise, wenn man einmal von Veränderungen beim Albumin oder den γ-Globulinen absieht.

1

Albumin

Albumin wird wie die überwiegende Mehrzahl der Plasmaproteine in der **Leber** gebildet. Es besitzt ein Molekulargewicht von etwa 69.000 Dalton, ist also in der Größe vergleichbar mit dem Hämoglobin der Erythrozyten. Die Poren der Kapillaren des Körpers entsprechen in ihrem Durchmesser ungefähr dem Albuminmolekül, sodass dieses gerade nicht mehr, zumindest nicht in nennenswerten Mengen, ins Interstitium gelangen kann. Dadurch und durch seinen großen absoluten (3,5–5 g/dl) und prozentualen Anteil an den Proteinen des Blutes bestimmt überwiegend das Albumin den **onkotischen (kolloidosmotischen) Druck.**

EXKURS

Ein kolloidosmotischer (onkotischer) Druck ist in der Konsequenz nichts anderes als ein osmotischer Druck (➤ Fach Chemie) und bezeichnet die Affinität von geladenen Teilchen bzw. Molekülen zu ihren Hydrathüllen. Die besondere Namensgebung stellt für den Nicht-Chemiker lediglich eine Pseudogenauigkeit dar und rührt daher, dass Riesenmoleküle wie Albumin in Wasser **nicht** entsprechend kleinen Molekülen oder Ionen in ihrer Lösung gewissermaßen unsichtbar werden, sondern dass sie sog. **kolloidale Lösungen** bilden: Lässt man Licht durch solche Lösungen strahlen, wird es von den enthaltenen Riesenmolekülen sichtbar abgelenkt, gestreut. Dies bezeichnet man als Tyndall-Effekt.

Onkotischer Druck

Albumin besitzt durch seine zahlreichen.Ladungen und Dipole eine große Hydrathülle; es **bindet** also **große Mengen an Wassermolekülen**, die dadurch im Bereich der peripheren Kapillaren nicht ins Interstitium abströmen können, sondern die Menge des **intravasalen Volumens erhöhen**. Dieser Kraft, das Wasser des Plasmas an sich zu binden, steht in den Kapillaren der hydrostatische Druck (Fließdruck) des strömenden Blutes entgegen, der die Wassermoleküle durch die Poren hinaus ins Interstitium zu drücken sucht (➤ Abb. 1.43).

Am **Beginn der Kapillare** ist dieser **hydrostatische Druck größer als der onkotische Druck** der Plasmaeiweiße, sodass es zum **Ausstrom von Flüssigkeit** einschließlich sämtlicher darin gelösten kleinmolekularen Anteile (Glukose, Aminosäuren, Hormone, Ionen usw.) kommt. Wenn sich am **Ende der Kapillare** der Fließdruck durch den kapillären Widerstand soweit vermindert hat, dass er nun unterhalb des onkotischen Druckes gefallen ist, strömt die interstitielle **Flüssigkeit wieder ins Kapillarlumen zurück**. Zusätzlich ist auch der onkotische Druck der Plasmaeiweiße am Ende der Kapillaren höher als an ihrem Beginn, weil ihr relativer Anteil durch den Wasserverlust zugenommen hat.

Der Sinn in diesem Mechanismus besteht darin, dass das Interstitium samt der darin befindlichen Zellen sowie der angrenzenden Organgewebe sämtliche kleinmolekularen Anteile des Blutes zu ihrer Versorgung und Information (Hormone und weitere Substanzen) erhalten, die **transportierende Flüssigkeit** aber anschließend nicht liegen bleibt und zu Gewebeschwellungen (Ödemen) führen kann, sondern **ins Blut zurückkehrt**. Mindestens 90 % der filtrierten Flüssigkeit werden am Ende der Kapillaren und sich anschließenden (postkapillären) Venolen wieder ins Gefäßlumen zurücktransportiert. Was liegen bleibt, wird in den Gefäßen des Lymphsystems, die hier entstehen, weiterbefördert und gelangt auf einem kleinen „Umweg" ins Blut zurück (➤ Fach Herz-Kreislauf-System).

Obwohl nur etwa 5 % des Albumins pro Stunde durch die Kapillarporen ins Interstitium gelangen, entstehen insgesamt doch größere „Verluste", weil der interstitielle Raum rund die 3-fache Menge an Flüssigkeit gegenüber dem intravasalen Volumen enthält, und weil die Fließgeschwindigkeit in diesem System vergleichsweise sehr langsam erfolgt. Dieses Albumin geht dem Plasma aber nicht wirklich verloren, weil es **von den Lymphgefäßen** wieder **ins Blut zurücktransportiert** wird. Trotzdem wird Albumin, wie jedes Molekül und nahezu jede Struktur des Körpers, **ständig erneuert**. Insgesamt liegt die Halbwertzeit für Albumin bei 19 Tagen, was bedeutet, dass nach dieser Zeit die Hälfte der ursprünglichen Menge aus dem Blut verschwunden ist und durch die Leber nachproduziert werden musste, um den Serumspiegel konstant zu halten.

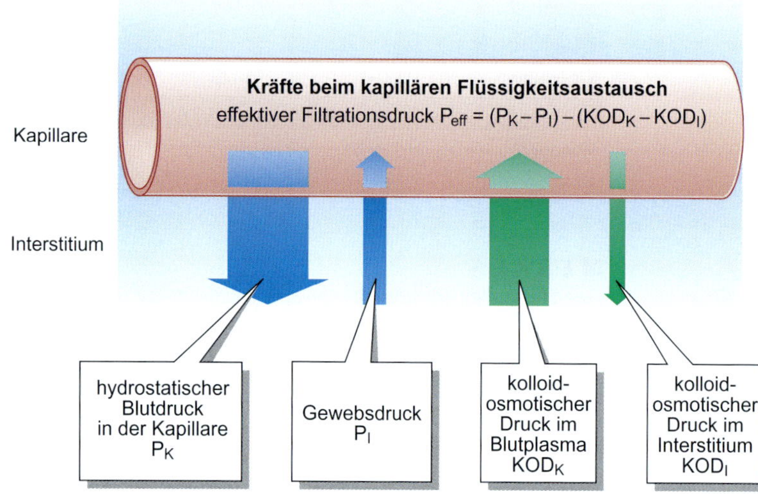

Abb. 1.43 Hydrostatischer (p_{Kap}) und onkotischer Druck (π_{Kap}) in den Kapillaren [L106]

PATHOLOGIE

Wird die **Transportkapazität des Lymphsystems überschritten**, weil größere Mengen an Flüssigkeit im Interstitium liegen bleiben, kommt es hier zu **Ödemen**. Derartige Überforderungen entstehen grundsätzlich entweder durch einen **erhöhten hydrostatischen Druck** im Bereich der Kapillaren oder durch eine **Absenkung des onkotischen Drucks**, z.B. durch Albuminverluste über die Niere oder Albuminmangel bei unzureichender Nahrungsaufnahme (einschließlich Malabsorption) oder unzureichender Leberfunktion, die zu verminderter Albuminsynthese führt. Auch entzündliche Vorgänge führen zu Ödemen (➤ Fach Herz-Kreislauf-System, ➤ Fach Leitsymptome).

Albumin als Trägermolekül

Eine weitere Funktion des Albumins besteht in seiner Fähigkeit, **wasserunlösliche (lipophile) Stoffe** wie Fettsäuren oder Bilirubin (aus dem Abbau des Hämoglobins) an sich zu **binden** und so im wässrigen Umfeld an ihren Bestimmungsort zu transportieren. Auch weitere Plasmabestandteile wie Hormone oder zweiwertige Ionen wie Calcium und Magnesium werden teilweise angelagert und sind dadurch in verminderten freien Konzentrationen vorhanden. Hormone besitzen allerdings meist zusätzliche, sehr spezifische Transportproteine. Bei einem Hormon wie Cortisol verlängert sich durch die Bindung an sein Transportprotein CBG die Plasmahalbwertzeit, also die Zeitdauer der Anwesenheit wirksamer Hormonmengen. Während das Hormon Aldosteron, das kaum an Plasmaeiweiße gebunden ist, nur wenige Minuten in wirksamer Konzentration vorhanden ist, beträgt diese Zeit beim Cortisol mehrere Stunden.

Bei zweiwertigen Kationen (v.a. Ca^{2+} und Mg^{2+}) erscheint durch diese Bindung nur rund die Hälfte der Gesamtkonzentration in freier und damit wirksamer Form im Serum. Der gebundene Anteil steht als Reservepool zur Verfügung, wenn der freie Anteil pathologisch vermindert ist. Hierdurch wird zwar keine vollständige Kompensation erreicht, aber doch eine gewisse Pufferung bis zum Ausgleich des Verlustes. Es ist im Zusammenhang zu beachten, dass diese lockere (reversible) Bindungsfähigkeit an negativ geladene Moleküle von Plasma und Interstitium (Proteoglykane) **ausschließlich** für **zweiwertige** Kationen gilt. Einwertige Ionen wie Na^+ oder K^+ finden sich in den Räumen des Organismus ausschließlich frei in ihren Hydrathüllen.

γ-Globuline (Immunglobuline)

Die Immunglobuline stellen mit einem Anteil zwischen 14 und 20 % die zweitgrößte Proteinfraktion im Serum (Plasma). Sie werden weder von der Leber noch von anderen Organen, sondern ausschließlich durch **Plasmazellen** synthetisiert.

Plasmazellen sind die **Tochterzellen der B-Lymphozyten** und entstehen dort, wo dieselben **Kontakt zu Fremdantigenen** aufgenommen hatten. Benötigt wird für solche Kontakte die Mithilfe von Makrophagen bzw. dendritischen Zellen und T-Helferzellen (Untergruppe der T-Lymphozyten). Kontakte mit Fremdantigenen sind möglich in der **Milz** sowie im Bereich der inneren Körperoberflächen mit den dort enthaltenen **lymphatischen Strukturen** (Tonsillen, Wurmfortsatz, Peyer-Plaques des Dünndarms, diffuses Lymphsystem der Mukosa von Darm, Urogenital- und Bronchialsystem = MALT). Schließlich gelangen Fremdantigene, die hier nicht abgefangen werden, zu den regionären Lymphknoten des Körpers. Dies gilt in aller Regel auch für die Makrophagen der (inneren) Körperoberflächen nach Phagozytose von Fremdantigenen.

MERKE

Immunglobuline werden grundsätzlich in den verschiedenen Anteilen des lymphatischen Systems produziert, gelangen aber anschließend mit der Lymphflüssigkeit auch ins Blut (➤ Fach Immunologie).

α-Globuline

Das Lipoprotein **HDL** wandert in der Gruppe der α_1-Globuline. HDL hat große Bedeutung in der Entsorgung überschüssigen Cholesterins in peripheren Geweben und Gefäßwänden (➤ Fach Stoffwechsel). Ebenfalls zu den α_1-Globulinen gehört das **Antitrypsin**, das v.a. in Leber und Lunge gebildet wird und zu den sog. Akute-Phase-Proteinen gehört, deren Konzentration bei akuten entzündlichen Prozessen im Serum erhöht ist. Antitrypsin wird wegen seiner Zugehörigkeit zu den α_1-Globulinen zumeist als α_1-Antitrypsin bezeichnet.

Weitere **Akute-Phase-Proteine**, mit unterschiedlichen Wanderungsgeschwindigkeiten in der Elektrophorese, sind Coeruloplasmin, Haptoglobin, **Fibrinogen** (Blutgerinnung ➤ Kap. 1.8) und als wichtigster Marker für bakterielle Infektionen das **C-reaktive Protein** (CRP; ➤ Fach Immunologie). **Coeruloplasmin** (➤ Fach Stoffwechsel) entsteht in der Leber; es ist das Transportprotein für das Spurenelement Kupfer, entsprechend dem Transferrin für Eisen. **Haptoglobin** wandert mit den α_2-Globulinen. Seine Aufgabe besteht in der Bindung von frei im Serum erscheinenden Hämoglobin und Weitergabe an das RES, um Verluste am enthaltenen Eisen gering zu halten. Die im Serum vorhandene Menge reicht aus, um 5 g Hämoglobin zu binden. Akute-Phase-Proteine besitzen teilweise **Immunfunktion** (v.a. CRP), erscheinen aber größtenteils aus gänzlich anderen und jeweils unterschiedlichen Gründen im Rahmen **entzündlicher Prozesse** im Serum. Zum Beispiel dient α_1-Antitrypsin verschiedenen Geweben als Proteasehemmer, verhindert also eine Selbstverdauung der Gewebe durch eiweißspaltende Enzyme.

β-Globuline

Ein weiteres System, das mit einem Anteil von immerhin 5 % an den Proteinen des Blutes vertreten ist, stellt das **Komplementsystem** dar (➤ Fach Immunologie). Es besteht aus etwa 20 verschiedenen Proteinen, die **Immunfunktionen** erfüllen. Gebildet werden die einzelnen Faktoren von der **Leber** und von Teilen des Immunsystems, bevorzugt von **Makrophagen**.

Komplement wandert in der Elektrophorese mit den β-Globulinen. Zu dieser Eiweißfraktion gehören u.a. auch **Transferrin**, das Transportprotein für Eisen, sowie ein Teil der **Lipoproteine**, die das wasserunlösliche Fett im wässrigen Milieu des Blutes in Lösung halten.

1

HINWEIS PRÜFUNG

Weder in der Prüfung noch im üblichen medizinischen Alltag interessiert sich irgendjemand dafür, welches Protein in welcher Fraktion wandert. Die angeführten Proteine und ihre Zugehörigkeit sind ausschließlich beispielhaft zu verstehen, um daraus ein Grundverständnis für die fünf Gruppen der Plasmaelektrophorese abzuleiten. Nur die einheitlichen Fraktionen von Albumin und Immunglobulinen besitzen darüber hinausgehende Bedeutung.

Präalbumin

Die schnellste Wanderungsgeschwindigkeit in der Elektrophorese und deswegen noch vor, also links vom Albumin erscheinend, besitzt das Präalbumin. Seine Konzentration ist allerdings so gering, dass es keine ausgeprägte Kurve bildet. Präalbumin wird wie die Mehrzahl der Plasmaproteine in der **Leber** gebildet. Aufgrund seiner besonders kurzen Halbwertzeit von 2 Tagen eignet es sich in besonderer Weise zur Bestimmung der **aktuellen Syntheseleistung und Funktionstüchtigkeit** der Leber.

Zusammenfassung

- **Plasma** = Serum + Fibrinogen (Gerinnungsfaktoren) bzw. **Serum** = Plasma – Fibrinogen
- **Blut** = Blutkörperchen (Hämatokrit) 45 % + Plasma 55 %
- **Plasma** = Wasser 90 % + Eiweiß 7 % + kleine Moleküle (z.B. Glukose, Harnstoff, Harnsäure, Kreatinin) 2 % + Ionen (z.B. Natrium, Kalium, Calcium, Chlorid, Bikarbonat) 1 %
- **Plasmaeiweiß** = Albumin 60 % + α_1-Globuline 4 % + α_2-Globuline 8 % (davon Fibrinogen 4 %) + β-Globuline 12 % + γ-Globuline 16 %
- **Albumin:** in der Leber synthetisiert; für onkotischen Druck verantwortlich, dient als Trägermolekül für lipophile Stoffe und zweiwertige Kationen (Ca^{2+}, Mg^{2+})
- **α- und β-Globuline:** u.a. Akute-Phase-Proteine mit den Hauptvertretern CRP, Fibrinogen und Antitrypsin
- **γ-Globuline (Immunglobuline):** im lymphatischen System von Plasmazellen nach Antigenkontakt gebildet

1.7 Blutgruppen

Auf der **Membranaußenseite der Erythrozyten** sitzen zahlreiche Strukturen, die sich von denjenigen der Erythrozyten anderer Menschen unterscheiden und die deshalb als **Antigene** wirken. Mehr als 20 solcher antigen wirksamer Strukturen können inzwischen unterschieden werden. Die Mehrzahl dieser Antigene, die als Blutgruppen bezeichnet werden, ist nicht von allzu großer Bedeutung. Einzelne jedoch führen im Rahmen von Blutübertragungen (Transfusionen) zu erheblichen, evtl. lebensgefährlichen Zwischenfällen. Dies gilt im Besonderen für die **Blutgruppen des AB0-Systems** sowie für den **Rhesusfaktor**.

Besondere Bedeutung besitzen diese Blutgruppen in der Geburtshilfe sowie in der Transfusions- und Transplantationsmedizin – bei der Letzteren deshalb, weil etliche Blutgruppenantigene nicht nur auf Erythrozyten, sondern auch auf den Membranen weiterer Zellen zu finden sind.

1.7.1 AB0-System

Das AB0-System stellt den bedeutsamsten Faktor im Rahmen von **Transfusionen** dar. Der **Genort** für diese Blutgruppen liegt auf **Chromosom 9**. Bei den in die Erythrozytenmembran eingebauten Molekülen handelt es sich um Glykoproteine und Glykolipide, die sich nur in einzelnen **Zuckerresten unterscheiden**.

Man kann **drei verschiedene Gruppen** abgrenzen, die als **A**, **B** und **0** (Null) bezeichnet werden, wobei man bei der Blutgruppe A theoretisch noch in A_1 und A_2 differenzieren kann. Da diese Merkmale auf beiden, von Mutter und Vater ererbten Chromosomen 9 übereinstimmen oder auch verschieden sein können, müssen Genotyp und resultierender Phänotyp genauer definiert werden: Die Merkmale A und B verhalten sich gegenseitig kodominant, jedoch gegenüber Null dominant. Damit ergeben sich als typische Konstellationen dieses Systems die **Blutgruppe A** (als **AA** oder **A0**), die **Blutgruppe B** (**BB** oder **B0**), die **Blutgruppe AB** (immer **AB**) und **Blutgruppe 0** (immer **00**).

In Deutschland bzw. Mitteleuropa **besonders häufig** sind die Blutgruppen **A** (45 %) und **0** (40 %). Die Blutgruppe B mit einem Anteil von 11 % und besonders AB mit gut 4 % sind selten. Bei den australischen Aborigines gibt es nur die Gruppen A_1 und 0, bei südamerikanischen Indianern überhaupt nur die Blutgruppe 0.

Die Unterschiede der Gruppen bestehen lediglich im Vorhandensein oder Fehlen einer Galaktose bzw. eines N-Acetylgalaktosamins (➤ Abb. 1.44). Blutgruppe A und B unterscheiden sich also lediglich dadurch, dass eine OH-Gruppe der Galaktose (= B) durch eine Aminoacetyl-Gruppe (= A) ersetzt ist. Bei der **Blutgruppe 0 fehlt** die **Galaktose der Gruppe B** bzw. das **N-Acetylgalaktosamin der Gruppe A**. Gemeinsam ist dem Restmolekül, dass es den ansonsten im menschlichen Organismus seltenen Zucker Fukose (als L-Fukose) enthält.

Fukose ist zwar in Spuren auch in der Muttermilch enthalten, andererseits aber bei zahlreichen Mikroorganismen (v.a. Bakterien) besonders häufig und erscheint dem Immunsystem wohl, zumin-

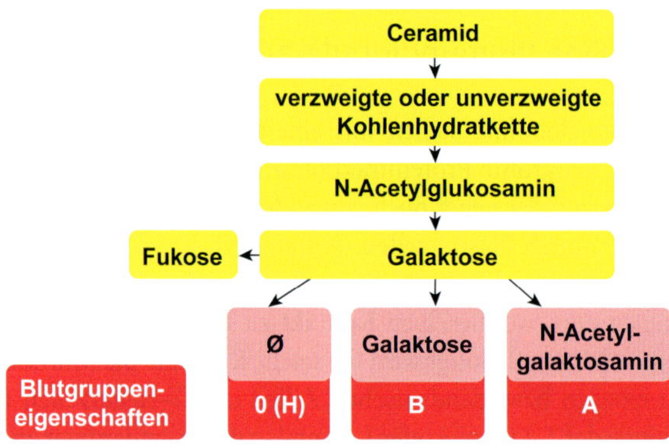

Abb. 1.44 Die Blutgruppen unterscheiden sich nur durch das Fehlen (Blutgruppe 0) bzw. das Vorhandensein von Galaktose (Blutgruppe B) oder N-Acetylgalaktosamin (Blutgruppe A). Das Restmolekül ist identisch. [L252]

dest in bestimmten Konstellationen, grundsätzlich als fremd. Gegen derartige Antigene aus Zuckerstrukturen kann das Immunsystem sogar, als seltene Ausnahme, ohne Mithilfe von T-Helferzellen Antikörper bilden. Es werden also nach der Geburt bzw. nach Beendigung der Stillzeit zunehmend gegenüber bakteriellen Antigenen z.B. der Darmflora, die den menschlichen Zuckerstrukturen der AB-Gruppen ähneln, Antikörper der **Klasse IgM** gebildet, wobei lediglich solche gegen die eigene Blutgruppe ausgespart bleiben (sog. Landsteiner-Regel).

Man findet deshalb bei den meisten Menschen **Antikörper vom Typ des IgM gegen die „nicht-eigenen" Blutgruppen des AB0-Systems**, auch wenn niemals ein Kontakt z.B. in Form einer Transfusion stattgefunden hatte. Menschen der Blutgruppe A besitzen also zumeist Antikörper gegen B, solche der Blutgruppe B weisen Antikörper gegen A auf. Im Blut von Menschen mit der Blutgruppe 0 lassen sich Antikörper gegen A **und** B nachweisen. Dagegen existieren **keine Antikörper** gegen die **Gruppe 0**, weil bei dem Merkmal 0 lediglich ein Zucker (Galaktose) gegenüber den übrigen Gruppen fehlt, und das Immunsystem gegen etwas, was nicht da ist, keine Antikörper zu bilden vermag.

Die **Antikörper (IgM)** gegen A oder B werden als **Isoagglutinine** bezeichnet, weil sie die Erythrozyten eines entsprechenden Fremdblutes agglutinieren können. Ein einzelnes IgM-Molekül besitzt nicht weniger als 10 Bindungsstellen, die gleichzeitig an mehreren Erythrozyten zu binden vermögen, woraus sich deren Agglutination („Zusammenballung") erklärt.

Diese Zusammenhänge werden erst nach Erarbeitung des ➤ Faches Immunologie ganz verständlich werden können.

1.7.2 Blutgruppenbestimmung

Zur Bestimmung der Blutgruppe eines Menschen gibt man nacheinander zu verschiedenen Blutproben IgM-Antikörper gegen A, B und AB (Anti-A und Anti-B in ➤ Abb. 1.45). Man gibt also in jede einzelne Vertiefung einer entsprechenden Tüpfelplatte 1 Tropfen **Blut des Patienten** und verrührt diese Tropfen dann mit den verschiedenen, industriell hergestellten **Antiseren**. Heften sich die in den Antiseren enthaltenen IgM-Antikörper an die Erythrozyten des Patienten, agglutiniert das Blut dieses Feldes – es wird innerhalb von Sekunden erkennbar grieselig, woran die positive Reaktion abgelesen werden kann (➤ Abb. 1.45).

- Blut, das nach Zugabe von Anti-A und Anti-AB agglutiniert, aber nicht nach Zugabe von Anti-B, entspricht der Blutgruppe A, weil die Erythrozyten dieses Menschen das Merkmal A tragen, an das die IgM-Antikörper binden. Entsprechend muss Blut, das auf Zugabe von Anti-B und Anti-AB, aber nicht nach Anti-A agglutiniert, die Blutgruppe B enthalten.
- Blut der Blutgruppe AB enthält auf der Oberfläche der Erythrozyten sowohl das Merkmal A als auch das Antigen B. Dies bedeutet, dass es in jedem Feld der Tüpfelplatte zur erkennbaren Agglutination kommen muss, weil sämtliche Antiseren (Anti-A, Anti-B, Anti-AB) an die Erythrozytenoberfläche binden.
- Eine Blutprobe, die weder bei Zugabe von Anti-A noch Anti-B noch Anti-AB eine Agglutination zeigt, muss der Blutgruppe 0 entsprechen, weil Erythrozyten des Merkmals 0 keinerlei Membranstrukturen aufweisen, an die sich die IgM-Moleküle binden könnten. Es ist dadurch auch möglich, **Erythrozytenkonzentrate** (nicht Vollblut) der **Blutgruppe 0** an **beliebige Empfänger** zu verabreichen. Menschen der Blutgruppe 0 gelten als sog. **„Universalspender"**.
- Entsprechend kann man **Serum** bzw. Plasma (nicht Vollblut) von Menschen der **Blutgruppe AB**, das ja **keine Antikörper** enthält, an beliebige Empfänger verabreichen. Andererseits können den Betroffenen gerade deshalb, weil ihr Plasma keine Antikörper des AB0-Systems enthalten kann, **beliebige Erythrozytenkonzentrate** (A, B, AB, 0) transfundiert werden. Sie gelten deshalb als **„Universalempfänger"**.

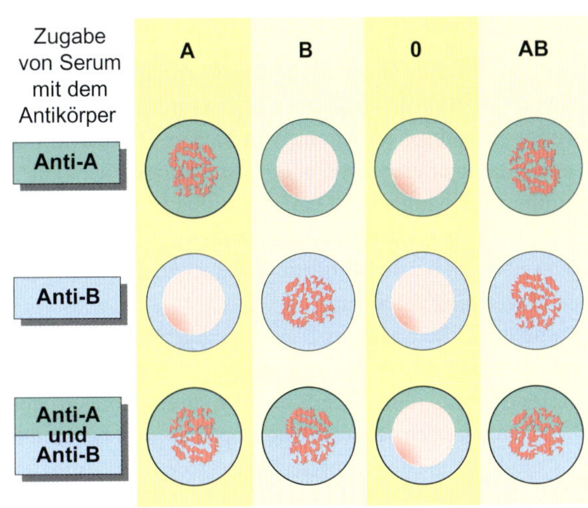

Abb. 1.45 Blutgruppenbestimmung [L106]

1.7.3 Transfusionszwischenfälle

Transfusionszwischenfälle, auch mit tödlichem Ausgang, passieren in aller Regel aufgrund von **Verwechslungen** des Patienten- oder Spenderblutes, manchmal aber auch infolge **Unverträglichkeit der weiteren Blutgruppenfaktoren**. Aus diesem Grunde erfolgt über die vorab durchgeführte Blutgruppenbestimmung des Patienten- und Spenderblutes hinaus eine weitere zweifache **Absicherung**:

- Zum einen werden in der **Kreuzprobe** (Kreuztest) Blutproben des Patienten (v.a. Patientenserum) direkt mit solchen des Spenderblutes (im Allgemeinen Spendererythrozyten) gemischt und auf Verträglichkeit überprüft. Dabei werden auch Unverträglichkeiten außerhalb des AB0- und Rhesus-Systems offenkundig.
- Zum anderen gibt es den **Bedside-Test**, bei dem direkt vor der Transfusion und am Krankenbett (bedside) eine nochmalige Blutgruppenbestimmung durchgeführt wird.

ACHTUNG
Nach dem Transfusions- bzw. Transplantationsgesetz fallen für den Heilpraktiker sowohl **Transfusionen** als auch **Transplantationen** unter das **Behandlungsverbot**.

1

1.7.4 Assoziation zwischen Blutgruppen und Krankheiten

Unklar ist, warum einzelne Blutgruppen überzufällig häufig mit bestimmten Erkrankungen assoziiert sind. So findet man z.B. bei der **Blutgruppe A** häufiger Karzinome von Magen, Dickdarm, Uterus, Ovar oder Mamma, eine KHK oder Erkrankungen der Galle. Die **Blutgruppe B** ist häufiger mit einem Asthma bronchiale, und die **Blutgruppe AB** mit Leukämie oder Diabetes mellitus assoziiert. Dagegen sieht man bei der **Blutgruppe 0** überzufällig häufig ein Ulkus von Magen oder Duodenum.

Der amerikanische Naturarzt D´Adamo führt dies auf die Ernährung zurück. Er stellte in zurückliegenden Jahrzehnten eine umfassende Auflistung nahezu sämtlicher Nahrungsmittel zusammen, wonach dieselben getrennt nach den vier Blutgruppen in „sehr bekömmlich", „neutral" und „zu meiden" eingeteilt werden. Zur Erklärung dieser „Blutgruppenernährung" dienten ihm die in den Nahrungsmitteln enthaltenen Lektine (Glykoproteine), die aus seiner Sicht resorbiert werden und, abhängig von der Blutgruppe, zu Erythrozytenverklumpungen führen. Auch die Resorptionsrate mancher Lebensmittel soll je nach Zugehörigkeit zum AB0-System unterschiedlich sein und bei Betroffenen zu Gärungsprozessen im Darmlumen führen. Die Theorien werden u.a. von der DGE abgelehnt, enthalten auch einiges an Mystik und an Fehlinterpretationen. Sie liefern jedoch immerhin ein erstes Erklärungsmodell und sollten hinsichtlich ihrer Bedeutung so lange offen bleiben, bis eine plausiblere Erklärung gefunden wurde.

1.7.5 Rhesus-System

Nach dem AB0-System besitzt das Rhesus- bzw. Rh-System (1940 zuerst beim Rhesusaffen entdeckt) die größte Bedeutung. Die Merkmale dieser Blutgruppe werden vom **Chromosom 1** codiert. Sie bestehen nicht aus Zuckermolekülen, sondern sind in der Vielgestaltigkeit eines **einzigen Proteins der Erythrozytenmembran** begründet.

Man kennt inzwischen etwa 40 unterschiedliche Rhesusfaktoren, doch besitzt hiervon nur der mit dem **Buchstaben D belegte Faktor** wesentliche **Bedeutung**. Selten führen auch einmal andere Faktoren des Rhesussystems zu Inkompatibilitäten bei Transfusionen oder in der Schwangerschaft. Man begnügt sich also im medizinischen Alltag meist damit, das Blut daraufhin zu untersuchen, ob dieser Faktor D vorhanden ist oder ob er fehlt. **Vorhanden** ist er bei etwa **85 % der Europäer**. Sie werden als Rh-positiv klassifiziert, die restlichen 15 % entsprechend als rh-negativ. Man bezeichnet im positiven Falle das Blut mit dem Großbuchstaben D, im negativen Falle mit kleingeschriebenem d. **Rh-positive** Menschen besitzen den Faktor genotypisch als **DD** oder als **Dd**, während **rh-negative** immer **dd** aufweisen müssen.

Rhesusunverträglichkeit

Anders als bei den AB0-Blutgruppen besitzen rh-negative Menschen keine Antikörper gegen den Rhesusfaktor. **Antikörper** werden allerdings bereits **nach Transfusionen geringster Blutmengen gebildet** und können in der Folge die Ursache für schwerste Transfusionszwischenfälle sein.

Wenn aufgrund von **Plazentadefekten** während der Schwangerschaft oder (fast regelmäßig) **unter der Geburt** kindliches Blut auf die Mutter übergeht, führt dies bei der Mutter zur Antikörperbildung, sofern die Voraussetzung dafür vorliegt. Dies ist der Fall, wenn das **Kind Rh-positiv** (Genotyp Dd – „D" vom Vater, „d" von der Mutter) und die **Mutter rh-negativ** (dd) ist (➤ Abb. 1.46).

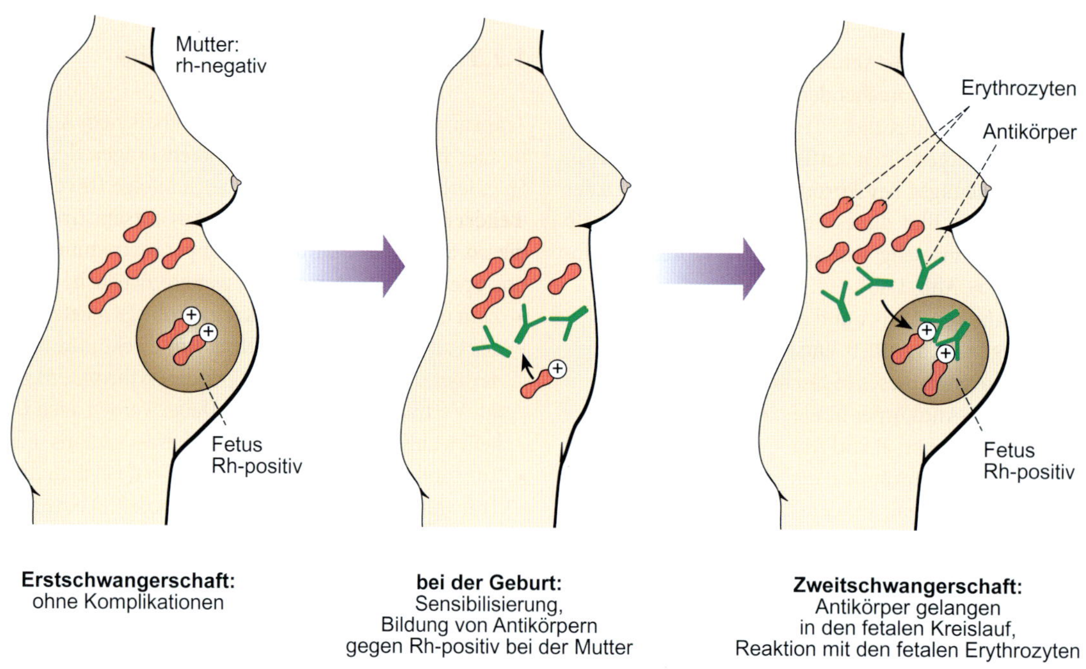

Abb. 1.46 Schema der Rhesus-Sensibilisierung der Mutter mit Gefährdung nachfolgender Kinder [L106]

Die geringen Mengen kindlichen Blutes (im Allgemeinen 10–15 ml) werden als Mikrotransfusion bzw. **fetomaternale Transfusion** bezeichnet.

Von der Rhesusunverträglichkeit ist, sofern es nicht zu frühzeitigen und ausgeprägten Plazentadefekten kommt, erst das nächstfolgende Rhesus-inkompatible Kind betroffen, indem die von der Mutter gebildeten IgG-Antikörper, die plazentagängig sind, bei diesem Kind zur **Hämolyse** führen. Die Menge an gebildeten Anti-D-Antikörpern ist allerdings bis zu dieser nachfolgenden Schwangerschaft zumeist wieder so weit abgefallen, dass sich keine sehr ausgeprägte Hämolyse ausbildet. Treten aber im Verlauf dieser Schwangerschaft erneut kindliche Erythrozyten in den mütterlichen Kreislauf über, kommt es in der Folge des Booster-Effekts (➤ Fach Immunologie) zum **intrauterinen Fruchttod**. Entsteht erst im zeitlichen Zusammenhang mit der Geburt eine Hämolyse, sieht man einen zumeist schweren Ikterus (Gelbsucht) mit Hirnschädigung (sog. **Kernikterus**) und eine **Hepatosplenomegalie**. Die kindliche Hämolyse wird als **Morbus haemolyticus neonatorum (fetalis)** bezeichnet. Die Anämie kann zum Tode führen.

Um diesen Gefahren vorzubeugen, wird heute bei allen **rh-negativen Schwangeren** die **Anti-D-Prophylaxe** durchgeführt. Diese besteht in der Gabe von Anti-D-Immunglobulinen in der 30. SSW sowie direkt nach der Geburt bzw. nach einem Abort. Die Immunglobuline binden an evtl. übertragene kindliche Erythrozyten und hemmen durch diese Bindung eine Immunantwort der Mutter. Es entstehen dadurch keine mütterlichen Antikörper, die das nachfolgende Kind gefährden könnten.

Eine **AB0-Unverträglichkeit** betrifft im Gegensatz zur Rhesusunverträglichkeit in einem Teil der Fälle bereits das **erste Kind**, doch ist sie in der Regel wenig ausgeprägt. Die IgM-Antikörper des AB0-Systems sind nicht plazentagängig. Sie können also nur in pathologischen Fällen, v.a. bei Plazentadefekten, in sehr geringen Mengen in den kindlichen Kreislauf gelangen.

Zusammenfassung

Blutgruppen

- membranständige **Faktoren der Erythrozyten** (und weiterer Zellen)
- wichtigste Gruppen: AB0-System und Rhesus-Faktor (D)
- **Assoziation** zwischen Blutgruppen und Häufungen bei bestimmten **Krankheiten**, meist nur wenig ausgeprägt, Erklärungsversuche (D´Adamo) eher unwahrscheinlich, müssen jedoch so lange offen bleiben, bis ein plausibleres Modell existiert

AB0-System

Zuckerstrukturen

- Blutgruppen A (40 %), B (11 %), AB (4 %) und 0 (45 %)
  - Merkmal der Blutgruppe A: endständige Aminogalaktose
  - Merkmal der Blutgruppe B: endständige Galaktose
  - Merkmal der Blutgruppe AB: beide Zucker auf der Erythrozytenmembran
  - Blutgruppe 0: endständig weder Galaktose noch Aminogalaktose
- **Universalspender:** Blutgruppe 0 (Erythrozytenkonzentrate, kein Vollblut)
- **Universalempfänger:** Blutgruppe AB, Rhesus-positiv (Erythrozytenkonzentrate, kein Vollblut)
- Antikörperbildung (IgM) ab der frühen Kindheit gegen die nichteigenen Blutgruppen (wegen deren Ähnlichkeit zu bakteriellen Antigenen der Darmflora)
- Bestimmung der Blutgruppe auf der Tüpfelplatte mit Antiseren (IgM-Antikörpern)

Rhesus-System

Eiweißstrukturen

- Faktor D in 85 % vorhanden (DD, Dd = Rhesus-positiv), in 15 % nicht vorhanden (dd = rhesus-negativ)
- Antikörperbildung (IgG) bei rhesusnegativen Menschen (dd) nur nach Kontakt zu rhesuspositivem Blut
- Bestimmung des Merkmals D bzw. d im Labor

Transfusionszwischenfälle

Führen zur Hämolyse, evtl. mit tödlichem Ausgang; Ursache sind v.a. Verwechslungen; Prophylaxe durch Kreuzprobe und Bedside-Test.

Unverträglichkeiten in der Schwangerschaft

- AB0-System: nur bei Plazentadefekten (IgM ist nicht plazentagängig)
- Rhesus-System: Sensibilisierung rh-negativer Mutter (dd) durch Rh-positives Kind (Dd des Kindes, DD oder Dd des Vaters); Gefährdung Rh-positiver Kinder nachfolgender Schwangerschaften; IgG ist plazentagängig; Vorsorge bei rhesusnegativen Schwangeren bei jeder Schwangerschaft (auch erster) durch **Anti-D-Prophylaxe**
- bei unzureichender Prophylaxe: **Morbus haemolyticus neonatorum (fetalis)** mit Hämolyse, Ikterus und evtl. Kernikterus (Hirnschädigung)

1.8 Blutgerinnung

Bei der Blutgerinnung handelt es sich um ein außerordentlich komplexes System, bei dem zahlreiche Faktoren zusammenwirken. Beteiligt ist neben **Thrombozyten** und **Calcium** (Ca^{2+}) eine ganze Reihe von gelösten **Plasmaproteinen**, die nach ihrer Bildung in der Leber zunächst in inaktiver Form vorliegen und auf ihre Verwendung harren. Auf ähnliche Weise funktioniert auch das Komplementsystem, bei dem die Aktivierung eines einzelnen Faktors zu einer kaskadenartig nachfolgenden Aktivierung immer weiterer Faktoren führt, bis schließlich das immunologische Ziel der Zerstörung von Fremdantigenen erreicht ist (➤ Fach Immunologie).

1.8.1 Blutgerinnungsfaktoren

Die im Plasma gelösten Faktoren der Blutgerinnung (➤ Tab. 1.3) werden mit **römischen Ziffern I–XIII** bezeichnet, tragen aber da-

1

Tab. 1.3 Blutgerinnungsfaktoren. Nur die fett gedruckten Bezeichnungen haben im Alltag Bedeutung.

Faktor	Name	Plasmakonzentration
I	Fibrinogen	2–4,5 g/l Blut
II	Prothrombin	60–100 mg/l Blut
III	Gewebethromboplastin	in Gefäßendothelien
IV	Calcium (Ca^{2+})	100–120 mg (2,4 mmol/l Blut)
V	Proaccelerin	10 mg
VI	Accelerin (= Va)	–
VII	Prokonvertin	0,5 mg
VIII	antihämophiles Globulin A	0,2 mg
IX	Christmas-Faktor (antihämophiles Globulin B)	5–7 mg
X	Stuart-Prower-Faktor	10 mg
XI	Thromboplastin-Antecedent (Rosenthal-Faktor)	6 mg
XII	Hageman-Faktor	15–50 mg
XIII	fibrinstabilisierender Faktor	10–40 mg
	Präkallikrein	40–50 mg
	HMW-Kininogen	60 mg
	PF 3 (Plättchenfaktor 3)	Thrombozyten-Phospholipide
	PAF (plättchenaktivierender Faktor)	in Endothelien, Makrophagen und Thrombozyten
	vWF (von-Willebrand-Faktor)	10 mg, gebildet in Endothelien und Thrombozyten

neben auch Eigennamen. Wenn aus den **inaktiven Formen** (Zymogene = Proenzyme) die **aktiven** entstanden sind, fügt man zur Kennzeichnung den Buchstaben **„a"** hinzu. Zum Beispiel entsteht aus dem inaktiven Faktor II (= Prothrombin) der aktive Faktor IIa (= Thrombin).

Abgesehen von den Faktoren III (*Gewebe*thromboplastin), IV (Calcium = Nahrungsfaktor) und Gewebefaktoren wie PF 3, PAF oder vWF werden alle übrigen in der **Leber** produziert.

Vitamin K

Die Synthese der **Faktoren II, VII, IX und X** ist abhängig von der Anwesenheit von Vitamin K. Vitamin K ist damit das wesentliche Vitamin der Blutgerinnung. Das Vitamin gehört gemeinsam mit A (bzw. Carotin), D und E (Merkhilfe: „EDEKA") zu den **fettlöslichen Vitaminen**. Der **Tagesbedarf** liegt bei **70–80 µg** (Mikro-, nicht Milligramm!). Enthalten ist es v.a. in **grünen Gemüsen** wie u.a. Broccoli, Spinat oder Kohlsorten, in geringerem Umfang auch in Salat, Obst, Getreide und Fleisch. Zusätzlich wird es von der **bakteriellen Darmflora hergestellt**, aus dem Dickdarm resorbiert und bei einem Überangebot in der **Leber gespeichert**, zusätzlich (den weiteren fettlöslichen Vitaminen entsprechend) auch noch unspezifisch im **Fettgewebe**. Die bakterielle Synthese im Dickdarm liegt in einer Größenordnung von 50 % des Tagesbedarfs, reicht also zur vollständigen Versorgung des Menschen bei Weitem nicht aus. Bei einer pathologischen Fehlbesiedlung des Dickdarms (Dysbiose), die angesichts der verbreiteten Fehlernährung und häufiger antibiotischer Therapien eher zur Regel als zur Ausnahme geworden ist, trägt die Darmflora kaum noch zur Vitamin-K-Versorgung bei, wodurch Mangelzustände möglich bzw. häufiger geworden sind. Vitamin K besitzt über seine essenzielle Beteiligung an der Blutgerinnung hinaus auch Vitaminfunktion in **Osteoblasten** (Synthese von Osteocalcin, ➤ Fach Bewegungsapparat), in **Gefäßwänden** (Schutz vor der Arteriosklerose) und in der **Atmungskette** der Mitochondrien.

Mangelerscheinungen an Vitamin K können also ursächlich entstehen:

- aus einer **Malabsorption** hinsichtlich der **Nahrungsfette**
- aus **einseitiger Ernährung** (wenig Gemüse und Salat)
- aus **Antibiotika-Therapien** mit resultierender **Darm-Dysbiose**
- Bei Patienten mit chronischen **Lebererkrankungen** kann die verminderte Speicherfunktion der Leber zu Mangelzuständen führen.

Ein Mangel an Vitamin K bedingt aufgrund des resultierenden Mangels an Gerinnungsfaktoren eine **verlängerte Blutgerinnungszeit** bis hin zu **Einblutungen** in Gewebe und Organe **(Hämorrhagie)**, wenn der Mangelzustand sehr ausgeprägt ist. Mögliche Auswirkungen auf Atmungskette und Knochenstoffwechsel sind nach wie vor unzureichend untersucht und definiert.

Die **verminderte Blutgerinnung** bei einem tatsächlichen oder funktionellen Vitamin-K-Mangel macht man sich **therapeutisch** zunutze, indem man **Antagonisten des Vitamin K** (z.B. Marcumar®) in einer Dosierung verabreicht, die einerseits noch nicht zu unkontrollierbaren Blutungen führen darf, andererseits aber intravasale Thrombenbildungen z.B. bei Patienten nach einem Herzinfarkt zuverlässig verhindert (➤ Kap. 1.8.5).

Neugeborene mit Vitamin-K-Mangel neigen zu **intrazerebralen Blutungen**. Man substituiert deshalb Neugeborene im Rahmen der U1, und zusätzlich bei U2 und U3, routinemäßig oral mit **Vitamin-K-Tropfen** (Konakion®). Die Ursache für diesen verbreiteten Mangelzustand bei Neugeborenen ist darin zu sehen, dass das mütterliche Vitamin K nicht ausreichend plazentagängig ist. Zusätzlich gibt es noch keine Darmflora, die ersatzweise einspringen könnte.

EXKURS

Die Vitaminfunktion besteht sowohl bei den Gerinnungsfaktoren als auch beim Osteocalcin des Knochens darin, dass Vitamin K essenziell an der Wirkung der sog. Gammaglutamylcarboxylase beteiligt ist. Dieses Enzym carboxyliert Glutaminsäure (Glutamyl-) in Gammastellung, also am vorletzten C der Seitenkette, sodass diese saure Aminosäure nun 2 statt einer COOH-Gruppe in ihrer Seitenkette trägt. Damit besitzt die Aminosäure beim physiologischen pH-Wert des jeweiligen Gewebes **2 negative Ladungen**, an die sich ein positives Calciumion (Ca^{2+}) anlagern kann. Dies ist von größter Bedeutung für die Faktoren der Blutgerinnung wie auch für das Osteocalcin, weil in der Knochenmatrix ohne Überschuss von Calcium (und Phosphat) keine Kalzifizierung stattfinden könnte. Im Ergebnis gibt es ohne Osteocalcin keinen regulären (verkalkten) Knochen und ohne Vitamin K kein Osteocalcin.

1.8.2 Hämostase

Das komplexe Gesamtsystem, das zunächst zur **Blutstillung** und schließlich zur **Blutgerinnung** führt, wird als Hämostase („das Blut steht") bezeichnet. Die wesentliche Aufgabe der Hämostase besteht in der Abdichtung verletzter Blutgefäße, um Blutverluste möglichst klein zu halten. Gleichzeitig muss dabei aber diese Abdichtung so umschrieben erfolgen, dass die Durchblutung nachgeschalteter Gewebe nicht wesentlich behindert sein darf. Daraus folgt, dass der entstehende Thrombus zwar die Verletzung im Bereich der Gefäßwand zuverlässig verschließen muss, jedoch ohne das Gefäßlumen hierbei nennenswert einzuengen oder gar zu verschließen. Erreicht wird die Gefäßabdichtung durch das Zusammenwirken von **Thrombozyten**, **Gefäßwand** und den **Faktoren der Blutgerinnung**.

Eine überschießende Blutgerinnung wird durch **Hemmstoffe der Gerinnung** wie AT III, Heparin, NO und Prostazyklin sowie ein weiteres System verhindert, das als fibrinolytisches System bezeichnet wird. Störungen im Zusammenspiel der Systeme führen zu Hämorrhagien *oder* zur vermehrten Thrombenbildung.

Man kann die Hämostase in **zwei Phasen** unterteilen, die zwar gleichzeitig beginnen, deren Ergebnis jedoch aufgrund unterschiedlicher Ablaufgeschwindigkeit zeitlich abgestuft erkennbar wird:

- erste Phase (= **Blutstillung** bzw. **primäre Hämostase**): Konstriktion der betroffenen Blutgefäße und v.a. Bildung eines Thrombozytenpfropfes
- zweite Phase (= **Blutgerinnung** bzw. **sekundäre Hämostase**): Verfestigung des Pfropfes und Erreichen eines stabilen Verschlusses

Blutstillung (primäre Hämostase)

Gefäßkonstriktion

Zunächst führt die Verletzung eines Gefäßes zu seiner Konstriktion, woraus eine **Minderdurchblutung im Bereich der Verletzung** resultiert. Ist das Gefäß vollständig durchtrennt, zieht es sich durch diese Muskelkontraktion auch ein Stück weit ins Gewebe zurück. Das ausströmende Blut erzeugt hierbei durch den zunehmenden Gewebedruck eine Tamponade.

Thrombozytenfunktionen

Adhäsion

Im Bereich der Verletzung erhalten **Kollagenfasern** unterhalb defekter Endothelzellen Kontakt zum Blut. Diese Kollagenfasern werden nun von **Thrombozyten** erkannt und für ein erstes **Anheften** (Adhäsion) an den Gefäßwanddefekt benutzt, wofür der **von-Willebrand-Faktor (vWF)** von Bedeutung ist. Gleichzeitig verändern die scheibenförmigen Thrombozyten ihre äußere Gestalt in kugelige und mit langen Fortsätzen versehene Gebilde, ermöglicht durch ihr Zytoskelett aus Aktin und Myosin. Die Fortsätze dienen der Anheftung sowohl am Kollagen als auch an weiteren Thrombozyten.

Der vWF wird von Thrombozyten und Gefäßendothelien synthetisiert und erreicht einen **Plasmaspiegel** von etwa **10 mg/l**. Er bindet einerseits an Kollagenfasern und andererseits an einen Rezeptor der Thrombozytenmembran (Glykoprotein = GP Ib); der **vWF** bildet dadurch eine **Brücke** für die Adhäsion der Blutplättchen (➤ Abb. 1.47).

Aggregation und weißer Thrombus

Im Augenblick der Bindung werden die **Thrombozyten aktiviert**. Die Aktivierung bewirkt über einen Calciumeinstrom sowohl ihre **Formänderung** als auch die **Sekretion verschiedener Substanzen** aus ihren Granula (ADP, Serotonin und Thromboxan A_2). Auch weitere Faktoren wie Adrenalin, einzelne Faktoren der Gerinnung (z.B. Fibrinogen) oder der plättchenaktivierende Faktor (PAF) werden von Thrombozyten sezerniert. Als wichtigsten Thrombozytenfaktor im Sinne eines Grundverständnisses sollte man sich das Prostaglandin **Thromboxan A_2** merken, eventuell noch zusätzlich **Serotonin** und **ADP**. Die Folge ist u.a. eine Anlockung und Aktivierung weiterer Thrombozyten, die sich nun im Bereich der Verletzung miteinander verzahnen **(Aggregation)** und einen ersten **Thrombozytenpfropf** bilden (sog. **weißer Thrombus**).

MERKE

Intakte Endothelzellen besitzen keine Rezeptoren für Thrombozyten bzw. den vWF. Durch die Bildung von Prostazyklin und NO **verhindern** sie darüber hinaus sogar die Thrombozytenaggregation.

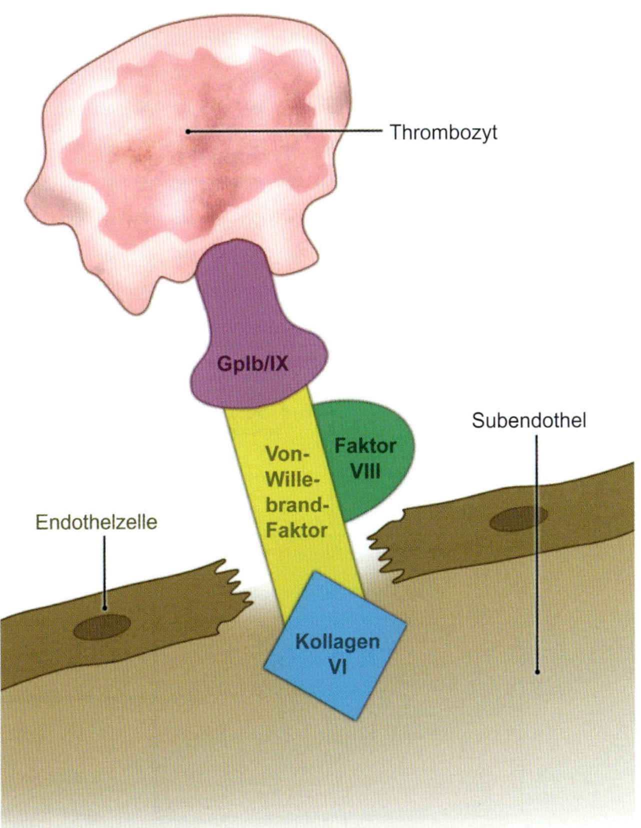

Abb. 1.47 Thrombozytenadhäsion bei der Blutstillung [L238]

1

EXKURS

Serotonin

Serotonin ist ein sog. biogenes Amin und wird aus der Aminosäure Tryptophan hergestellt. Es gehört, gemeinsam mit Thromboxan A_2 und PAF, zu den stärksten Lockstoffen und Aktivatoren für weitere Thrombozyten. Daneben bewirkt es aber auch eine starke Gefäßkonstriktion, wodurch der Blutstrom verlangsamt und der Blutverlust vermindert wird.

PAF und **Thromboxan A_2** (➤ Abb. 1.48) entstehen aus Phospholipiden der Zellmembran (sog. Omega-6-Fettsäuren [➤ Fach Stoffwechsel]). Während der plättchenaktivierende Faktor einen integralen Bestandteil der Doppelpalisadenschicht darstellt, gehört Thromboxan A_2 zur Gruppe der Prostaglandine (sog. Gewebehormone), die über den Zwischenschritt der Arachidonsäure in zahlreichen Geweben des Körpers entstehen. So wird z.B. mit dem **Prostazyklin**, einem weiteren Prostaglandin, der **wichtigste Gegenspieler** des Thromboxan in den **Gefäßendothelien** synthetisiert. Prostazyklin **behindert** die Plättchenaggregation (➤ Abb. 1.48).

PAF wird nicht nur von Thrombozyten, sondern auch von Endothelien, Makro- und Mikrophagen (Neutrophilen) gebildet. Auch die chemotaktische **Anlockung** bezieht neben **Thrombozyten** auch die **Phagozyten** mit ein. Der Faktor verknüpft dadurch das System von Körperabwehr und Entzündung mit demjenigen der Blutstillung.

Die primäre Hämostase, die **Blutstillung**, ist mit der Bildung des weißen Thrombus und der Vasokonstriktion abgeschlossen. Die hierfür benötigte Zeit liegt bei **2–4 Minuten**. Diese Zeit wird als **Blutungszeit (BZ)** bezeichnet.

PATHOLOGIE

Bei einer **Thrombozytopenie** von < 50.000 Blutplättchen/µl Blut oder bei einer **pathologischen Thrombozytenfunktion** ist die **Blutungszeit verlängert**.

Therapeutisch kann man eine **gesteigerte Thrombozytenaggregation vermindern**, indem man das **Enzym**, das für die Bildung des Thromboxan A_2 zuständig ist (**C**yclo**ox**ygenase = **COX**), **hemmt** (➤ Abb. 1.48). Hierfür geeignet ist z.B. **Acetylsalicylsäure** (ASS, ➤ Fach Pharmakologie). Eine weitere, vergleichsweise moderne Alternative besteht in **Clopidogrel** (Plavix® und Generika). Clopidogrel besetzt auf der Thrombozytenmembran den Rezeptor, über den das **ADP** seine Wirkungen entfaltet. Wie bedeutsam die ADP-Wirkung neben denjenigen von Thromboxan und Serotonin ist, erkennt man daran, dass die resultierende **Behinderung der Thrombozytenaggregation** gegenüber der ASS-Wirkung nochmals gesteigert ist – allerdings mit der Hypothek eines vielfach höheren Preises, nicht so ganz unbedeutend in der Zeit eines überlasteten Gesundheitssystems. Die beiden Wirksubstanzen werden auch **in Kombination** eingesetzt, u.a. zum Offenhalten eines kardialen Stents (z.B. nach Herzinfarkt) bzw. bereits prophylaktisch beim akuten Koronarsyndrom.

Im **Rumpel-Leede-Test** wird neben der Prüfung der Kapillarstabilität auch die Funktion bzw. reguläre Anzahl der Thrombozyten überprüft: Nach einem Stau mittels einer um den Oberarm des Patienten gewickelten Blutdruckmanschette, die 5 Minuten lang auf Werte **unterhalb** des **systolischen** Blutdrucks (Puls noch tastbar) aufgepumpt wird, sieht man im positiven Fall **punktförmige Hauteinblutungen (Petechien)** als Hinweis auf eine der beiden möglichen Störungen. Allerdings sprechen Petechien üblicherweise eher für eine Fragilität der **Kapillaren**, während die größeren Flecken der **Purpura** auf eine Mangelfunktion bzw. unzureichende Zahl an **Thrombozyten** weisen. Man erkennt diesen Zusammenhang an der medizinischen Diagnose einer **thrombozytopenischen Purpura**.

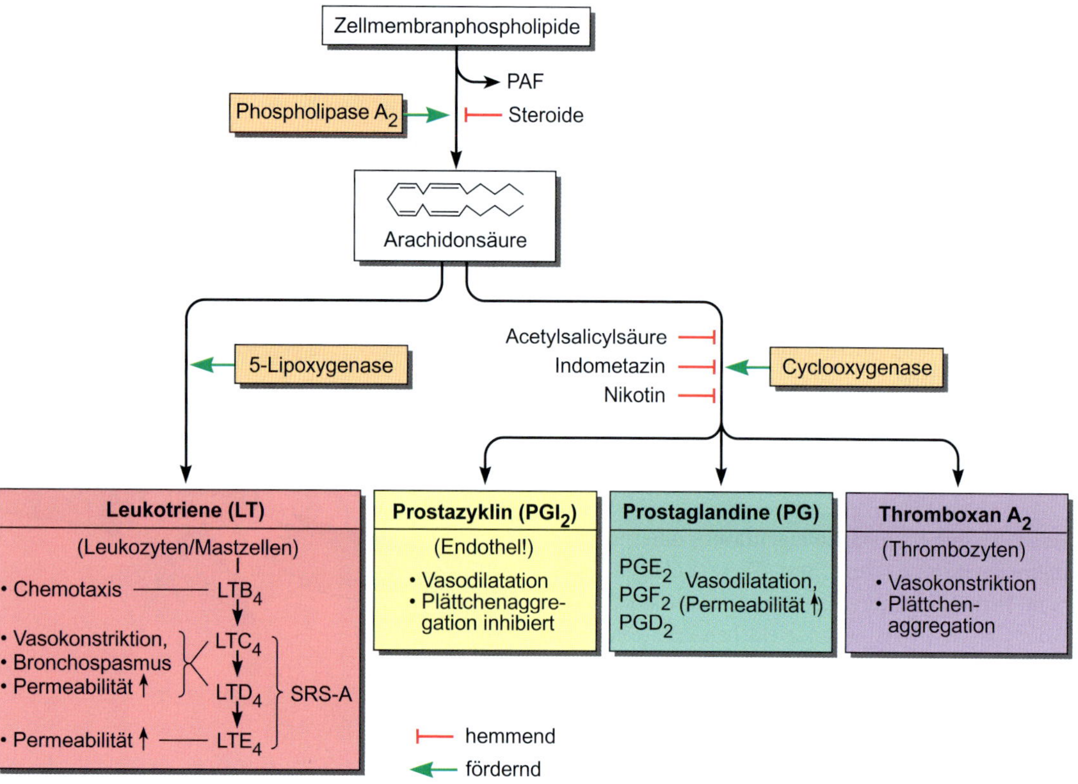

Abb. 1.48 Synthese von u.a. PAF, Prostazyklin und Thromboxan A_2 aus den Phospholipiden der Zellmembran [L112]

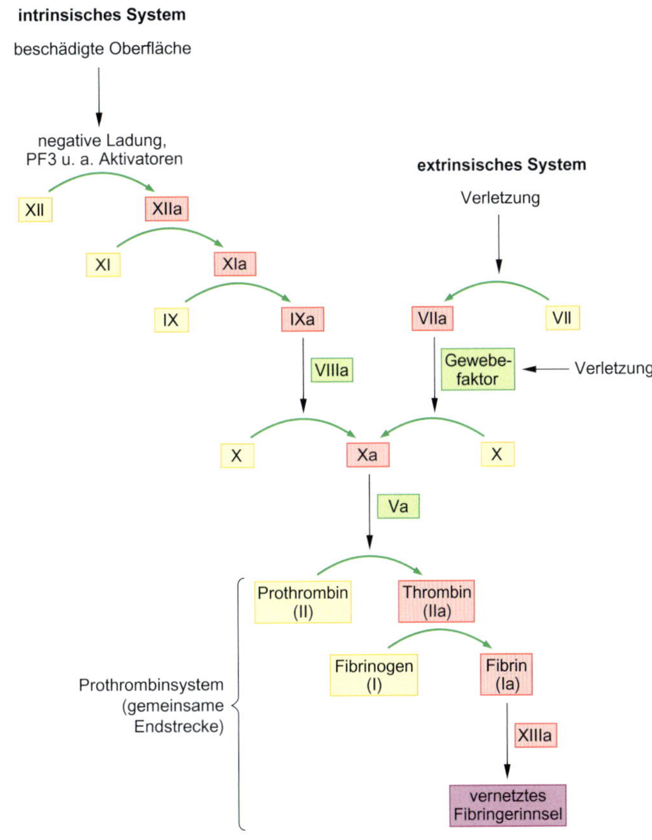

Abb. 1.49 Schema der Blutgerinnung [L253]

Blutgerinnung (sekundäre Hämostase)

Der weiße Thrombus stellt kein allzu stabiles Gebilde dar. Bei der nun folgenden Blutgerinnung kommt es deshalb zu seiner Größenzunahme unter Einlagerung von Erythrozyten (→ roter Thrombus) und v.a. **Verfestigung** durch Ausbildung eines stabilen Fibrinnetzes.

Thrombinbildung

Im Zentrum der Blutgerinnung steht der **Faktor X**, dessen **Aktivierung** zum Faktor **Xa** schließlich zur Ausbildung des Fibrinnetzes führt. Die Aktivierung des Faktors X kann auf zwei unterschiedlichen Wegen erfolgen – durch ein endogenes (intrinsisches) System über Gerinnungsfaktoren des Plasmas, und durch ein exogenes (extrinsisches) System über Faktoren des verletzten Gewebes (➤ Abb. 1.49).

Extrinsische Blutgerinnung

Im verletzten Gewebe entsteht zunächst aus Gewebethromboplastin (Faktor III) **Thromboplastin (Faktor IIIa)**. Der Faktor III ist Bestandteil der Membranen von Gefäßendothelien und benachbarten Zellen – in den Endothelmembranen allerdings nur an den dem Blut abgewandten Seiten. Die Aktivierung zu IIIa erfolgt durch den Kontakt zu Plasmabestandteilen.

Die Aufgabe des Faktors IIIa besteht in der **Aktivierung des Faktors VII** zu **VIIa**. VIIa bildet gemeinsam mit Ca^{2+} und Phospholipiden einen Komplex, der seinerseits den **Faktor X** in **Xa** überführt. Hier treffen ex- und intrinsisches System zusammen.

Intrinsische Blutgerinnung

Ausgangspunkt ist der im Plasma gelöste **Faktor XII**, der beim Kontakt mit verletzten Gefäßwänden und unter Mithilfe von Präkallikrein zu **XIIa** aktiviert wird. XIIa aktiviert neben Präkallikrein den **Faktor XI**, XIa seinerseits **Faktor IX** unter Mithilfe von Calcium (= Faktor IV) zu IXa.

Nun entsteht ein Komplex aus IXa, VIIIa, Phospholipiden (= PF 3) und Calcium, der den **Faktor X** in **Xa** überführt. Die Aktivierung von VIII zu VIIIa erfolgte bereits im Zusammenhang mit der Aktivierung bzw. Bindung des von-Willebrand-Faktors an Kollagen und Thrombozyten, weil die beiden Faktoren im Blutplasma aneinander gekoppelt sind.

Erwähnt sei bereits an dieser Stelle, dass die Faktoren XIIa und v.a. Kallikrein neben ihren Aktivierungen im Rahmen der Gerinnung gleichzeitig das fibrinolytische System in Gang setzen.

Gemeinsame Endstrecke

Faktor Xa bildet den Schnittpunkt der beiden Systeme. Von dort aus erfolgen nun die letzten Schritte, die zur Bildung des endgültigen, stabilen Verschlusses der Blutungsquelle führen. Xa wandelt, gemeinsam mit Va, Phospholipiden und Ca^{2+} (dieser Komplex wird auch als Thrombokinase bzw. Prothrombinaktivator bezeichnet), den **Faktor II (Prothrombin)** in **IIa (Thrombin)** um.

1

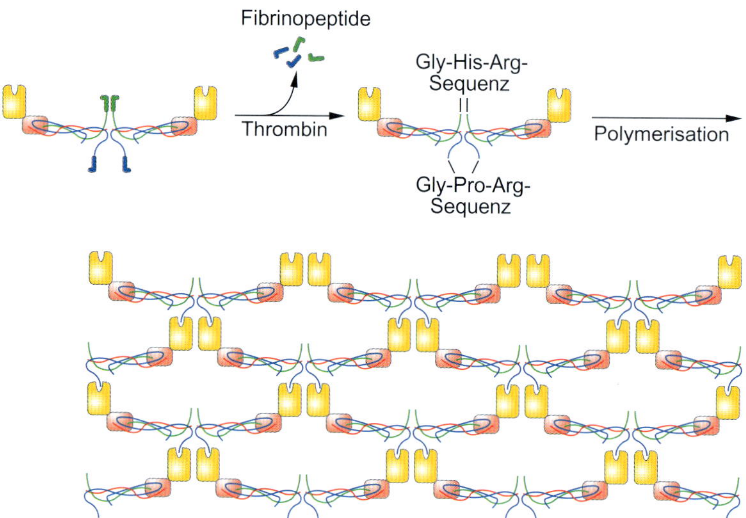

Abb. 1.50 Modell der Bildung des Fibrinnetzes [L253]

Fibrinbildung

Eine Wirkung von **Thrombin** besteht in einer mehrmaligen Spaltung des Plasma-Fibrinogen (Faktor I), wodurch zunächst einzelne **Fibrinfäden (Ia)** entstehen, die sich spezifisch an Membranproteine der Thrombozyten anlagern.

Die Aufgabe des ebenfalls durch Thrombin aktivierten **Faktors XIIIa** besteht dann abschließend darin, das Fibringeflecht zu verfestigen, indem er die einzelnen Fibrinfäden chemisch miteinander verknüpft, sodass ein polymerisiertes, unlösliches **Fibrinnetz** entsteht (➤ Abb. 1.50).

Thrombusbildung und Retraktion

Thrombin besitzt weitere Wirkungen. Zum Beispiel aktiviert es Thrombozyten und stimuliert gemeinsam mit XIIIa auch deren Zytoskelett, sodass der primär gebildete weiße Thrombus zunächst unter **Einlagerung von Erythrozyten** und weiteren Thrombozyten **(roter Thrombus)** wächst, sich anschließend aber durch den Zug der Thrombozyten am Fibrinnetz verfestigt und retrahiert (verkleinert), bis er schließlich den Defekt, den er verschließt, auch einengt. Diese letzte Phase der Blutgerinnung wird **Retraktionsphase** genannt.

HINWEIS PRÜFUNG

Zusammensetzung der einzelnen Komplexe, Details und Reihenfolge des Ablaufs besitzen keine Prüfungsrelevanz. Eine grobe Kenntnisnahme der Übersicht (➤ Abb. 1.49) dürfte genügen.

EXKURS

Interessant ist die Beeinflussung von Blutstillung und Blutgerinnung durch **Stress**. Für Stress als oberste (nervale und hormonelle) Instanz zuständig ist der **Sympathikus** als Teil des Vegetativums. Stress bedeutete im Verlauf der Evolution weniger die psychische Komponente, die man heute mit diesem Begriff verbindet, sondern vor allem die **körperliche** Gefährdung des Lebens z.B. durch Kampf oder Flucht. Der nervale Sympathikus begegnet dieser Situation, also beispielsweise einem angstbesetzten Ereignis, ohne jeglichen Zeitverlust mit einer Aktivierung von Blutdruck, Herz- und Atemfrequenz sowie Anhebung der Brennstoffreserven (Glukose und Fettsäuren) nebst vorsorglicher Aktivierung (Vorspannung) der gesamten Skelettmuskulatur. Den bei Kampf und Flucht drohenden Verletzungen dient u.a. ein erhöhter Schutz vor übermäßigen Blutverlusten: Über die **Entleerung des Milzspeichers** für die Thrombozyten (➤ Kap. 1.5.3) werden Reserven für eine rasche Blutstillung geschaffen, während das Hormon **Cortisol** als zweite, etwas langsamere „Stress-Instanz" vorsorglich deren Neusynthese im Knochenmark ankurbelt, damit bei anhaltenden Auseinandersetzungen keine Engpässe entstehen. Zusätzlich und gleichzeitig stimuliert der Sympathikus die **Leber** zur Produktion von **Gerinnungsfaktoren**, nachgewiesen z.B. für Fibrinogen und den Faktor VII. Man kann davon ausgehen, dass diese zusätzliche Synthese auch für den Faktor III z.B. in den Endothelien gilt, sodass mit der Aktivierung der **extrinsischen Blutgerinnung** genau derjenige Anteil zur Verfügung steht, der in dieser Situation eventuell gebraucht wird.

Aus diesem Zusammenhang heraus gut verständlich wird die bekannte Redewendung, dass einem bei einem massiven Erschrecken „das Blut in den Adern gefriert". Allerdings führt die sympathische Aktivierung noch nicht zur Bildung von Thromben; ihre Bildung wird lediglich für den Fall des Falles vorbereitet. Genauer besprochen wird die faszinierend genau an die Gesamtsituation angepasste, allumfassende Kooperation von Sympathikus und Cortisol im ➤ Fach Endokrinologie.

Zusammenfassung

Hämostase

Blutstillung (primäre Hämostase)

- Faktoren der Blutstillung: Gefäßwand, Thrombozyten, vWF
- Vasokonstriktion
- Thrombozytenadhäsion an die verletzte Gefäßwand
- Thrombozytenaktivierung durch Kollagen, Thromboxan, Serotonin, PAF
- Aggregation zum weißen Thrombus (provisorische Abdichtung)
- Dauer: 2–4 Minuten (Blutungszeit)

Blutgerinnung (sekundäre Hämostase)

- Faktoren der Blutgerinnung: Plasmaproteine, weit überwiegend in der Leber in der Form inaktiver Vorstufen gebildet, und Calcium
- Vitamin K: wichtigstes Vitamin der Blutgerinnung (Synthese etlicher Faktoren)
- Thrombinbildung: extrinsisch (Beginn im Gewebe), intrinsisch (intravasal), gemeinsame Endstrecke; dabei kaskadenartige Aktivierung der Gerinnungsfaktoren
- Bildung des Fibrinnetzes
- Entstehung des roten Thrombus und abschließende Retraktion zum stabilen Verschluss

1.8.3 Hemmstoffe der Blutgerinnung

Es existieren eine ganze Reihe aktiver Hemmstoffe der Blutgerinnung. Der physiologische Sinn besteht darin, eine **überschießende Blutgerinnung zu verhindern**. Die neben den Endothelfaktoren NO und Prostazyklin wichtigsten Faktoren sind Antithrombin III, die Proteine C und S sowie Heparin, die im Folgenden besprochen werden.

Antithrombin III

Antithrombin III (**AT III**) wird in der **Leber** gebildet und ist physiologischerweise im **Plasma** vorhanden. Es handelt sich um ein Protein, das aus einer einzigen, langen Kette mit 425 Aminosäuren besteht. AT III hemmt die Blutgerinnung durch eine (zeitlich **verzögert** einsetzende) **Inaktivierung von Thrombin** (Faktor IIa) und weiteren aktivierten Faktoren (IXa, Xa, XIa und XIIa) (➤ Abb. 1.51). Die Gerinnung „darf" also zunächst zustande kommen, wird dann aber von AT III in ihrem weiteren Fortschreiten beendet.

AT III wird in seinen Wirkungen durch das **Heparin** der Mastzellen verstärkt und v.a. **beschleunigt**. Umgekehrt wirkt Heparin **ausschließlich** nach Anlagerung und **Komplexbildung mit AT III**. Es ist deswegen zumindest im Rahmen einer länger andauernden Heparin-Therapie wichtig, sich durch Kontrollen eines ausreichend hohen AT III-Serumspiegels zu vergewissern. Man kann die Bedeutung des AT III daran erkennen, dass ein (angeborenes) **vollständiges Fehlen** dieses Proteins **mit dem Leben unvereinbar** ist.

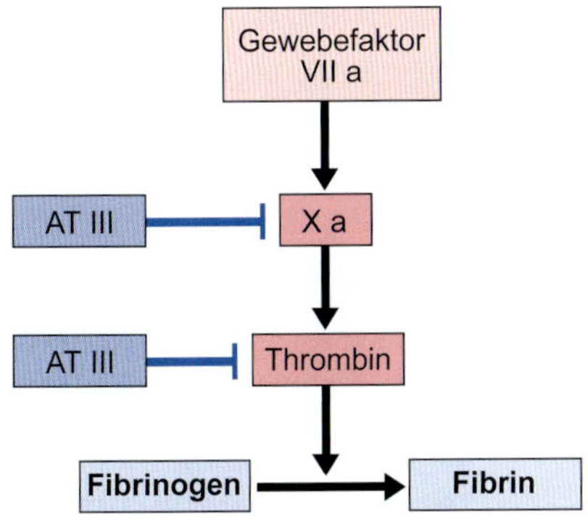

Abb. 1.51 Wirkung von Antithrombin III (AT III) [L106]

Bei der **Leberzirrhose** ist der Serumspiegel an AT III vermindert. Dies gilt gleichzeitig aber auch für die Gerinnungsfaktoren, sodass unter dem Strich keine verstärkte, sondern eine verminderte Blutgerinnung mit Hämorrhagien (Blutungsneigung) resultiert. Beim **nephrotischen Syndrom** (➤ Fach Urologie) geht andererseits gemeinsam mit weiteren Proteinen auch AT III verloren. Hier resultiert eine gesteigerte Thrombenbildung.

Der Vollständigkeit halber sei angefügt, dass der Faktor heute teilweise nur noch als **Antithrombin (AT)** bezeichnet, die III (3) also weggelassen wird.

Proteine C und S

Die beiden Glykoproteine werden **Vitamin-K**-abhängig in der Leber synthetisiert und zirkulieren in inaktiver Form im Plasma. Ihre **Aktivierung** erfolgt durch **Thrombin** (Faktor IIa), sodass ihre Wirkung analog zu Antithrombin III lediglich darin besteht, eine bereits stattfindende Thrombenbildung in ihrem Fortschreiten zu begrenzen. Dabei besitzt Protein S keine eigene Wirkung, sondern dient lediglich als **Cofaktor für Protein C**.

Funktion: Durch Thrombin **aktiviertes** Protein **C (APC) inaktiviert** gemeinsam mit seinem Cofaktor Protein S die Gerinnungsfaktoren **Va** und **VIIIa**. Ein angeborener Mangel an einem der beiden Proteine hat bei Heterozygotie ohne zusätzliche Risikofaktoren keine gravierenden Folgen, weil dadurch der Serumspiegel lediglich mäßig vermindert ist. Er führt jedoch im Zusammenhang mit Faktoren der Virchow-Trias (➤ Kap. 1.10) zu einem deutlich höheren **Risiko** für die Entstehung von **Thromboembolien**. Allerdings sind diese Mangelzustände eher selten. Im Rahmen eines sekundären Mangels z.B. bei Leberzirrhose oder Vitamin-K-Mangel wirken sie sich üblicherweise nicht aus, weil dabei gleichzeitig die Blutgerinnung vermindert ist.

Die **wesentliche Bedeutung** des Protein C im medizinischen Alltag besteht darin, dass seine Wirkung auf den Faktor **Va** durch (angeborene) **Punktmutationen** dieses Faktors nicht mehr zum Tragen kommt. Im Vordergrund steht die sog. **Faktor-V-Leiden-Mutation**. Die **Wirkung** von **Va** wird durch die mangelhafte Hemmung im Rahmen üblicher Thrombenbildungen **überschießend**. Diese **APC-Resistenz** ist mit einem Anteil von rund **7 %** in der Bevölkerung ungemein häufig und stellt damit die **häufigste kongenitale Ursache** für **thromboembolische Ereignisse** dar.

Die APC-Resistenz besteht in den allermeisten Fällen lediglich heterozygot, wirkt sich jedoch **kodominant** auf die Betroffenen aus, da die 50 % Anteil an resistentem (mutiertem) Faktor V am Serumspiegel des insgesamt vorhandenen Faktor V bereits dann negativ zum Tragen kommen, wenn sie mit weiteren Faktoren der Virchow-Trias zusammentreffen. Man findet daher die APC-Resistenz bei etwa einem **Drittel aller Thromboembolien** als zumindest **begünstigende Ursache**.

Homozygote Träger bedürfen zeitlebens einer Thromboseprophylaxe. Bei **Heterozygoten** ist eine **allgemeine Prophylaxe** von Bedeutung, u.a. hinsichtlich wirksamer Maßnahmen (z.B. mit Heparin) bei längeren Reisen (Bus, Flieger) oder gegenüber einer Exsikkose, postoperativ oder auch bereits bei kurzfristigen Immobilisierungen.

1

Heparin

Heparin ist ein Gemisch aus sauren Polysacchariden, aufgebaut aus Disaccharideinheiten. Es entspricht damit den Polysacchariden (GAGs) der Grundsubstanz (➤ Fach Histologie). Sein wesentlicher **Produktions- und Speicherort** sind die **Mastzellen** der Gewebe (und **Basophilen** des Blutes). Frei im Serum ist es nur in Spuren nachweisbar.

Der physiologische Zweck von Heparin besteht darin, dass es bei **Entzündungen** und **allergischen Reaktionen** gleichzeitig mit Histamin aus den Mastzellen freigesetzt wird. Es hemmt am Ort der Entzündung eine Gerinnung des austretenden Plasmas bzw. Blutes, die den Zellen und Faktoren der Entzündung einschließlich der chemotaktisch in dieses Gebiet gelockten Leukozyten eine effektive Arbeit verunmöglichen würde.

Wirkungen

Heparin bildet gemeinsam mit **AT III** einen **Komplex**, in dem die Wirkung des AT III deutlich verstärkt und beschleunigt wird: Der Heparin-AT-III-Komplex **inaktiviert die Gerinnungsfaktoren** bereits **im Moment ihrer Aktivierung**, wodurch die Gerinnung im betroffenen Gewebe zuverlässig verhindert wird. Zusätzlich bewirkt er die Sekretion von **t-PA** (➤ Kap. 1.8.4) aus dem Gefäßendothel, wodurch neben der Hemmung der Blutgerinnung auch eine **Aktivierung der Fibrinolyse** zustande kommt.

Heparin wird in der Medizin zur **Prophylaxe von venösen Thrombosen** z.B. im Rahmen von Operationen oder bei Ruhigstellungen nach Frakturen eingesetzt. Auch eine bereits **erfolgte Thrombenbildung** (z.B. Phlebothrombose der Beine, Herzinfarkt, Lungenembolie) lässt sich über die t-PA-Aktivierung mit Heparin behandeln. Es muss **parenteral** (i.v., s.c., i.m.) verabreicht werden, weil es als Polysaccharid im Magen-Darm-Trakt gespalten würde. Sein Wirkungseintritt erfolgt derart prompt, dass eine (harmlose) Hämatombildung bei i.m.- oder s.c.-Gabe kaum zu vermeiden ist. **Prophylaktisch** ist die **subkutane Injektion** (1-mal/Tag) mit niedermolekularen Heparinen üblich geworden, z.B. mit **Enoxaparin**.

1.8.4 Fibrinolyse

Thromben, die ihre Aufgabe z.B. im Rahmen der Wundheilung erfüllt haben, müssen wieder **beseitigt** werden. Außerdem entstehen auch in einem gesunden Organismus laufend kleinere Thromben, die wieder aufgelöst werden müssen. Hierfür existiert ein fibrinolytisches System im Plasma, das hauptsächlich aus dem Zymogen (Proenzym) **Plasminogen** besteht.

Plasminogen ist ein Protein mit einem Molekulargewicht von 91.000 Dalton, das in der Leber synthetisiert wird. Seine Plasmakonzentration liegt bei 200 mg/l und ist damit höher als diejenige sämtlicher Gerinnungsfaktoren mit Ausnahme des Fibrinogen.

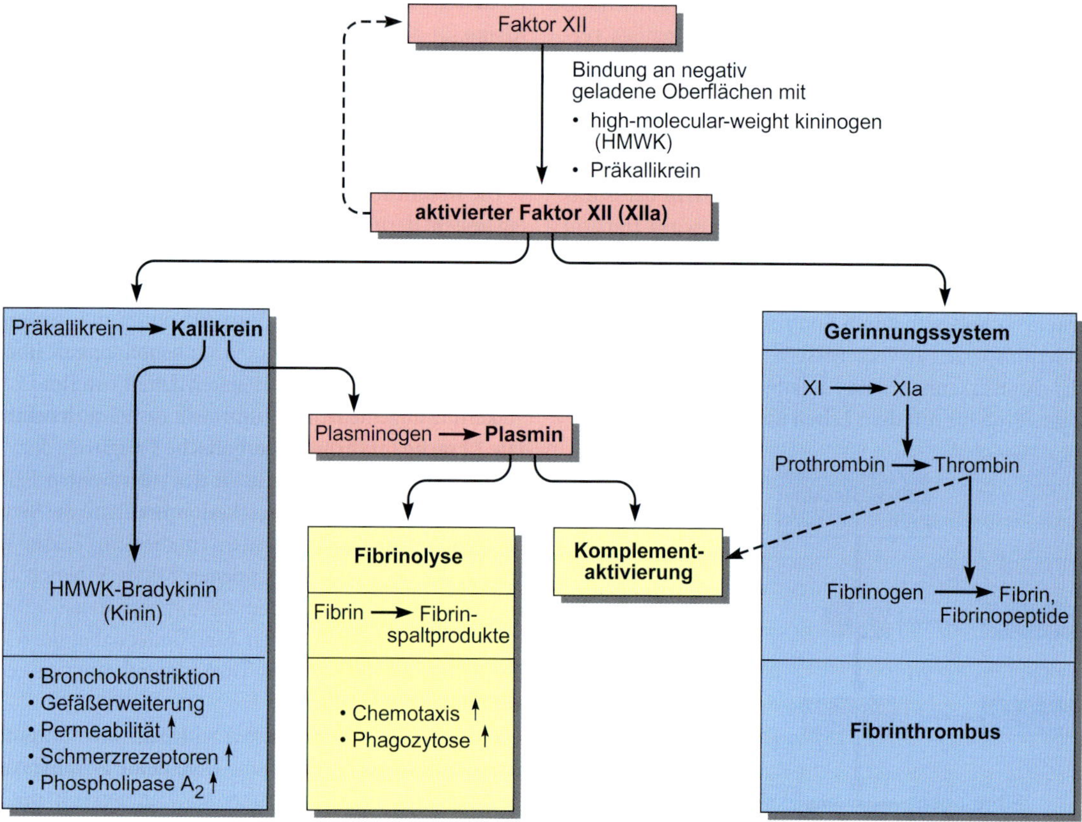

Abb. 1.52 Fibrinolyse [L112]

Die **Aktivierung** der inaktiven Vorstufe Plasminogen zum wirksamen **Plasmin** erfolgt auf drei möglichen Wegen:

1. **Intrinsische Aktivierung** durch Faktoren des Plasmas, die gleichzeitig an der Gerinnung beteiligt sind. Der wichtigste Plasminogenaktivator des Plasmas ist der **Faktor XIIa**, der aus Präkallikrein Kallikrein freisetzt. **Kallikrein** überführt dann Plasminogen in Plasmin (➤ Abb. 1.52). In diesem Zusammenhang gilt dasselbe, was zur Wirkung von AT III ausgeführt wurde: Die Systeme von Gerinnung, Gerinnungshemmung und Fibrinolyse sind untereinander rückgekoppelt und werden von weiteren Faktoren einander angepasst, sodass die Retraktionsphase nicht beeinflusst wird.
2. **Extrinsische Aktivierung** durch **Kinasen** (spaltende Enzyme) aus Körpergeweben, z.B. Urokinase aus Harnwegsepithelien oder t-PA (tissue-type plasminogen aktivator = Gewebe-Plasminogenaktivator) aus Gefäßendothelien. t-PA wird von Gefäßendothelien bei deren Dehnung ins Blut abgegeben, aber auch unter Heparin- oder Adrenalin-Stimulierung (aus aktivierten Thrombozyten oder in Stress-Situationen) gebildet. Sowohl Plasminogen als auch t-PA besitzen eine hohe Affinität zu Fibringerinnseln. Dies führt dazu, dass Plasmin überwiegend nur im direkten Kontakt zu Thromben gebildet wird.
3. **Therapeutisch** durch **Urokinase**, **Streptokinase** (aus Streptokokken), **Staphylokinase** (aus Staphylokokken) oder gentechnisch hergestelltem **t-PA**. Auch **Heparin** kann verwendet werden, wirkt aber nicht ganz so stark. Dafür ist die **Blutungsgefahr** unter Heparin deutlich **geringer**. Meist wird in Notfallsituationen wie z.B. Herzinfarkt, Lungenembolie oder peripheren Embolien die Fibrinolyse ambulant vom Notarzt mit Heparin begonnen und in der Klinik mit t-PA fortgeführt.

Die Wirkung von **Plasmin** besteht in der **Spaltung des Fibrinnetzes** in lösliche Spaltprodukte (sog. **D-Dimere**). Darüber hinaus spaltet es auch **Fibrinogen** und inaktiviert gleichzeitig einzelne Gerinnungsfaktoren (Va und VIIIa). Die Wirkung von Plasmin besteht also auch in einer **Hemmung der sekundären Hämostase**.

PATHOLOGIE

Indikationen für eine **fibrinolytische Therapie** sind akute, arterielle oder venöse Gefäßverschlüsse durch Thrombenbildung, wie sie v.a. beim Herz- oder ischämischen Hirninfarkt, bei arteriellen Emboli oder venösen Thrombosen der Beine oder bei der Lungenembolie ursächlich bestehen.

1.8.5 Antikoagulanzientherapie

Bei Patienten nach erfolgreich behandeltem Herzinfarkt, rezidivierenden Thrombenbildungen unterschiedlichster Ursache und Auswirkungen (z.B. Lungenembolien, Schlaganfall bzw. TIA), bei AT III-Mangel, APC-Resistenz oder prophylaktisch nach Einsatz künstlicher Herzklappen bzw. bei Vorhofflimmern geht es vorrangig darum, (erneute) **Thrombenbildungen zu verhindern**. Geeignet hierfür ist eine vorübergehend oder auf Dauer durchgeführte Therapie mit Medikamenten, die dies durch Eingreifen in Stadien der Blutgerinnung („Koagulation") bewirken können (Antikoagulanzien):

- **Heparin** (➤ Kap. 1.8.3) ist solch ein Medikament, ist aber für eine Dauertherapie zu teuer und wegen der parenteralen Applikation auch zu aufwendig in der Anwendung. Allerdings gilt unverändert, dass die modernen niedermolekularen Heparine (z.B. Enoxaparin) für den **kurzfristigen** prophylaktischen Einsatz (postoperativ, Ruhigstellung einer Extremität …) unverzichtbar und ohne Alternative sind. Meist genügt hierfür eine täglich einmalige subkutane Injektion.
- Entsprechendes gilt in Hinsicht auf eine Dauertherapie auch für **Hirudin**, ein kleines Protein aus den Speicheldrüsen des Blutegels (Hirudo medicinalis), das heute auch gentechnologisch hergestellt werden kann. Die Wirkung von Hirudin besteht in einer vollständigen und **irreversiblen Hemmung von Thrombin** durch Anlagerung und Komplexbildung. Gegenüber Heparin besitzt es den Vorzug, dass es von AT III oder anderen Faktoren vollkommen unabhängig ist. Nach einer Thrombolyse mit t-PA oder anderen Fibrinolytika bei Herzinfarktpatienten kann Hirudin die wiedereröffneten Herzkranzgefäße noch zuverlässiger offen halten als Heparin. Genauso wie Heparin besitzt es aber den Nachteil der oralen Unwirksamkeit (Proteine werden im Darmlumen gespalten). Auch aus Kostengründen hat es sich gegenüber Heparin nicht durchgesetzt.
- Für eine Dauertherapie kommen im Wesentlichen nur **oral wirksame** Medikamente in Frage. Das gebräuchlichste Medikament ist **Phenprocoumon Marcumar®** und Generika). In Gebrauch ist daneben auch Coumadin®. Beide Medikamente gehören zur Klasse der **Cumarinderivate**.
- Seit 2008 sind weitere **oral wirksame**, also aus dem Dünndarm resorptionsfähige Hemmstoffe einzelner Gerinnungsfaktoren auf dem Markt. Bei **Xarelto®** (Rivaroxaban) handelt es sich um einen Hemmstoff des aktivierten **Faktors Xa**. **Pradaxa®** (Dabigatran) hemmt den aktivierten **Faktor IIa (Thrombin)** und entspricht damit der (Hirudin- bzw.) **Heparin-Wirkung** – allerdings ohne dessen fibrinolytischen Begleiteffekt, aber auch ohne Abhängigkeit von AT III. Das Blutungsrisiko ist unter diesen Präparaten entgegen ersten Einschätzungen nur unwesentlich geringer als unter Marcumar®. Auch hinsichtlich weiterer Nebenwirkungen lässt sich kein deutlicher Unterschied erkennen. Zusätzlich sind die Kosten für die Medikation wesentlich höher. Andererseits bestehen auch **erhebliche Vorteile**:
  Zum einen bedarf die Medikation **keiner** routinemäßigen **Überwachung** der Gerinnungsparameter und damit auch keines ständig anzupassenden Einnahmeschemas; es reicht völlig aus, lediglich bei Bedarf wie z.B. zwischenzeitlichen Blutungen die Thrombinzeit bzw. PTT zu bestimmen. Zum anderen können erforderliche Operationen bereits 1 Tag nach Absetzen der Medikamente durchgeführt werden. Schließlich besitzen auch Schwankungen in der Nahrungszusammensetzung im Gegensatz zu Marcumar® keine Bedeutung.
  2015 kam mit Idarucizumab (**Praxbind®**) ein **Antikörper gegen Dabigatran** (Pradaxa®) auf den Markt, der die ohnehin schon vorteilhaft kurze Wartezeit vor notwendigen Operationen bzw. die Gefährdung der Patienten durch unkontrollierte Blutungen nochmals entscheidend minimiert. Der Antikörper bindet spezifisch an Dabigatran, sodass die Blutung bereits zum Zeitpunkt

1

der intravenösen Verabreichung zum Stehen kommt bzw. eine dringende Operation durchgeführt werden kann. Nennenswerte Nebenwirkungen scheinen nicht zu bestehen. Damit ergibt sich nun erstmals ein **entscheidender Vorteil** einer Therapie mit **Pradaxa**® gegenüber Marcumar®, der die höheren Kosten rechtfertigt.

MERKE

Nicht zur Beeinflussung der Blutgerinnung, sondern lediglich zur Hemmung der Blutstillung geeignet sind Thrombozytenaggregationshemmer wie ASS und Clopidogrel.

Cumarinderivate

Cumarin ist in zahlreichen Pflanzen enthalten, z.B. in Waldmeister. Die Wirksamkeit der von ihm abgeleiteten Medikamente beruht in deren **Strukturähnlichkeit** zu **Vitamin K**. Phenprocoumon (Marcumar®) und weitere wirken dadurch als **Vitamin-K-Antagonisten** (sog. kompetitive Hemmung). Sie **binden** wie Vitamin K an die **Enzyme** der Gerinnungsfaktorensynthese in der Leber, besitzen dort aber **keinerlei Wirksamkeit**, sondern **behindern** lediglich analog zur Höhe ihres Serumspiegels die Vitamin-K-Bindung und -Wirkung.

Vitamin K ist ein essenzieller Nahrungsfaktor v.a. für die Synthese der Gerinnungsfaktoren II (Prothrombin), VII, IX und X. Eine Hemmung des im Organismus befindlichen Vitamin K durch Cumarinabkömmlinge führt also gewissermaßen zu einem **funktionellen Mangel an Vitamin K** und damit zur **verminderten Synthese** dieser Gerinnungsfaktoren in der Leber. Ein Mangel an Faktoren entspricht einem Mangel an Gerinnung, also einerseits einer deutlich **verminderten Thromboseneigung** (= beabsichtigte Wirkung) und andererseits – untrennbar damit verbunden – einer **erhöhten Blutungsgefahr** (= Hauptrisiko dieser Präparategruppe).

Nebenwirkungen und Komplikationen

Eine Marcumar®-Therapie ist wesentlich aufwendiger als übliche Therapien, da eine Unterdosierung die Wirksamkeit verhindert und eine **Überdosierung** zu **lebensgefährlichen Blutungen** führt (➤ Abb. 1.53). Dabei ist der Grat zwischen zuverlässiger Thrombenverhinderung und drohender Gefährdung des Patienten außerordentlich schmal, denn das eine bedingt geradezu das andere. Besonders gefürchtet sind intrazerebrale Einblutungen. In Deutschland entstehen jährlich mehrere Hundert blutungsbedingte Todesfälle bei marcumarisierten Patienten (bei allerdings vielen Tausend verhinderten Herzinfarkten, Schlaganfällen usw.). Eine möglichst exakte Einstellung muss also ständig und in recht kurzen Intervallen über die Bestimmung der **Thromboplastinzeit** (**Quick-Wert** bzw. **INR**, ➤ Kap. 1.8.6) überwacht werden. Üblich sind im Anschluss an die Einstellphase Kontrollen alle 1–2 Wochen sowie die schriftlich fixierte Einnahmeanweisung jeweils nach dem aktuellen Quick-Wert (INR), wobei meist eine **INR von 2,0–3,0** angestrebt wird.

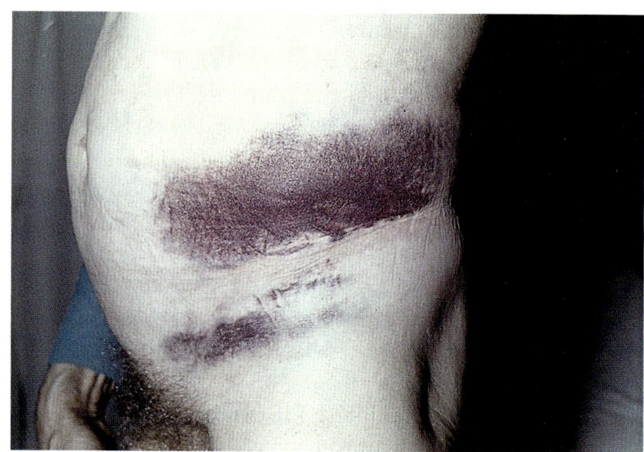

Abb. 1.53 Einblutungen unter Marcumar®-Therapie [R168]

Der kompetitive Antagonismus zu Vitamin K führt dazu, dass **Schwankungen der Nahrungszusammensetzung** an diesem Vitamin entsprechende Schwankungen der Blutgerinnung hervorrufen. Es ist deshalb für die betroffenen Patienten wichtig, die Nahrungsaufnahme v.a. hinsichtlich Gemüse und Salaten einigermaßen konstant zu halten.

Bei einem Patienten unter Marcumar®-Therapie sind i.v.-Blutentnahmen bzw. entsprechende Therapien unproblematisch, weil hier nach Entfernung der Kanüle der Blutungsgefahr durch entsprechend verlängerte Kompression (und Beobachtung) begegnet werden kann. Dies gilt auch für subkutane Injektionen, **nicht** jedoch für **intramuskuläre Injektionen**, weil Muskulatur gut durchblutet ist und weil bei tiefliegenden Geweben keine ausreichende Kompression über das darüber befindliche Gewebe erreicht werden kann. Hier kann es zu massiven und unkontrollierbaren Einblutungen kommen. I.m.-Injektionen haben deshalb bei marcumarisierten Patienten bzw. unter Medikation mit alternativen Hemmstoffen aktivierter Gerinnungsfaktoren als **kontraindiziert** zu gelten. Dasselbe gilt für Erkrankungen wie **Herzinfarkt**, **Lungenembolie**, **Hirninfarkt** bzw. ganz pauschal arteriellen oder venösen **Thrombenbildungen**, bei denen im Zuge der Notfallmaßnahmen mit einer **Lysetherapie** (Heparin, t-PA u.a.) zu rechnen ist. Hier darf bis zum Abschluss der Primärtherapie **keinesfalls intramuskulär injiziert werden**.

Eine weitere mögliche **Nebenwirkung** von Phenprocoumon, die in der Medizin bisher noch wenig Beachtung findet, besteht im **funktionellen Mangel an Vitamin K** auch bei den Enzymen des **Knochens**, zuvorderst also bei der **Synthese** des wirksamen **Osteocalcin**. Diese Enzymwirkung besteht in der Carboxylierung der Aminosäure **Glutaminsäure** mittels der Vitamin-K-abhängigen **γ-Glutamylcarboxylase**. Nur Osteocalcin, dessen Glutaminsäuren eine zusätzliche Carboxylgruppe und damit **zusätzliche Negativladungen** erhalten, vermag ausreichende Mengen an Calcium (Ca^{2+}) zu binden und damit für die **Kalzifizierung des Knochens** bereit zu stellen. Es wird also nun durch die Enzymhemmung die Knochenneubildung ausgerechnet bei den Patienten gehemmt, die bei der vorgegebenen Altersstruktur der Marcumar®-Patienten ohnehin bereits Osteoporose-gefährdet sind.

Zusätzlich befinden sich auch in der **Gefäßwand** carboxylierte Glutaminsäuren in ortsständigen Proteinen, deren Funktion offensichtlich in der **Bindung überschüssiger Calciumionen** besteht. Eine gute Versorgung mit Vitamin K **schützt** damit sowohl vor der **Osteoporose** als auch vor der Bildung **verkalkter Plaques** in den arteriosklerotischen Beeten und hemmt damit das Voranschreiten der Arteriosklerose. Dies bedeutet, dass ein (funktioneller) Mangel an diesem Vitamin unter Marcumar-Therapie die Funktion der γ-Glutamylcarboxylase herabsetzt und die Arteriosklerosebildung mit ihren Folgekrankheiten wie u.a. Herzinfarkt und Schlaganfall beschleunigt.

MERKE

Damit scheinen im Hinblick auf Knochen und Gefäßwand weitere gute Gründe dafür vorzuliegen, die modernen **Alternativen** der Gerinnungshemmung gegenüber Marcumar® **zu bevorzugen**.

Thrombozytenaggregationshemmer

Acetylsalicylsäure (= **ASS**; Aspirin® und Generika) **hemmt** im Zuge ihrer allgemeinen Unterdrückung der Prostaglandinsynthese (Hemmung des Enzyms Cyclooxygenase) auch die **Bildung von Thromboxan A_2** in den Thrombozyten. Thromboxan A_2 verengt am Ort seiner Sekretion die Blutgefäße und dient zusätzlich als wichtiger Lockstoff und Aktivator für weitere Thrombozyten. Eine Minderproduktion **verzögert** folglich die **Ausbildung des weißen Thrombus** und führt zu **verlängerten Blutungszeiten**, ohne allerdings das System der Blut-**Gerinnung** wesentlich zu beeinträchtigen. Übersetzt in den medizinischen Alltag bedeutet das, dass die Gefahr umfangreicherer Blutungen, wie sie unter Marcumar® und den modernen Ersatztherapien bestehen, nicht gegeben ist. Andererseits führt gerade die umschriebene Thrombenbildung an bereits bestehenden arteriosklerotischen Beeten zur Progression dieser Plaques und damit im weiteren Verlauf bis zum Gefäßverschluss mit seinen häufigsten Folgen (Herzinfarkt, Schlaganfall, periphere arterielle Gefäßverschlüsse), sodass gerade dieser Teilaspekt der ASS-Wirkungen einen ganz besonderen Wert erhält.

Die Eigenschaft der ASS als Thrombozytenaggregationshemmer wird deshalb therapeutisch genutzt. Es genügen bereits kleinste Dosen von **30–100 mg ASS/Tag**, um diesen Effekt zu erzielen. Als Analgetikum (Schmerzmittel) oder Antiphlogistikum (Entzündungshemmung) muss ASS in 10-facher Höhe (500 mg) dosiert und eventuell mehrfach wiederholt werden.

Marcumar®, Xarelto®, Pradaxa® und Heparin sind weit wirksamer in der Thromboseprophylaxe – u.a. beim Vorhofflimmern oder zur Rezidivprophylaxe nach Herzinfarkt oder Lungenembolie. Dafür sind sie nicht nur sehr viel teurer und aufwendiger in der Anwendung, sondern auch mit weit größeren potenziellen Nebenwirkungen behaftet. ASS ist in der völlig ausreichenden Niedrigdosierung (maximal 100 mg/Tag) weitestgehend **frei von Nebenwirkungen**. Selbst das potenzielle Risiko einer Magenblutung (➤ Fach Pharmakologie) ist vernachlässigbar gering, sofern nicht bereits Schleimhautdefekte oder eine anamnestische Neigung dazu bestehen. Man wird also immer dann, wenn das Thromboserisiko begrenzt erscheint, in erster Linie also prophylaktisch bei bereits manifester Arteriosklerose, ASS bevorzugen. Als nochmals etwas wirksamere Alternative zu ASS steht **Clopidogrel** zur Verfügung.

ACHTUNG

Unter einer prophylaktischen Therapie mit ASS ist die längerfristige bzw. **regelmäßige Einnahme** von analgetisch wirkenden Substanzen wie **Ibuprofen kontraindiziert**, weil sie die aggregationshemmende Wirkung der ASS vermindern. Alternativ kann auf Paracetamol ausgewichen werden, das diese Nebenwirkung nicht besitzt (➤ Fach Pharmakologie). Dagegen ist eine **sporadische Einnahme** von Ibuprofen **erlaubt** und ohne negative Auswirkungen.

Zusammenfassung

Hemmstoffe der Gerinnung

Antithrombin III

- zeitlich verzögert einsetzende Hemmung von Thrombin, sobald es aus Prothrombin entstanden ist (Verhinderung überschießender Thrombenbildungen)

Proteine C und S

- Überführung in die aktive Form durch Thrombin (IIa)
- Verhinderung überschießender Thrombenbildungen durch Inaktivierung der Faktoren Va und VIIIa
- Die Resistenz des Faktors Va gegenüber aktiviertem Protein C (APC-Resistenz) gilt als weitaus häufigste kongenitale Ursache thromboembolischer Ereignisse.

Heparin

- wird von Mastzellen synthetisiert und im Rahmen entzündlicher Vorgänge freigesetzt
- durch Komplexbildung mit AT III sofortige und vollständige Unterbindung der Blutgerinnung am Ort der Entzündung
- wirkt bei therapeutischem Einsatz (i.v., s.c., i.m.) systemisch; verhindert bei ausreichendem AT III-Serumspiegel zuverlässig intravasale Thrombenbildungen
- kann wegen seiner zusätzlichen Stimulation der t-PA-Synthese auch bei bereits erfolgter Thrombenbildung eingesetzt werden (Fibrinolyse)

Fibrinolyse

- Das fibrinolytische System besteht v.a. aus Plasminogen, das durch t-PA oder Urokinase (physiologisch) bzw. t-PA, Urokinase, Streptokinase oder Staphylokinase (therapeutisch) in das wirksame Plasmin überführt wird.
- wird zusätzlich bereits im Rahmen der Blutgerinnung (verzögert) aktiviert
- spaltet das Fibrinnetz
- dient der Beseitigung entstandener Thromben, sobald deren Funktion erfüllt ist

1

Antikoagulanzientherapie

- vorübergehend durch Heparin oder Hirudin (parenteral)
- orale Dauertherapie durch Cumarinabkömmlinge wie Marcumar® (kompetitive Hemmung von Vitamin K) oder mit geringerer Effektivität durch Thrombozytenaggregationshemmer wie ASS (hemmt die Bildung von Thromboxan)
  - **Phenprocoumon (Marcumar®)**: Hemmung der Blutgerinnung
  - **Pradaxa®** und **Xarelto®**: moderne Alternativen zu Marcumar® mit inzwischen deutlichen Vorteilen, zu allerdings weit höheren Kosten
  - **Acetylsalicylsäure (ASS):** Hemmung der Blutstillung
  - **Clopidogrel**: Hemmung der Blutstillung, Alternative zur Acetylsalicylsäure, als Kombinationspräparat mit gesteigerter Wirksamkeit
- Blutungsgefahr v.a. unter Marcumar®-Therapie bzw. den modernen Alternativen, sehr viel weniger ausgeprägt unter Heparin, nur minimal durch ASS
- Kontraindikation für i.m.-Injektionen nur unter Gerinnungshemmern (z.B. Marcumar® und orale Alternativen, Heparin), nicht bei ASS

1.8.6 Untersuchung des Gerinnungssystems

Blutungszeit

Bestimmt wird die Zeitdauer, während der es nach Setzen einer kleinen Hautwunde an Ohrläppchen oder Fingerbeere (Blutlanzette) nachblutet. Man wischt hierbei das austretende Blut alle 15 Sekunden unter geringem Druck und so lange mit einem Tupfer ab, bis es nicht mehr nachblutet. Der Normalwert liegt zwischen **2 und 4 Minuten**.

Bestimmt wird mit der Blutungszeit alleine die **primäre Hämostase**, zuvorderst also Zahl und/oder Funktionstüchtigkeit der **Thrombozyten**, aber auch ein etwaiger Mangel am **Von-Willebrand-Faktor**.

Thrombozytenzählung

Sie erfolgt mit elektronischenAutomaten. Im Mikroskop lassen sich zusätzlich **Form** und **Größe** der Blutplättchen beurteilen. Die Aggregationsfähigkeit der Zellen lässt sich photometrisch bestimmen.

Rumpel-Leede-Test

Dieser Test bewertet primär die **Stabilität der Blutkapillaren** bzw. deren **erhöhte Fragilität**, lässt aber daneben auch eine Aussage hinsichtlich der Zahl und Suffizienz der Thrombozyten zu (➤ Kap. 1.8.2).

Thromboplastinzeit (Quick-Wert, Prothrombinzeit)

Die Thromboplastinzeit wird auch als **Quick-Wert** oder als **Prothrombinzeit** bezeichnet. Sie erfasst die **extrinsische Phase** der sekundären Hämostase, aber auch die **gemeinsame Endstrecke** mit der intrinsischen Phase (➤ Abb. 1.54).

Citratplasma, also Plasma, das durch Zentrifugation aus ungerinnbar gemachtem Blut (durch Zugabe von Natriumcitrat) gewonnen wurde, wird mit Calcium und Gewebethromboplastin (Faktor III) versetzt. Anschließend misst man die Zeit bis zum Auftreten der ersten Fibrinfäden. Erfasst werden hauptsächlich die **Faktoren II, V, VII und X**, deren Bildung in der Leber von Vitamin K (außer Faktor V) abhängig ist.

Bei der Bestimmung des Quick-Wertes erhält man vom Labor nicht die Werte für die gemessene Zeit, sondern die **Relation zu einem verdünnten Normalplasma**, bei dem die Gerinnungsvorgänge mit zunehmender Verdünnung immer langsamer ablaufen. Ein Quick-Wert von 20 % bedeutet also, dass das Patienten-Plasma so langsam gerinnt wie ein Normalplasma, das auf 20 % verdünnt wurde.

Wesentliche Bedeutung besaß der Quick-Wert v.a. bei **Kontrollen einer Marcumar®-Therapie**, weil es gerade hierbei zu einer Verminderung der Faktoren II, VII (IX) und X kommt. Quick-Werte von Marcumar®-Patienten wurden üblicherweise auf **15–25 %** (maximal 35 %) eingestellt. Die Dosierung des Medikaments erfolgte also in einer Höhe, die dieses Intervall erreichen ließ.

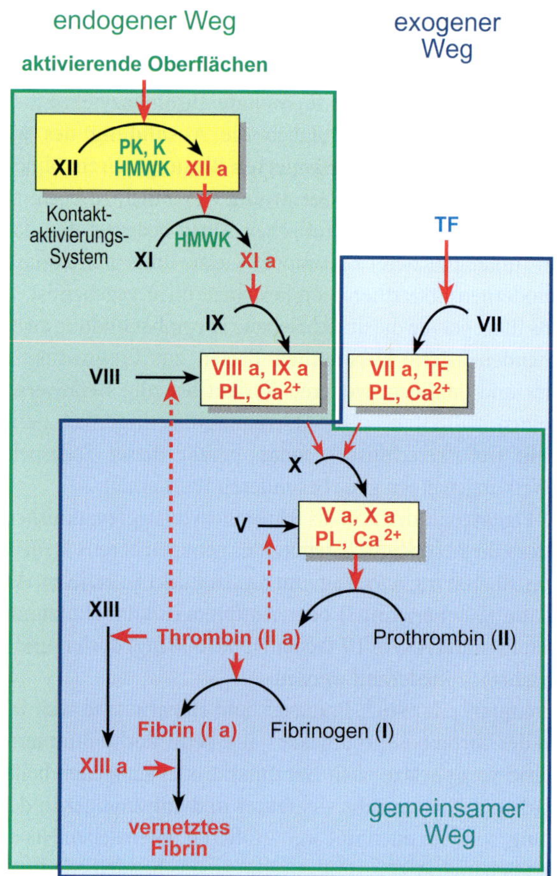

Abb. 1.54 Untersuchung der Blutgerinnung. Linien umschließen die Bereiche der Gerinnung, die mit den laborchemischen Tests PTT (grün) und Quick/INR (blau) untersucht werden können. Aktivierende Faktoren sind rot gekennzeichnet. TF = tissue factor, HMWK = high molecular weight kininogen, PK = Präkallikrein, K = Kallikrein, PL = Phospholipide – überwiegend aus aktivierten Thrombozyten. [L106]

INR

In den Laboratorien werden etwas unterschiedliche Thromboplastine verwendet, sodass die erhaltenen Werte von Labor zu Labor schwanken können und die Therapie entsprechend unzuverlässig wird. Zur Standardisierung muss deswegen jeweils ein **Bezug** zu einem **Referenz-Thromboplastin** hergestellt bzw. die jeweilige Abweichung berücksichtigt werden. Diese neuere Methode bezieht also einen laborinternen **Korrekturfaktor** mit ein, weshalb die Untersuchung inzwischen nicht mehr Quick-Wert, sondern **INR** (International Normalized Ratio) genannt wird. Die Werte liegen physiologischerweise bei 1,0 (= Quick-Wert 100 %) und unter Marcumar®-Therapie bei **2,0–4,0,** idealerweise um **3,0**.

Referenzwerte
- beim Gesunden:
  - Quick-Wert um 100 %
  - INR bei 1,0
- unter Cumarin-Therapie:
  - Quick-Wert 15–25 % (maximal 35 %)
  - INR 2,0–4,0

Partielle Thromboplastinzeit (PTT)

Die Durchführung der PTT erfolgt wie bei der Thromboplastinzeit, nur dass man anstelle des Gewebethromboplastin nun **PF 3** (Plättchenfaktor 3) zugibt. Außerdem fügt man Kaolin zu, das mit seinen negativen Ladungen die Proteine (Kollagen) im Bereich verletzter Epithelien imitiert. Die PTT bzw. aPTT (aktivierte PTT) wird in Sekunden gemessen; üblich sind **30–50 Sekunden**.

Besonders geeignet ist die PTT als **Suchtest bei Blutungsneigungen** (hämorrhagische Diathese) von Patienten. Sie ist allerdings nicht allzu spezifisch, weil damit die Mehrzahl der Gerinnungsfaktoren ohne nähere Spezifizierung erfasst wird (➤ Abb. 1.54).

Thrombinzeit

Mit diesem Test wird nach Zugabe einer definierten Menge an Thrombin die Zeit bis zum **Auftreten der ersten Fibrinfäden** gemessen. Die Thrombinzeit ist geeignet v.a. zur **Kontrolle einer thrombolytischen (fibrinolytischen) Therapie**, z.B. mit Heparin, bei der sie entsprechend verlängert sein sollte.

PATHOLOGIE

Defekte im Gerinnungssystem sind anhand der Symptome zu vermuten, aber mit den üblichen Gerinnungstests nicht immer zu erkennen. Ganz pauschal kann man aber davon ausgehen, dass bei einer **verlängerten PTT** und ungestörter Prothrombin- und Thrombinzeit ein Defekt im **intrinsischen System** besteht, während sich ein Defekt im **extrinsischen System** am ehesten durch eine **verlängerte Prothrombinzeit (INR)** bemerkbar macht (➤ Abb. 1.54). Für eine exakte Diagnose müssen die Gerinnungsfaktoren im Einzelnen bestimmt werden.

Blutgerinnungszeit

Dies ist die Zeit, die frisch vom Patienten entnommenes Blut benötigt, um **im Glasröhrchen** unter Bildung des Fibrinnetzes **zu gerinnen**. Man überprüft damit ganz pauschal das Zusammenspiel aller beteiligten Faktoren. Der physiologische Wert liegt bei **5–7 Minuten**.

PATHOLOGIE

Blutungszeit und die verschiedenen Gerinnungszeiten sind bei der Diagnostik, aber auch hinsichtlich der zugrunde liegenden Ursachen gut auseinander zu halten. Während die **Blutungszeit** überwiegend von den **Thrombozyten** und vom **vWF** abhängt, gilt dies bei den verschiedenen Zeiten der **Gerinnung** (INR, PTT, Blutgerinnungszeit) für die hierzu benötigten **Gerinnungsfaktoren**. Da diese überwiegend in der Leber hergestellt werden, sieht man bei **Lebererkrankungen** pathologisch veränderte Werte, also überwiegend **verlängerte Gerinnungszeiten**.
Beim **nephrotischen Syndrom**, bei dem die erkrankte Niere große Mengen an Eiweiß in den Harn passieren lässt, geht dagegen überwiegend **AT III verloren**. Als Folge kommt es zur **gesteigerten Thrombenbildung**.

MERKE

Funktionsprüfungen bei Verdacht auf eine verstärkte Gerinnungsneigung (thrombotische Diathese) stehen bisher nicht zur Verfügung. Man misst in derartigen Fällen lediglich die Serumspiegel antithrombotischer Faktoren wie AT III oder der Proteine C und S.

D-Dimere

Die Bestimmung der D-Dimere gilt als weitgehend **zuverlässiger Suchtest**, mit dem sich eine venöse Thrombosierung wie z.B. eine **tiefe Beinvenenthrombose** oder eine akute **Lungenembolie** sicher **ausschließen lassen**. D-Dimere entstehen im Rahmen der physiologischen Fibrinolyse durch Spaltung des Fibrinnetzes und stellen dabei dessen **kleinste Spaltprodukte** dar.

Das fibrinolytische System wird durch Aktivierung des Plasminogen zum wirksamen Plasmin bereits im Rahmen der intrinsischen Blutgerinnung über den Faktor XIIa in Gang gesetzt. Dies bedeutet, dass nachfolgend auf die Thrombenbildung bereits erste Spaltprodukte (= D-Dimere) nachweisbar werden. Ein D-Dimere-Serumspiegel im unteren Normbereich des jeweiligen Labors schließt deshalb eine akute Thrombenbildung jedweder Lokalisation aus. Gleichzeitig eignet sich die Bestimmung der D-Dimere auch für die Verlaufskontrolle einer Lysetherapie.

Dagegen kann man aus **mäßig erhöhten** Werten ohne zusätzliche diagnostische Hinweise keine klare Aussage ableiten, weil dies auch z.B. postoperativ, bei Malignomen oder in der Schwangerschaft möglich ist. Bei **deutlich erhöhten** Serumspiegeln wird eine Thrombose zwar wahrscheinlich, doch lässt sich damit natürlich keine bestimmte Lokalisation zuordnen. Dieselbe muss demnach über weitere Untersuchungen (z.B. apparativ) erst noch gefunden werden, sofern das Beschwerdebild des Patienten mehrdeutig ist.

Eine unzweifelhafte Aussage lässt sich also lediglich bei niedrignormalen Serumspiegeln treffen, doch stellt dies bereits in vielen Fällen einen großen Gewinn dar.

1

1.9 Hämorrhagische Diathese

1.9.1 Störungen der primären Hämostase

Störungen der primären Hämostase gehen mit einer **verlängerten Blutungszeit** bei zumeist **ungestörter Blutgerinnung** einher. Ursachen sind Thrombozytopenie, gestörte Thrombozytenfunktion oder Mangel am von-Willebrand-Faktor.

Thrombozytopenie

Die hämorrhagische Diathese zeigt sich bei Thrombozytenzahlen von **weniger als 30.000/µl** zumeist in der Form einer **thrombozytopenischen Purpura**. Unter dem Begriff Purpura versteht man **multiple, kleinfleckige Hauteinblutungen**, die von ihrer Ausdehnung her über die lediglich punktförmigen Einblutungen **(Petechien)** der erhöhten Kapillarbrüchigkeit hinausgehen (➤ Abb. 1.55). Die Übergänge sind allerdings fließend. Ernsthafte Störungen der Blutstillung zeigen sich spätestens bei Thrombozytenzahlen von < 20.000/µl.

Ursachen von akuten oder chronischen Thrombozytopenien

- angeboren infolge von Chromosomenanomalien (selten)
- Insuffizienz des Knochenmarks (Osteomyelosklerose) oder Verdrängung der Hämatopoese bei Leukämien
- massiver Mangel an den B-Vitaminen Vitamin B_{12} oder Folsäure
- Alkoholintoxikation
- zytostatische Therapie, nach Bestrahlungen
- begleitend bei Autoimmunkrankheiten
- ursächlich bei der Autoimmunkrankheit Morbus Werlhof
- allergisch oder toxisch durch zahlreiche Medikamente (u.a. Antibiotika, Antimykotika und Heparin)
- Infektionskrankheiten, bei denen Erreger oder deren Toxine zu Endothelschäden mit Einblutungen unter massenhaftem Verbrauch von Thrombozyten führen (sog. Verbrauchskoagulopathie)
- Verbrauchskoagulopathie im Schock durch generalisierte intravasale Thrombenbildungen
- mechanisch bei künstlichen Herzklappen
- Verteilungsstörung bei Splenomegalie (vergrößerter Speicher)

Morbus Werlhof (idiopathische thrombozytopenische Purpura)

Der Morbus Werlhof stellt eine **Autoimmunkrankheit** dar. Auf der Oberfläche der **Thrombozyten** finden sich **Autoantikörper** und Komplementfaktoren, was dazu führt, dass die Zellen in der **Milz** sehr viel schneller als üblich **ausgemustert** werden. Die Produktion im Knochenmark ist gesteigert, kann aber mit dem peripheren Verbrauch nicht Schritt halten (➤ Abb. 1.56).

Krankheitsentstehung

Man findet den Morbus Werlhof v.a. bei Kindern häufig im Anschluss an einen **viralen Infekt** (z.B. Röteln – auch nach Rötelnimpfung) oder, eher bei Erwachsenen, nach **Medikamenteneinnahme** (z.B. Chinin). In diesen Fällen heilt die Erkrankung in der Regel aus, sodass bei akuten Thrombopenien auf die Spontanheilung innerhalb weniger Wochen oder Monate gewartet werden kann, sofern noch keine erhebliche Blutungsgefahr besteht. Häufiger verläuft der Morbus Werlhof bei Erwachsenen chronisch über Jahre, wobei zumeist keine Ursache erkennbar wird. Besonders häufig betroffen sind **junge Frauen** zwischen 20 und 40 Jahren.

Symptomatik

In ausgeprägten Fällen sieht man neben der **Purpura** der Haut auch **Blutungen des Magen-Darm-Traktes** oder eine **Hämaturie**. Eher als Ausnahme kommt es infolge intrazerebraler Blutungen zum Tod des Patienten.

Therapie

Die Therapie der chronischen Thrombopenien besteht, sofern eine Thrombozytenzahl von 30.000/µl unterschritten wird, überwiegend

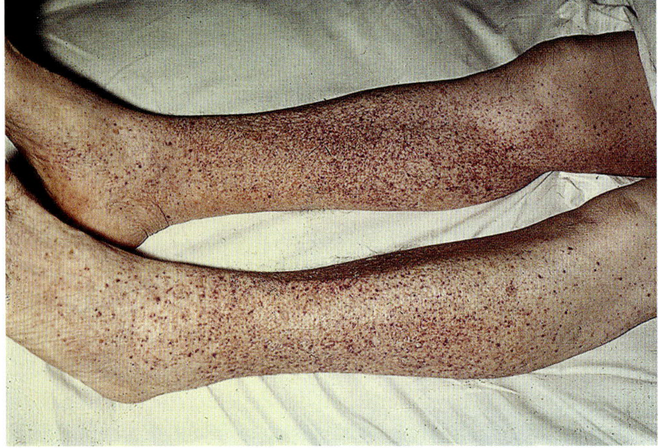

Abb. 1.55 Purpura und Petechien an beiden Beinen bei Thrombozytopenie [R168]

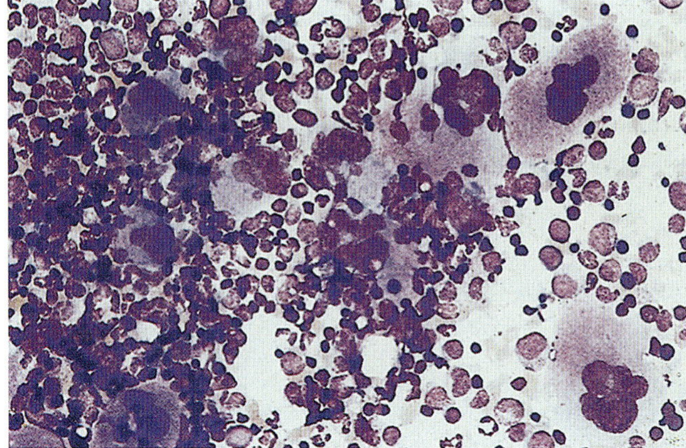

Abb. 1.56 Knochenmark mit zahlreichen Megakaryozyten bei Morbus Werlhof [M646]

aus **Glukokortikoiden** (Prednisolon), wodurch zwei Effekte erreicht werden: Prednisolon

- hemmt die evtl. zugrunde liegende Autoimmunerkrankung,
- stimuliert gleichzeitig die Thrombozytenbildung im Knochenmark.

Sofern diese Therapie versagt, muss die Milz entfernt werden **(Splenektomie)**. Allerdings bestehen inzwischen erste (gute) Erfahrungen in Behandlungen mit Antikörpern (Rituximab) oder Thrombopoetin-Rezeptoragonisten. Bei einer Insuffizienz des Knochenmarks werden Thrombozytenkonzentrate verabreicht.

Willebrand-Jürgens-Syndrom

Die Erkrankung, die in mehrere Typen unterteilt werden kann, wird autosomal dominant bzw. **kodominant vererbt**. Sie stellt die **häufigste angeborene Störung der Hämostase** dar. Man rechnet in Deutschland mit 800.000 Menschen, also **1 % der Bevölkerung**. Betroffen ist der **Von-Willebrand-Faktor** (vWF), der mehr oder weniger stark vermindert ist, beim besonders häufigen Typ I auf etwa 50 % der Norm (= 5 mg/l Plasma). Auch der **Faktor VIII** ist vermindert, weil der vWF im Plasma auch als Träger und Co-Faktor dieses Gerinnungsfaktors dient.

Bei den **milderen Formen** des Willebrand-Jürgens-Syndroms (Typ I) kommt es nur im Rahmen von **Operationen** oder **Verletzungen** zu auffallenden Blutungen. Als Hinweis findet sich häufig eine **Neigung zu Hämatomen** oder eine verstärkte Periodenblutung (Hypermenorrhö, Menorrhagie). Bei den ausgeprägteren Formen entstehen **spontane Blutungen** an den Schleimhäuten von Nase, Mund, Magen-Darm-Trakt oder Urogenitaltrakt.

Therapie

Bei den milden Fällen genügt das synthetische Vasopressin-Präparat **Desmopressin**, das die Synthese des vWF in den Endothelien stimuliert und nasal appliziert werden kann. In ausgeprägteren Fällen, v.a. auch präoperativ, ist man auf **Faktor-VIII-Konzentrate** angewiesen, die immer auch reichliche Mengen an vWF enthalten.

1.9.2 Störungen der sekundären Hämostase

Bei Defekten des eigentlichen Gerinnungssystems verläuft die initiale **Blutstillung** (primäre Hämostase) häufig **ungestört**, doch kommt es durch die fehlende Retraktion des Thrombus in der Folge zu **Nachblutungen**, häufig aus Bagatelltraumen oder z.B. Zahnextraktionen.

Hämophilie

Bei der Hämophilie **(Bluterkrankheit)** handelt es sich um eine angeborene hämorrhagische Diathese. Es werden zwei Formen unterschieden: die Hämophilie A und die Hämophilie B. Der Defekt betrifft bei der **Hämophilie A** den **Faktor VIII** (antihämophiler Faktor) und bei der **Hämophilie B** den **Faktor IX** (Christmas-Faktor). Kombinationen sind möglich (selten).

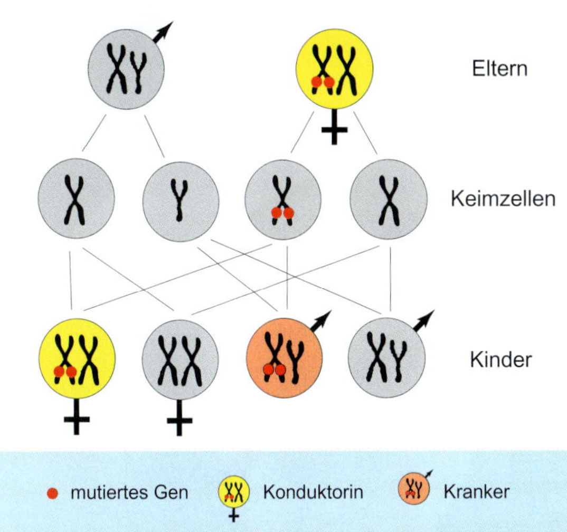

Abb. 1.57 X-chromosomal rezessive Vererbung der Hämophilie [L112]

Krankheitsentstehung

Beide Erkrankungen werden **X-chromosomal rezessiv** vererbt. Dies bedeutet, dass die Erkrankung fast nur bei **Männern** auftritt, weil die weiblichen Merkmalsträgerinnen (= Konduktorinnen) zwar ihr defektes X-Chromosom an ihre männlichen Nachkommen weitergeben können, aber selbst nicht erkranken. Nur in dem seltenen Fall, bei dem die Mutter Trägerin des Merkmals und der Vater gleichzeitig an Hämophilie erkrankt ist, können auch einmal weibliche Nachkommen betroffen sein (➤ Abb. 1.57).

Ungefähr ⅓ der Hämophilien stellen **Neumutationen** dar, bei denen also weder Mutter noch Vater ein defektes X-Chromosom aufweisen. Insgesamt rechnet man weltweit einheitlich mit 1 Erkrankten auf 10.000 männliche Neugeborene. Damit gibt es in Deutschland etwa 4.000–5.000 Betroffene.

Neben den Defekten an den Faktoren VIII oder IX sind weitere, nicht prüfungsrelevante Defektzustände an den unterschiedlichsten Gerinnungsfaktoren bekannt. Sie werden autosomal vererbt und betreffen deshalb beide Geschlechter.

Symptomatik

Man sieht bei diesen Patienten neben verzögert einsetzenden Nachblutungen teilweise **erhebliche Hauteinblutungen** (➤ Abb. 1.58) oder Blutungen in beanspruchte Gelenke wie v.a. Knie oder Ellbogen (**Blutergelenk**; ➤ Abb. 1.59). Rezidivierende Einblutungen führen an den betroffenen Gelenken zu Zerstörungen des Knorpels mit der Gefahr einer **Ankylosierung** (Gelenkversteifung).

MERKE

Punktförmige Einblutungen (Petechien) stehen im Allgemeinen für eine gesteigerte Brüchigkeit der **Kapillaren**, die etwas größeren **kleinfleckigen Blutungen** (Purpura) für Mangel oder Insuffizienz der **Thrombozyten**. Dagegen erkennt man ernsthafte Störungen der **Blutgerinnung** (Hämophilie, Leberzirrhose) an **umfangreichen Einblutungen** in beanspruchte Gelenke, in die Haut oder in innere Organe einschließlich

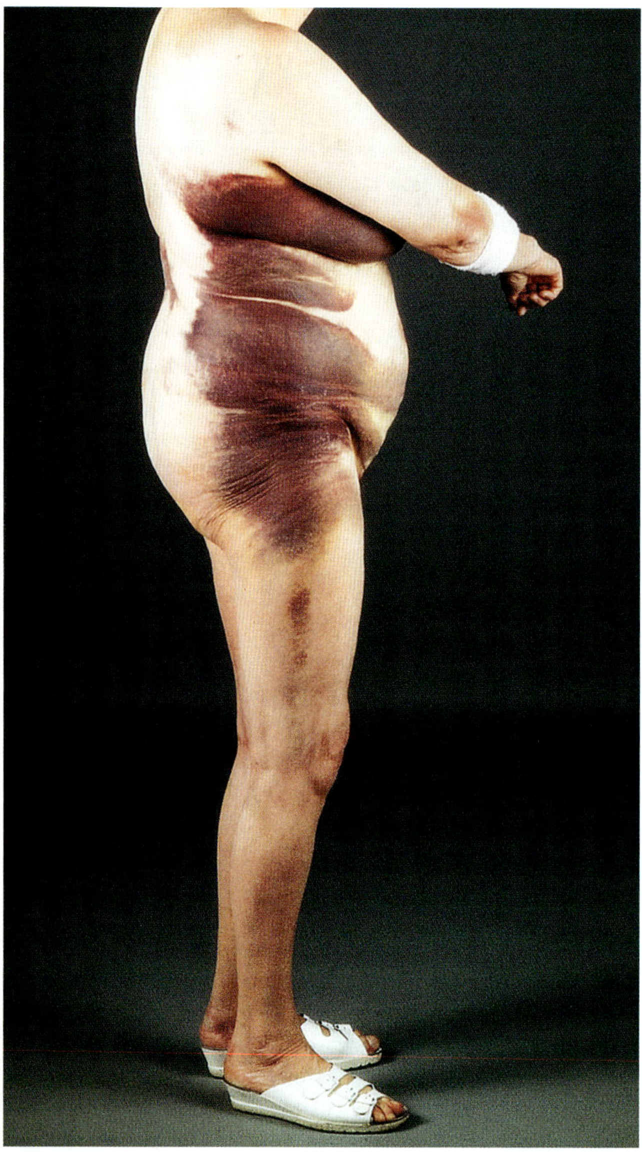

Abb. 1.58 Hauteinblutungen bei Hämophilie [R132]

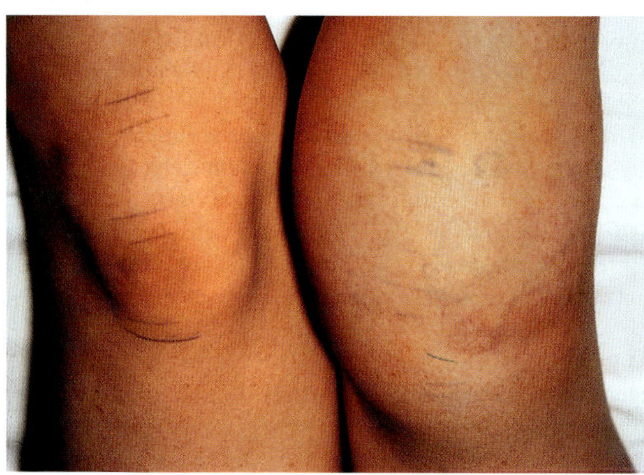

Abb. 1.59 Blutergelenk [R132]

Cerebrum. Derselbe Zusammenhang gilt für die ausgedehnten Blutungen unter hoch dosierten Antikoagulanzien (Marcumar®, Pradaxa®, Xarelto®), weil es hinsichtlich der Folgen gleichgültig sein muss, ob die Gerinnungsfaktoren primär (Hämophilie) oder sekundär (Medikamente, Leberzirrhose) fehlen.
Als Ausnahme von diesen üblichen Zusammenhängen sei ein extremer Abfall der Thrombozyten auf < 10.000/µl Blut erwähnt, wie er unter einer hochdosierten und zu spät beendeten Chemotherapie entstehen kann. Auch dabei kann es zu **umfangreichen** Einblutungen mit unmittelbarer Lebensgefahr kommen, der durch Gabe von Thrombozytenkonzentraten begegnet werden muss.

Therapie

Die Therapie der Bluterkrankheit erfolgt durch **intravenöse Substitution des fehlenden Faktors**. Da es sich in jedem Fall um ein Protein handelt, kommt eine orale Substitution nicht in Frage.

ACHTUNG

Bei der Betreuung **hämorrhagischer Patienten** ist zu beachten, dass sie ungeachtet der Ursache (primär, sekundär) denselben Blutungsrisiken ausgesetzt sind. In all diesen Fällen sind spontane oder traumatisch verursachte **Blutungen als Notfälle anzusehen**. Außerdem sind **i.m.-Injektionen** grundsätzlich und streng **kontraindiziert**.

Hämophilie-Patienten waren durch die Konzentrate aus menschlichem Plasma erheblichen Gefahren ausgesetzt. Viele sind an Hepatitis B oder C bzw. an HIV erkrankt in Zeiten, in denen die Überprüfung der Präparate noch unvollständig durchgeführt worden war. Inzwischen sind die Präparate zumindest in den westlichen Ländern längst sicher, weil sie gentechnologisch hergestellt werden.

Zusammenfassung

Hämorrhagische Diathese

Störung der primären Hämostase
- kleinfleckige Einblutungen (**Purpura**)
- Mangel (**Thrombopenie**) oder Insuffizienz der Thrombozyten
- Mangel am vWF (**Willebrand-Jürgens-Syndrom**)

Störung der sekundären Hämostase
- **großflächige Einblutungen** in Haut, **Gelenke** oder innere Organe
- **Hämophilie A** (Mangel an **Faktor VIII**) und **Hämophilie B** (Mangel an **Faktor IX**); Vererbung **X-chromosomal rezessiv**, sodass fast nur Männer betroffen sind
- erworbene Störungen u.a. bei **Leberzirrhose**, ausgeprägtem **Vitamin-K-Mangel** oder **Marcumar®-Therapie** bzw. modernen Alternativen

1.10 Thrombophilie

Thrombophilie bzw. thrombotische Diathese bedeutet eine **gesteigerte Neigung** zur Bildung von **Gerinnseln** im Gefäßsystem (Thrombenbildung). Die **Virchow-Trias** fasst die möglichen Ursachen zusammen:

1. Gefäßwandschäden
2. Veränderungen der Blutzusammensetzung
3. Stase des Blutes

1.10.1 Gefäßwandschäden

Schädigungen der Gefäßwand treten im Rahmen von **Verletzungen**, **Entzündungen** oder der **Arteriosklerose** (➤ Fach Herz-Kreislauf-System) mehrheitlich im **arteriellen Gefäßsystem** auf. Diese Ursache einer Thrombenbildung entspricht prinzipiell den physiologischen Gerinnungsmechanismen. Allerdings führt gerade die häufige **Entzündung der Gefäßwand** (Vaskulitis) bzw. ihre Veränderung im Rahmen der **Arteriosklerose** zu Thrombenbildungen, die genau genommen sinnlos sind, weil daraus keine Blutverluste entstehen können. Die fehlende Abgrenzung von den eigentlichen Gefäßwandverletzungen durch das Gerinnungssystem führt in den westlichen Ländern zu den häufigsten Ursachen eines vorzeitigen Todes (Herzinfarkt, Schlaganfall, Nierenversagen usw.).

1.10.2 Veränderungen der Blutzusammensetzung

Veränderungen der Zusammensetzung des Blutes bedeuten ein **Missverhältnis** zwischen den **Faktoren der Gerinnung** und denjenigen von **Gerinnungshemmung** oder **Fibrinolyse**. Sie entstehen unter hormonellen Einflüssen (Östrogene als „Pille", Schwangerschaft) oder im Rahmen von Entzündungen, Tumoren, Verbrennungen, Operationen oder einer (bakteriellen) Sepsis. **Östrogene** stimulieren die Bildung der Gerinnungsfaktoren in der Leber, wodurch sie nun gegenüber den gegengerichteten Systemen der Gerinnungshemmung und Fibrinolyse überwiegen.

Bei **Entzündungen** und **malignen Tumoren** oder auch im zeitlichen Zusammenhang mit **Operationen** werden Faktoren wie **Fibrinogen**, **Prothrombin** u.a. vermehrt gebildet (Fibrinogen als Akute-Phase-Protein). Daneben kommt es hier zu einem weiteren gerinnungsfördernden Mechanismus, der auch der **generalisierten intravasalen Blutgerinnung** im Rahmen eines septischen (Endotoxin-)Schocks zugrunde liegt: Makrophagen-Interleukine, v.a. IL-1 oder der Tumornekrosefaktor α (TNF-α) stimulieren zahlreiche Systeme des Organismus, z.B. die Leber zur Produktion der Akute-Phase-Proteine (einschließlich Fibrinogen) oder den Hypothalamus zur Fiebererzeugung oder das Knochenmark zur Mobilisierung und Neubildung von Neutrophilen. Daneben induzieren sie aber auch in den Gefäßendothelien die Bildung von Phospholipiden an ihrer Oberfläche, die den Phospholipiden aktivierter Thrombozyten (= PF 3) gleichen und die Gerinnung aktivieren. Gleichzeitig hemmen sie das in den Endothelien physiologischerweise gebildete Prostazyklin, das einen Schutzfaktor vor der Anlagerung von Thrombozyten darstellt. Zusätzlich sezernieren die Endothelien unter dieser Stimulation auch den Faktor PAF und den Faktor III (Gewebethromboplastin) an ihre **intravasale** Zellmembranseite, wodurch alle Voraussetzungen zur Thrombosierung geschaffen sind, ohne dass Verletzungen vorliegen würden. In der Folge kommt es zur generalisierten Bildung intravasaler Mikrothromben mit resultierender Verbrauchskoagulopathie (Thrombopenie + Mangel an Gerinnungsfaktoren), sodass schließlich eine hämorrhagische Diathese entstehen muss. **Mikrothrombenbildung** (mit Verstopfen der Blutgefäße v.a. in Lunge und Niere) und **Verbrauchskoagulopathie** können das Leben des Patienten beenden.

Zu den Thromboseursachen veränderter Blutzusammensetzung gehören neben ausgeprägten Thrombozytosen auch angeborene oder erworbene Störungen im System der Gerinnungshemmung oder demjenigen der Fibrinolyse. Bekannt sind z.B. **Mangelzustände** an **AT III** oder den **Proteinen C und S** bzw. die anteilsmäßig weit im Vordergrund stehende **APC-Resistenz** (➤ Kap. 1.8.3). Werden derartige Mangelzustände durch Lebererkrankungen (Leberzirrhose) erworben, entsteht im Allgemeinen keine Thrombophilie, sondern eher eine hämorrhagische Diathese, weil gleichzeitig auch die Gerinnungsfaktoren mangelhaft gebildet werden. Gleichzeitig geht in diesen Fällen der wichtigste Speicherort für Vitamin K verloren.

1.10.3 Stase des Blutes

Eine Strömungsverlangsamung bis hin zur umschriebenen Stase des Blutflusses findet man bei **Polyglobulie** und **Polyzythämie** bzw. **Exsikkose** mit entsprechend „eingedicktem" Blut und verschlechterten Fließeigenschaften, bei **Rückstau** durch Rechtsherzinsuffizienz oder chronisch venöse Insuffizienz (CVI), aber auch durch **längere Reisen** auf ungeeignetem Mobiliar, wodurch die V. poplitea (der Kniekehle) komprimiert wird. Auch bei **Immobilisierung** des gesamten Körpers (Bettruhe) oder einzelner Teile (Gipsverband nach Frakturen) kommt es durch den Ausfall der Muskelpumpe (➤ Fach Herz-Kreislauf-System) zur Stase des Blutes. Diese Ursache für die Entwicklung einer Thrombose findet sich überwiegend auf der **venösen Seite** des Kreislaufsystems, wo durch die niedrigen Drücke ohnehin schon physiologischerweise ein besonders langsamer Blutfluss zu verzeichnen ist.

Diagnose und Therapie von Thrombose und Embolie werden im ➤ Fach Herz-Kreislauf-System besprochen.

Eine gewisse **Prophylaxe** kann mit **Thrombozytenaggregationshemmern** wie ASS erreicht werden. Allerdings ist der Effekt im venösen Schenkel geringer als im arteriellen, weil die Aktivierung der Gerinnungskaskade bei der Stase des Blutes weniger von anhaftenden Thrombozyten und mehr durch Gewebethromboplastin bewirkt wird, das hierbei ins Blut übertritt. Auf der arteriellen Seite beginnt der Prozess dagegen mehrheitlich mit einer Thrombozytenaggregation. Bei **längeren Reisen** (> 4–6 Stunden) sollte daran gedacht werden, die **Muskelpumpe** ruhig gestellter Extremitäten periodisch zu aktivieren, damit das Blut in Bewegung bleibt.

Vermehrte **Flüssigkeitszufuhr** ist v.a. in klimatisierter Umgebung (z.B. Flugzeug) hilfreich, weil es andernfalls durch die verstärkte Flüssigkeitsabgabe an die Umgebungsluft (Perspiratio insensibilis, ➤ Fach Dermatologie) zur Exsikkose kommt. Bei bekannter thrombotischer Diathese wie z.B. einer APC-Resistenz sollten vorsorglich **Kompressionsstrümpfe** getragen werden. In solchen Fällen ist auch an eine Alternative zur „Pille" zu denken, obwohl das zusätzliche Risiko hierdurch (nach der Prüfung) nur **minimal** ist. Auch eine Prophylaxe durch niedermolekulare **Heparine** (z.B. Enoxaparin) kann bei Risikopatienten erwogen werden.

Zusammenfassung

Thrombotische Diathese

Gefäßwandschäden
- Vaskulitis
- Arteriosklerose

Zusammensetzung des Blutes
- Vermehrung der Gerinnungsfaktoren
  - hormonell (Schwangerschaft, Pille)
  - maligne Tumoren
  - systemische chronische Entzündungen
  - postoperativ
  - zu Beginn eines septischen Schocks
  - final bei jedem Schockzustand (zusätzlich wegen der Stase des Blutes)
- Mangel an AT III und weiteren Faktoren (angeboren, beim nephrotischen Syndrom)
- APC-Resistenz

Stase des Blutes
- Polyglobulie, Polyzythämie, Exsikkose
- venöser Rückstau
  - Rechtsherzinsuffizienz
  - chronische venöse Insuffizienz (CVI)
  - Kompression der V. poplitea (Kniekehle): Flieger, Bus, häuslicher Großputz
- Immobilisierung des ganzen Körpers oder einzelner Teile (Gipsverband)
- im Verlauf eines jeden Schocks

1.11 Anämie

1.11.1 Definition und Ursachen

Die Anämie (Blutarmut) ist definiert als **Mangel an Erythrozyten** und/oder **Mangel an Hämoglobin** und/oder **erniedrigtem Hämatokrit** unter die jeweiligen Referenzwerte.

Eine ungestört ablaufende **Erythropoese** erfordert eine **normale Nierenfunktion** (Bildung von Erythropoetin), ein **gesundes Knochenmark** und eine adäquate Versorgung mit den diesbezüglich wichtigsten bzw. am häufigsten fehlenden **Nahrungsfaktoren** Eisen, Folsäure und Vitamin B_{12}. Anämien entstehen also, soweit sie nicht erblich bedingt sind, überwiegend aus entsprechenden Organstörungen oder Mangelzuständen bzw. aus nicht vollständig kompensierbaren **Blutverlusten**.

1.11.2 Symptome

Die subjektiven Symptome eines anämischen Patienten hängen ab
- von seinem **Alter**
- von **begleitenden Erkrankungen**
- vom **Ausmaß der Anämie**
- von der **Zeitspanne der Entstehung**
- von der **Lebensweise**

Erythrozyten transportieren den Sauerstoff in die Peripherie. Wer einen besonders großen O_2-Bedarf seiner peripheren Gewebe hat, z.B. im Rahmen sportlicher Aktivitäten, wird einen Mangel eher bemerken als Menschen mit sitzender Lebensweise. Dasselbe gilt für die individuell unterschiedlichen Ansprüche an die zerebrale O_2-Versorgung. Schließlich sind evtl. auftretende Symptome auch abhängig von den zur Verfügung stehenden Kompensationsmechanismen:

Die Systeme von Sympathikus und RAAS kompensieren die O_2-Mangelversorgung durch ein erhöhtes Blutvolumen und beschleunigten Blutfluss. Demzufolge werden z.B. Menschen mit einer Herzinsuffizienz Symptome der Anämie bemerken, wo sie andernfalls kaschiert worden wären. Eine vorbestehende KHK (koronare Herzkrankheit) oder Lungenerkrankungen werden durch eine Anämie verstärkt. Milde Anämien führen in der Regel auch deshalb nicht zu subjektiven Symptomen, weil durch eine Steigerung der üblicherweise relativ geringen Sauerstoffausschöpfung in der Peripherie ein Kompensationsmechanismus gegeben ist.

Häufige subjektive Beschwerden bestehen bei ausgeprägteren Anämien in:
- **Herzklopfen** (Tachykardie) in Ruhe oder bei nur mäßigen körperlichen Anstrengungen
- **verminderter körperlicher Leistungsfähigkeit** mit Dyspnoe
- **Konzentrations- und Gedächtnisstörungen**
- **Müdigkeit**

Je nach **Ursache** und Ausmaß der Anämie kommt es zu weiteren Symptomen wie:
- Kältegefühl
- Haarausfall
- Störungen im Bereich der Haut einschließlich der Nägel und der Schleimhäute

Vor allem Anämien, die einen Hämoglobin-Mangel aufweisen, lassen sich erkennen oder vermuten: Hämoglobin verursacht die rote Farbe des Blutes. Ein Mangel zeigt sich demnach an einer **Blässe** von Haut und Schleimhäuten, während eine Polyglobulie zu tiefrot verfärbten Schleimhäuten führt. Herzschlag und **Puls** sind **kräftig**, der systolische **Blutdruck** ist kompensatorisch **erhöht**, die Blutdruckamplitude kann vergrößert sein.

1.11.3 Diagnostik

Die **Anamnese** ist wie immer besonders wichtig. Bedeutung hat z.B. die **Herkunft** des Patienten, weil bei manchen ethnischen Gruppen bestimmte Anämieformen besonders häufig sind. Fragen nach **Magen-Darm-Beschwerden**, besonderen **Ernährungsgewohnheiten**, Medikamenteneinnahme usw. sind zu stellen. Patienten mit Eisenmangel berichten manchmal über Mundtrockenheit, solche mit einer Sichelzellenanämie über rezidivierende Knochen- oder Gelenkschmerzen.

Im Rahmen der **körperlichen Untersuchung** ist besonderer Wert auf den **Magen-Darm-Trakt** (Entzündungen oder Ulzera, Refluxkrankheit, Stuhlverfärbungen, sichtbares oder okkultes Blut?), die **Milz** (Splenomegalie?) und die **Nieren** (Insuffizienz, Entzündungen, Blut im Urin?) zu legen.

Laborparameter

Die wichtigste diagnostische Erstmaßnahme besteht, nach Anamnese und körperlicher Untersuchung, in der Bestimmung der Laborparameter für die **Erythrozytenzahl** nebst **MCV**, **MCH**, **Hämoglobin** und relativem Anteil der **Retikulozyten**, der Bestimmung des **Ferritins** und evtl. **Transferrins**, um die Eisenreserven des Organismus zu erkennen. Der **%HYPO**-Anteil kann im Einzelfall zusätzliche Informationen liefern. Bei Erhöhung von MCV und MCH sollten zusätzlich die Serumwerte für die **Vitamine B_{12}** und **Folsäure** bestimmt werden. In diesem Zusammenhang ist auch an einen **Alkoholabusus** zu denken (Suppression des Knochenmarks und Mangelernährung).

Im **Blutausstrich** lassen sich Aniso- oder Poikilozytose, Mikro- und Makrozytose, Target-Zellen, Sichelzellen, Kugelzellen und Jolly-Körperchen der Erythrozyten erkennen, denen bestimmte Anämieformen zugrunde liegen können. Eventuell muss eine Knochenmarkspunktion Aufschluss über eine gestörte Erythropoese geben. Auch maligne Erkrankungen, die zu einer Verdrängung des erythropoetischen Anteils geführt haben (Leukämien), lassen sich damit erkennen.

Selbstverständlich braucht man, allein schon aus Kostengründen, nicht jedes Mal das gesamte Programm abzuspulen. Wichtige Hinweise erhält man bereits aus dem **Blutbild** mit MCH und MCV, dem **Hb** und eventuell noch dem **Ferritin**, sofern anamnestisch Hinweise auf einen Eisenmangel bestehen. MCH und MCV sollte man deuten lernen und nicht einfach nur danach schauen, ob der Referenzbereich (gerade noch) eingehalten wird.

ACHTUNG

Bei Mangelzuständen an Eisen oder B-Vitaminen sollte keinesfalls mit einer Therapie begonnen werden. Vielmehr geht es zunächst darum, die jeweiligen Ursachen zu erkennen, z.B. okkulte Blutverluste oder Erkrankungen, die zur Mangelversorgung mit Vitamin B_{12} geführt haben.

1.11.4 Klassifikation nach Ätiologie und dem hauptsächlichen Entstehungsmechanismus [nach Roche, 1995] (➤ Abb. 1.60)

1. Anämie durch inadäquate Produktion bzw. ineffektive Erythropoese
   a. Mangel an Nährstoffen bzw. Hormonen
      i. Eisenmangel (➤ Kap. 1.11.5)
      ii. Vitamin-B_{12}-Mangel (➤ Kap. 1.11.6)
      iii. Folsäuremangel (➤ Kap. 1.11.6)
      iv. Erythropoetinmangel bei Niereninsuffizienz
      v. endokrine Störungen (Unterfunktion von Hypophyse, Schilddrüse, Gonaden)
   b. Suppression oder Aplasie der Erythropoese
      i. toxisch (Zytostatika, Alkohol)
      ii. Bestrahlung größerer Skelettabschnitte
      iii. aplastische Anämie (Panzytopenie bei Aplasie des Knochenmarks)
      iv. bei chronischen Erkrankungen (heterogene Pathogenese): chronische Infektionen (z.B. Endokarditis, Osteomyelitis, AIDS), chronisch-entzündliche Erkrankungen (z.B. rheumatoide Arthritis, Vaskulitiden), Tumorerkrankungen, Lebererkrankungen
   c. Verdrängung der normalen Erythropoese
      i. Knochenmetastasen solider Tumoren
      ii. akute Leukämien
      iii. myelodysplastisches Syndrom
      iv. chronische Leukämien
      v. Lymphome, Plasmozytom
      vi. Speicherkrankheiten, Knochenmarktuberkulose
   d. seltene hereditäre Anämieformen
2. Anämie durch gesteigerten Abbau von Erythrozyten (➤ Kap. 1.11.10)
   a. extrakorpuskuläre Ursachen
      i. autoimmunhämolytische Anämie: unbekannte Genese (idiopathisch), bei Lymphomen (NHL, Morbus Hodgkin), bei SLE und anderen Kollagenosen, Medikamente (z.B. Penicillin), postinfektiös (Ebstein-Barr-Virus)
      ii. direkte toxische Effekte (Malaria, bakterielle Toxine, Morbus Wilson)
      iii. mechanisch-hämolytische Anämie: Marschhämoglobinurie, künstliche Herzklappen, Gefäßprothesen
      iv. Schädigung der Gefäßendothelien: Viren (Arboviren, Masernviren), bakterielle Toxine (Sepsis, hämolytisch-urämisches Syndrom)
   b. Erythrozytenmembrandefekte
      i. Hereditäre Sphärozytose (Kugelzellanämie) (➤ Kap. 1.11.7)
   c. biochemische Defekte des Erythrozyten
      i. Störungen der Milchsäurebildung
      ii. Hämoglobinvarianten: Thalassämie (➤ Kap. 1.11.8), Sichelzellenanämie (➤ Kap. 1.11.9)

1

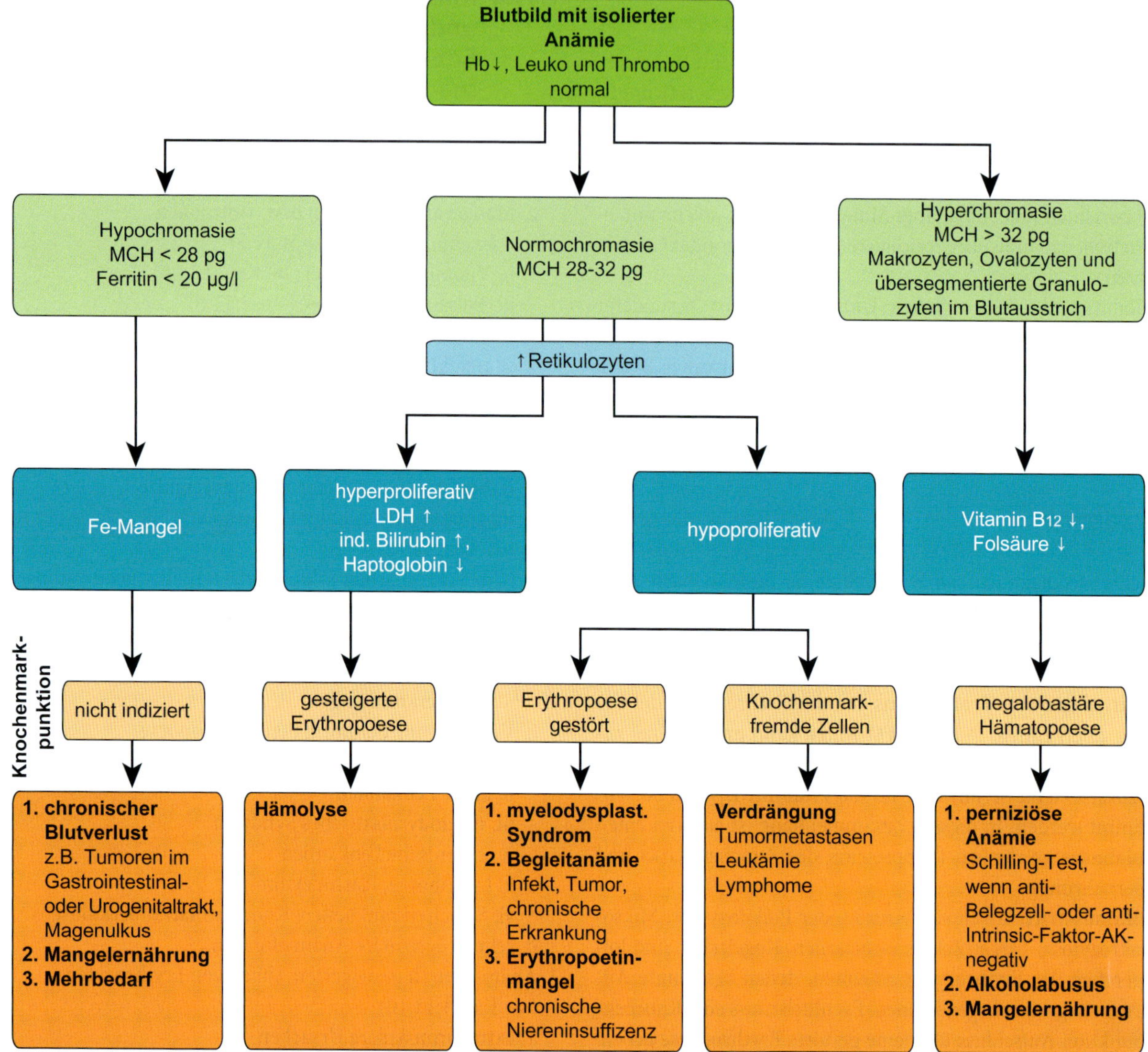

Abb. 1.60 Differenzialdiagnostik bei Anämie [L252]

3. Anämie durch Verlust von Erythrozyten
   akute Blutung (chronische Blutung s. Eisenmangel)
4. Verteilungsstörung
   Splenomegalie

1.11.5 Eisenmangelanämie

Die weltweit mit großem Abstand **häufigste Ursache einer Anämie** folgt aus einem Eisenmangel. Nach Hochrechnungen sind 1,5 Milliarden Menschen betroffen, woran man die immer noch weit verbreitete Mangelernährung ablesen kann. Die Eisenmangelanämie wird einschließlich des Eisenstoffwechsels im ➤ Fach Stoffwechsel ausführlich besprochen und soll hier nur zusammengefasst werden.

Krankheitsentstehung

Ein Eisenmangel entsteht immer dann, wenn die **Verluste** größer sind als die Resorption im oberen Dünndarm. Häufigste Ursachen sind die **Hypermenorrhö** der Frau, **Schwangerschaften** ohne ausreichende Eisensubstitution und **Blutverluste** über den Magen-Darm-Trakt.

Schließlich ist der Eisenmangel mit resultierender Anämie auch im **Kindesalter** ein besonders häufiges Ereignis, weil in Zeiten starken Wachstums erhebliche Zusatzmengen an Eisen benötigt werden, die aus „Pommes, Eis und Cola" nicht zu erhalten sind. In den Entwicklungsländern resultiert der verbreitete Eisenmangel aus der **alimentären Mangelversorgung** und aus dem häufigen **parasitären Befall**, v.a. mit Hakenwürmern.

MERKE

Eisenmangel entsteht aufgrund der geschlechtsspezifischen Eisenverluste bzw. wegen des Bedarfs im Wachstumsalter weit überwiegend bei Frauen und bei fehlernährten Kindern, deutlich seltener bei Männern mit gastrointestinalen Blutverlusten. Als Faustformel kann man sich merken, dass pro **2 ml Blut** etwa **1 mg Eisen** verloren geht.

Eisenmangel betrifft zuallererst diejenigen Gewebe, die den größten Bedarf und die schnellste proliferative Aktivität aufweisen. Dies sind die **Erythropoese** und, mit einigem Abstand, der **Magen-Darm-Trakt**, in dem die oberflächlichen Zellen abschilfern und ständig (alle 1–2 Tage) erneuert werden müssen. Weniger ausgeprägt folgen schließlich die Zellen der **Haut** einschließlich ihrer Anhangsgebilde Haare und Nägel. Allerdings sieht man gerade beim Eisenmangel häufig, dass die Erythropoese durch zusätzlichen Einbau von Transferrinrezeptoren in die Zellmembranen der Erythroblasten noch ausreichend stattfindet, während die Peripherie bereits Mangel leidet: **Jede Neubildung** von Zellen bedarf wegen der **intrazellulären eisenhaltigen Enzyme** einschließlich der Cytochrome der **Atmungskette** einer gewissen Versorgung mit Eisen, auch wenn es kein zusätzliches Hämoglobin oder Myoglobin (das „Hämoglobin" des Muskels) aufzubauen gibt. Bei ausreichender Eisen-Versorgung gelangen etwa 80 % des Eisens zur Hämatopoese des Knochenmarks und 20 % zu den Zellen der Peripherie. In Mangelsituationen **verschiebt** sich diese Relation **zuungunsten der Peripherie**, sodass dort bereits Symptome entstehen können, während die Hämatopoese noch ausreichend stattfindet. Entsprechend der Peripherie wird in diesen Situationen auch das **Cerebrum** vernachlässigt. Als hervorstechendstes Symptom sind dann bei sich entleerenden Eisenspeichern **depressive Verstimmungen** zu beobachten. Der Zusammenhang wurde bereits an anderer Stelle angesprochen.

Symptomatik

Die Symptome des Eisenmangels bestehen aus den Symptomen der Anämie, die sich von denjenigen einer jeden Anämie nicht deutlich unterscheiden. Im Vordergrund stehen **Müdigkeit** und **Schwäche**, **Tachykardie**, **geringe Belastbarkeit**, **Konzentrationsstörungen** und evtl. auch **Kopfschmerzen** als Folge des Sauerstoffmangels. Von großer Bedeutung ist, wie oben ausgeführt, dass den Symptomen der Anämie meist die **Symptome des Eisenmangels vorangehen**:

- Im Bereich der **Haut** entstehen besonders häufig **Trockenheit** und Empfindlichkeit, **Haarausfall**, **Mundwinkelrhagaden** (Perlèche) oder die **Hunter-Glossitis**, die durch eine geschwollene, rote, glatte und glänzende Zunge **(Lackzunge)** charakterisiert ist, die Brennen oder Missempfindungen (Parästhesien) aufweisen kann. Ursachen sind eine Atrophie der Papillen und Verhornungsstörungen, weil die Zellteilungsrate abnimmt. Eine Lackzunge findet sich andererseits auch bei einem Vitamin-B_{12}- und Folsäuremangel oder bei der Leberzirrhose (→ Eiweißmangel), ist also nicht beweisend für den Eisenmangel, sondern für die **reduzierte Zellteilungsrate**. Man könnte höchstens formulieren, dass Brennen und Missempfindungen, also die eigentliche Glossitis, bei der Ursache eines B_{12}-Mangels besonders im Vordergrund stehen. Der Haarausfall stellt im Zusammenhang einen typischeren Hinweis dar, kann allerdings auch bei Zinkmangel und weiteren Störungen entstehen. **Unzureichendes Nagelwachstum** kann zu Nägeln mit erhöhter Brüchigkeit führen, die evtl. sogar muldenförmig eingedellt sind **(Koilonychie)**. Glossitis, Nageldystrophie und weitere Atrophien im Bereich von Mundhöhle, Rachen und Speiseröhre, evtl. mit Schluckbeschwerden, werden zum **Plummer-Vinson-Syndrom** (inzwischen auch als Paterson-Kelly-Syndrom bezeichnet) zusammengefasst.
- Häufig beobachtet man beim Eisenmangel eine ausgeprägte **Kälteempfindlichkeit** bzw. Frierneigung. Diese erklärt sich aus dem Cytochrom-Mangel (= eisenhaltiges Enzym) der Atmungskette mit reduzierter Aktivität und entsprechendem **Mangel** an **ATP** *und* **Wärmeproduktion**.

EXKURS

Kältegefühl

Die gegenüber dem Mann mehrheitlich gesteigerte **Frierneigung der Frau** lässt sich gut auf die deutlich geringeren Eisenreserven zurückführen. Dazu addieren sich allerdings eine etwas dünnere Haut, der niedrigere Blutdruck sowie – bezogen auf körperliche Tätigkeiten – die geringere Wärmeproduktion aufgrund der kleineren Muskelmasse.

Diagnostik

Bereits vor dem Sichtbarwerden der Anämie kommt es zur Entleerung der Eisenspeicher. Das **Ferritin** ist **erniedrigt** (< 20 µg/l) bis kaum noch nachweisbar. Der **Transferrin-Serumspiegel** ist **reaktiv erhöht** bei **verminderter Eisenbeladung**. Dieser Mechanismus entsteht aus dem Bemühen der Leber, über zusätzlich produziertes Transferrin als Eisentransporteur des Organismus möglichst jedes irgendwo noch verfügbare Eisenatom aufzuspüren und v.a. der Hämatopoese zuzuführen. Bereits in diesem Stadium sind Symptome wie Haarausfall, Kältegefühl, Müdigkeit oder teilweise sogar depressive Syndrome möglich. **MCV** und **MCH** befinden sich häufig bereits im unteren Referenzbereich, was leider wenig beachtet wird, solange der Bereich noch nicht verlassen ist.

Das **Hämoglobin**, das im Alltag häufig als „ausreichende Diagnostik" erachtet wird, führt in die Irre, weil es sich in diesem Stadium meist noch im weit gespreizten Normbereich befindet. Das etwa zusätzlich bestimmte **Serumeisen** lässt für sich genommen **keinerlei Aussage** zu, weil es ganz und gar unabhängig vom tatsächlichen Eisenvorrat in den weiten Bereichen des Referenzbereichs hin und her schwankt (➤ Abb. 1.61) und sich selbst bei entleerten Eisenspeichern im Normbereich befinden kann.

HINWEIS DES AUTORS

Die Bestimmung des Serumeisens ist somit grundsätzlich und ausnahmslos **vollständig entbehrlich**, denn sein Spiegel wird durch unzählige Faktoren verfälscht und zeigt eher zufällig das an, wofür er stehen soll. Auch dies wird im medizinischen Alltag entsprechend dem Hb oder Grenzbereichen von MCH und MCV usw. nicht beachtet, **weil es nicht ver-**

1

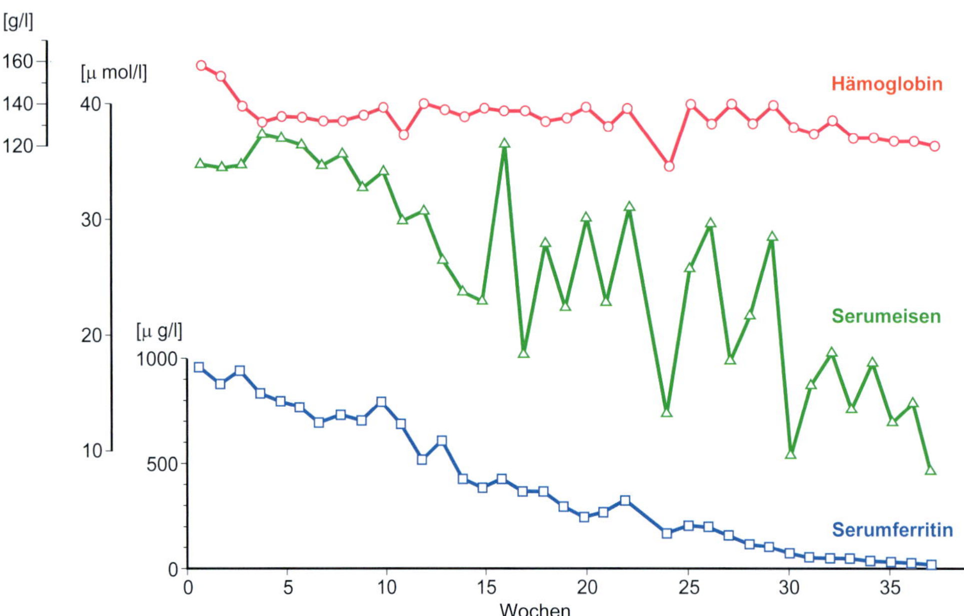

Abb. 1.61 Verlauf von Hb, Serumeisen und Serumferritin bei Patienten mit hereditärer Hämochromatose unter Behandlung durch wöchentliche Aderlässe. Zu beachten sind die Übereinstimmung zwischen Ferritin und abnehmendem Körpereisen, die Konstanz von Hb trotz der wöchentlichen Eisenverluste von 250 mg und die Schwankungen des Serumeisens mit vollständig fehlendem Bezug zum tatsächlichen Eisenvorrat. [L252]

standen wird. Ein jeder starrt auf den vom Labor deklarierten Referenzbereich, um dem Patienten selbst noch bei Annäherung an untere oder obere Grenzwerte und ohne jegliche Berücksichtigung seiner spezifischen Parameter allerbeste Gesundheit zu attestieren bzw. bei Symptomen, die ebenso wenig verstanden werden, die Psyche des Patienten zur Hand zu nehmen. Der Autor empfiehlt seinen Studenten an dieser Stelle eindringlich, bei allfälligen Symptomen von Patienten, die sie sich (noch) nicht ursächlich erklären können, **zuallererst an eigene Versäumnisse und medizinische Defizite zu denken**, die es **abzustellen gilt**, bevor man ersatzweise die Lebensweise des Patienten einschließlich seiner Rauch- und Ernährungsgewohnheiten, seinen Disstress, Berufswahl, Ehe oder Kindheit aufgreift, um damit seine Symptome zu „erklären". Der Autor hat die Bilder von vielen Hundert Patienten im Kopf, denen aufgrund unzureichender Diagnostik oder Fehldeutung von Referenzwerten Unrecht angetan worden ist.

Zusammengefasst besteht die adäquate Diagnostik zunächst aus dem **Blutbild**, v.a. wegen MCH, MCV und Hämoglobin, und in der Bestimmung des Eisenspeichers **Ferritin**. Ist Ferritin **erniedrigt**, ist damit der **Eisenmangel** bereits **nachgewiesen**, weil es hierfür keinerlei Verwechslungsmöglichkeiten oder Differenzialdiagnosen gibt.

Befindet sich **Ferritin** bei niedrigem bis erniedrigtem MCH und MCV im **Normbereich** oder erscheint es sogar **erhöht**, ist die nachfolgende Bestimmung von **Transferrin** einschließlich seiner prozentualen Eisenbeladung indiziert. Das Protein Ferritin weist eigentlich mit großer Zuverlässigkeit auf die tatsächlich vorhandenen Eisenreserven des Organismus hin. Allerdings gehört Ferritin zu den **Akute-Phase-Proteinen** und wird deshalb von der Leber bei **chronisch-entzündlichen** oder auch **malignen Prozessen** zusätzlich produziert. In diesen Fällen passen dann sein Serumspiegel und die Erythrozytengröße bzw. -beladung (MCH, MCV) erkennbar nicht mehr zueinander und bedürfen einer zusätzlichen Abklärung. Dieser Bedarf entsteht dann auch hinsichtlich einer **Suche nach der Ursache** der Diskrepanz (systemische Entzündung, Tumor?)!

Erst in späteren Stadien entsteht eine **hypochrome, mikrozytäre Anämie** (➤ Abb. 1.62), weil die Hämoglobinbeladung der Erythrozyten vermindert ist: Die Hämoglobinsynthese erfolgt nur bei Anwesenheit adäquater Eisenmengen. Nun erst ist auch das **Hb** mehr oder weniger deutlich unter den Referenzbereich gefallen. Die **Zahl** der Erythrozyten kann je nach Ausprägung des Defizits noch normal **oder** bereits vermindert sein. Der **Hämatokrit** ist durch die geringe Größe der Zellen in jedem Fall **erniedrigt**. Die relative Zahl

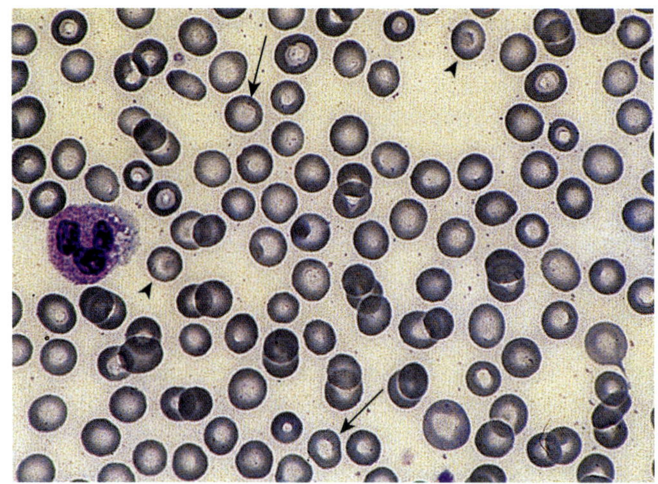

Abb. 1.62 Eisenmangelanämie mit hypochromen, mikrozytären Erythrozyten [R175]

an Retikulozyten ist **unverändert**, weil aus jedem (noch) gebildeten Retikulozyten ein Erythrozyt entsteht. Erst wenige Tage nach Beginn einer **Eisensubstitution** beginnt sich als Zeichen für die angestoßene Erythropoese eine **Retikulozytose** auszubilden.

Differenzialdiagnostik

Die wesentliche Differenzialdiagnose einer solchen Anämie hat gegenüber der **Thalassämie** mit ihrer ebenfalls **hypochromen** Anämie zu erfolgen, bei der jedoch normalerweise **keine Eisendefizite** bestehen und bei der die Milz vergrößert tastbar wird **(Splenomegalie)**. Häufig kommt es hierbei auch zu **deformierten Erythrozyten** und zum rezidivierenden **Ikterus**, weil die Leber den aus der gesteigerten Blutmauserung anfallenden Bilirubinüberschuss nicht sofort und vollständig über die Galle auszuscheiden vermag.

Therapie

MERKE

Als **Referenzwerte der DGE** für die tägliche Zufuhr von Eisen gelten für
- Männer: 10–12 mg/Tag
- Frauen: 15 mg/Tag
- Kinder: 8 – 15 mg/Tag, abhängig vom Lebensalter

Aufgrund einer **Resorptionsrate** von durchschnittlich nur **10 %** aus üblichen Nahrungsquellen beträgt der den Referenzwerten entsprechende **Eisenbedarf** des **Mannes** etwa **1 mg/Tag** und der **Frau** etwa **1,5 mg/Tag**, sofern keinerlei zusätzliche Eisenverluste bestehen.
Nach der Prüfung sollte der Bedarf realistischer betrachtet werden: Der durchschnittliche Blutverlust einer normalen Menses liegt bei rund 60 ml, entsprechend 30 mg Eisen. Auf den Monat umgerechnet ist dies 1 mg Eisen/Tag, entsprechend einem **Gesamtbedarf** von **2 mg/Tag** bzw. einer täglichen Zufuhr von 20 mg Eisen, sofern nicht überdurchschnittliche Mengen an Fleisch gegessen werden. Nur dabei wäre die Resorptionsrate deutlich über die durchschnittlichen 10 % hinaus gesteigert.

Die Therapie erfolgt nach Möglichkeit durch Ausschaltung des Eisenverlustes und **Substitution mit Eisenpräparaten** (in zweiwertiger Form als Fe^{2+}). Dabei sollte die Zufuhr bis zum Ausgleich der Mangelsituation erheblich über die Referenzwerte hinausgehen. Die **Resorption** wird durch begleitende **pflanzliche Kost**, aber auch durch **Kaffee**, **Schwarztee** (Gerbstoffe), **Calcium** oder **Phosphate behindert**. Auch **Medikamente** (z.B. Tetrazykline, Antazida oder Calciumpräparate) können sich an Eisen binden und eine Resorption verhindern. Die Präparate sind also möglichst **nüchtern** und **mit Wasser** oder **Fruchtsaft** (nicht mit Milch!) einzunehmen. Saure Fruchtsäfte und besonders auch Ascorbinsäure (Vitamin C) **begünstigen** die Resorption. Die Patienten sollten also **zu den Mahlzeiten saure Fruchtsäfte** zu sich nehmen.

Etwa 3 Tage nach Beginn der Eisentherapie entsteht eine im Blutausstrich erkennbare **Retikulozytose** als erster Hinweis auf die nun angestoßene Erythropoese, die sich in der Folge bis zu einem Maximum am 10. Therapietag weiter steigert.

Mögliche **Nebenwirkungen** der Substitution bestehen in **Magenbeschwerden**, evtl. verbunden mit **Übelkeit** und **Obstipation** (oder Diarrhö). Die Ursache dieser Irritationen des Verdauungskanals ist darin zu sehen, dass **Eisen als anorganisches Ion toxisch** wirkt und erst nach seiner Resorption unter gleichzeitiger Bindung an Ferritin diese Toxizität verliert. Dieser Zusammenhang gilt grundsätzlich auch für andere Schwermetallionen wie Zink oder Kupfer, woraus abgeleitet werden kann, dass die essenziellen **Schwermetallionen** im Organismus **ausnahmslos** an Transport- und Speicherproteine **gebunden werden** und **niemals in freier Form** anzutreffen sind (abgesehen von pathologischen Fällen bei Morbus Wilson oder Hämochromatose, ➤ Fach Stoffwechsel). Aus demselben Grund und wegen des zusätzlichen Risikos von allergischen Reaktionen sollte Eisen **nicht parenteral** substituiert werden. Die Magenbeschwerden lassen sich durch **Präparate** umgehen oder wenigstens abmildern, die sich erst im **Dünndarm auflösen**. Auch die Art der Bindung des Ions hat Einfluss auf die Verträglichkeit, sodass man bei Bedarf zunächst unterschiedliche Präparate ausprobieren sollte, bevor man schließlich der Verträglichkeit zuliebe zum bzw. nach dem Essen substituiert – mit meist schlechterer Resorptionsrate.

MERKE

Eine **Dunkel- oder Schwarzverfärbung des Stuhls** bei Eisensubstitution ist **normal** und resultiert aus dem nicht resorbierten Anteil durch Verstoffwechselung der Dickdarmflora mit Bildung von Eisensalzen.

Zusammenfassung

Eisenmangelanämie

Häufigste Anämieform weltweit; entsteht durch verminderte Synthese des Hämoglobins

Tagesbedarf (Zufuhr laut DGE)

- Mann: 10 mg
- Frau: 15 mg

Ursachen

- chronischer Blutverlust: Hypermenorrhö, Blutverluste über den Magen-Darm- oder (seltener) Urogenitaltrakt
- erhöhter Bedarf: Schwangerschaft, Wachstumsalter, Eisenverbrauch durch maligne Tumoren oder enteralen Wurmbefall
- mangelhafte Zufuhr: vegetarische Ernährung v.a. bei Frauen, Mangelernährung (Entwicklungsländer)
- verminderte Resorption: Anazidität des Magens, Zöliakie (➤ Fach Verdauungssystem)

Symptome

- Blässe von Haut und Schleimhäuten
- Müdigkeit, Konzentrationsstörungen
- Kopfschmerzen
- Kälteempfindlichkeit
- Haarausfall, Nagelwachstumsstörungen bis hin zur Koilonychie
- Tachykardie, Palpitationen
- Erhöhung des systolischen Blutdrucks, evtl. mit funktionellem Herzgeräusch (➤ Fach Herz-Kreislauf-System)
- Lackzunge oder Hunter-Glossitis, Mundwinkelrhagaden, Plummer-Vinson-Syndrom

Diagnostik

- Blutbild (Hämoglobin ↓, MCH ↓ und MCV ↓), Ferritin ↓
- bei grenzwertigem oder zweifelhaftem Befund ergänzend Transferrin ↑
- **hypochrome, mikrozytäre** Erythrozyten
- Abklärung der Ursache vor jeglicher Therapie

Therapie

- nach Möglichkeit Ausschaltung der Blutverluste
- gezielte Ernährung (v.a. bei Kindern)
- orale Substitution von Eisen (Fe^{2+}), bevorzugt morgens nüchtern (mindestens 30 Minuten vor dem Frühstück) mit Wasser und Vitamin C oder Fruchtsäften, bei schlechter Verträglichkeit (Übelkeit, Obstipation) Präparatewechsel, notfalls Einnahme zum Essen

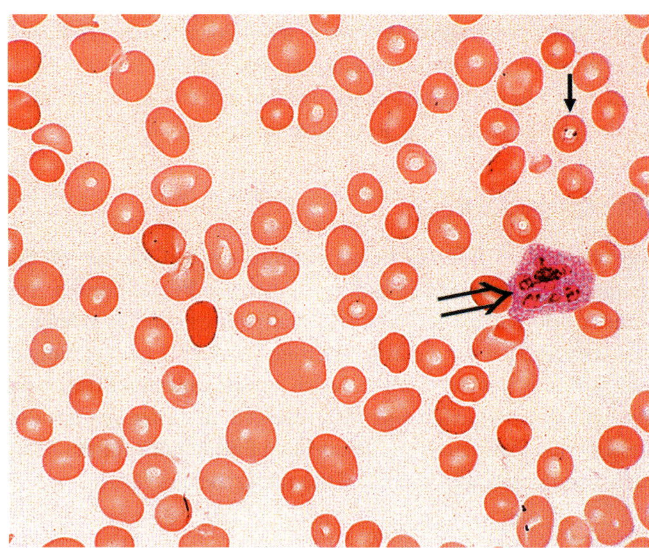

Abb. 1.64 Blutausstrich bei makrozytärer Anämie (Pfeil = Erythrozyt mit Jolly-Körperchen, Doppelpfeil = hypersegmentierter neutrophiler Granulozyt) [R175]

1.11.6 Megaloblastäre Anämie

Krankheitsentstehung

Die **Bildung der Kernsubstanz (DNA)** neuer Zellen erfordert v.a. die Anwesenheit der Vitamine der B-Reihe **Vitamin B_{12}** und **Folsäure**. Besteht ein Mangel an einem dieser Vitamine, findet die Zellvermehrung wegen der behinderten DNA-Synthese verzögert bzw. irgendwann gar nicht mehr statt. Wie beim Eisenmangel sind auch hier die Zellen des Knochenmarks und daneben die Zellen des Gastrointestinaltrakts besonders betroffen.

Die Bildung des Zytosols und seiner Bestandteile wird von der Störung nicht beeinflusst. Es entsteht daher als Folge des Vitaminmangels eine **verminderte Anzahl besonders großer Zellen**. Dieses Größenwachstum betrifft die Vorläuferzellen der Erythrozyten genauso wie diejenigen anderer schnell wachsender Gewebe. Die **Normoblasten** ändern aufgrund ihrer Größe und veränderten Aussehens mit aufgelockerter Kernstruktur nun ihren Namen in **Megaloblasten** (➤ Abb. 1.63). Entsprechend entstanden bereits aus deren Vorläuferzellen anstelle der Proerythroblasten die Promegaloblasten. Diese Zellen stellen also im Knochenmarkausstrich einen deutlichen Hinweis auf die zugrunde liegende Störung dar. Aufgrund dieses Zusammenhangs nennt man die makrozytäre bzw. hyperchrome auch **megaloblastäre Anämie**.

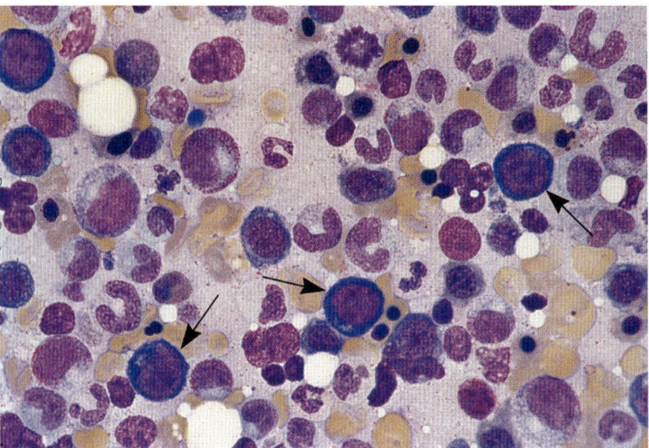

Abb. 1.63 Megaloblasten (Pfeile) im Knochenmark bei Vitamin-B_{12}-Mangelanämie [R175]

Im Blutausstrich erkennt man die **makrozytäre, hyperchrome Anämie** (➤ Abb. 1.64). MCH und MCV befinden sich oberhalb des Referenzbereichs. Zusätzlich findet man bei den Neutrophilen eine Zunahme der Zellen mit 4 Segmenten oder darüber hinaus **(hypersegmentierte Neutrophile)**. Dies kann man als „Rechtsverschiebung" bezeichnen. Megaloblasten im Knochenmark bzw. die im peripheren Blut erkennbare makrozytäre, hyperchrome Anämie stellen also beinahe schon den Beweis für die Mangelversorgung des Organismus mit Vitamin B_{12} und/oder Folsäure dar. Allerdings gibt es für diese Form einer Anämie sehr selten auch andere Ursachen. So führt eine zytostatische Behandlung mit Medikamenten, welche die Neubildung der DNA unterdrücken, zur entsprechenden Anämieform. Eine vergleichbare, wenn auch aus Sicht der Betroffenen auf angenehmere Weise erreichte Suppression des Knochenmarks erhält man des Weiteren durch einen **chronischen Alkoholabusus**, sodass man (geschätzt) bei 99 % aller makrozytären Anämien eine oder mehrere der folgenden **Ursachen** findet:

- Mangel an Folsäure
- Mangel an Vitamin B_{12}
- chronischer Alkoholabusus
- zytostatische Therapie

Formen

Mangel an Folsäure

Folsäure ist in **Milch**, **Gemüse** (Fenchel, Spinat, Kohl), **Salaten**, **Früchten** (Orangen), Nüssen und **Vollkornprodukten** sowie in **Innereien** wie Leber enthalten. Auch die physiologische Darmflora hilft bei der Versorgung, wenn auch nicht so ausgeprägt wie beim Vitamin K.

Der **Tagesbedarf** lag bisher bei 400 µg (= 0,4 mg) und war in **Schwangerschaft und Stillzeit**, weniger deutlich auch unter Einnahme der „Pille" oder Medikamenten gegen Epilepsie auf etwa

600 µg gesteigert. 2013 wurden von der **DGE** die Zufuhrempfehlungen abgesenkt, weil sich scheinbar neue Erkenntnisse ergeben haben (s. unten). Der **Tagesbedarf** wird nun mit **300 µg** (0,3 mg) angegeben und für die **Schwangerschaft** nur noch auf **550 µg** erhöht. Abweichend hiervon sollen **Stillende** täglich **450 µg** zuführen. Diese neuen Richtwerte sollten beachtet werden, weil sie zumindest prinzipiell prüfungsrelevant sind. Die in Klammern angegebenen Werte sollen an dieser Stelle und aus demselben Zusammenhang heraus nochmals herausstreichen, dass mg und µg **nicht dasselbe ist** – eine Tatsache, für deren Akzeptanz die Ausbildungszeit von 2 ½ Jahren nicht immer ausreicht.

Die **Resorption** erfolgt wie bei allen Vitaminen (Ausnahme: B_{12}) weit überwiegend und mit großen Reserven bereits im **proximalen Dünndarm**. Dies darf als Hinweis darauf verstanden werden, dass die beliebten Infusionen von B-Vitaminen mehr als überflüssig sind – natürlich abgesehen vom persönlichen Einkommen.

Im Körper sind etwa 5–15 mg des Vitamins gespeichert, die Hälfte davon in der **Leber**. Die Überführung in die **aktive Form** in der Zelle (Tetrahydrofolsäure) erfolgt unter Mithilfe von **Vitamin B_{12}**. Die beiden Vitamine sind also eng aneinander gekoppelt. Gleichzeitig ist hierdurch auch der Bedarf an Folsäure bei einem Mangel an Vitamin B_{12} erhöht.

Eine **Mangelversorgung** mit dem Vitamin ist ungemein **häufig** – abgesehen von der verbreiteten Fehlernährung auch wegen seiner **Unbeständigkeit gegenüber Hitze und Licht**. Hierdurch bedingt kann tierische Leber (zumindest nach der Prüfung) nicht als ausreichende Folsäurequelle betrachtet werden. Zusätzlich landet ein Teil dessen, was in üblichen Nahrungsmitteln nicht durch Lichteinfluss oder Kochen zerstört wird, im Kochwasser. Durchschnittlich werden in Deutschland gerade mal 0,2 mg, also zwei Drittel des neu formulierten Bedarfs, mit der Nahrung zugeführt – von alkoholkranken Menschen oft noch weniger. In den USA wird, gesetzlich geregelt, Mehl mit Folsäure angereichert. Es ist unklar, wie viel davon nach dem Backen des Brotes noch übrig ist.

Folgen des Folsäuremangels

Neben der Ausbildung einer **makrozytären Anämie** sind weitere Störungen möglich. Weil das Vitamin neben seiner Bedeutung für die Zellneubildung und gemeinsam mit den Vitaminen B_{12} und B_6 beim Abbau gefäßwandschädigender Stoffe **(Homocystein)** mithilft, führt eine Mangelversorgung zur beschleunigten Ausbildung einer **Arteriosklerose**. In Deutschland entstehen infolge Folsäuremangels pro Jahr etwa 10.000 **Herz-** und eine ähnliche Zahl an **Hirninfarkten** sowie wegen Mangelzuständen in der Frühschwangerschaft bis zu 800 **Neuralrohrdefekte** bei Neugeborenen. Diese Zahl dürfte inzwischen sehr viel niedriger sein, weil die Folsäure nun seit etlichen Jahren in der Schwangerenbetreuung angekommen ist. Auch **Depressionen** und **osteoporotische Frakturen** treten unter Folsäuremangel häufiger auf.

Ganz pauschal sollte jedem, der sich nicht reichlich mit Rohkost ernährt, in jedem Fall aber in Schwangerschaft und Stillzeit, zur Folsäuresubstitution geraten werden. Dabei sollte die Substitution der Schwangeren (DGE: 0,55 mg/Tag) bereits **ganz zu Beginn** der Schwangerschaft bzw. idealerweise bereits **bei Kinderwunsch** erfolgen, um Neuralrohrdefekten sicher vorzubeugen.

HINWEIS DES AUTORS

Inzwischen hat die Medizin durch **Studien** erkannt, dass auch **maligne Zellen** für ihre **Vermehrung** auf **Folsäure** angewiesen sind. Es verwundert etwas, dass es für diese kolossale Erkenntnis einer Studie bedurfte: Wenn Zellen, die auf eine schnelle Teilung programmiert sind, sämtliche essenziellen Faktoren ausreichend zur Verfügung haben, teilen sie sich gemäß ihres Programms. Gibt man ihnen nur einen Teil dieser Faktoren, wachsen sie langsamer und wenn man ihnen einen dieser Faktoren gänzlich vorenthält, beenden sie ihre Teilungsrate. Malignome beschleunigen also ihr Wachstum durch große Mengen an Folsäure (> 1 mg/Tag) und werden durch einen Mangelzustand darin verlangsamt. Laut **DGE** leiden allerdings **> 80 % der Deutschen** an einem **Folsäuremangel** und es gilt als gesichert, dass der Gesunde das Vitamin **nicht überdosieren kann**, auch wenn nun gemeinsam mit den neuen Zufuhrempfehlungen als Obergrenze täglicher Aufnahme 1.000 µg (1 mg) angegeben werden. Abgesehen davon erkrankt mindestens jeder zweite Deutsche an Krebs – trotz seines Folsäuremangels (2016 etwa 490.000 Neuerkrankungen).
Man reduzierte also eine vorgeschlagene Tagesdosis, die ohnehin von fast niemandem erreicht wurde, nochmals weiter in einen Bereich, der immer noch von fast niemandem erreicht wird, um noch mehr Abstand zu einer Überdosierung zu schaffen und so das Wachstum mancher Krebse zu verlangsamen.
Zur Verdeutlichung: Niemand behauptet, dass Folsäure in der Lage sein könnte, Krebse zu **induzieren** – ganz im Gegenteil. Man möchte vielmehr mit den nunmehr gültigen Referenzwerten einen Krebs, **der bereits da ist**, 3 oder 6 Monate später zum Ausbruch kommen lassen. Aus Sicht des Autors könnte man derlei Überarbeitungen als Aktionismus bezeichnen. Was schwerer wiegen dürfte, sind die Missverständnisse, die aus solchen Empfehlungen heraus entstehen, weil gewissermaßen lediglich deren scheinbare Quintessenz unter die Menschen gebracht wird, die da lautet: Vitamine dürfen keinesfalls höher dosiert werden als die „Instanz DGE" empfiehlt, weil sie andernfalls schaden. Der von der DGE deklarierte **Bedarf** an einem essenziellen Nahrungsfaktor wird nicht als wünschenswert, sondern als dessen **Obergrenze missverstanden**, die nicht überschritten werden darf. Von Substitutionen ist grundsätzlich abzuraten. Die tatsächliche Versorgung breiter Teile der Bevölkerung, oft genug in vielerlei Hinsicht und selbst von der DGE als Unterversorgung deklariert, wird nicht zur Kenntnis genommen, und jeder Arzt, der meint, etwas davon zu verstehen, empfiehlt die „ausgewogene Ernährung" frei von Supplementierungen.
Aber wer kennt nun in seiner Familie, unter seinen Bekannten oder Patienten diejenigen, die sich dem theoretischen Ideal entsprechend „ausgewogen ernähren"? Wie kommen viele Therapeuten dazu, vor Vitaminsubstitutionen zu warnen, wenn neben anderen selbst die DGE auf der Basis umfangreich erforschter bzw. zusammengetragener Ernährungsquerschnitte der Bevölkerung zahlreiche Mangelzustände zuordnet? Und wenn die DGE beinahe schon als Nachzügler die Forschungen internationaler Kapazitäten zur Kenntnis nimmt und nun seit wenigen Jahren die Empfehlung von 5 µg Vitamin D/Tag auf 20 µg (das 4-Fache, also 300 % über der bisherigen Obergrenze!) anhebt, bedeutet das dann, dass all diejenigen, die bereits in den Jahren vor dieser neuen Empfehlung 20 µg substituiert hatten, an dieser „Überdosis" verstorben sind? Oder verstarben nur die Deutschen, weil anderswo andere Vorgaben gelten? Und welche schlimmen Folgen sind seit Anpassung der Empfehlungen zu erwarten, wenn jemand statt der aktuellen 20 µg sogar 40 µg/Tag zuführt, wie dies von den eigentlichen Vitamin-D-Forschern als Ideal angesehen wird?
Die **Folgen des Folsäuremangels** wie u.a. eine erheblich größere Zahl an Todesfällen durch Herzinfarkt und Schlaganfall, osteoporotische Frakturen und Neuralrohrdefekte, sind unter diesem Gesichtspunkt als Kollateralschäden anzusehen. Zusätzlich werden bei der Auswertung moderner Studien auffallend häufig die Ergebnisse älterer Untersuchungen ignoriert – im Beispiel u.a. diejenige an 88.000 Frauen aus Pflegeberufen, die 15 Jahre lang Folsäure substituierten und damit ihr **Risiko** für Dickdarm-

1

krebs **um 75 % reduzierten** (Nurses Health Study). Ursache für die **Zunahme maligner Erkrankungen** unter **Folsäuremangel** sind Veränderungen der DNA (Brüche, mangelhafte Methylierung).
Während die Nurses Health-Studie immerhin über 15 Jahre lief, fällt bei der Flut moderner Studien auf, dass sie sich nur über wenige Monate oder Jahre (selten) erstrecken. Krebse benötigen in der weit überwiegenden Mehrzahl aller Fälle von ihrem Entstehen an mindestens 5–10 Jahre oder – wie u.a. beim Mammakarzinom – auch einmal 20 Jahre, bis sie erkennbar geworden sind und ab diesem Zeitpunkt das Leben der Betroffenen bedrohen. Studien, die nicht mindestens solche Zeiträume abdecken, treffen also **keinerlei Aussage** darüber, inwiefern ein bestimmter Nahrungsfaktor, im Beispiel Folsäure, in der Lage ist, malignen Erkrankungen evtl. in ganz erheblichem Umfang vorzubeugen. Sie verdeutlichen lediglich, was man schon vorher wusste: Dass schnell wachsende bzw. sich teilende Gewebe sämtliche essenziellen Nahrungsfaktoren analog zu ihrer Wachstumsrate benötigen.
Therapeuten sollten also grundsätzlich angesichts der Flut neuer Studien und der Ängste, die sie angesichts breiter und unreflektierter Darstellung in der Öffentlichkeit erzeugen, das Studiendesign beachten und qualifizierte Rückschlüsse für die Beratung ihrer Patienten daraus ableiten. Andererseits brauchen Therapeuten, die sich eine suffiziente Bewertung von Studien nicht zutrauen, lediglich ein wenig zuzuwarten, bis genügend Studien zum selben Thema mit gegenteiligem Ergebnis publiziert worden sind. Dies ist der Standard in der modernen „Wissenschaft".

Mangel an Vitamin B_{12}

Vitamin B_{12} (= **Cobalamin**) stellt das chemisch komplizierteste Vitamin dar. Es ähnelt mit seinem Porphyrinskelett und zentral gebundenen Cobalt (Co) auf verblüffende Weise dem Häm des Hämoglobins.

Der **Tagesbedarf** an Cobalamin ist mit **3 µg** der **geringste aller Vitamine**. Gleichzeitig wird es besser und **länger** als alle anderen in der **Leber gespeichert**. Der übliche Vorrat reicht für mindestens ½ Jahr, bei ausreichender Versorgung sogar **bis zu 6 Jahre** (2 mg = 2.000 µg allein in der Leber, bis zu weitere 2 mg im restlichen Organismus).

Enthalten ist Cobalamin als einziges Vitamin **ausschließlich in tierischen Produkten** wie Fleisch und Fisch und, deutlich geringer, auch in Milch und Eiern. Strenge Vegetarier bzw. Veganer, die auch auf Milch und Eier verzichten, haben dadurch keine Chance, einem Mangelzustand zu entgehen, sofern sie das Vitamin nicht von Zeit zu Zeit substituieren. Dies gilt natürlich auch für gestillte Kinder sich vegan ernährender Mütter. Vitamin B_{12} wird auch von manchen **Bakterien synthetisiert**. Hierdurch bedingt erscheint es **in Spuren** in nicht-tierischen, vergorenen Lebensmitteln wie **Sauerkraut** oder auch **Bier**. Man hat allerdings durch Studien herausgefunden, dass die Vitaminsituation bei alkoholkranken Menschen auch nicht ideal ist.

MERKE

Vegane Nahrungsmittel werden teilweise mit Vitaminen angereichert. Vor allem beim B_{12} sollte man anhand der aufgedruckten Angaben gezielt berechnen, ob man über die konsumierte Menge des Lebensmittels den Tagesbedarf zuverlässig abdeckt.

Während sämtliche Vitamine und sonstigen essenziellen Nahrungsfaktoren bereits im proximalen Dünndarm resorbiert werden, erfolgt die **Resorption** des komplexen Moleküls als Besonderheit erst im **terminalen Ileum** (letzter Dünndarmabschnitt) über einen aktiven Transportmechanismus. Hierfür erforderlich ist eine Bindung des Vitamins an den sog. **Intrinsic-Faktor**, ein Glykoprotein aus den **Belegzellen des Magens** (➤ Fach Verdauungssystem). Nach Resorption in die Saumzellen des terminalen Ileum wird das Vitamin an ein Transportprotein namens **Transcobalamin** weitergereicht und auf dem Blutweg zu Leber, Knochenmark und weiteren Geweben transportiert. Die **Kapazität** des komplexen Resorptionsmechanismus ist **erschöpfbar**. Mehr als 6 µg/Tag werden nicht resorbiert. Medikamente bzw. Vitaminpräparate, die teilweise 100 µg oder mehr Cobalamin enthalten (und entsprechend teuer sind), sind weitgehend sinnlos, weil außerhalb des aktiven Transports lediglich Spuren (mittels Pinozytose) resorbiert werden. Bei parenteraler Applikation (i.m. oder s.c.) sind allerdings auch hohe Dosen sinnvoll und ermöglichen lange Therapiepausen.

Bei einer Erkrankung des Magens, die als atrophische **Gastritis vom Typ A** bezeichnet wird (➤ Fach Verdauungssystem), kann es zu einer verminderten oder fehlenden Bereitstellung des Intrinsic-Faktors kommen. Man findet bei der Gastritis A **Antikörper gegen die Belegzellen des Magens** und in mehr als der Hälfte der Fälle auch gegen den dort gebildeten Intrinsic-Faktor. Es handelt sich also um eine **Autoimmunerkrankung**, häufig gemeinsam mit weiteren Autoimmunkrankheiten auftretend, bei denen das Immunsystem „körpereigen" mit „körperfremd" verwechselt. Bevorzugt von der Erkrankung betroffen ist das höhere Lebensalter (Durchschnittsalter 60 Jahre), nur selten junge Erwachsene. Bei Kindern können sehr selten **angeborene Defekte** der Belegzellen die Ursache für den Mangelzustand sein. Die **Folge** der entstehenden Atrophie der Belegzellen beim älteren Menschen ist also ein zunehmender **Mangel an Intrinsic-Faktor**, wodurch eine **Resorption des Vitamin B_{12} nicht mehr möglich** ist. Die zweite Aufgabe der Belegzellen besteht in der Produktion der Salzsäure des Magens, die nun ebenfalls nicht mehr erfüllt werden kann; es kommt zur **Achlorhydrie**. Gleichzeitig ist das Risiko für die Entstehung eines **Magenkarzinoms** erhöht. Patienten sollten diesbezüglich überwacht werden (Test auf okkultes Blut im Stuhl, Gastroskopie).

Hat sich die megaloblastäre hyperchrome Anämie in der **Folge einer Gastritis A** und hieraus **entstehendem Vitamin-B_{12}-Mangel** gebildet, wird sie als **perniziöse Anämie** oder **Perniciosa** bezeichnet. Die perniziöse Anämie stellt also eine Untergruppe der megaloblastären Anämien dar. Im medizinischen Alltag wird das allerdings regelhaft nicht so genau genommen: Die Perniciosa steht stellvertretend für jede Vitamin-B_{12}-Mangelanämie, selbst wenn sie lediglich aus einer Mangelernährung folgte.

Folgen des Vitamin-B_{12}-Mangels

Nach dem Verbrauch der Leberspeicher an Vitamin B_{12} kommt es zu **Krankheitssymptomen** in den Geweben, die besonders unter dem Vitamindefizit zu leiden haben:

- Im **Knochenmark** entsteht als erste Folge eine Einschränkung der Erythropoese mit nachfolgender **Anämie**, später auch eine verminderte Bildung weiterer Zellen. In fortgeschrittenen Stadien kommt es demnach zur **Neutropenie** (mit Hypersegmentation der verbliebenen Zellen) und **Thrombozytopenie**, sodass eine Schwäche des Immunsystems und (selten) eine Blutungsneigung (thrombozytopenische Purpura) entstehen können. Der gestörte Erythrozytenumsatz im Knochenmark führt zu **erhöhten Bilirubin-Serumspiegeln**. Die Patienten zeigen deshalb häufig neben der für jede Anämie typischen **Blässe** der Haut auch eine leichte ikterische **Gelbfärbung**.

- An den Schleimhäuten des **Magen-Darm-Traktes** entstehen eine **Hunter-Glossitis** (oft bereits als Frühsymptom), **Appetitlosigkeit**, **Bauchschmerzen**, evtl. Diarrhö oder Obstipation und Gewichtsverlust. Der mangelhafte Abbau des Homocystein begünstigt die Entstehung einer Arteriosklerose. Nägel und Haare sind im Gegensatz zum Eisenmangel üblicherweise nicht betroffen.
- Zusätzlich findet man die allgemeinen **Symptome jeder Anämie**: Schwäche, Konzentrationsstörungen, Herzklopfen, Ohrensausen oder Hypervolämie mit Erhöhung des systolischen Blutdrucks und vermehrter Belastung des Herzens.

Lackzunge und Hunter-Glossitis

Nahrungsfaktoren, die zum **Aufbau von Geweben** bzw. ganz pauschal zur **Zellteilung** essenziell benötigt werden und bei denen es gleichzeitig am ehesten bzw. häufigsten zu einem Defizit kommt, sind v.a. **Eisen** und die **B-Vitamine** Folsäure und B_{12}. Besonders auffallend wird der Mangel an der **Zungenoberfläche**, weil zum einen **nur** an dieser Schleimhaut physiologischerweise eine **Verhornung** stattfindet, erkennbar an der weißlichen Verfärbung, und weil andererseits die Zellansammlungen der Papillen, die ständig erneuert werden, die typische Rauigkeit erzeugen und mit dem Auge problemlos erkennbar sind. Eine insuffiziente Zellneubildung erzeugt also eine **Atrophie der Papillen**, wodurch die Zungenoberfläche **glatt** wird. Zum anderen nimmt die Zellteilungsrate in der Basalschicht des Plattenepithels soweit ab, dass sich die Verhornung nicht mehr ausbilden kann. Die Zunge wird **rot**.

Während eine rote und glatte Zunge („Lackzunge") letztendlich auch bei einem massiven Eiweißmangel (z.B. bei Malabsorption oder Leberzirrhose) oder Eisen- und Folsäuremangel entstehen kann, kommt es hierbei durch lediglich geringe Reizungen sensibler Nervenendigungen auch nur zu geringen Missempfindungen wie Parästhesien oder leichtem Brennen. Bei der Hunter-Glossitis steht dieses Brennen definitionsgemäß sehr viel deutlicher im Vordergrund, wodurch die Verursachung eines B_{12}-Mangels wahrscheinlicher wird, indem es nur hierbei begleitend zu nervalen Schäden kommt:

Funikuläre Myelose

Typisch für die perniziöse Anämie bzw. für jeden chronischen Vitamin-B_{12}-Mangel ist eine **Erkrankung des Nervensystems** (funikuläre Myelose), die **ganz und gar unabhängig von der Anämie** aus weiteren Funktionen des Vitamins im Organismus resultiert.

Vitamin B_{12} besitzt essenzielle Wirkungen bei der Synthese der **nervalen Myelinscheiden**. Bei länger andauerndem Mangel entstehen so **Demyelinisierungen** (Entmarkungen) v.a. an den Hinter- und Seitensträngen des **Rückenmarks**. Die Folgen bestehen in **Parästhesien** und **Sensibilitätsstörungen**, **Reflexabschwächungen** und evtl. sogar muskulären **Lähmungen**.

MERKE

Während die durch Mangel an Folsäure entstehende megaloblastäre Anämie anhand der sonstigen Symptome einschließlich der Magen-Darm-Störungen von der perniziösen Anämie kaum bzw. gar nicht zu unterscheiden ist, kommt es bei dieser Form nicht zur Beteiligung des Nervensystems. Die funikuläre Myelose entsteht also **ausschließlich** in der **Folge eines Vitamin-B_{12}-Mangels**.

Diagnostik

In **Blutbild** und **Blutausstrich** sieht man neben der makrozytären Anämie (MCH > 32 pg, MCV > 96 fl, Erys < 4,2 Mio./µl) eine Aniso- und Poikilozytose, Jolly-Körperchen (➤ Abb. 1.65) und eine verminderte Zahl von Retikulozyten, sofern der Mangelzustand erst vor kurzem entstanden ist. Besteht er bereits über längere Zeit, kann die relative Zahl an Retikulozyten nicht verändert sein. Als letztendlich entscheidender und den Zusammenhang beweisender Parameter ist der **Cobalamin-Serumspiegel erniedrigt**. Ist der Serumspiegel erniedrigt, wird man im nächsten Schritt nach Antikörpern gegen Belegzellen sowie den Intrinsic-Faktor suchen. Bei unklarem Ergebnis bietet sich der Schilling-Test an:

Mit dem **Schilling-Test** lässt sich die **Resorptionsstörung für Cobalamin** ausschließen oder belegen, indem eine **oral** zugeführte, **radioaktiv** markierte Menge (1 µg) an **Cobalamin** über seine Urinausscheidung gemessen wird. Um eine Leberaufnahme des evtl. resorbierten Anteils zu verhindern, gibt man parallel (1 h nach oraler Zufuhr) eine große Menge **unmarkierten** Cobalamins **parenteral**. Werden ausreichende Mengen markiertes (radioaktives) Vitamin B_{12} im Urin gefunden, kann keine Resorptionsstörung bestehen, weil es in diesem Fall aus dem terminalen Ileum resorbiert worden sein muss. Die Ursache des Vitamin-B_{12}-Mangels besteht demgemäß in einer unzureichenden Zufuhr mit der Nahrung. Man kann diesen Test bei negativem Ausfall (keine Radioaktivität im Urin) verfeinern **(Schilling-Test II)** und damit zwischen Störungen von Magen und terminalem Ileum differenzieren, indem man das radioaktiv markierte Vitamin B_{12} vor seiner oralen Zufuhr **an Intrinsic-Faktor bindet**. Sollte es nun immer noch nicht resorbiert werden (nicht im Urin erscheinen), muss man die Störung im terminalen Ileum suchen. Wurde es dagegen resorbiert, liegt die Störung in den Belegzellen des Magens.

Ergebnis des Schilling-Tests:

- Radioaktivität im Urin bei Schilling I bedeutet Mangelernährung.
- Fehlende Radioaktivität lässt ursächlich Erkrankungen von Magen **oder** letztem Dünndarmabschnitt (terminales Ileum) zu.
- Radioaktivität im Urin bei Schilling II bedeutet Erkrankung des Magens (Gastritis A).
- Fehlende Radioaktivität bei Schilling II bedeutet Erkrankung des Ileums.

Nicht jeder Vitamin-B_{12}-Mangel entsteht im Rahmen einer perniziösen Anämie. Außer durch eine rein **vegane Ernährung** sind solche Mangelzustände auch möglich nach **Magenresektion**, bei **Erkrankungen** oder nach Resektion des **terminalen Ileum** (Morbus Crohn, Zöliakie) oder bei Befall mit **Bandwürmern** (v.a. Fischbandwurm) durch deren Vitamin-B_{12}-Verbrauch.

1

Alkoholkranke Menschen leiden häufig an Vitaminmangelzuständen (u.a. Vitamin B_1, Folsäure und Vitamin B_{12}), die überwiegend durch einen allgemeinen Mangel an essenziellen Nahrungsfaktoren und durch alkoholbedingte Resorptionsstörungen im Dünndarm, teilweise aber auch durch Mehrverbrauch verursacht sind. Zusätzlich bestehen toxische Auswirkungen u.a. auf das Knochenmark (s. oben), wodurch das Entstehen einer megaloblastären Anämie verursacht oder zusätzlich begünstigt wird.

Therapie

Die Therapie erfolgt in Abhängigkeit von der gefundenen **Ursache**. Bei Menschen, die sich seit Jahren streng vegan ernähren, genügt die orale Substitution mit entsprechenden Vitaminpräparaten. Liegt die Ursache in einer chronischen Gastritis oder Erkrankungen des terminalen Ileum, muss parenteral (i.m., s.c.) substituiert werden. Zunächst sollte bis zur Aufsättigung der Leberspeicher wöchentlich substituiert werden. Danach genügen Spritzen in Abständen von mehreren Wochen. Diese Injektionen dürfen auch durch den Heilpraktiker erfolgen, wobei lediglich auf Kontraindikationen (z.B. Marcumar®-Therapie) zu achten ist.

Zusammenfassung

Megaloblastäre (makrozytäre, hyperchrome) Anämie

Ursachen

- Mangel an Folsäure oder Vitamin B_{12} (aufgrund von Fehlernährung, Gastritis vom Typ A, Magenresektion, Erkrankungen oder Resektion des terminalen Ileum, Fischbandwurmbefall), zytostatische Therapie, Alkoholabusus

Symptome und Folgen

- Symptome jeder Anämie (Sauerstoffmangel)
- Haut blass und leicht ikterisch
- Verdauungsbeschwerden, Hunter-Glossitis
- erhöhter Homocystein-Serumspiegel (→ Arteriosklerose)
- Neuralrohrdefekt (Folsäuremangel in der Frühschwangerschaft)
- funikuläre Myelose bei Vitamin-B_{12}-Mangel

Diagnostik

- Hinweis aus MCH ↑ und MCV ↑
- Bilirubin ↑
- Serumspiegel der Vitamine ↓
- Schilling-Test zur ursächlichen Abklärung eines Vitamin-B_{12}-Mangels
- Gastroskopie bei Verdacht auf eine chronische Gastritis

Therapie

- Behandlung der Ursache
- Ernährungsumstellung
- Vitaminsubstitution (Vitamin B_{12} bei Bedarf parenteral)

1.11.7 Kugelzellenanämie (hereditäre Sphärozytose)

Bei der Kugelzellenanämie handelt es sich mit einem Vorkommen von 1 : 5.000 Geburten um die in Europa **häufigste erbliche Form** einer **hämolytischen Anämie**. Ursache ist die **genetisch** bedingte Verminderung der Anzahl der Spektrin-Moleküle. Der Erbgang ist in 75 % der Fälle autosomal-dominant und in 25 % rezessiv. In der Folge des **Spektrinmangels** kann sich die Scheibenform der Erythrozyten nicht ausbilden, sodass sie entsprechend üblicher Zellen rundlich („kugelig") werden. Auch die mechanische und osmotische Stabilität ist vermindert. Die mittlere **Lebenszeit** der Erythrozyten sinkt dadurch von 4 Monaten auf weniger als **10 Tage**.

Symptomatik

Der **extrem gesteigerte Erythrozytenabbau** in der Milz mit entsprechend großen Mengen anfallendem **Bilirubin** (➤ Fach Verdauungssystem) führt zum **Ikterus** (Gelbsucht) und häufig auch zu **Gallensteinen** (sog. Pigmentsteine). Die Milz ist aufgrund der andauernden Mehrbelastung vergrößert **(Splenomegalie)**.

Weil das Knochenmark zu einer derart massiven Neubildung von Erythrozyten nicht in der Lage ist, kommt es zu einer **normochromen Anämie** (Kugelzellenanämie; ➤ Abb. 1.65). Neben den üblichen Symptomen der Anämie sind auch Skelettveränderungen möglich.

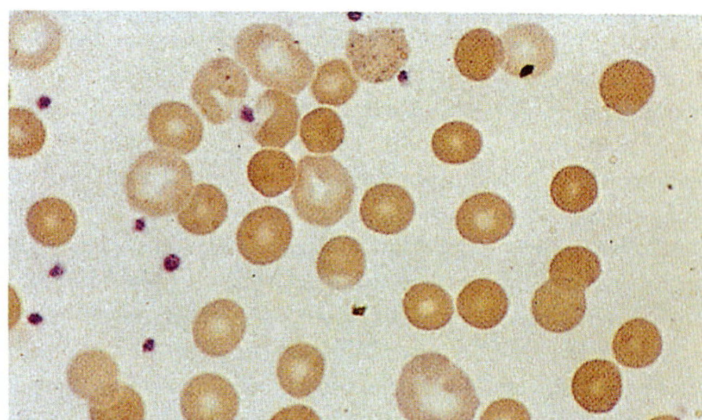

Abb. 1.65 Blutausstrich bei Kugelzellenanämie (hereditärer Sphärozytose) [M646]

Therapie

Solange Chromosomendefekte nicht korrigierbar sind, besteht die einzig mögliche Therapie dieser Anämieform in einer **Entfernung der Milz** (Splenektomie), wodurch sich die Lebensdauer der Erythrozyten deutlich verlängert.

1.11.8 Thalassämie

Die Thalassämie heißt auch **Mittelmeeranämie**, weil sie im europäischen Bereich besonders bei den Völkern „rund ums Mittelmeer" einschließlich der Türkei auftritt. Es handelt sich um eine kongenitale, **autosomal-kodominant vererbte hämolytische Anämie**, die bei Heterozygotie in der milden Form der **Thalassämia minor** und bei Homozygotie in der schweren Form der **Thalassämia major** in Erscheinung tritt. Beide Formen sind einschließlich ihrer Unterformen häufig mit weiteren Hämoglobinopathien vergesellschaftet.

Krankheitsentstehung

Die Ursache der Erkrankung besteht in der **unzureichenden Synthese** einer der beiden Globin-Moleküle, zumeist der **β-Kette,** weil die entsprechenden Chromosomenabschnitte bei den Betroffenen eingeschränkt vorhanden sind oder fehlen. Durch die insgesamt verminderte Globinsynthese entstehen Erythrozyten mit reduziertem Hämoglobingehalt, mithin also eine **mikrozytäre hypochrome Anämie**. Gleichzeitig werden die nicht betroffenen Globinketten unvermindert weiterproduziert, sodass ein Missverhältnis zwischen den Globinanteilen des Hämoglobinmoleküls entsteht, das sich auch auf die teilweise als Ersatz gebildeten Globine erstreckt. Die Folge besteht hauptsächlich bei Homozygoten in der vermehrten Bildung von Hb-A_2 mit zwei (regulären) α- und zwei δ-Ketten, Hb-F mit α- und γ-Ketten sowie in Erythroblasten mit ungepaarten α-Ketten, die entweder bereits im Knochenmark aussortiert werden oder zu morphologischen Veränderungen der fertigen Erythrozyten führen.

Symptomatik und Diagnostik

Der Blutausstrich zeigt bei der Minor-Form eine **hypochrome, mikrozytäre Anämie**, die leicht mit einer Eisenmangelanämie verwechselt werden kann, aber wesentlich häufiger Anomalien wie **Target-Zellen („Schießscheibenzellen")** wegen der ungleichmäßigen Hämoglobinverteilung) oder Einschlusskörperchen aufweist (➤ Abb. 1.66). Der wesentliche Unterschied besteht allerdings in den Eisenreserven des Organismus, die bei der Thalassämie nicht vermindert sind. Zusätzlich finden sich eine mäßige **Hepatosplenomegalie** und ein rezidivierender, **milder Ikterus**.

Die **Thalassämia major** ist eine schwere, häufig bereits im Neugeborenen- oder Kindesalter letal endende Erkrankung mit massiver Anämie, Minderwuchs, Skelettanomalien und Hepatosplenomegalie wegen einer **extramedullären Blutbildung**. Im Blut findet man neben einer Retikulozytose auch Vorstufen der Erythropoese wie z.B. Erythroblasten. Die massive **Knochenmarkhyperplasie**, teilweise auf Kosten des angrenzenden Knochens, führt zu gehäuften Frakturen und teilweise sogar Deformierungen des Gesichtsschädels.

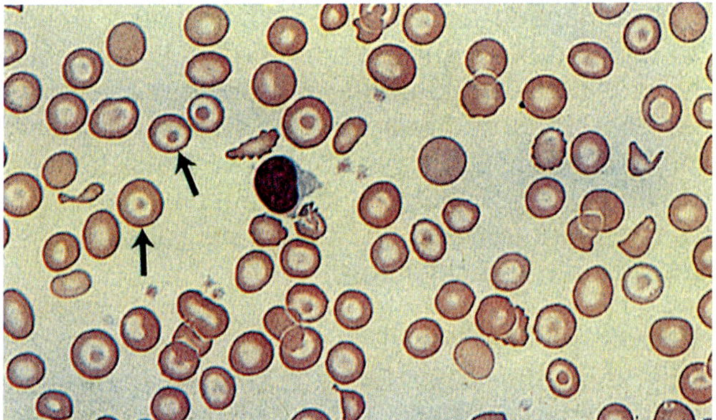

Abb. 1.66 Blutausstrich bei Thalassämie mit Anisozytose, Poikilozytose und Target-Zellen (Pfeile) [R132]

Therapie

Die Therapie besteht bei der **Major-Form** idealerweise in einer **Knochenmarktransplantation** von HLA-identischen Geschwistern. Die Minor-Form ist in der Regel nicht behandlungsbedürftig.

Zusammenfassung

Thalassämie

- autosomal-kodominant vererbte Hämoglobinopathie (Hb-A_2, Hb-F, fehlerhafte Globinrelationen)
- besonders häufig „rund ums Mittelmeer"
- hypochrome, mikrozytäre Anämie

Abgrenzung zur Eisenmangelanämie

- Erythrozytenanomalien im Blutausstrich (z.B. Target-Zellen)
- Retikulozytose
- kein Eisenmangel (Ferritin im Normbereich)
- Splenomegalie oder Hepatosplenomegalie
- rezidivierender Ikterus

Symptomatik

- Minor-Form mit mildem Verlauf, Major-Form ohne Therapie mit letalem Ausgang
- Splenomegalie oder Hepatosplenomegalie
- rezidivierender Ikterus

Therapie

- Knochenmarktransplantation bei der Major-Form

1.11.9 Sichelzellanämie

Krankheitsentstehung

Bei der Sichelzellenanämie erscheint anstelle üblichen Hämoglobins **Hb-S** in den Erythrozyten. Diese Form einer hämolytischen Anämie kommt überwiegend bei Afrikanern vor. Hb-S enthält ein **mutiertes Globin**. Die damit ausgestatteten **Erythrozyten** nehmen bei **abfallendem Sauerstoffgehalt** des Blutes eine **sichelförmig** gebogene Form an (➤ Abb. 1.67), die im Kapillarbett zu Verstopfungen führt. Die Folge besteht in zahlreichen **kleinen Infarkten** in **multiplen Organen** (Niere, Lunge, Knochen usw.).

Symptomatik

Neben den Symptomen der **chronischen hämolytischen Anämie** kommt es bei den Betroffenen zu abdominellen, **kolikartigen Beschwerden**, **Knochen-** und **Gelenkschmerzen** oder **Infarkten** in Nieren oder Milz. Die Zahl der Erythrozyten ist um 50 % vermindert.

1

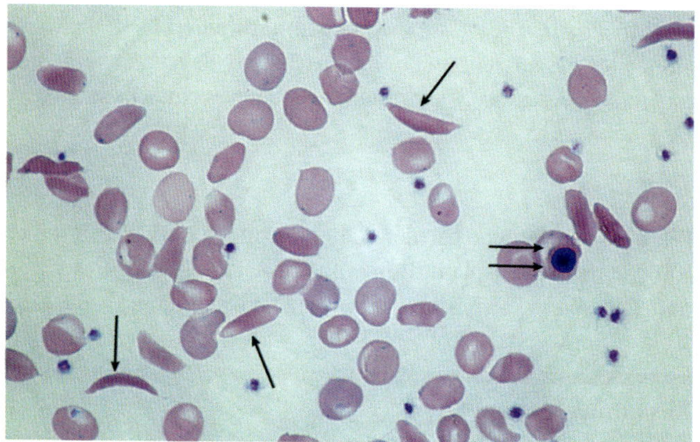

Abb. 1.67 Blutausstrich bei Sichelzellanämie mit sichelförmig deformierten Erythrozyten (Pfeile) [R175]

Hb-S „verunstaltet" die Erythrozyten auf eine Weise, dass sich noch nicht einmal die Malaria-Plasmodien darin wohl fühlen. Patienten mit Sichelzellenanämie (heterozygote Form) sind daher weitgehend **resistent** gegenüber manchen Formen der **Malaria**, genießen also einen Selektionsvorteil. Dies dürfte zur weiten Verbreitung unter der schwarzen Bevölkerung Afrikas beigetragen haben.

Bei der heterozygoten Form besteht keine wesentliche Einschränkung der Lebenserwartung, während die homozygoten Merkmalsträger zumeist in der Kindheit versterben. Wirksame Therapien gibt es, abgesehen von einer Knochenmarktransplantation, nicht.

Zusammenfassung

Sichelzellenanämie

- autosomal-kodominant vererbte Hämoglobinopathie (Hb-S)
- Vorkommen hauptsächlich im Malaria-Gürtel (v.a. Schwarzafrika)
- Minor-Form mit mildem Verlauf, Major-Form ohne Therapie mit letalem Ausgang
- Verformung der Erythrozyten bei abfallendem Sauerstoffgehalt zu Sichelzellen
- Folgen (Major-Form): multiple kleine Infarkte in allen Organen, abdominelle Koliken, Knochenschmerzen, Resistenz gegen Malaria (auch bei der Minor-Form)
- Therapie: Knochenmarktransplantation bei der Major-Form

1.11.10 Erworbene hämolytische Anämien

Eine periphere Hämolyse führt dann zur Anämie, wenn sie so ausgeprägt ist, dass die **Erythropoese nicht Schritt halten** kann. Dies ist dann der Fall, wenn die Lebensdauer der Erythrozyten auf < 20 Tage abgefallen ist, weil eine maximale Erythropoetinproduktion der Niere die Erythropoese „nur" auf das 7-Fache steigern kann. Die Zerstörung der Erythrozyten kann **intravasal**, in der **Milz** oder (zusätzlich zur Milz) in **Knochenmark** und **Leber** stattfinden.

Formen

Lienale hämolytische Anämien

Bei Formen wie der **Kugelzellenanämie**, der **Thalassämie** oder **Sichelzellenanämie** und weiteren, angeborenen hämolytischen Anämien handelt es sich um lienale Anämien, weil die **Milz** (Lien) ihrer physiologischen Aufgabe der **Aussortierung geschädigter Erythrozyten** nachkommt und entsprechend große Mengen aus dem Blut entfernt. Bei diesen Formen wird man regelhaft eine **Splenomegalie** vorfinden. Abgegrenzt werden müssen sie gegen erworbene Formen einer hämolytischen Anämie.

Intravasale hämolytische Anämien

Die insgesamt eher seltene intravasale Hämolyse hat mehrere mögliche Ursachen:

- Am häufigsten handelt es sich um ein **Autoimmungeschehen**, bei dem antikörperbeladene Erythrozyten vom RES aussortiert oder auch unter Komplementaktivierung lysiert werden. Medikamentös bedingte Hämolysen können lienal oder intravasal entstehen.
- Eine im Rahmen der **Malaria** auftretende Hämolyse erfolgt intravasal und, je nach Ausprägung, unter Ausbildung eines Ikterus.
- Mechanisch verursachte intravasale Hämolysen, evtl. mit Ausbildung einer Anämie, entstehen an **künstlichen Herzklappen**.
- Zu intravasalen Hämolysen kommt es auch im Rahmen der seltenen **Transfusionszwischenfälle**.

Folgen

Gemeinsam ist den hämolytischen Anämien die **gesteigerte Erythropoese** des Knochenmarks, die sich in einer **Retikulozytose** auf mindestens 4–5 % bemerkbar macht. Auch ein **Ikterus** infolge des vermehrt anfallenden Bilirubins ist häufig.

MERKE

Ganz allgemein kann man bei einer **Retikulozytose** des Blutes von einer **gesteigerten Erythropoese im Knochenmark** ausgehen. **Ursachen** gesteigerter Erythropoese sind im Wesentlichen hämolytische Anämien, Zeiten nach einem Blutverlust bis zum Ausgleich des Verlustes oder eine nieren-, hypoxisch oder medikamentös bedingte Erhöhung des Erythropoetinspiegels im Serum. Es ist zu beachten, dass in den ersten Stunden nach einem Blutverlust noch keine Retikulozytose entstanden sein kann.
Eine **eingeschränkte Erythropoese**, z.B. bei Vitamin-B_{12}- oder Folsäuremangel und überwiegend auch beim Eisenmangel, führt analog zur **verminderten Produktion an Retikulozyten** auch zur geringeren Zahl hieraus hervorgehender Erythrozyten. Andernfalls könnte auch keine Anämie entstehen. Dies bedeutet aber gleichzeitig, dass die relative Anzahl an Retikulozyten im peripheren Blut bei einem chronischen Geschehen nicht verändert sein kann, während bei akutem Auftreten des Mangels eine geringere Anzahl an Retikulozyten resultieren muss. Dasselbe gilt für die chronische oder akut auftretende Insuffizienz des Knochenmarks oder der Nierenfunktion mit resultierendem Erythopoetinmangel. Gleicht man dagegen den Mangel, der zu einer Anämie geführt hat, durch Substitution des entsprechenden Faktors aus (Fe, Folsäure, Vitamin B_{12}), so muss eine Retikulozytose entstehen, bis der Mangel behoben ist.

1.12 Polyglobulie

Definition

Unter dem Begriff der Polyglobulie versteht man eine **Vermehrung der Erythrozytenzahl** über den Referenzbereich hinaus. Teilweise wird auch der Begriff der Polyzythämie verwendet, wobei man damit allerdings deren sekundäre Form meint (sekundäre Polyzythämie = Polyglobulie), denn die eigentliche, sozusagen primäre Polyzythämie (Polycythaemia vera; ➤ Kap. 1.13.7) stellt eine chromosomal induzierte proliferative Erkrankung des Knochenmarks dar und hat mit der Polyglobulie nicht das Geringste zu tun. Man sollte also den Begriff der Polyzythämie besser nicht für die ausschließliche und benigne Vermehrung der Erythrozyten (Polyglobulie) verwenden, um Verwechslungen zu vermeiden.

Krankheitsentstehung

Grundsätzlich besteht die wesentliche Ursache der Polyglobulie in einem **peripheren Sauerstoffmangel** auf der Basis einer zunächst normalen Erythrozytenzahl. Die Hypoxämie wird von den peritubulären Zellen der Niere registriert und mit einer erhöhten Sekretion von Erythropoetin beantwortet. Die Folge besteht in einer **Stimulation der Erythropoese** des Knochenmarks. Weitere (seltenere) Ursachen sind Grunderkrankungen z.B. der Niere, die ohne adäquate Stimulation zu einem erhöhten Erythropoetin-Serumspiegel führen.
Ursachen einer **Hypoxämie**:

- Erkrankungen des Herzens: Herzinsuffizienz, Klappenfehler, Rechts-Links-Shunt
- Erkrankungen von Lunge und Atemwegen: Lungenemphysem, Lungenfibrose, Asthma bronchiale, COPD
- Schlafapnoe-Syndrom: nächtlicher Sauerstoffmangel
- längerer Aufenthalt in großer Höhe
- Rauchen: gesteigerte Erythropoese wegen vermehrter Methämoglobinbildung und Besetzung eines Teils des Hämoglobins durch Kohlenmonoxid (CO). Zusätzlich erzeugt Nikotin eine periphere Ischämie durch Verengung kleiner Arterien. Die Zuordnung zur Polyglobulie bleibt allerdings in aller Regel doch sehr hypothetisch, weil sich die Erythrozytenzahl lediglich innerhalb des Referenzbereichs mäßig nach oben bewegt.

Weitere Ursachen:

- Erkrankungen der Niere: Zystenniere, Nierentumoren (Hypernephrom), Ischämie z.B. bei Stenosierung der A. renalis
- paraneoplastisches Syndrom bei malignen Tumoren, z.B. beim kleinzelligen Bronchialkarzinom, die Erythropoetin produzieren
- vorübergehende (scheinbare) Polyglobulie bei Flüssigkeitsverlusten (Diurese, Durchfälle, starkes Schwitzen)
- familiäre Formen ohne Erhöhung des Erythropoetinspiegels, Therapie mit Androgenen
- Leistungssteigerung mit Epo, Androgenen und weiteren Substanzen (Doping) beim Sportler

Symptomatik

Patienten mit einer Polyglobulie zeigen häufig eine verstärkte **Rötung der Haut**, v.a. des Gesichts, und der **Schleimhäute**. Dies wird als **Plethora** bezeichnet. Zumindest unter **körperlicher Belastung** kommt es schneller als üblich zur **Zyanose**, weil bei einer Erhöhung des Hämoglobins die für ihre Entstehung erforderliche Menge von > 5 g/dl reduziertem Hämoglobin schneller erreicht wird (➤ Fach Atmung).

Die Polyglobulie selbst zeigt ansonsten in der Regel keine Symptome, solange sie nicht aufgrund des verschlechterten Fließverhaltens des Blutes (erhöhte Viskosität) zur zerebralen Ischämie oder zu arteriellen bzw. (überwiegend) **venösen Thrombosen** führt. Thrombenbildungen sind v.a. bei einem **Hämatokrit > 55 %** zu erwarten. Sie entstehen häufig abdominell, in den Beinen oder in den Lebervenen (Budd-Chiari-Syndrom) – also in venösen Gefäßen, in denen der Blutstrom ohnehin fast zum Erliegen kommt. Die meist nur geringen zerebralen Beschwerden bestehen in **Kopfschmerzen**, **Schwindel** oder **Konzentrationsstörungen,** die allerdings auch aus der Polyglobulie-Ursache abgeleitet werden können. Es handelt sich also häufig um einen Zufallsbefund oder um Symptome der zugrunde liegenden Erkrankung.

Diagnostik

Im Blut zeigt sich eine **Erhöhung** der **Erythrozytenzahl**, des **Hämatokrits** und des **Hämoglobins**. Neben der Anamnese und der Abklärung von **Herz** und **Lunge** ist besonderer Wert auf den abdominellen Ultraschall (Niere, Milz) und in Zweifelsfällen auf ein Ganzkörper-CT zu legen. Die wichtige Abgrenzung zur Polycythaemia vera kann über den **Erythropoetin-Serumspiegel** erfolgen, der bei der Polyglobulie üblicherweise erhöht und bei der Polyzythämie niedrig bis nicht nachweisbar ist. Zusätzlich bestehen hier neben der Vermehrung der Erythrozyten in aller Regel auch eine Leukozytose und Thrombozytose.

Therapie

Die therapeutischen Maßnahmen sollten sich an der **Ursache** orientieren. Kardiale Erkrankungen, z.B. eine Herzinsuffizienz, können häufig unter geeigneter Therapie gebessert werden. Dagegen sind Lungenerkrankungen wie Emphysem oder Fibrose in der Regel irreversibel, sodass meist außer Atemgymnastik und Sauerstoffgabe kaum Möglichkeiten verbleiben. Die Schlafapnoe kann durch geeignete Maßnahmen gemildert oder beseitigt werden, beim Raucher ist selbstverständlich Nikotinverzicht anzustreben, beim Leistungssportler eventuell der Verzicht auf Doping.

Aderlässe sollten lediglich dann eingesetzt werden, wenn sich an den Ursachen nichts verändern lässt oder wenn die Polyglobulie so ausgeprägt ist, dass das Thromboserisiko deutlich erhöht erscheint. Die bevorzugte Blutmenge, die hierbei aus einer peripheren Vene entnommen wird, liegt bei 500 ml Blut. Mehr als 800 ml müssen vermieden werden, weil es hierbei zum Blutdruckabfall mit Kreislaufproblemen kommen kann. Ab einer Menge von 1.500 ml droht bereits der hypovolämische Schock.

Wiederholte Aderlässe stellen eine Form der Therapie dar, die eher **selten wirklich indiziert** ist, wenn man einmal von einer Eisenüberladung des Organismus (Hämochromatose, ➤ Fach Stoffwechsel) oder einer Polycythaemia vera absieht. Man entnimmt dem Organismus hierbei auch wesentliche Anteile seiner Plasmaproteine und Immunfaktoren. Während dies hinsichtlich der Leukozyten und unspezifischen humoralen Faktoren wie Komplement unkritisch ist, weil sie in adäquaten Mengen nachgebildet werden, kann das Defizit bei den spezifischen Immunglobulinen nicht mehr, zumindest nicht vollständig kompensiert werden.

Hinsichtlich essenzieller Faktoren wie Eisen oder Vitaminen wie Folsäure und Vitamin B_{12}, die für die Nachproduktion im Knochenmark vorrangig benötigt werden, sollte der Patient überwacht werden.

Zusammenfassung

Polyglobulie
- synonyme, eher ungeeignete Bezeichnung: sekundäre Polyzythämie
- Erhöhung von Erythrozytenzahl, Hämatokrit und Hämoglobin

Ursachen
- Sauerstoffmangel bei Erkrankungen von Herz oder Lunge
- Leben in großer Höhe
- Schlafapnoe-Syndrom
- Nikotinabusus
- Erkrankungen der Niere, Androgentherapie, paraneoplastisches Syndrom
- vorgetäuscht bei Exsikkose

Symptome
- Plethora: Rötung von Haut (v.a. Gesicht) und Schleimhaut, Thrombenbildungen

Diagnostik
- Erythrozytenzahl ↑, Hämatokrit ↑ und Hämoglobin ↑
- Suche nach der Ursache
- Erythropoetin-Serumspiegel zur Abgrenzung gegenüber einer Polycythaemia vera (primäre Polyzythämie)

Therapie
- Aderlass, Behandlung der Ursache

1.13 Leukämien und Lymphome

1.13.1 Definition

Leukämien sind **maligne Erkrankungen**, die ihren Ursprung von einzelnen Zellen des **Knochenmarks** nehmen und deren Tochterzellen anschließend Knochenmark und Blut, zuletzt auch periphere Lymphorgane überschwemmen. In der **Rangfolge** bösartiger Erkrankungen stehen sie hinter den Karzinomen von Mamma, Prostata, Darm und Lunge an **5. Stelle** (2012). In Deutschland kommt es jährlich zu mehr als **36.000 Neuerkrankungen** – ca. 12.500 Leukämien und gut 24.000 malignen Lymphomen.

Entsteht die Leukämie aus **Zellen der Myelopoese**, spricht man von der **myeloischen Leukämie**. Bei malignen Erkrankungen, die von **entarteten Lymphozyten** bzw. ihren Vorstadien ihren Ausgang nehmen, muss hinsichtlich ihrer diagnostischen Zuordnung unterschieden werden, ob sie aus Zellen des Knochenmarks oder aus reiferen Lymphozyten entstanden sind, die sich bereits in den lymphatischen Organen des Organismus befunden haben. Sind sie im **Knochenmark** entstanden, definiert man sie als **lymphatische Leukämie**; entstehen sie dagegen in **lymphatischen Geweben** wie Lymphknoten, Milz und MALT (= mukosaassoziiertes lymphatisches Gewebe [Tissue] in Bronchien, Magen-Darm-Trakt und Harnwegen), werden sie als **maligne Lymphome** bezeichnet und ganz pauschal in die **Lymphogranulomatose (Morbus Hodgkin)** und in die **Non-Hodgkin-Lymphome (NHL)** unterteilt (➤ Abb. 1.68). Auch das **Multiple Myelom** ist zu dieser Gruppe zu rechnen.

Aus dieser Zuordnung und Unterscheidung ergeben sich auch bereits die Organe, die ausschließlich oder überwiegend betroffen sind: Die **lymphatische Leukämie** befällt und infiltriert mit ihren sich ständig vermehrenden malignen Zellen primär das Knochenmark, um sich erst sekundär auch in die peripheren lymphatischen Organe auszubreiten. **Maligne Lymphome** dagegen entstehen primär in Lymphknoten, Milz und MALT und breiten sich erst sekundär entweder regelmäßig (Non-Hodgkin-Lymphome) oder eher selten (Hodgkin-Lymphom) auch ins Knochenmark und weitere Organe aus. Das Multiple Myelom entsteht mehrheitlich im Knochenmark, jedoch aus einer reifen B-Zelle (Plasmazelle).

Die überwiegende Mehrzahl der lymphatischen Leukämien (75 %) und Non-Hodgkin-Lymphome (90 %) nimmt ihren Ausgang von einer einzelnen **entarteten B-Zelle** bzw. unreifen Prä-B-Zelle, deutlich seltener von der Zellreihe der T-Lymphozyten. Der Ursprung der Lymphogranulomatose Hodgkin galt bis vor wenigen Jahren noch als unbekannt, doch geht man inzwischen auch hier von einem B-Zell-Lymphom aus.

1.13.2 Ursachen

Ursachen für Leukämien und maligne Lymphome sind:
- **chemische Umweltgifte** wie Benzol, Dioxin, einzelne Insektizide und andere
- eine **Supprimierung des Immunsystems**, z.B. im zeitlichen Zusammenhang mit einer Zytostatikatherapie oder als Zweiterkrankung bei AIDS-Patienten bzw. bei angeborenen Immunschwächen wie z.B. Mutationen der DNA-Reparaturgene
- **Strahlenbelastungen** im Umfeld von Atomkraftwerken bzw. sehr viel ausgeprägter nach Reaktorunfällen (Tschernobyl) oder Atombombenexplosionen
- Nicht so selten findet man bei Hodgkin- und Non-Hodgkin-Lymphomen **Viren** in der DNA der leukämischen Zellen. Im Vordergrund stehen das Epstein-Barr-Virus (z.B. Burkitt-Lymphom und Hodgkin-Lymphom), Herpesviren vom Typ 8, Hepatitis-C-Viren oder HTLV 1 (humanes T-Zell-Leukämie-Virus) bei T-Zell-Leukämien und Lymphomen.

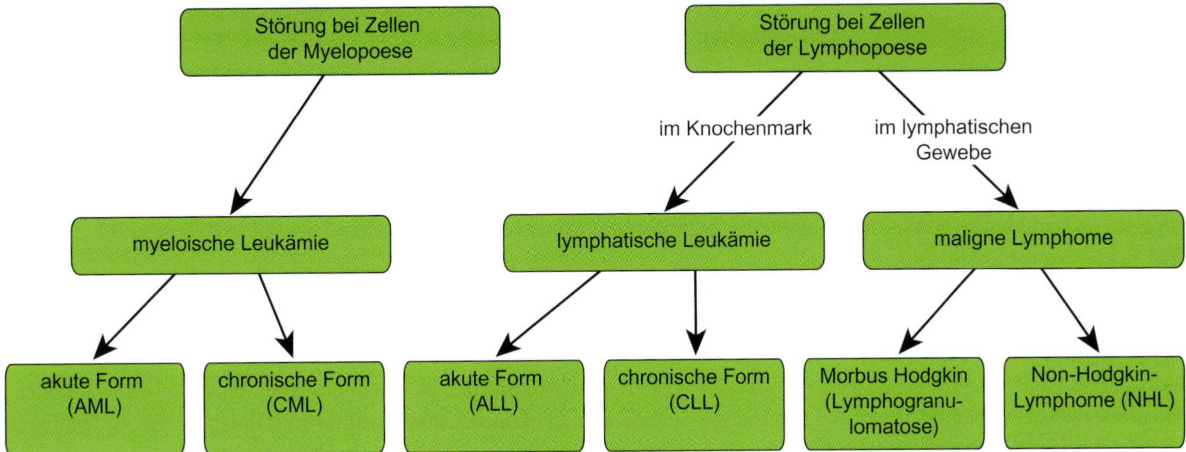

Abb. 1.68 Leukämien und Lymphome [L252]

- Bei akuten und chronischen lymphatischen Leukämien (ALL und CLL) sieht man **familiäre Häufungen**, was zu **Chromosomenanomalien**, aber auch zur **viralen Entstehungstheorie** passen würde (vertikale Übertragung von den Eltern auf die Nachkommen).
- Bei der chronischen myeloischen Leukämie (CML) kommt es regelmäßig zu einer sehr typischen chromosomalen Veränderung, indem ein Teil des Chromosoms 22 mit einem Teil des Chromosoms 9 ausgetauscht wird (sog. **Translokation**). Dieses für die **CML** nahezu beweisende Chromosom wird als **Philadelphia-Chromosom** (➤ Abb. 1.69) bezeichnet. Auch bei anderen Leukämieformen kann man häufig Translokationen beobachten, indem einzelne Gene an eine andere Stelle desselben Chromosoms oder auch auf weitere Chromosomen verschoben wurden.
- **Angeborene Chromosomenanomalien** (z.B. Down-Syndrom) sind mit einem erhöhten Risiko für akute Leukämien verbunden. Inzwischen lokalisiert man in zunehmendem Umfang chromosomale Mutationen und typische Konstellationen auf unterschiedlichsten Genen, teilweise familiär angeboren und teilweise erworben, die als prädisponierend für unterschiedliche Formen von Leukämien gelten und bereits zur Diagnostik und WHO-Klassifikation herangezogen werden.

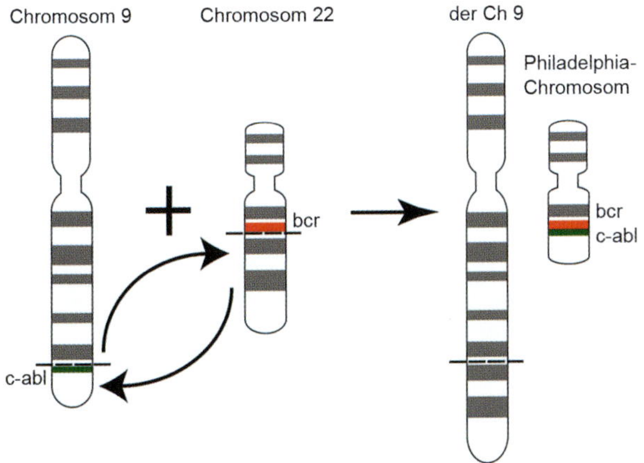

Abb. 1.69 Philadelphia-Chromosom bei CML (Translokation zwischen den Chromosomen 22 und 9) [M647]

Zytostatika („Chemotherapie") und massive Strahlenbelastungen z.B. im Rahmen von Atombombenexplosionen oder Reaktorunfällen stimmen darin überein, dass sich das maligne Geschehen in einem Zeitraum von etwa **5–7 Jahren** nach der Therapie bzw. dem auslösenden Ereignis manifestiert. Umfangreiche diagnostische oder therapeutische Bestrahlungen scheinen das Risiko im Hinblick auf akute Leukämien nur geringfügig zu erhöhen, während sie andererseits einen eigenen Risikofaktor für die Entstehung eines Karzinoms im bestrahlten Bereich bilden.

1.13.3 Einteilung

Sowohl die myeloischen als auch die lymphatischen Leukämien und Lymphome lassen sich in zahllose Untergruppen unterteilen und systematisieren, wobei diese Einteilungen bis hin zur derzeit gültigen WHO-Klassifikation von 2008 immer noch im Fluss sind. Dies ist weder für den Heilpraktiker noch für den niedergelassenen Arzt von Bedeutung. Wichtiger ist die schlichte Unterteilung beider **Leukämien** in eine **akute** und in eine **chronische Form**. Es existieren dementsprechend vier Hauptformen:

- akute myeloische Leukämie (AML)
- chronische myeloische Leukämie (CML)
- akute lymphatische Leukämie (ALL)
- chronische lymphatische Leukämie (CLL)

Der wesentliche Unterschied bei der Systematik der Leukämien besteht darin, dass sich die akuten Leukämien mit ihren Symptomen sehr rasch entwickeln, während die chronischen Formen zunächst sehr langsam voranschreiten und über Jahre eher unspezifisch verlaufen.

Lymphome werden dagegen nicht nach ihrer Wachstumsgeschwindigkeit spezifiziert, sondern danach, ob man sie als Hodgkin-Lymphom klassifizieren kann oder eben nicht. Es gibt demnach nur zwei Formen:

- Hodgkin-Lymphom
- Non-Hodgkin-Lymphom (NHL)

Lymphome entwickeln sich mehrheitlich langsam über Jahre, können aber je nach Untertyp auch einen hochakuten, dramatischen Verlauf zeigen.

1.13.4 Symptomatik

Leukämien und Lymphome verursachen **allgemeine Symptome bösartiger Erkrankungen**

- **Müdigkeit**
- **Leistungsknick**
- **Appetitlosigkeit** mit **Gewichtsverlust**
- **Fieber**

sowie einige spezifische, anhand derer eine Hinweisdiagnose möglich wird. Die **spezifischen Symptome** der **Leukämien** resultieren aus der **Verdrängung der Hämatopoese**:

- **Anämie**
- **Neutropenie** mit Insuffizienz des Immunsystems
- **Thrombopenie** mit erhöhter Blutungsneigung
- **Knochenschmerzen**

Auch **Lymphome** zeigen manchmal – neben den allgemeinen Symptomen maligner Erkrankungen – hinweisende Symptome, die einen ersten Verdacht begründen:

- sog. **B-Symptome**, bestehend aus der Trias Fieber (> 38 °C), Nachtschweiß und Gewichtsabnahme (> 10 % des KG innerhalb von 6 Monaten). Der Buchstabe „B" entstammt der Ann-Arbor-Klassifikation der Lymphome und wird hier dem Buchstaben „A" (keine Symptome) gegenübergestellt. Die Trias der B-Symptome ist **nicht spezifisch** für Lymphome, sie entsteht auch bei weiteren Malignomen oder sonstigen Krankheiten wie u.a. einer Tuberkulose.
- **Lymphknotenschwellungen**, evtl. verbunden mit einer Splenomegalie
- **Pruritus** (Juckreiz) ohne sichtbare Hautveränderungen (Pruritus sine materia)
- Schmerzen in Lymphknoten nach Alkoholgenuss

Pruritus kann als Histaminwirkung auch bei myeloischen Leukämien auftreten, bei denen es zu einer Vermehrung der Basophilen gekommen ist, entsprechend der Polycythämia vera.

1.13.5 Diagnostik

Grundsätzlich ist jede Form einer Leukämie **ausschließlich** aus einer **Knochenmarkpunktion** zu diagnostizieren, Lymphome ausschließlich aus einer **Lymphknotenbiopsie**.

Im Blut finden sich häufig, aber **nicht immer erhöhte Leukozytenzahlen**. Je nach der Unterform der Leukämie lassen sich als wichtigster Hinweis Vorstufen **(Blasten)** einzelner Blutzellreihen nachweisen. Dies gilt in erster Linie für die verschiedenen Unterformen der myeloischen Leukämien, während sich Lymphoblasten im Mikroskop nicht von reifen Lymphozyten unterscheiden. Die eigentliche Diagnose wird vom Pathologen aus der Knochenmarkpunktion bzw. Lymphknotenbiopsie mittels histochemischer und zytogenetischer Verfahren gestellt.

Vor allem bei der **akuten myeloischen Leukämie**, teilweise auch bei der chronischen Form, sieht man im Blutausstrich den **Hiatus leucaemicus**. Damit wird eine Lücke (Hiatus) in der Reihe der Granulozyten bezeichnet, wobei unreife Blasten und reife Segmentkernige darzustellen sind, während die dazwischenliegenden Stufen der **Myelozyten fehlen** (➤ Abb. 1.70). Ursache ist ein akuter Schub mit Ausschwemmung unreifer Vorstufen bei gleichzeitig noch erhaltenen Knochenmarkanteilen, aus denen gereifte Zellen entstehen.

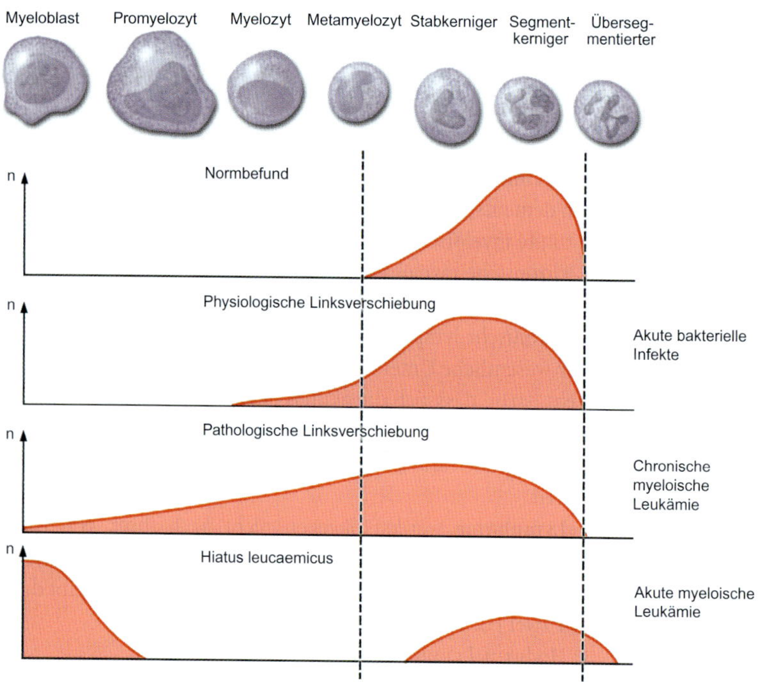

Abb. 1.70 Linksverschiebung und Hiatus leucaemicus bei myeloischer Leukämie [L238]

1.13.6 Myeloische Leukämie

Akute myeloische Leukämie (AML)

Die akute myeloische Leukämie ist im Gegensatz zur ALL eine maligne Erkrankung des **höheren Lebensalters** (> 65 Jahre). Die entarteten Zellen können aus sämtlichen Linien der Myelopoese hervorgegangen sein. Man findet also myeloische Leukämien mit einer Überschwemmung des Knochenmarks durch Myeloblasten oder Promyelozyten (einschließlich basophiler oder eosinophiler Varianten) oder Erythroblasten oder Megakaryoblasten oder monozytäre Vorstufen oder auch undifferenzierte Stammzellen der Myelopoese. Nach Hochrechnungen auf der Basis statistischer Daten geht man in Deutschland von rund 4.000 Fällen/Jahr aus, womit die AML ungleich häufiger ist als die ALL.

Krankheitsentstehung

Als begleitenden Befund der AML findet man bei den verschiedenen Untergruppen jeweils regelmäßig **Chromosomenveränderungen**, z.B. Brüche oder Translokationen, doch kann man dies auf die überwiegende Mehrzahl maligner Erkrankungen ausdehnen. Auch Trisomien wie die Trisomie 21 oder 13 gehen mit einer gesteigerten Inzidenz einher. Durch immer feinere diagnostische Methoden, einschließlich des Einsatzes monoklonaler Antikörper, bei der Untersuchung chromosomaler Merkmale gelingt es zunehmend, Ursachen und Folgen der Chromosomenveränderungen auseinanderzuhalten und zu verstehen. Die Spezifizierung chromosomaler Unterschiede hat zusätzlich längst Einzug in die daraus abzuleitende Therapie gefunden und trägt entscheidend zur besseren Prognose der Betroffenen bei.

Ansonsten entsprechen die wesentlichen Ursachen der AML denjenigen der weiteren Leukämieformen: Ein erhöhtes Risiko findet man bei Überlebenden einer **Atombombenexplosion**, nach beruflichen **Benzol-Expositionen** sowie im Anschluss an eine **Chemotherapie**. Viren wurden bisher nicht verdächtigt.

Symptomatik

Typische Symptome entstehen aus der Verdrängung des normalen Knochenmarks mit resultierender **Anämie**, **Thrombopenie** und **Infektneigung** bei Leukopenie oder Leukozytose durch die insuffizienten malignen Zellen. Weitere Symptome sind bedingt durch die **Infiltration peripherer Organe** wie Milz, Leber und Lymphknoten. Man findet also

- Müdigkeit und Schwäche
- Appetitlosigkeit und Gewichtsverlust
- Fieber
- Blutungsneigung
- Hepatosplenomegalie
- Lymphadenopathie
- manchmal Knochenschmerzen

Während nahezu jeder Patient von Anfang an über **Müdigkeit** und **Schwäche** klagt, bis hin zum **Leistungsknick**, kommen Fieber, eine hämorrhagische Diathese und weitere Symptome in der Regel erst im Krankheitsverlauf hinzu und sind eher selten bereits bei Diagnosestellung anzutreffen.

MERKE

Daraus geht hervor, dass der Therapeut bei Patienten, die noch ohne zusätzliche hinweisende Symptome „lediglich" über zunehmende Müdigkeit und körperliche Schwäche klagen, versuchen sollte, das große Spektrum möglicher Ursachen zumindest vorabzuklären – von der einfachen Anämie über Autoimmunkrankheiten bis hin zu malignen Erkrankungen wie u.a. Leukämien und Lymphome. Dem häufig zu beobachtenden, ersatzweisen Denken an Disstress oder depressive Syndrome darf so lange kein Raum gegeben werden, bis somatische Ursachen auf kompetente Art und Weise ausgeschlossen worden sind.

Diagnostik

Im peripheren Blut erscheinen neben einer **normochromen Anämie** häufig und evtl. in großer Zahl die malignen Zellen des Knochenmarks (meist **Blasten**; ➤ Abb. 1.71). Die **Leukozytenzahlen** bewegen sich durchschnittlich bei etwa 15.000 /µl Blut, können aber auch bei mehr als 100.000 Zellen liegen. Allerdings besteht bei etwa ⅓ der Patienten eine mehr oder weniger deutlich ausgeprägte **Leukopenie** und bei knapp 5 % der Patienten mit einer AML lassen sich bei der Erstdiagnose **keine** leukämischen Zellen (Blasten) im peripheren Blut nachweisen. Von daher ist es wichtig, den Verdacht auf eine Leukämie nicht allein aufgrund eines negativen Blutausstrichs als entkräftet anzusehen. Die Leukozytenfunktion kann bereits in frühen Stadien gestört sein – erkennbar an Fieber oder rezidivierenden Infekten.

Bei der Mehrzahl der Patienten (75 %) findet man bereits bei der Erstdiagnose eine **Thrombopenie** (< 100.000 Zellen/µl). Weitere pathologische Serumparameter zum Zeitpunkt der Erstdiagnose sind eine **Erhöhung des Harnsäurespiegels** (50 %) durch den umfangreichen Zellzerfall sowie **erhöhte Leberwerte** (20 %) als Folge der beginnenden Leberinfiltration.

Therapie

➤ Chronische myeloische Leukämie

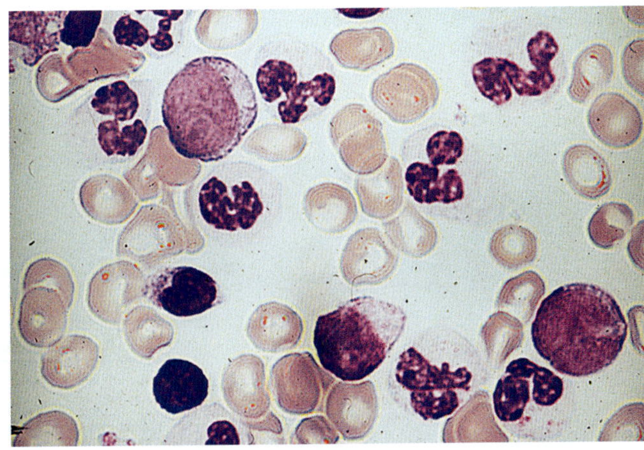

Abb. 1.71 Blasten im Blutausstrich bei AML [M646]

1

Chronische myeloische Leukämie (CML)

Symptomatik

Die CML beginnt ähnlich wie die CLL zumeist **schleichend** und unspezifisch mit **Müdigkeit** oder **Gewichtsverlust** oder einer **Splenomegalie** mit Druckgefühl im linken Oberbauch. Lymphknoten sind zu diesem Zeitpunkt fast niemals beteiligt. Bevorzugt betroffen von der CML ist das **höhere Lebensalter**, wobei dies mit Ausnahme von ALL und Morbus Hodgkin für **alle Leukämien und Lymphome** gilt.

Eine Verdrängung der Zellen des Knochenmarks mit Symptomen wie bei der AML erfolgt erst in fortgeschrittenen Stadien. Es kommt dann zu **Fieber**, erheblichem Gewichtsverlust, **Knochenschmerzen**, **Blutungen** *oder* **Thrombenbildungen** sowie **Infektionen**. Vor allem bei einer begleitenden Vermehrung der Basophilen mit zusätzlichen Mengen an zirkulierendem Histamin klagen die Patienten auch über **Juckreiz**.

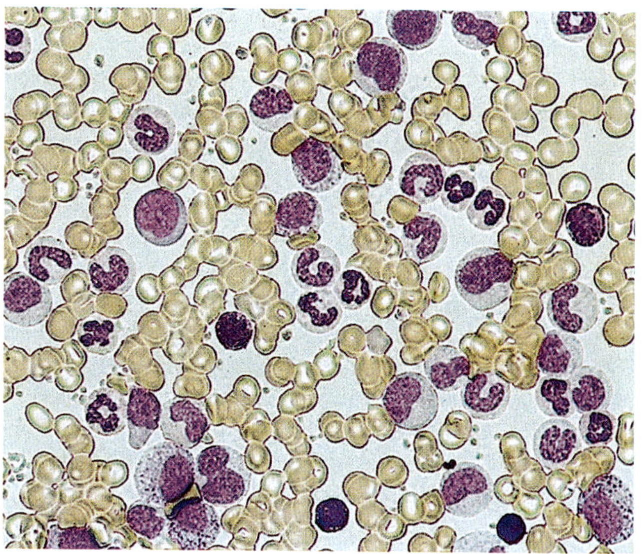

Abb. 1.72 Blutausstrich bei CML: Leukozytose mit Linksverschiebung bis hin zu Blasten [M646]

Diagnostik

Im Blut besteht nahezu immer eine **mäßige Leukozytose** mit einer **kontinuierlichen Linksverschiebung** (> Abb. 1.72, > Abb. 1.73) und mit einem Anteil von weniger als 5 % Blasten des Knochenmarks. Regelmäßig findet man bei den Untersuchungen das **Philadelphia-Chromosom** (> Abb. 1.69). Im Verlauf der Erkrankung kommt es zu weiteren Chromosomenbrüchen und Translokationen. Die Zahl der **Thrombozyten** ist zumeist **erhöht**, wie man dies häufig bei chronischen Infektionen oder malignen Erkrankungen beobachten kann. Ursache ist der erhöhte IL-6-Serumspiegel aus den aktivierten Leukozyten (z.B. Makrophagen), der seinerseits die Leber zur vermehrten Thrombopoetinsynthese stimuliert. Analog hierzu findet man eine gesteigerte Zahl von Megakaryozyten im Knochenmark. Der **Übergang** des chronisch-schleichenden ins **terminale Stadium** kann häufig in Knochenmark und Blut an einer massiven Vermehrung und Ausschwemmung von Myeloblasten erkannt werden. Man spricht von der terminalen **Blastenkrise**.

In fortgeschrittenen Stadien kann es zu einer erheblichen Hepatosplenomegalie und Lymphadenopathie kommen. Spätestens zum Zeitpunkt der Blastenkrise ist dann auch aus der Thrombozytose eine **Thrombozytopenie** entstanden.

Therapie der myeloischen Leukämien

Die Behandlung der **AML** erfolgt teilweise noch gegenüber früheren Jahren unverändert mit traditionellen **Zytostatika** wie Cytarabin und Anthrazyklinen, wenn auch in zunehmend perfektionierten, durch multizentrische Studien abgesicherten Therapiestandards. In Kombination mit der immer effektiveren Begleitmedikation der modernen Medizin haben sich darunter deutlich verlängerte Überlebenszeiten entwickelt. Zusätzlich haben auch hier inzwischen die modernen **Immuntherapien** Einzug gehalten (z.B. Imatinib).

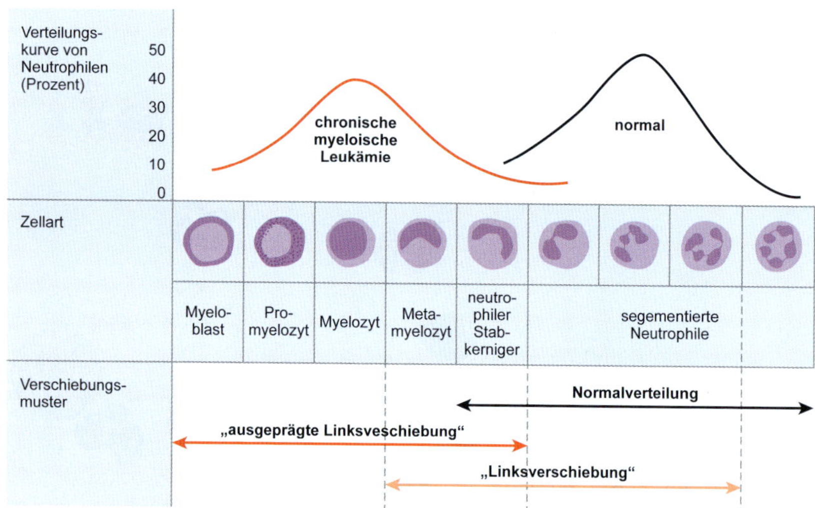

Abb. 1.73 Ausgeprägte Linksverschiebung bei CML [L231]

EXKURS

Zur Therapie der **CML** steht seit wenigen Jahren, zusätzlich zu den bisher schon eingesetzten **Zytostatika**, **Imatinib** zur Verfügung – ein **Hemmstoff der Tyrosinkinase** als Bestandteil der nach diesem Enzym benannten Tyrosinkinase-Rezeptoren. Dieselben sind in einer Vielzahl von Zellen **in die Zellmembranen integrierte Rezeptormoleküle** für **Botenstoffe** (z.B. Hormone und Zytokine), die als **Wachstumsstimuli** fungieren, die entsprechenden Zellen also zur vermehrten Teilung und Aktivität anregen. Die Wirkung von **Hemmstoffen** der Tyrosinkinase, die für die Funktion dieser Rezeptoren essenziell ist, kann dementsprechend als **antiproliferativ** und vergleichbar üblichen Zytostatika beschrieben werden, allerdings mit deutlich weniger Nebenwirkungen. Während vor der Imatinib-Ära die mittlere Überlebenszeit von CML-Patienten lediglich bei 4 Jahren lag, ist sie seither auf > 8 Jahre angewachsen. Neben der Nebenwirkungsarmut besteht ein weiterer Vorteil der Tyrosinkinase-Hemmer (Imatinib und Nachfolgepräparate) in ihrer oralen Verabreichbarkeit. Eine zusätzliche Steigerung der Prognose in Richtung vollständiger Heilung ist möglicherweise durch die begleitende Gabe von IFN-α zu erlangen, weil Interferone auch auf ruhende Stammzellen wirken, die durch Imatinib nicht erreicht werden.

Bei einer primären oder sekundären Resistenz gegenüber Imatinib und weiteren Substanzen wird bei AML und CML eine **Knochenmarktransplantation** (KMT) versucht. Die Überlebensrate nach KMT liegt aber aufgrund zahlreicher Komplikationen dieser Methode auch nur bei etwa 50 % der Patienten.

1.13.7 Lymphatische Leukämien und Lymphome

Die **akute lymphatische Leukämie** (ALL) ist die **Leukämieform des Kindes** und stellt bei diesem den **größten Anteil maligner Neubildungen**. Auch bei **jungen Erwachsenen** ist die ALL vergleichsweise häufig.

Die **chronische lymphatische Leukämie** (CLL) stellt dagegen in den westlichen Ländern die **häufigste Leukämie des Erwachsenenalters** dar. Bevorzugt betroffen von der CLL ist, entsprechend **allen** Leukämieformen mit Ausnahme der ALL, das höhere Lebensalter.

Maligne **Non-Hodgkin-Lymphome** treten besonders in der zweiten Lebenshälfte (> 40 Jahre) auf. Sie sind in Deutschland mit > 16.000 Neuerkrankungen pro Jahr deutlich häufiger als einzelne Formen der Leukämie oder Hodgkin-Lymphome.

Man kann zwischen Formen, die von **B-** oder **T-Lymphozyten** abstammen, und solchen, bei denen die Ausgangszelle einer **undifferenzierten Vorstufe** entspricht, unterscheiden. Im Vordergrund steht die B-Zell-ALL. Jede ALL infiltriert zunächst das Knochenmark und sekundär auch lymphatische Organe.

EXKURS

Die **strikte Trennung lymphatischer Leukämien** von **Lymphomen** aufgrund der bis in die 1990er-Jahre nur eingeschränkt möglichen Zuordnung morphologischer und zytochemischer Merkmale der entarteten Zellen wurde mit der Entwicklung zusätzlicher immunologischer und chromosomaler (genetischer) Differenzierungen zunehmend in Frage gestellt und schließlich aufgegeben. Das aktuell gültige Einteilungsschema der WHO fasst die malignen Erkrankungen lymphatischer Zellen zusammen und klassifiziert seither lediglich die zwei großen Gruppen der **B-Zell-** und **T-Zell-Lymphome**, in denen die eigentlichen, im Knochenmark entstehen den lymphatischen Leukämien als Vorläufer-B- bzw. Vorläufer-T-Zell-Neoplasien gemeinsam mit den Gruppen der Lymphome gelistet sind. Dabei erkennt man an manch umständlichen Benennungen wie z.B. „Burkitt-Lymphom/Burkitt-Zell-Leukämie", dass die Klassifikation noch eine Weile im Fluss bleiben wird. Dies gilt wohl auch hinsichtlich des Hodgkin-Lymphoms, das aktuell noch als dritte eigenständige Gruppe den Gruppen der B-Zell- und T-Zell-Lymphome zur Seite gestellt wird, obwohl die Abstammung der Hodgkin-Zellen von B-Lymphozyten inzwischen geklärt scheint. Die aktuell gültige WHO-Klassifikation hat für Hämatologen, evtl. auch für Internisten bzw. alle Ärzte, die in die Betreuung solcher Patienten eingebunden sind, große Bedeutung, weil sie die Grundlage für die modernen Therapien und die Prognosen für die Patienten darstellt. Für Nichtspezialisten wie Heilpraktiker und die weit überwiegende Mehrzahl der niedergelassenen Ärzte dagegen dürfte die bisherige Trennung zwischen lymphatischen Leukämien und Lymphomen vollkommen ausreichen, weil sie ein Grundverständnis für das Wesen dieser malignen Krankheiten erzeugt, ohne sich zu sehr im Detail zu verlieren.

Krankheitsentstehung

Für lymphatische Leukämien/Lymphome gilt hinsichtlich chromosomaler Veränderungen wie z.B. **Translokationen** dasselbe wie bei den myeloischen Formen beschrieben. Selbst das Philadelphia-Chromosom kann bei manchen Formen (z.B. akuten Leukämien) gefunden werden, ist also kein „Vorrecht" der CML. Ursächliche **Strahlenbelastungen** oder **Umweltgifte** wie Benzol oder Dioxin finden sich bei einigen Unterformen in ähnlichem Umfang wie bei den myeloischen Leukämien. Angeborene oder erworbene **Immundefekte** (z.B. HIV/AIDS, Chemotherapie) sind ebenso vertreten wie z.B. Rauchen, das einen eigenen, kleinen Risikofaktor bildet. Allerdings sind mit dem Begriff der **Risikofaktoren** wie Rauchen oder Umweltbelastungen lediglich **begünstigende Umstände** zusammengetragen, die eigentlichen Ursachen sind weiterhin unbekannt.

Gegenüber den myeloischen Leukämien tauchen nun allerdings bei den lymphatischen Malignomen (v.a. Lymphomen) weitere Risikofaktoren auf, die teilweise bereits den Status einer möglichen **Verursachung** erhalten: **Mikrobielle Infektionen** meist viraler Art sowie **chronisch-entzündliche Reizzustände**, bei denen jedoch der chronische Entzündungsreiz oft nicht zweifelsfrei von begleitenden Infektionen abgegrenzt werden kann (z.B. bei der Zöliakie).

Vor allem **Non-Hodgkin-Lymphome** (NHL) sind häufig mit **infektiösen Ursachen** bzw. hieraus entstehenden Erkrankungen assoziiert. Dies gilt z.B. für die Gastritis vom Typ B **(Helicobacter)**, aus der nicht nur das Magenkarzinom, sondern auch Lymphome der Magenwand entstehen können, oder die einheimische Sprue (Zöliakie) mit der möglichen Folge einer Lymphom-Entstehung in der Darmwand unter fraglicher Beteiligung von **Adeno-Viren**. Man geht allerdings heute davon aus, dass die anhaltende Proliferation von Lymphozyten in einer chronisch entzündeten Mukosa von Magen oder Darm den eigentlichen pathogenetischen Mechanismus darstellt und nicht bestimmte Eigenschaften der infektiösen Erreger.

Dagegen unterstellt man einzelnen (Tumor-)Viren **direkte transformierende Wirkungen**: Das **Epstein-Barr-Virus (EBV)** verursacht nicht nur das Burkitt-Lymphom, sondern scheint auch

1

für weitere maligne Lymphome ursächlich zu sein. So findet man das Virus z.B. in den entarteten Zellen einiger B-Zell-Lymphome sowie bei mindestens ⅓ der Hodgkin-Lymphome. **Hepatitis-C-Viren** und **Herpesviren vom Typ 8** scheinen für einzelne Lymphomformen verantwortlich zu sein. **HTLV-I** (humanes T-Zell-Leukämie-Virus) ist ursächlich für eine bestimmte Form einer T-Zell-Leukämie. Auch bei der malignen Transformation von Magenzellen hat man inzwischen Pathogenitätsfaktoren entdeckt, die **Helicobacter pylori** entstammen, also unabhängig von der chronischen Entzündung einer Gastritis oder eines Magenulkus wirksam werden.

Akute lymphatische Leukämie (ALL)

Symptomatik

Die akute lymphatische Leukämie ist in Deutschland mit etwa 700 Fällen/Jahr die **seltenste Form** einer Leukämie. Größere Bedeutung besitzt sie wegen ihres hier relativ häufigen Entstehens lediglich im **Kindesalter** sowie bei **jungen Erwachsenen**. Sie beginnt entsprechend der AML in den meisten Fällen mit ausgeprägten Symptomen, die in erster Linie aus der **Verdrängung der Myelopoese** herrühren (➤ Abb. 1.74). Im Vordergrund stehen **Blässe**, **Müdigkeit**, **Blutungsneigung**, **Fieber** und **Infektionen** als Folgen von Anämie, Neutropenie und Thrombozytopenie. **Infektionen** bei ausgeprägter Neutropenie (Agranulozytose) gelten als **häufigste Todesursache,** doch gilt dies letztlich für die ganze Gruppe der Leukämien/Lymphome in den Stadien der Knochenmarkinfiltration bzw. als Folge der Chemotherapie.

Im Blut besteht mehrheitlich eine **Lymphozytose** (Lymphoblasten aus dem entarteten Zellklon), doch können auch unauffällige bzw. **aleukämische Phasen** bestehen, in denen keine Lymphozytenvermehrung erkennbar ist.

Häufig sind Lymphknoten, Milz und Leber **(Hepatosplenomegalie)** oder auch die Haut infiltriert, manchmal auch das ZNS. Durch den hohen Zellumsatz kommt es zur massiven **Hyperurikämie** mit **Nierenschädigung** durch Steinbildungen.

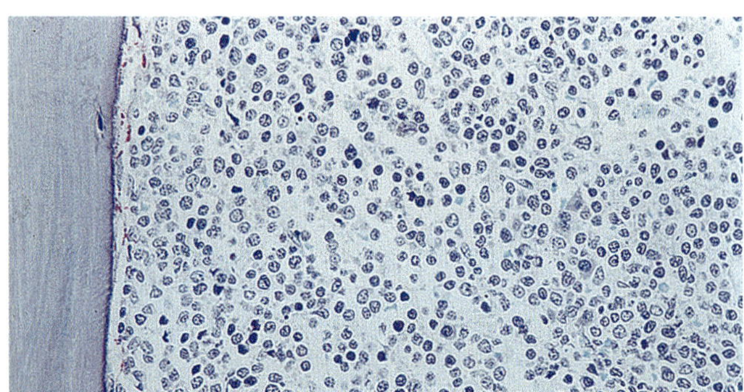

Abb. 1.74 Überschwemmung des Knochenmarks mit Lymphoblasten bei der ALL [R175]

Chronische lymphatische Leukämie (CLL)

Symptomatik

Die CLL stellt die **häufigste Form** einer Leukämie dar. Man kann in Deutschland von mehr als 6.000 Neuerkrankungen/Jahr ausgehen. Erst-„Symptom" bei den zumeist älteren Patienten (Durchschnittsalter 60–65 Jahre) mit einer CLL ist besonders häufig eine **Lymphozytose** des Blutes mit morphologisch unauffälligen kleinen Lymphozyten (➤ Abb. 1.75) **ohne eigentliche Krankheitszeichen**. Dabei ist auch die absolute Anzahl an Erythrozyten, Thrombozyten und Granulozyten in der Regel nicht wesentlich verändert.

Die Zahl der Lymphozyten beträgt anstelle der üblichen rund 2.000/µl Blut bis zu 200.000 Zellen/µl mit einem Anteil an allen Leukozyten von bis zu 95 %, wobei die **Diagnose** einer CLL einer Zahl von **mindestens 5.000** Lymphozyten/µl Blut bedarf. Daraus geht hervor, dass die CLL **ausnahmslos** eine Lymphozytose des Blutes verursacht, weil sie andernfalls (noch) keine CLL „sein darf". Inzwischen wird die Diagnose allerdings primär durch molekularbiologische Eigenheiten der malignen Zellen aus der Knochenmarkpunktion gestellt, doch sei im Zusammenhang darauf hingewiesen, dass die **CLL als einzige Leukämieform** grundsätzlich und **ausnahmslos** ein auffallendes Blutbild aufweist bzw. (historisch) „aufzuweisen hatte". Zytogenetisch findet man in einem bedeutenden Teil der entarteten Zellen Trisomien des Chromosoms 12 und weitere Veränderungen.

Nur eine kleine Anzahl der Patienten mit CLL weist bei Diagnosestellung eine Splenomegalie oder Lymphknotenschwellungen auf. Allerdings hat man in den vergangenen Jahren durch zunehmenden Einsatz immer effektiverer zytogenetischer Verfahren erkannt, dass ein beachtlicher Teil der CLL ihren Ausgang nicht vom Knochenmark, sondern als sog. **kleinzelliges lymphozytisches Lymphom** in der Form einer **primären Lymphadenopathie** nimmt. Diese Patienten litten in früheren Jahren nicht an einer CLL, sondern an einem Non-Hodgkin-Lymphom und stellten hier einen Anteil von rund 7 %. Auch aus diesem Zusammenhang heraus wird verständlich, dass in der modernen Klassifikation der

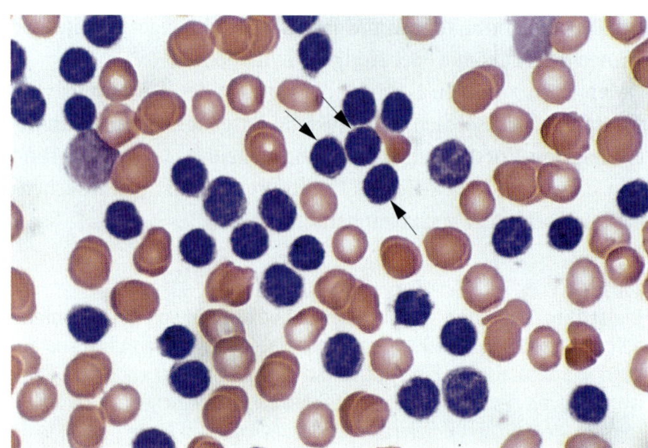

Abb. 1.75 Blutausstrich bei CLL mit deutlicher Vermehrung kleiner Lymphozyten (Pfeile) [R170]

WHO die strikte Trennung zwischen lymphatischen Leukämien und Lymphomen aufgegeben wurde. Ungeachtet der Erstmanifestation von CLL/lymphozytischem Lymphom kommt es meist erst in späteren Krankheitsstadien zu umfangreicheren Infiltrationen des Knochenmarks und infolge der Verdrängung der Erythro-, Granulo- und Thrombozytopoese zur **normochromen Anämie**, **Granulozytopenie** und **Thrombopenie**.

Zusammenfassung

Akute Leukämien (AML, ALL)

- ALL als Hauptform des Kindes- und jungen Erwachsenenalters, insgesamt seltenste Leukämieform
- AML als Erkrankung des höheren Lebensalters
- **Ursachen:** radioaktive Strahlung, Benzol, Chromosomenanomalien, Immunschwäche
- **Symptome:** hochakuter Beginn mit Infektneigung, Fieber, Anämiesymptomen, Petechien, Hepatosplenomegalie, Lymphadenopathie, Gewichtsverlust, Knochenschmerzen
- **Diagnostik:** im Blut normochrome Anämie, Thrombopenie, Leukozytose mit Blasten oder aleukämische Phase, Knochenmarkpunktion zur Diagnosesicherung
- **Therapie:** Zytostatika, bei Therapieversagen (AML und CML) Knochenmarktransplantationen

Chronische Leukämien (CML, CLL)

- **Erkrankungen des höheren Lebensalters, CLL als häufigste Form einer Leukämie**
- **Ursachen:** Chromosomenanomalien (z.B. Translokationen wie Philadelphia-Chromosom bei der CML), radioaktive Strahlung, Benzol
- **Symptome:** schleichender, unspezifischer Beginn mit Müdigkeit, Gewichtsverlust, Splenomegalie (CML), Hautveränderungen (CLL), im weiteren Krankheitsverlauf die Symptome der AML und ALL
- **Diagnostik:** Leukozytose oder lediglich Lymphozytose des Blutes, Knochenmarkpunktion
- **Therapie:** Zytostatika erst bei deutlichen Symptomen, Imatinib und weitere Immuntherapeutika

Polycythaemia vera

Die Polycythaemia vera, die eigentliche, „wahre" Polyzythämie, stellt eine Erkrankung des Knochenmarks dar, die im weitesten Sinn den Leukämien zugeordnet werden kann, auch wenn sie primär nicht maligne ist. Sie betrifft die pluripotenten **hämatopoetischen Stammzellen** und bildet deswegen neben der myeloischen und lymphatischen Zellreihe mit ihren Erkrankungen eine eigenständige Form. Man kann die Erkrankung auch, ohne Festlegung auf die Dignität, dem **myeloproliferativen Syndrom** zuordnen, zu dem daneben u.a. die essenzielle (idiopathische) Thrombozythämie (isolierte Thrombozytose) und die primäre Myelofibrose zählen, letztendlich aber auch die chronischen myeloischen Leukämien.

Der Erkrankungsgipfel findet sich um das **60. Lebensjahr** herum – mit weiter ansteigender Häufigkeit bei zunehmendem Lebensalter, doch kommt es manchmal bereits bei jungen Erwachsenen zu einer Polyzythämie. Männer erkranken etwas häufiger als Frauen. In Deutschland rechnet man mit rund 1.500 Neuerkrankungen/Jahr.

Die Erkrankung ist hinsichtlich Ursache und Verlauf nicht als maligne, sondern als **benigne myeloproliferative Erkrankung** anzusehen. Es gibt auch Übergänge in eine akute myeloische Leukämie, allerdings überwiegend bei chemotherapeutisch vorbehandelten Patienten.

Krankheitsentstehung

Bei rund ⅓ der Patienten lassen sich unterschiedliche Chromosomenanomalien nachweisen. Eher selten kommt es zu familiären Häufungen. Obwohl die eigentliche Ursache der Erkrankung immer noch als unbekannt gilt, wird inzwischen eine (erworbene) **Punktmutation auf Chromosom 9** als Auslöser der Polyzythämie für wahrscheinlich angesehen. Die Mutation (Valin → Phenylalanin) macht ein Gen unwirksam, das die Bildung des Enzyms Tyrosinkinase reguliert bzw. überwiegend **hemmt**. Die Folge der nunmehr fehlenden Hemmung besteht in einer **Aktivierung der Tyrosinkinase** einschließlich der zugehörigen, membrangebundenen Tyrosinkinase-**Rezeptoren**, weil das Enzym Tyrosinkinase in der Art einer Chaperon-Wirkung auch die Synthese seiner Rezeptormoleküle stimuliert. Die Mutation scheint zunächst eine **einzelne Stammzelle** zu betreffen, die sich in der Folge zu einem Zellklon vermehrt und zu determinierten Stammzellen unterschiedlicher Zellreihen weiterentwickelt.

Die Folge der Mutation besteht, vereinfacht ausgedrückt, darin, dass die betroffenen Stammzellen eine **erhöhte und sensibilisierte Anzahl an Tyrosinkinase-Rezeptoren** in ihre Zellmembranen einbauen, u.a. für **Erythropoetin** und **Thrombopoetin**. Hierdurch bedingt entsteht bei normalen oder sogar, wegen der Rückkopplungen, verminderten Serumspiegeln stimulierender Faktoren eine gesteigerte Anzahl an Zellen der myeloischen Zellreihen (Erythrozyten, Granulozyten und Thrombozyten). Durch den erhöhten Zellumsatz kommt es zur **Hyperurikämie**. Die **erhöhten Histamin-Serumspiegel** tragen zur Manifestation der **peptischen Ulzera** und zum häufigen **Pruritus** bei. Die Herkunft des Histamins ist nicht definiert, lässt sich aber am ehesten aus der gesteigerten Zahl und Umsatzrate der Basophilen erklären.

Nach langer Krankheitsdauer kann aus dem hyperplastischen Knochenmark eine **Myelofibrose** mit Fibrosierung bzw. Sklerosierung des Knochenmarks (Myelon) hervorgehen. In diesen Fällen kommt es zur Anämie und zur **extramedullären Blutbildung** in Leber und Milz (→ Hepatosplenomegalie).

Therapie

Die **Heilungschance** ist unter einer aggressiven Chemotherapie v.a. bei Kindern **sehr hoch** (> 80 %) und liegt bei Erwachsenen immerhin noch bei 50 %. Ursache für diese Diskrepanz ist weniger eine grundsätzliche Abhängigkeit der Prognose vom Lebensalter, sondern die Abweichung der chromosomalen Subtypen in verschiedenen Lebensabschnitten. So zeigt die überwiegend beim Erwachsenen auftretende ALL mit einem bestimmten Muster chromosomaler Schäden einschließlich Philadelphia-Chromosom (Translokation 9/22) eine in jedem Lebensalter deutlich schlechtere Prognose. Auch aus diesem Grund wird inzwischen bei Kindern und Erwachsenen mit dieser Form einer ALL eine Behandlung mit Imatinib, zusätzlich zur Chemotherapie angestrebt.

Symptomatik

Im Vordergrund steht die **Vermehrung der Erythrozyten**, begleitet von einer unterschiedlich ausgeprägten Vermehrung der **Granulozyten** und **Thrombozyten**. Thrombozytose und erhöhte Viskosität des Blutes begünstigen die Entstehung arterieller und venöser **Thrombosen**. Allerdings genügt die oft sehr ausgeprägte Erythrozytose mit ihrem massiv verschlechterten Fließverhalten des Blutes (Hämatokrit > 55 %) für sich alleine genommen bereits zur Entstehung **ischämischer Symptome**, u.a. zerebral, und zur **Thrombophilie**.
Zu den Symptomen zählen:

- Plethora (rot verfärbte Haut und Schleimhaut)
- zerebral: Schwindel, Tinnitus, Kopfschmerzen, Sehstörungen, TIA, Parästhesien
- arterielle Hypertonie (reaktiv wegen der ischämischen Mangelversorgung
- Splenomegalie oder Hepatosplenomegalie (v.a. bei Sklerosierung des Knochenmarks)
- Ulzera in Magen und Duodenum (Stimulation der Belegzellen durch Histamin)
- generalisierter Pruritus – oft nur beim Kontakt mit Wasser
- Thrombosen v.a. kardial, zerebral, in den Venen von Bauchraum und Beinen oder in kleinen Arterien der Finger

Diagnostik

Hb und Hämatokrit befinden sich oberhalb des Normbereichs und stellen häufig den ersten Parameter dar, der zur weiteren Abklärung führt. Im peripheren Blut imponieren eine zumeist massive **Erythrozytose** auf > 7 Mio./µl, eine **Leukozytose** auf 10.000–20.000 Zellen/µl und **Thrombozytose** auf bis zu 1 Mio./µl. Die Leukozyten findet man teilweise in üblichen relativen Häufigkeiten. Allerdings ist die Leukozytose doch überwiegend eine **Neutrozytose** (= relative Lymphopenie), weil die lymphatischen Stammzellen von der Mehrstimulation nicht betroffen sind. Die Zellen selbst sind in Form und Funktion unverändert. Der **Erythropoetin-Serumspiegel** ist wegen der negativen Rückkopplung mit der Niere **niedrig** bis nicht mehr nachweisbar, während seine Erhöhung die Erkrankung weitgehend ausschließt.

In der **Knochenmarkpunktion** erkennt man das hyperplastische Knochenmark, wobei besonders die große Zahl an Megakaryozyten hervorsticht. In der Mehrzahl der Fälle besteht bereits in frühen Stadien eine **Splenomegalie**, bei zunehmender Fibrosierung des Knochenmarks als **Hepatosplenomegalie** aufgrund der extramedullären Blutbildung.

Therapie

Die Erkrankung verläuft zumeist relativ gutartig über ein oder mehrere Jahrzehnte. Sie kann ursächlich nicht behandelt werden. Über **Aderlässe** versucht man die Erythrozytenzahl zu normalisieren und gleichzeitig einen Eisenmangel zu erzeugen, der die Erythropoese begrenzt. **ASS** dient der Thromboseprophylaxe. **Antihistaminika** können den Juckreiz mildern, sind allerdings nicht immer wirksam. **Allopurinol** wird bei sehr hohen Harnsäurespiegeln gegeben, um einer Steinbildung in der Niere vorzubeugen. **Zytostatika** sind nur indiziert, wenn Aderlässe aus irgendwelchen Gründen nicht mehr möglich sind, weil dadurch der Übergang in eine akute myeloische Leukämie begünstigt wird. Die perfekte Therapie bestünde eigentlich aufgrund des Wirkmechanismus in **Imatinib** bzw. damit verwandten Antikörpern, ist jedoch derzeit noch nicht verwirklicht.

Zusammenfassung

Polycythaemia vera

- klonale Vermehrung mutierter hämatopoetischer Stammzellen

Ursache

- Mutation auf Chromosom 9 (Tyrosinkinase)

Symptome

- ischämische Symptome durch hohe Blutviskosität und Thrombosierungen
- zerebral: Schwindel, Tinnitus, Sehstörungen, Kopfschmerzen, TIA
- Plethora
- arterielle Hypertonie (reaktiv)
- Magen- und Duodenalulzera (Histaminwirkung)
- Juckreiz, v.a. bei Kontakt zu warmem Wasser (Histaminwirkung)
- multiple Thrombenbildungen venös (kardial, abdominell, zerebral, als Budd-Chiari-Syndrom der Lebervenen) oder arteriell (z.B. in den Fingern)

Diagnostik

- Erythrozytose, Leukozytose, Thrombozytose, hyperplastisches Knochenmark

Therapie

- wiederholte Aderlässe
- ASS
- möglichst keine Chemotherapie

Non-Hodgkin-Lymphom

Die Erstmanifestation der Non-Hodgkin-Lymphome **(NHL)** liegt meist zwischen dem 45. und 60. Lebensjahr, doch sind zunehmend auch jüngere Menschen betroffen. Nach Schätzungen des RKI ist in

Deutschland mit rund 10.000 neuen Fällen/Jahr zu rechnen. Damit ist das NHL die mit weitem Abstand **häufigste maligne Neubildung** der blutbildenden Systeme.

Symptomatik

Im Gegensatz zur CLL zeigen Patienten mit NHL von Anfang an **vergrößerte Lymphknoten** (in 75 % der Fälle als asymptomatische generalisierte Lymphadenopathie) und eine **Splenomegalie**. Die Lymphknotenschwellungen können sich teilweise zurückbilden, um dann zu rezidivieren. Die Lymphadenopathie tritt zunächst in der Regel ohne weitere Krankheitssymptome auf, sodass differenzialdiagnostisch u.a. eine infektiöse Mononukleose, Zytomegalie, Toxoplasmose, Lues oder HIV ausgeschlossen werden müssen.

Eher selten kommt es zu Müdigkeit, Schwäche oder Juckreiz bzw. den **B-Symptomen** (Gewichtsabnahme, mäßiges Fieber und Nachtschweiß), die eher für den Morbus Hodgkin typisch sind. Weitere (seltene) Symptome sind **thorakale Beschwerden** einschließlich Husten infolge mediastinaler Lymphknotenschwellungen oder **Bauchschmerzen** aufgrund abdomineller Lymphknotenbeteiligung bzw. einer massiven Splenomegalie. Waldeyer-Rachenring und Leber sind teilweise infiltriert, selten auch Haut oder ZNS.

Im Blut sind die Lymphozytenzahlen im Gegensatz zur CLL nur mäßig oder überhaupt nicht erhöht. Das Knochenmark ist allerdings bei Diagnosestellung sehr häufig bereits infiltriert, falls die Erkrankung nicht ohnehin als CLL entstanden ist.

Diagnostik

Während die Diagnose einer Leukämie aus einer Knochenmarkpunktion gestellt wird, bedarf es dafür bei den Lymphomen einer **Lymphknotenbiopsie**. Aus dem Biopsat (meist ein vollständiger Lymphknoten) wird dann vom Pathologen üblicherweise der genaue Subtyp abgeleitet, um die nachfolgende Therapie daran auszurichten. Als **Tumormarker** nach überstandener Krankheit, um Rezidive möglichst frühzeitig zu erkennen, eignet sich bei NH-Lymphomen ganz besonders das **β_2-Mikroglobulin**. Allzu spezifisch ist das Protein allerdings nicht, da es als Bestandteil des **MHC** der Klasse **I** auf allen Körperzellen vorkommt und auch bei weiteren Malignomen im Serum über seinen normalen Spiegel hinaus erhöht sein kann.

Therapie

Der natürliche Krankheitsverlauf zeigt sich bei der CLL und einem Teil der Non-Hodgkin-Lymphome häufig nicht nur asymptomatisch, sondern auch mit **geringer Progression** (teilweise mit einem Verlauf über mehr als 10 Jahre). Diese Patienten werden daher oft nur **beobachtet**. Frühe Therapien zeigen keinen günstigeren Verlauf. Vor allem bei malignen Lymphomen kommt es manchmal sogar zu Spontanremissionen.

Patienten mit **rasch fortschreitendem Krankheitsverlauf** werden **zytostatisch** behandelt. Zusätzlich werden seit etwa 10 Jahren im Labor hergestellte **Antikörper** (Rituximab) eingesetzt, die am CD-20-Rezeptor der malignen Lymphozyten andocken und zu deren Zerstörung durch das eigene Immunsystem führen. Einen weiteren modernen Therapieansatz stellen **Tyrosinkinase-Hemmer** wie Imatinib dar. Diese Substanzen besetzen die Tyrosinkinase-Rezeptoren, die in den entarteten Zellen in besonders großer Zahl vorhanden und für deren Vermehrung essenziell sind. Die Überlebenschance der Patienten wurde damit in den letzten Jahren erheblich verbessert und liegt heute bei malignen Lymphomen, auch weil die Zytostatika-Kombinationen immer effektiver werden, bei beachtlichen 50 % bzw. bei einzelnen Formen sogar deutlich oberhalb davon.

Plasmozytom (Multiples Myelom, Morbus Kahler)

Das Plasmozytom ist eine maligne Erkrankung reifer **B-Lymphozyten (Plasmazellen)**. Sie gehört gemeinsam mit dem Morbus Waldenström, der sog. Schwerkettenkrankheit, und manchen Formen der Amyloidose zur Gruppe der **Paraproteinämien**. Das Plasmozytom kann sowohl im Knochenmark als auch in peripheren Lymphorganen entstehen. Aus diesem Grund, und weil reife Lymphozyten ursächlich betroffen sind, kann man die Erkrankung zur Gruppe der **Non-Hodgkin-Lymphome/lymphatischen Leukämien** zählen.

Die jährliche Inzidenz liegt bei 4–6 auf 100.000 Einwohner. Entsprechend kommt es in Deutschland jährlich zu gut 3.000 Neuerkrankungen, entsprechend knapp 30.000 in ganz Europa (2013). Damit macht das Plasmozytom knapp 1 % aller Malignome aus und mehr als 10 % aller hämatologischen Neubildungen. Betroffen ist das **höhere Lebensalter**. Das durchschnittliche Erkrankungsalter liegt bei 68 Jahren. Bei Menschen vor dem 40. Lebensjahr ist die Erkrankung selten.

Krankheitsentstehung

Wie bei der Mehrzahl maligner Erkrankungen ist die eigentliche Ursache unbekannt. Gehäuft findet man das Plasmozytom (entsprechend den akuten Leukämien) nach **radioaktiven Bestrahlungen**, z.B. bei Überlebenden von Atombombenexplosionen. Häufiger als im Durchschnitt der Bevölkerung ist sie auch bei Menschen, die sich beruflich **viel im Freien aufhalten** (Landwirte, Waldarbeiter), oder solchen, die mit **Mineralölprodukten** arbeiten (Benzol?). Wie allgemein bei Leukämien und Lymphomen beobachtet man auch beim Plasmozytom regelhaft **chromosomale Veränderungen** bis hin zu Translokationen. Schließlich scheinen auch **genetische Faktoren** eine Rolle zu spielen, weil die Erkrankung bei Schwarzen deutlich häufiger ist und bei Asiaten niedriger als unter der weißen Bevölkerung Europas und Nordamerikas.

Ausgangspunkt des Multiplen Myeloms ist eine einzelne, **transformierte B-Zelle (= Plasmazelle)**, die sich ständig und unkontrolliert vermehrt und mitsamt ihrer gewaltigen Nachkommenschaft das immer **gleiche Immunglobulin** produziert. Dabei handelt es sich meist um IgG oder IgA bzw. **Teile** eines solchen – bevorzugt **L-Ketten**. Diese Ketten nennt man **Paraprotein** bzw. **Bence-Jones-Protein**. Es entstehen also große Mengen an zusätzlichem Bluteiweiß, das aufgrund seiner relativ geringen Molekülgröße in der Niere abfiltriert wird, im Bereich der Glomeruli oder proximalen

1

Tubuli jedoch zu Schädigungen führen kann, weil die großen Mengen filtrierter Proteine in den Nierenkörperchen abgelagert werden bzw. die Tubuluszellen in ihrer Rückresorptionsfunktion überfordern. Es kommt zur Glomerulopathie oder Tubulopathie mit der Gefahr einer **terminalen Niereninsuffizienz**.

Symptomatik

Aufgrund der unkontrollierten Vermehrung der malignen Plasmazellen mit Infiltration von Knochenmark **und benachbarten Knochenstrukturen** bilden sich in den verschiedensten Knochen multiple, radiologisch nachweisbare **Knochendefekte** – bevorzugt in Schädel (sog. **Schrotschussschädel**), Wirbelsäule (WS) und Rippen, letztendlich aber in jedem Knochen, der Knochenmark enthält (➤ Abb. 1.76). Verursacht werden die Knochendefekte durch eine Aktivierung der Osteoklasten, unter gleichzeitiger Hemmung der Osteoblasten (➤ Fach Bewegungsapparat). Die Aktivierung der Osteoklasten wird von Faktoren induziert, die aus den Myelomzellen stammen. Die Verdrängung bzw. Auflösung der Knochenstruktur kann zu belastungsabhängigen lokalen **Schmerzen** und zu **Frakturen** führen. Besonders regelhaft (bei 70 % der Betroffenen) finden sich Knochenschmerzen in WS und Rippen.

Die Verdrängung des normalen Knochenmarks durch die Nachkommenschaft der entarteten Plasmazelle bedingt – entsprechend jeder Leukämie – eine (normochrome) **Anämie**, evtl. auch **Neutropenie** und **Thrombopenie** mit hämorrhagischer Diathese. Bei jedem 4. Patienten stellen **rezidivierende Infektionen** z.B. in Atemwegen oder Harntrakt das Erstsymptom dar. Dazu addieren sich die allgemeinen Symptome jeder malignen Erkrankung mit **Leistungsknick** und **Gewichtsverlust** sowie im weiteren Krankheitsverlauf häufig noch die Symptome der **Niereninsuffizienz** (➤ Fach Urologie).

Teilweise entsteht das Plasmozytom zunächst solitär in einem einzelnen Knochen und ohne Infiltration weiterer Knochen bzw. Knochenmarksanteile, sodass die Symptome (Schmerzen) lokalisiert bleiben.

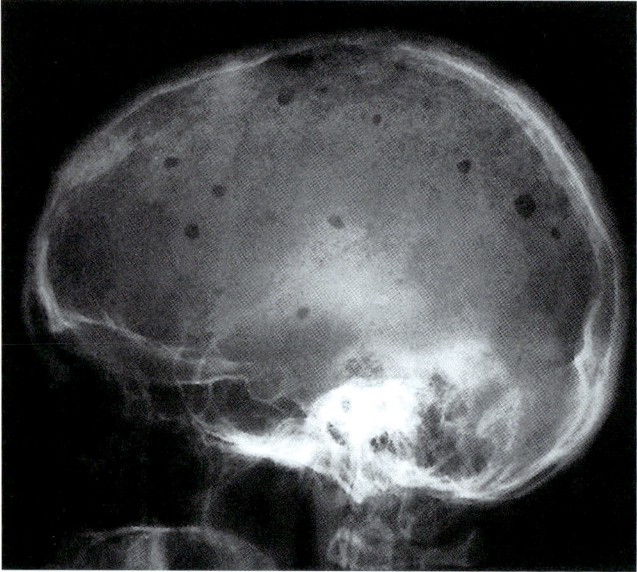

Abb. 1.76 Schrotschussschädel im Röntgenbild beim Plasmozytom [R132]

Als Komplikation bildet sich bei rund 10 % der Patienten im Krankheitsverlauf zusätzlich eine **Amyloidose** (sog. AL-Amyloidose, ➤ Fach Pathologie) aus, die mit ihren Ablagerungen die Entwicklung einer Niereninsuffizienz beschleunigen kann. Teilweise kommt es im Sinne eines paraneoplastischen Syndroms zur peripheren **Polyneuropathie**. Eine weitere Komplikationsmöglichkeit besteht in einer teilweise massiven **Hyperkalzämie** als Folge der osteolytischen Herde, die zur weiteren Progression der **Niereninsuffizienz** führt, aber auch **Übelkeit und Erbrechen** induzieren kann, weil Calcium die Gastrin-Sekretion und damit die Säureproduktion des Magens stimuliert. Pathologische Frakturen einzelner Wirbel führen zu nervalen Irritationen, im Einzelfall auch zum **Querschnittssyndrom**.

EXKURS

Eng mit dem Plasmozytom verwandt, mit vergleichbarer Symptomatik und Prognose, aber insgesamt deutlich seltener entstehend, sei die **Makroglobulinämie Waldenström** erwähnt. Die Nieren sind bei dieser malignen Erkrankung des Knochenmarks eher selten beteiligt, weil das bevorzugt produzierte Immunglobulin vom Typ IgM aufgrund seiner Größe („Makroglobulin") nicht filtriert wird. Dagegen kommt es regelhaft zur Lymphknotenbeteiligung und zur Hepatosplenomegalie. Im Sinne „üblicher Leukämien" und im Gegensatz zum Multiplen Myelom entstehen **keine** Osteolysen und damit auch **keine** Frakturen und **keine** Hyperkalzämie.

Diagnostik

Bei der körperlichen Untersuchung sollte nach **druckschmerzhaften Knochenanteilen** gesucht werden. Bei einem kleinen Teil der Patienten finden sich Lymphknotenschwellungen oder eine Splenomegalie.

In Röntgenübersichtsaufnahmen erkennt man die typischen, „ausgestanzt" wirkenden **Knochendefekte** (➤ Abb. 1.76). Frühe Defekte lassen sich besonders deutlich im CT bzw. der Magnetresonanztomographie (MRT) darstellen. Die Überschwemmung des **Knochenmarks** mit **Plasmazellen** wird aus einem Knochenmarkpunktat deutlich (➤ Abb. 1.77).

In der **Immunelektrophorese** erhält man im Bereich der **Gammaglobuline** eine umschriebene, **monoklonale**, nur ein einzelnes Protein betreffende **Vermehrung** bzw. die resultierende engbandige Erhöhung der Kurve (sog. **M-Gradient**; ➤ Abb. 1.78). Daraus sowie aus dem Umfang der mit dem Urin ausgeschiedenen Leichtketten **(Bence-Jones-Protein)** kann das Ausmaß der Erkrankung abgeschätzt werden. Daneben finden sich im Blut eine zum Teil **extreme Beschleunigung der BSG** sowie eine **Erythrozytenaggregation (Geldrollenbildung)**. Häufig bestehen wegen des hohen Zellumsatzes eine **Hyperurikämie** sowie eine **Hyperkalzämie**, die aus der verstärkten Knochenresorption heraus verständlich wird.

Erstaunlich ist eine **CRP-Erhöhung**, weil sie als Hinweis auf eine **bakterielle Ursache** der Erkrankung verstanden werden könnte. Als **Tumormarker**, v.a. unter dem Aspekt der Prognose, kann der Serumspiegel des **β_2-Mikroglobulin** verwendet werden. Diesen Marker findet man auch bei weiteren **Non-Hodgkin-Lymphomen** (s. oben).

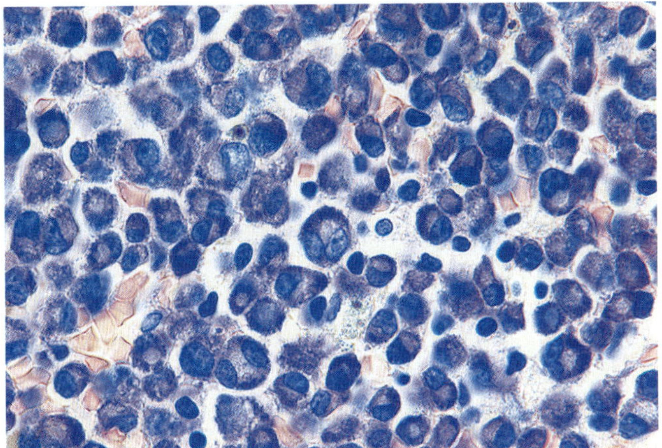

Abb. 1.77 Massenhaft atypische Plasmazellen im Knochenmarkausstrich beim Plasmozytom [R175]

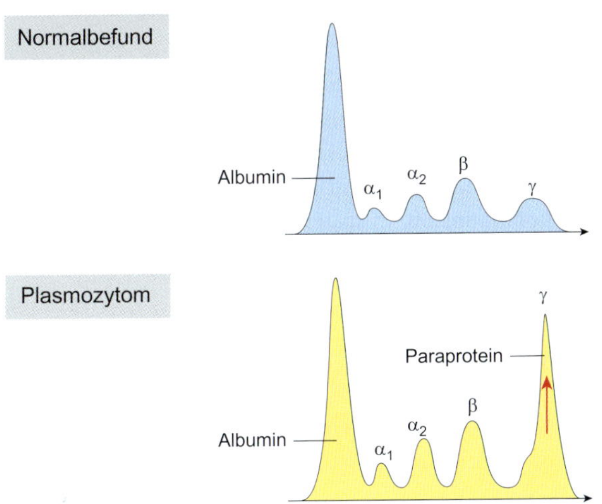

Abb. 1.78 Veränderungen in der Immunelektrophorese beim Plasmozytom [L190]

Therapie und Prognose

Die Therapie entspricht mit hoch dosierten **Zytostatika** und **Glukokortikoiden** grundsätzlich der Leukämie- bzw. Lymphomtherapie. Ergänzend gibt man Thalidomid (das ehemalige Contergan®) und seine modernen Nachfolgepräparate, weil sie über eine Immunmodulation die Prognose verbessern. Bei therapierefraktären Patienten wird eine **Knochenmarktransplantation** angestrebt. Beim (noch) **solitären** Plasmozytom wird der Herd **bestrahlt**. Zur Hemmung der Osteoklastentätigkeit und zur Absenkung des Calciumspiegels ergänzt man die immunsuppressive Therapie mit **Bisphosphonaten** (➤ Fach Bewegungsapparat).

Eine vollständige **Heilung** fortgeschrittener Stadien ist im Gegensatz zu weiteren Non-Hodgkin-Lymphomen noch **nicht möglich**. Dank neuer Präparate und günstigerer Kombinationen liegt die mittlere Überlebenszeit inzwischen jedoch immerhin bei 7–8 Jahren. Haupttodesursachen sind Nierenversagen, nicht mehr beherrschbare Infektionen (Sepsis) oder eine AML in der Folge der Chemotherapie.

Morbus Hodgkin (Lymphogranulomatose)

Das Hodgkin-Lymphom entsteht in **einer Lymphknotenstation** des Körpers, häufig am Hals bzw. supraklavikulär, nuchal oder auch mediastinal, um sich von hier aus im weiteren Verlauf lymphogen in weitere Lymphknotenstationen und schließlich auch hämatogen in Gewebe wie Milz, Leber oder Knochenmark auszubreiten. Die Lymphknoten können einzeln abgrenzbar sein, aber auch miteinander verbacken (sog. Kartoffelsacklymphknoten). Normalerweise **schmerzen** sie **nicht**.

EXKURS

Lymphogene Metastasierungen, die nicht die regionären Lymphknoten, sondern entfernte lymphatische Gewebe betreffen, kommen grundsätzlich **hämatogen** zustande, weil regionäre Anteile des sekundären lymphatischen Systems wie z.B. Waldeyer-Rachenring, Peyer-Plaques oder Lymphknotenstationen zervikal, axillär oder inguinal untereinander **nicht verbunden** sind. Lymphbahnen sind Einbahnstraßen, die vom interstitiellen Gewebe zu den regionären Lymphknoten laufen, um von hier aus über „sammelnde" Lymphgefäße wie z.B. Truncus lumbalis oder Truncus intestinalis in den Endstrecken Ductus thoracicus oder Ductus lymphaticus dexter zu landen und abschließend ins venöse Blut zu münden. Wenn also beim Hodgkin-Lymphom oder Formen eines NHL zunächst eine Lymphknotenstation z.B. oberhalb des Zwerchfells betroffen ist, und irgendwann später Lymphknoten der Leiste oder die Milz, kann die Streuung der malignen Zellen **ausschließlich auf dem Blutweg** stattgefunden haben. Die Definition einer lymphogenen Metastasierung oder Ausbreitung bezeichnet deshalb bei malignen Lymphomen lediglich die zunächst vorherrschende Affinität der entarteten Zellen zum lymphatischen Gewebe.

Die Inzidenz der Erkrankung beträgt etwa 4/100.000 Einwohner/Jahr; in Deutschland kommt es jährlich zu rund 2.000 Neuerkrankungen. Es gibt **zwei Häufigkeitsgipfel**, die zwischen dem 20. und 30. sowie zwischen dem 70. und 80. Lebensjahr liegen. Damit ist das Hodgkin-Lymphom neben der ALL die einzige maligne Erkrankung des blutbildenden Systems, die nicht nur sporadisch, sondern bevorzugt **junge Menschen** betrifft. Männer erkranken etwas häufiger als Frauen.

Krankheitsentstehung

Auslöser der Erkrankung ist wahrscheinlich, zumindest in einem Teil der Fälle, das **Epstein-Barr-Virus**, das die infektiöse Mononukleose (➤ Fach Infektionskrankheiten), aber auch weitere Malignome wie das Burkitt-Lymphom oder das Nasopharynx-Karzinom verursacht. **Genetische Faktoren** scheinen eine Rolle zu spielen, weil die Inzidenz bei eineiigen Zwillingen deutlich erhöht ist.

Die malignen Zellen entstammen der B-Zell-Reihe, was nicht verwundern kann, weil das Epstein-Barr-Virus aus der Familie der Herpesviren im Rahmen der infektiösen Mononukleose sowie teilweise im Anschluss daran sogar zeitlebens die **B-Lymphozyten besiedelt**. Auch das Burkitt-Lymphom ist ein B-Zell-Lymphom.

Als Besonderheit des Morbus Hodgkin kann man werten, dass nur ein relativ kleiner Anteil der Tumormasse in den befallenen Lymphknoten aus entarteten Zellen besteht, während es sich beim überwiegenden Teil um ein entzündliches Infiltrat aus Lymphozy-

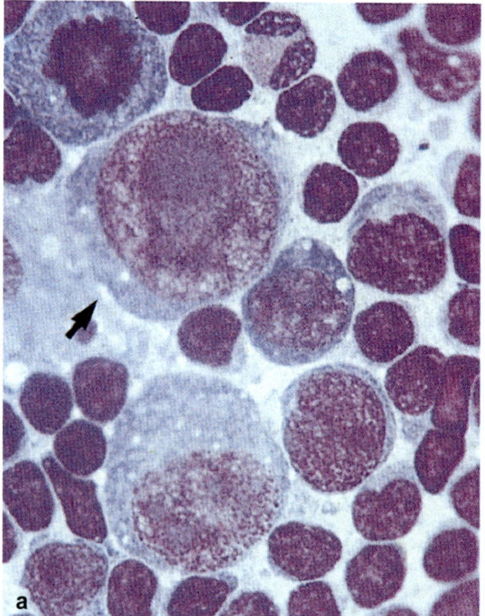
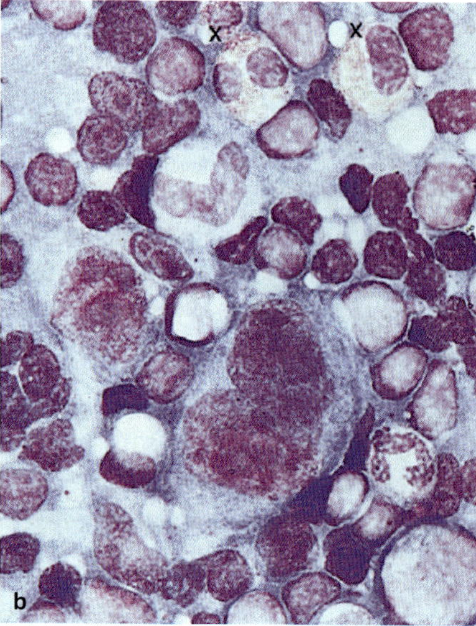
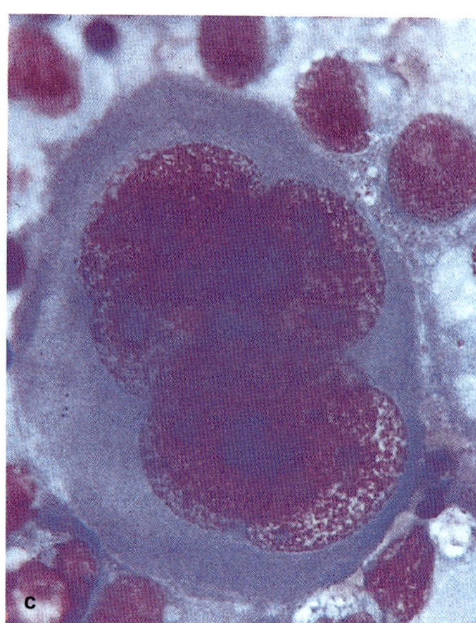

Abb. 1.79 **a** Hodgkin-Zelle (Pfeil). **b** Sternberg-Zelle und Eosinophile. **c** Sternberg-Reed-Zelle. [M646]

ten und weiteren Leukozyten handelt, als Reaktion auf die Zytokine der entarteten Zellen. Möglicherweise ist darin der Schlüssel dafür zu sehen, dass die Erkrankung in der Mehrzahl der Fälle **prognostisch** ungewöhnlich **günstig** verläuft.

Typisch für die Histologie der befallenen Lymphknoten sind große, wahrscheinlich von Makrophagen abstammende Zellen, die sog. **Hodgkin-Zellen**, die sich inmitten einer großen Anzahl reifer Lymphozyten befinden. Verschmelzen mehrere Hodgkin-Zellen miteinander, entstehen die mehrkernigen Sternberg- bzw. **Reed-Sternberg-Riesenzellen** (➤ Abb. 1.79). In etwa 10 % der Fälle findet man eine größere Anzahl von **Eosinophilen**, bei den Betroffenen meist verbunden mit einer **Eosinophilie** des Blutes und generalisiertem **Pruritus**.

Symptomatik

Die Symptome des Morbus Hodgkin bestehen neben den **Lymphknotenschwellungen** zunächst (bei ⅓ der Patienten; ➤ Abb. 1.80) in den **B-Symptomen**, die (seltener) auch bei Non-Hodgkin-Lymphomen bzw. einer ganzen Reihe weiterer Erkrankungen (z.B. Tbc) auftreten können: **Gewichtsabnahme, mäßiges Fieber** zwischen 38 und 39 °C und **Nachtschweiß**. Das Fieber, sofern vorhanden, zeigt häufig wellenförmige, intermittierende Schwankungen und wird dann als **Pel-Ebstein-Fieber** bezeichnet.

EXKURS

Schweiß entsteht grundsätzlich bei einer Überwärmung des Körpers durch Hyperthermie oder Fieber, wenn die überschüssige Körpertemperatur infolge einer Diskrepanz zum eingestellten Sollwert im Temperaturzentrum des Hypothalamus über die Haut nach außen abgeführt werden soll (➤ Fach Dermatologie). Wenn man einmal von hormonellen Beeinflussungen des Temperaturzentrums (z.B. in den Wechseljahren) absieht, bedeutet das für manche Krankheiten als typisch geltende Symptom „Nachtschweiß" nichts anderes als einen zügigen und ausgeprägten nächtlichen Fieberabfall. Daraus geht auch hervor, dass es während der fieberfreien Phasen eines Pel-Ebstein-Fiebers kein nächtliches Schwitzen geben kann.

Weitere Symptome sind ein generalisierter **Pruritus** (10 % der Fälle), Leistungsabfall sowie selten, dann aber besonders typisch, **Schmerzen** in **Knochen** und v.a. den befallenen **Lymphknoten nach Alkoholkonsum**. In späteren Stadien findet man regelmäßig eine **Hepatosplenomegalie**. Auch eine neurologische Symptomatik ist möglich.

MERKE

Die Mehrzahl der Patienten zeigt in den Anfangsstadien mit Ausnahme der Lymphadenopathie keine Symptome.

Diagnostik

Die Diagnose der Erkrankung erfolgt durch **histologische Untersuchung** befallener **Lymphknoten**, bei der man Hodgkin- und Sternberg-Riesenzellen findet. Die **BKS** ist **stark beschleunigt**, im Blut sind die Lymphozyten vermindert **(Lymphopenie)**. Teilweise besteht eine Eosinophilie in Blut (v.a. bei vorhandenem Pruritus) und befallenen Lymphknoten. Entsprechend der Masern-Erkrankung, Sarkoidose oder HIV besteht eine **Anergie** (Reaktionslosigkeit) im **Tuberkulin-Test** (Intrakutantest auf Tuberkulose).

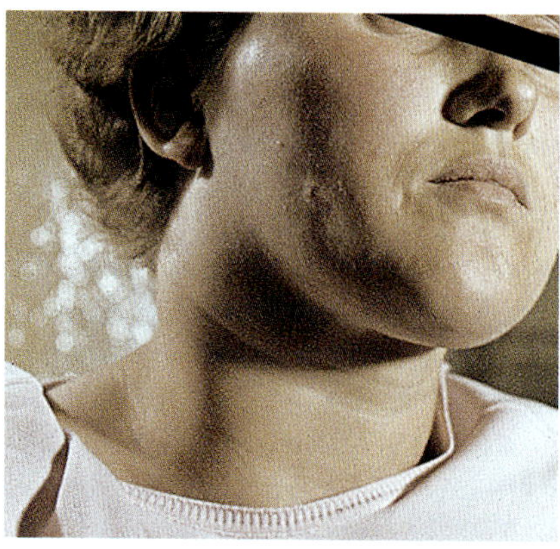

Abb. 1.80 Lymphknotenschwellungen rechte Halsseite bei Morbus Hodgkin [R168]

Mit Ultraschall, CT und weiteren Untersuchungen überprüft man die Ausdehnung des Lymphoms, wobei dieselbe auch zur Einteilung in **vier Stadien** benutzt wird:

- **Stadium I:** Befall einer einzigen Lymphknotenstation, besonders häufig am Hals
- **Stadium II:** Beteiligung von zwei Stationen, soweit nur eine Seite des Zwerchfells betroffen ist
- **Stadium III:** Befall von Lymphknoten bzw. lymphatischem Gewebe auf beiden Zwerchfellseiten
- **Stadium IV:** zusätzlicher diffuser Gewebebefall außerhalb des lymphatischen Gewebes, z.B. in Lunge, Leber oder Knochen

Therapie und Prognose

Die Prognose des Hodgkin-Lymphoms ist abhängig von der Ausdehnung des **Lymphknotenbefalls**. Sind Lymphknotenstationen beidseits des Zwerchfells (Stadium III), also sowohl an Hals und Mediastinum als auch abdominell befallen, verschlechtert sie sich.

Insgesamt und im Vergleich zu anderen Malignomen ist die **Prognose günstig**: 80 % der Patienten, bei Diagnosestellung im Stadium I > 90 %, erreichen unter **Bestrahlung** der Lymphknotenstationen und/oder unter **Chemotherapie** langfristige Remissionen bzw. (zumeist) Heilungen. Meist führt man heute grundsätzlich mehrere Zyklen Chemotherapie durch, bevor man bei lokalisierten Stadien evtl. zusätzlich bestrahlt.

Manche „geheilte" Patienten entwickeln allerdings wenige Jahre nach Bestrahlung und Chemotherapie **Zweitneoplasien** wie Non-Hodgkin-Lymphome oder eine myeloische Leukämie oder Karzinome, an denen sie dann versterben. Dies gilt im Übrigen auch für aggressiv behandelte Leukämien wie die ALL des Kindesalters. Bei thorakalen Bestrahlungen entwickelt sich nicht so selten in der Folge ein Mammakarzinom, während gleichzeitig das Risiko für eine Erkrankung der Herzkranzgefäße deutlich zunimmt.

Inzwischen hat die modernste Therapieform maligner Erkrankungen mit **spezifischen Antikörpern** auch beim Hodgkin-Lymphom Einzug gehalten. Brentuximab als Antikörper gegen das Hodgkin-typische CD30-Antigen scheint nach ersten Studienergebnissen hervorragend zu wirken. Mit dieser Therapieform könnten nicht nur Chemotherapeutika einschließlich ihrer Nebenwirkungen eingespart werden, auch das Risiko für Zweitneoplasien wäre damit minimiert.

Zusammenfassung

Non-Hodgkin-Lymphom (NHL)

- **Ursachen:** chronisch-infektiöse Reizzustände, z.B. durch Helicobacter (Magenwand) oder Adenoviren (Zöliakie der Darmwand); primäre oder sekundäre Insuffizienz des Immunsystems
- **Symptome:** anfangs keine, Lymphadenopathie, Leistungsknick
- **Diagnostik:** Lymphknotenbiopsie

Hodgkin-Lymphom

- **Ursache:** wahrscheinlich Epstein-Barr-Viren
- **Symptome:** geschwollene Halslymphknoten (evtl. miteinander verbacken), B-Symptome (Gewichtsabnahme, mäßiges Fieber – evtl. als Pel-Ebstein-Fieber, Nachtschweiß), Pruritus, Lymphknoten- und Knochenschmerzen nach Alkoholgenuss, Leistungsknick, Hepatosplenomegalie (Stadium IV)
- **Diagnostik:** Lymphknotenbiopsie (Hodgkin-Zellen, Sternberg-Riesenzellen)

Plasmozytom (Morbus Kahler, Multiples Myelom)

- **Ursachen:** radioaktive Strahlung, Benzol, Chromosomenanomalien
- **Symptome:** Knochenschmerzen, pathologische Frakturen, Symptome der Leukämie, Niereninsuffizienz, Amyloidose
- **Diagnostik:** Röntgen (Knochendefekte, z.B. Schrotschussschädel), extrem beschleunigte BKS, Elektrophorese (M-Gradient bei γ-Globulinen = Paraproteinämie), Leichtketten im Urin (Bence-Jones-Protein)

Therapie der Lymphome

- Zytostatika, Bestrahlung (Morbus Hodgkin), spezifische Antikörper

1.13.8 Hauterscheinungen bei malignen Erkrankungen

Maligne Erkrankungen wie Leukämien, Lymphome und andere infiltrieren im Krankheitsverlauf nicht so selten auch die **Haut** – manchmal als **Erstsymptom**. Diese Infiltrate sind **unspezifisch** und weisen lediglich darauf hin, dass der betreffende Patient durchuntersucht werden sollte, soweit noch keine Grunderkrankung diagnostiziert worden ist. Beispielhaft seien Hauterscheinungen bei AML, CLL und einer chronischen (myeloischen) Monozytenleukämie vorgestellt (➤ Abb. 1.81, ➤ Abb. 1.82, ➤ Abb. 1.83, ➤ Abb. 1.84).

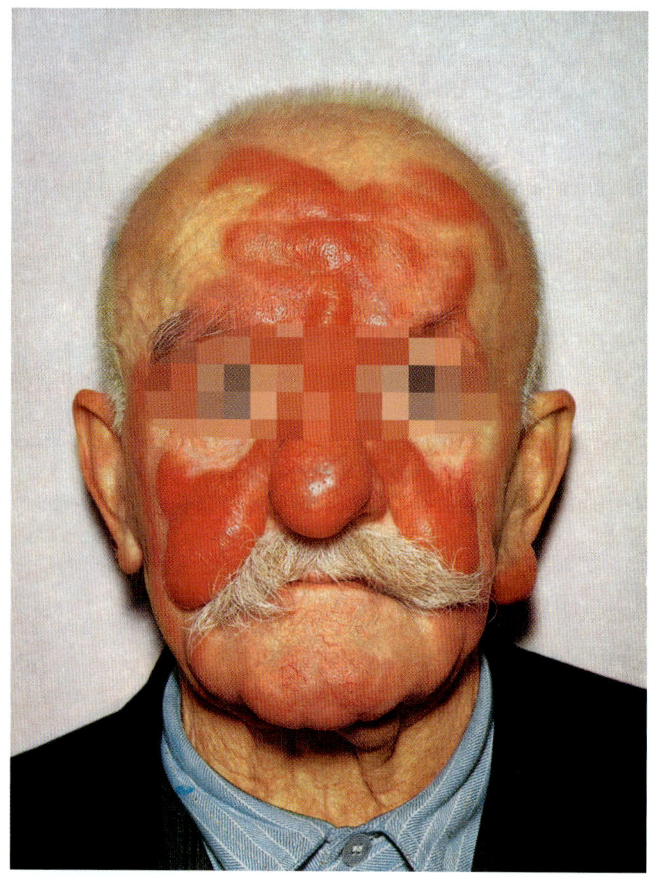

Abb. 1.81 Infiltrate bei CLL (Facies leonina) [M174]

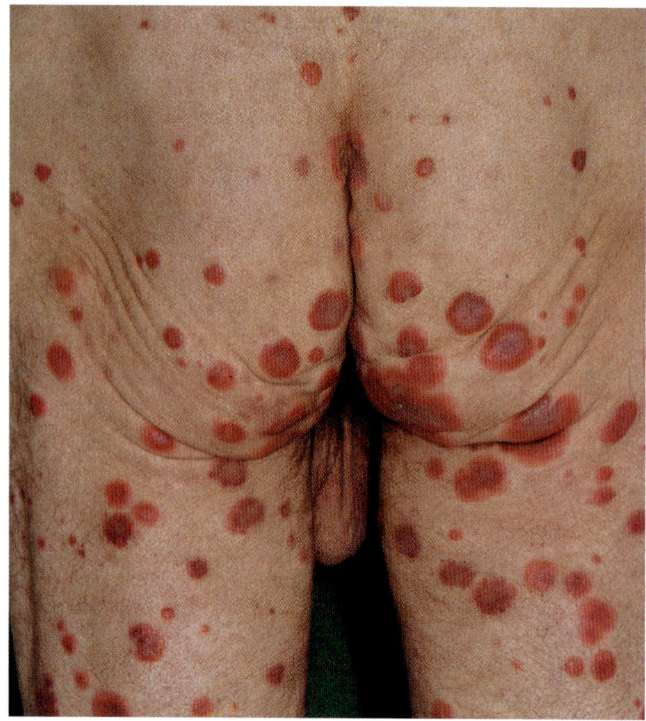

Abb. 1.82 Infiltrate bei AML [M174]

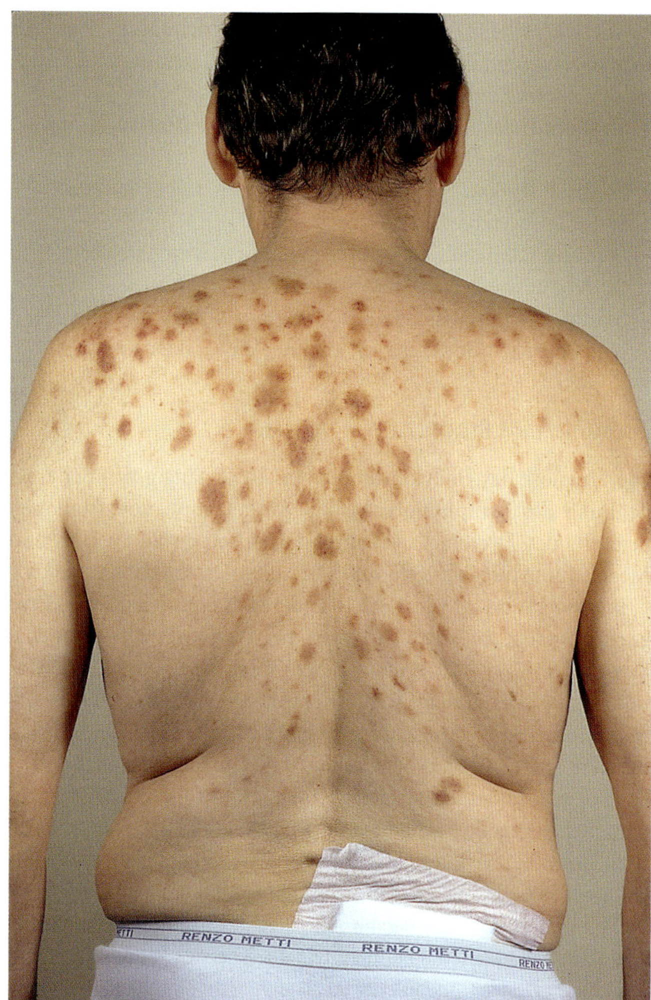

Abb. 1.83 Infiltrate bei CML [R132]

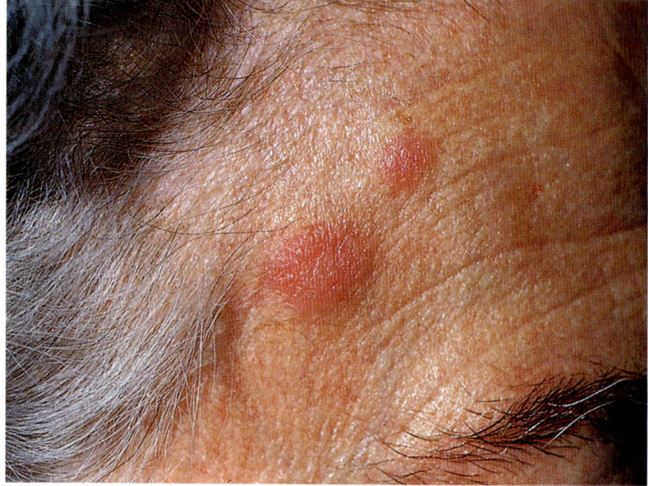

Abb. 1.84 Hautmetastase bei Magenkarzinom [M174]

KAPITEL

2 Immunologie

Einführung

Der Mensch entstand vor etwa 1–2 Millionen Jahren als jüngstes Mitglied irdischen Lebens. Demnach war er von der ersten Minute seines Lebens an von Kleinstlebewesen (Bakterien, Pilze, Protozoen, Würmer) bzw. „leblosen" Partikeln (Viren) umgeben, von denen er als neue Nahrungsquelle bzw. als idealer Partner für ihr eigenes Überleben freudig begrüßt wurde. Die große Mehrzahl von ihnen schadet hierbei nicht, sondern lebt in friedlicher Koexistenz auf Haut und Schleimhäuten einschließlich des Darms **(Kommensalen)**. Wenn sie dabei nicht nur nicht schaden, sondern dem Organismus sogar von Nutzen sind, nennt man solche Mikroorganismen **Symbionten**. Eine vergleichsweise sehr geringe Anzahl aber vermehrt sich nach dem Eindringen in den Körper doch sehr auf dessen Kosten, zerstört verschiedenste Gewebe und kann potenziell auch das Leben vorzeitig beenden. Solche Mikroorganismen heißen **Parasiten**.

Beispiele für Symbionten sind Teile der bakteriellen Dickdarmflora, die Vitamine wie Vitamin B_1 (Thiamin), Folsäure oder Vitamin K „für den menschlichen Wirt" synthetisieren, einen bekömmlichen pH-Wert aufbauen, Abfälle verstoffwechseln und dadurch entgiften oder auch nur mit ihrer Anwesenheit einen Schutz vor der Vermehrung pathogener (schädigender) Mikroorganismen bieten. Verschiedene Hautbakterien spalten die (pH-neutralen) Triglyceride der Talgdrüsen und helfen mit den entstehenden Fettsäuren beim Aufbau des Säureschutzmantels, können also ebenfalls als Symbionten bezeichnet werden. Teilweise erzeugen sie durch ihre Tätigkeit auch Duftstoffe, die je nach Menge und Aus-

2

prägung soziale Kontakte erleichtern oder erschweren. Allerdings sind bei den Bakterien der äußeren und inneren Körperoberflächen die Übergänge zwischen Symbionten, Kommensalen und pathogenen (krank machenden) Bakterien fließend, in Abhängigkeit von der jeweiligen Situation. Entsprechend den Darmbakterien können selbst die physiologischen Bewohner der Haut bei einer Störung des Milieus bzw. einer Schädigung der anatomischen Strukturen pathogen werden. Solche fakultativ pathogenen Keime nennt man **Opportunisten**. Daraus geht hervor, dass die Einteilung und Namensgebung etwas willkürlich ist, denn jeder Kommensale oder Symbiont kann im Einzelfall pathogen werden und schwerste Krankheiten erzeugen, weshalb eine Unterscheidung zwischen obligat pathogenen Parasiten und fakultativ pathogenen Opportunisten vollkommen ausreichend wäre.

Niemand hätte auch nur die ersten Lebenswochen überlebt, wenn sich nicht im Laufe der Evolution ein umfassendes System, das **Immunsystem**, entwickelt hätte, das sich überwiegend nur mit Mikroorganismen beschäftigt und sie überall dort vernichtet, wo sie ihm schaden könnten. Dies funktioniert zumeist recht gut, zuweilen aber auch weniger, wie an den globalen Seuchen vergangener Jahrhunderte erkennbar wird, aber auch an noch überaus aktuellen Erkrankungen wie AIDS, Malaria, Typhus oder Tuberkulose, denen Jahr für Jahr Millionen Menschen zum Opfer fallen.

Manchmal schießt das Immunsystem auch über das Ziel hinaus und reagiert auf harmlose Stoffe wie Pollen oder Tierhaare mit **allergischen Reaktionen** oder verwechselt körpereigene Strukturen mit fremden Eindringlingen und greift so den eigenen Körper an **(Autoimmunerkrankungen)**.

Immun heißt frei, rein, verschont. Logos ist das Wort bzw. die Lehre. Die **Immunologie** ist also die Lehre von den Vorgängen, die sich zwischen den Eindringlingen und dem Immunsystem, der Körperabwehr, abspielen, und beschreibt, wie der Organismus von der Infektion verschont bleibt bzw. sich wieder davon befreit.

Als **Immunsystem** wird die Gesamtheit derjenigen Zellen und Gewebe zusammengefasst, die sich an den verschiedensten Orten des Körpers auf die Abwehr fremder Organismen bzw. Substanzen spezialisiert haben. Hierbei kann es sich um ganze Organe wie Thymus oder Lymphknoten handeln, die ausschließlich diesem Zwecke dienen, aber auch um Teile von Organen (Milz, Leber) oder auch nur um einzelne Zellen, die verstreut im Körper liegen (➤ Abb. 2.1).

Aufbau und Funktion des Immunsystems sind hochkomplex und leider auch kompliziert – gleichzeitig jedoch ungewöhnlich spannend. Beteiligt sind neben den **Immunorganen** einige wenige **Zellpopulationen** (die weißen Blutkörperchen Monozyten, Lymphozyten und Granulozyten) sowie eine kaum überschaubare Zahl an kleineren und größeren **Eiweißmolekülen** mit unterschiedlichsten Funktionen, die in die Zellmembran der Leukozyten eingebaut oder in den Körperflüssigkeiten gelöst sind.

Es gibt eine erste Abwehrbarriere aus unterschiedlichen Zellen und Faktoren **(unspezifische = angeborene Abwehr)**, die sich über alles hermacht, was körperfremd erscheint. Dieses erste Bollwerk ist etwas löcherig; längst nicht jeder Angriff durch Mikroorganismen lässt sich hierdurch in den Griff bekommen. Erst das in der Evolution später (bei den Wirbeltieren) entstandene **spezifische (= erworbene bzw. adaptive)** Immunsystem mit eigenem „Gedächtnis" und verschiedensten, ineinander greifenden Mechanismen schafft schließlich die Voraussetzungen für das Überleben des menschlichen Organismus.

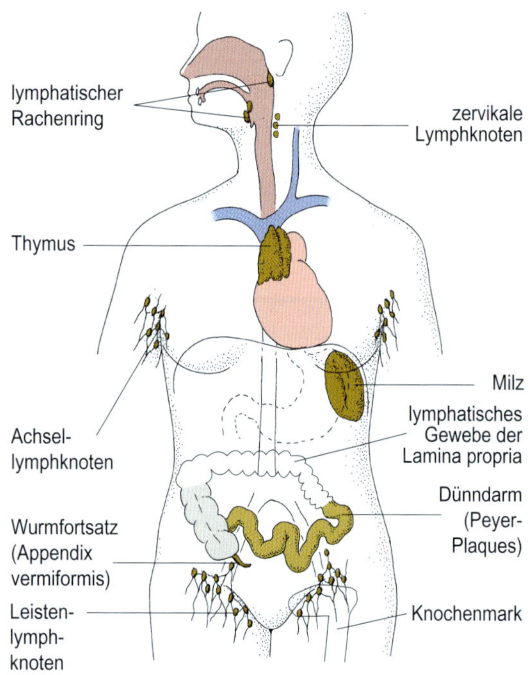

Abb. 2.1 Immunorgane [L190]

HINWEIS PRÜFUNG

Die spärlichen Fragen zur Immunologie sind in der Regel relativ einfach, fast naiv. Dieses Lehrbuch geht in allen seinen Teilen darüber hinaus, ohne allerdings überzogene Ansprüche zu stellen. Vieles, was heute bereits an molekularen Details bekannt ist, wird beiseite gelassen oder vereinfacht dargestellt, soweit dadurch die Zusammenhänge nicht zu sehr verfälscht werden.

Grund für die etwas breitere Darstellung ist der spätere medizinische Alltag des angehenden Therapeuten: Eine fundierte und sachgerechte Therapie der Patienten erscheint ohne ausreichendes Verständnis des Immunsystems nicht möglich. Zu leicht werden, was häufig zu beobachten ist, ersatzweise mystische, geradezu grotesk sinnlose Vorstellungen entwickelt. Viele werden z.B. zu „Impfgegnern", ohne jemals auch nur ansatzweise verstanden zu haben, was bei einer Impfung überhaupt passiert.

2.1 Primäre lymphatische Organe

2.1.1 Thymus

Der Thymus liegt, mit Kontakt zum Sternum (Brustbein), direkt kranial und zu einem geringen Anteil auch ventral des Herzens im **vorderen, oberen Mediastinum**, dem Raum zwischen den beiden Lungenflügeln (➤ Fach Herz-Kreislauf-System). Beim Säugling

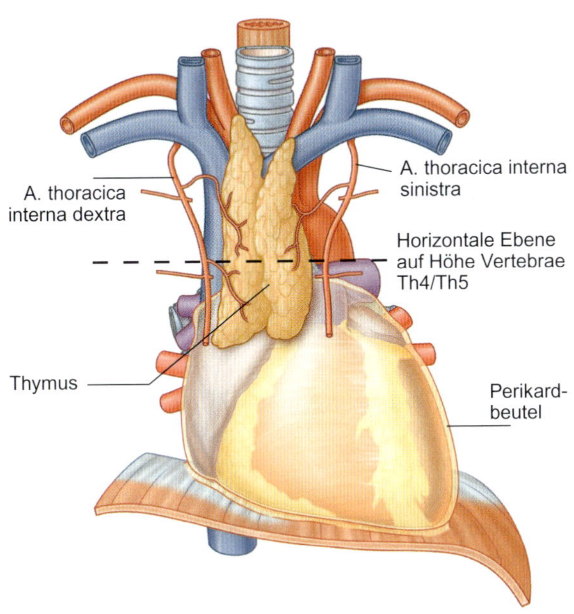

Abb. 2.2 Lage des Thymus (bei einem Kind) [E580]

und Kleinkind füllt er diesen Raum noch weitgehend vollständig aus (➤ Abb. 2.2). Während der Kindheit nimmt das Organ immer weiter an Größe zu, wobei es allerdings gegenüber dem Wachstum der Brusthöhle insgesamt zurückbleibt. Das **Maximum** wird mit **35–40 g** Organgewicht **während der Pubertät** erreicht. Nach der Pubertät erfolgt eine allmähliche Rückbildung und **Umwandlung in Fettgewebe**. Diese **Thymusinvolution** ist aber selbst im vorgerückten Alter **nicht vollständig** – d.h., kleine Anteile funktionierenden Thymusgewebes bleiben zeitlebens erhalten.

Aufbau

Makroskopisch besteht der Thymus ähnlich wie die Schilddrüse aus **zwei Lappen** (➤ Abb. 2.3), die in der Mitte verbunden sind und in denen sich ein **Rindenanteil** vom **Mark** abgrenzen lässt (➤ Abb.

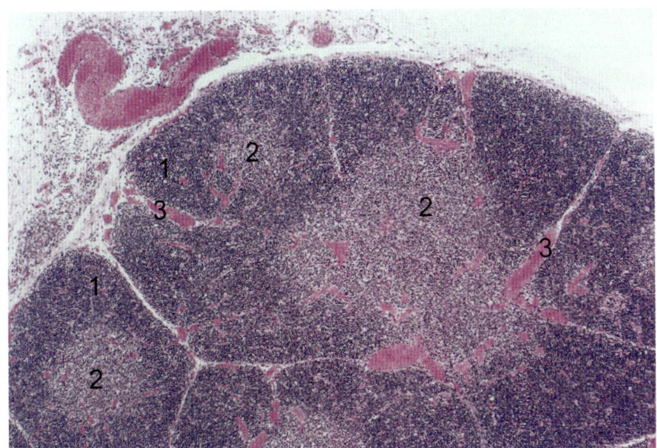

Abb. 2.3 Thymus eines Kindes (**1** Rinde, **2** Mark, **3** Bindegewebsstraßen) [R170]

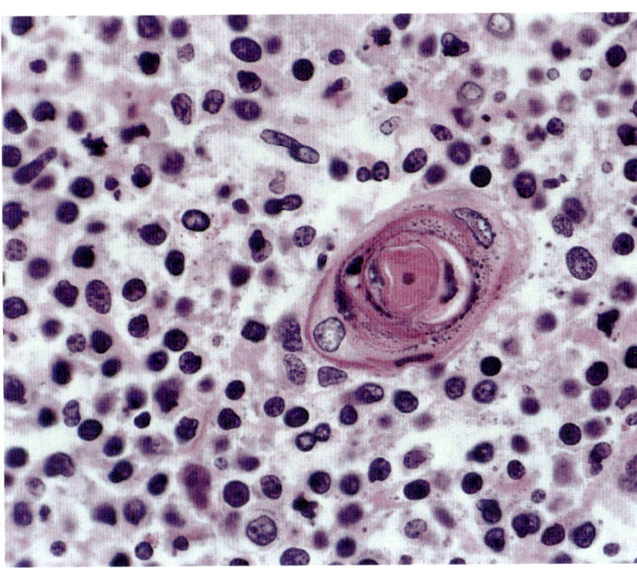

Abb. 2.4 Hassall-Körperchen im Thymus [R170]

2.3). Die Lappen sind von einer **bindegewebigen Kapsel** umhüllt, aus der **Septen** ins Innere ziehen und das Organ im Rindenanteil, teilweise etwas unvollständig, in zahlreiche einzelne **Läppchen** unterteilen. Sie weisen eine Größe von etwa 1–2 mm auf, wie dies auch z.B. in Leber und Pankreas zu beobachten ist.

Jedes einzelne Läppchen besteht wiederum aus einer äußeren Schicht, der Rinde, und dem zentralen Mark. In beiden Schichten bilden **Retikulumzellen** mit ihren Fortsätzen eine Art Netzwerk, in das **Lymphozyten eingelagert** sind. Zusätzlich findet man eine reichliche Zahl an **Makrophagen**. **Reticulum** heißt **feines Netz**. Die Epithelzellen aller lymphatischen Organe, also nicht nur des Thymus, sind in der Regel sternförmig verzweigt, wobei über diese Zellfortsätze gegenseitige Kontakte unterhalten werden. Dadurch bildet sich in der Summe ein feines, netzartiges Zellgeflecht, nach dem diese Zellen ihren Namen Retikulumzellen erhalten haben. Nervenzellen besitzen ebenfalls eine Reihe von Fortsätzen, die man **Dendriten** nennt, weil sie den Zellen ein „baumartiges" Aussehen verleihen (von Dendron = Baum). Man bezeichnet die Retikulumzellen der lymphatischen Organe deshalb synonym auch als **dendritische Zellen**.

In der inneren **Markschicht** finden sich außerdem die **Hassall-Körperchen**, die kennzeichnend für das Thymusgewebe sind (➤ Abb. 2.4). Hierbei handelt es sich um zwiebelschalenartig geschichtete Ansammlungen aus teilweise degenerierten **Retikulumzellen** oder **Makrophagen**, die Zellreste von Lymphozyten enthalten können.

Die Blutversorgung erfolgt in der Regel aus der **A. thoracica interna** (➤ Abb. 2.2), wobei die Kapillaren der Rinde, entsprechend den Verhältnissen im Gehirn, keine Poren aufweisen (sog. Blut-Thymus-Schranke). Dies dient während der Prägungsphase der Lymphozyten (s. unten) der Abschottung gegenüber Fremdantigenen. Innerviert wird das Organ durch **Sympathikus** und **Parasympathikus,** wie dies für nahezu alle inneren Organe gilt (Milz als wichtigste Ausnahme).

2

Funktionen

Der Thymus bildet gemeinsam mit dem **Knochenmark** die **primären lymphatischen Organe**, weil dort weit überwiegend bereits in der Fetalzeit, in geringerem Umfang noch in den ersten Lebensjahren und bis zur Pubertät anhaltend, eine entscheidende **Prägung** eines **Teils des Immunsystems** stattfindet.

Die in der Rindenzone besonders zahlreich vorhandenen Lymphozyten sind noch nicht vollständig ausdifferenziert und heißen so lange **Thymozyten**, bis sie auf ihrer **Wanderung** unter weiterer Reifung von der **Rinde ins Mark** gelangt sind. Die Lymphozyten des Thymus **(= T-Lymphozyten)** entstammen wie alle Lymphozyten dem **Knochenmark** bzw. in der Fetalzeit der Leber. Vorläuferzellen gelangen über den Blutweg in die Rindenzone der Thymusläppchen, in denen sie sich ansiedeln, um danach unter fortlaufender Reifung ins Mark weiterzuwandern. Nach Ausdifferenzierung lassen sich unter den T-Lymphozyten der Markzone schließlich **drei Zellgruppen** unterscheiden:

- **T-Helferzellen**
- **regulatorische T-Zellen**, früher auch als T-Suppressorzellen bezeichnet
- **T-Killerzellen (= zytotoxische T-Zellen)**

Den **größten Anteil** der T-Lymphozyten im Thymusmark bilden mit rund 65 % die **T-Helferzellen**, während die regulatorischen T-Zellen mit etwa 10 % vertreten sind und die T-Killerzellen mit 25 %. Weil T-Lymphozyten insgesamt mit etwa **75 %** an **allen Lymphozyten** des Blutes vertreten sind, stellen die Helferzellen damit auch die weitaus größte Untergruppe aller Lymphozyten des Blutes dar (annähernd **50 %**). Eine gewisse Bedeutung erhalten diese Relationen bei der Stadieneinteilung der HIV-Erkrankung (➤ Fach Infektionskrankheiten).

Prägung der Thymozyten

Während ihrer Wanderung durch die Rindenzone in Richtung Mark erhalten die Thymozyten über den direkten Kontakt zu den **Retikulumzellen** sowie **thymuseigener Hormone** (z.B. Thymosin, Thymopoetin) ihre **Prägung** bzw. **Immunkompetenz**. Etwas vereinfacht dargestellt werden dabei viele **Milliarden unterschiedlicher Thymozyten** gebildet, die ebenso viele unterschiedliche **Antigene erkennen**.

Antigene sind Moleküle, z.B. als Bestandteile lebender Zellen, die aus Eiweiß- und/oder aus Zuckerstrukturen bestehen. Da die einzelnen **Aminosäuren**, aus denen die Eiweißmoleküle aufgebaut sind, bei **allen Lebewesen**, vom Einzeller bis zum Menschen, **identisch** sind, stellen sie für sich genommen noch keine antigene Struktur dar. Erst die Reihenfolge ihrer Verknüpfung zu unterschiedlichsten Eiweißstrukturen unterscheidet sich von Art zu Art und lässt dadurch auch dem Immunsystem die Möglichkeit einer Unterscheidung zwischen körpereigenen und körperfremden Molekülen (= **Fremdantigenen**). **T-Lymphozyten** werden lediglich auf **Fremdproteine geprägt**; Antigene aus **Zuckerstrukturen** werden **nicht erkannt**.

Zunächst werden also in der Rindenzone der Thymusläppchen alle möglichen **Antigen-erkennenden Strukturen** durch die unterschiedlichsten (zufälligen!) Verknüpfungen einzelner Aminosäuren wie am Fließband hergestellt und in die **Zellmembran** der Thymozyten **eingebaut**. Danach überprüft das System, ob Oberflächenstrukturen dieser Thymozyten zu den körpereigenen MHC-Komplexen (s. später) passen, also exakt oder wenigstens weitgehend genau an dieselben binden können. Dies entspricht der Grundfunktion reifer Lymphozyten bzw. bildet die wichtigste Voraussetzung für die Arbeitsweise des spezifischen Immunsystems. Nur diese Thymozyten vermehren sich in der Folge, während **alle anderen** über Apoptose (freiwilliger Selbsttod) **aussortiert werden**. Dieses erste Aussortieren aller fehlerhaften Thymozyten nennt man **positive Selektion**.

Unter weiterer Vermehrung dieser Thymozyten wird im nächsten Schritt geprüft, ob abgesehen von den MHC-kompatiblen Molekülen weitere Strukturen an der Zellmembran vorhanden sind, die zu sonstigen Antigenen des **eigenen Organismus** passen. Thymozyten, die **komplementär zu körpereigenen Proteinen** sind, werden im nächsten Schritt ebenfalls **ausgemerzt**. Sie zerstören sich selbst. Die aus der Apoptose entstehenden Vesikel werden von großen Mengen an Makrophagen aufgenommen, die in das Netzwerk der dendritischen Zellen integriert sind. Diesen zweiten Schritt nennt man **negative Selektion**. Insgesamt sind von den beiden Selektionsschritten etwa **98 %** aller entstandenen Lymphozyten betroffen.

Nur die verbleibenden **2 %**, die einerseits den körpereigenen **MHC-Komplex erkennen** und andererseits **zu keinerlei sonstigen körpereigenen Molekülen passen** (zumindest nicht sehr genau), wandern **ins Mark**, um dort auszureifen und sich zu vermehren. Es bleiben schließlich etwa **30 Millionen** Gruppen (sog. **Zellklone**) aus untereinander identischen T-Lymphozyten übrig, die alle erdenklichen körperfremden und damit potenziell gefährlichen Strukturen erkennen und angreifen können. Die membranständigen T-Zell-Rezeptoren, die für die spezifische Erkennung von Fremdantigenen zuständig sind, ähneln den Immunglobulinen, die in der Zellmembran der B-Lymphozyten prinzipiell identische Funktionen besitzen.

Nach ihrer endgültigen Ausdifferenzierung werden die T-Lymphozyten aus dem Thymusmark **ins Blut** ausgeschwemmt und von hier aus auf die **sekundären lymphatischen Organe** Milz, Lymphknoten sowie diffuses Lymphsystem von Darm, Urogenital- und Bronchialsystem verteilt. Auch nach dem Verlassen des Thymus unterliegen die T-Lymphozyten noch einer gewissen Beeinflussung durch die Thymushormone. Daneben reifen zeitlebens weitere T-Lymphozyten im Thymus heran, auch wenn dies im fortgeschrittenen Lebensalter kaum noch der Rede wert ist. Der Vorgang der **Prägung** ist also **niemals ganz beendet**, auch wenn sein Schwerpunkt in der Fetalzeit liegt und in geringerem Umfang bis ins junge Erwachsenenalter andauert.

2.1.2 Knochenmark

Bei **Vögeln** existiert ein Organ namens **Bursa fabricii**, das dem Enddarm benachbart liegt und ein primäres Immunorgan darstellt. Es wurde in früheren Jahren gut untersucht, um Parallelen für den Menschen abzuleiten. Lange hat man das Bursa-Äquivalent in den Peyer-Plaques des menschlichen Darms vermutet. Inzwischen ist längst klargeworden, dass das menschliche **Knochenmark** das eigentliche **Bursa-Äquivalent** der Vögel darstellt. Die Struktur des Knochenmarks wird im ➤ Fach Hämatologie (➤ Kap. 1.4) besprochen.

Entsprechend den T-Lymphozyten gehen auch die **B-Lymphozyten** (B von **b**one marrow = Knochenmark oder auch von **B**ursa fabricii) von einer einzigen Stammzelle des Knochenmarks aus. Allerdings werden sie nach ihrer ersten Differenzierung nicht ins Blut ausgeschwemmt, sondern entwickeln sich in den **lymphatischen Anteilen des Knochenmarks** zu fertigen B-Lymphozyten weiter. Diese **Prägung** mit Millionen unterschiedlicher Erkennungsstrukturen in den Zellmembranen der Zellklone **entspricht** der Prägung der T-Lymphozyten im Thymus. Schließlich werden sie auf dem Blutweg v.a. auf die sekundären Immunorgane verteilt.

MERKE

T- und B-Lymphozyten sehen gleich aus, sind also im normalen Lichtmikroskop nicht zu unterscheiden; ihre Aufgaben sind allerdings vollkommen verschieden (➤ Abb. 2.5). Während **T-Lymphozyten** die **spezifische zelluläre Abwehr** repräsentieren, dienen **B-Lymphozyten**, nach Umwandlung in **Plasmazellen**, der Produktion spezifischer **Antikörper (spezifische humorale Abwehr)**. Allerdings bedürfen sie hierfür in der Regel der Kommunikation mit T-Lymphozyten.

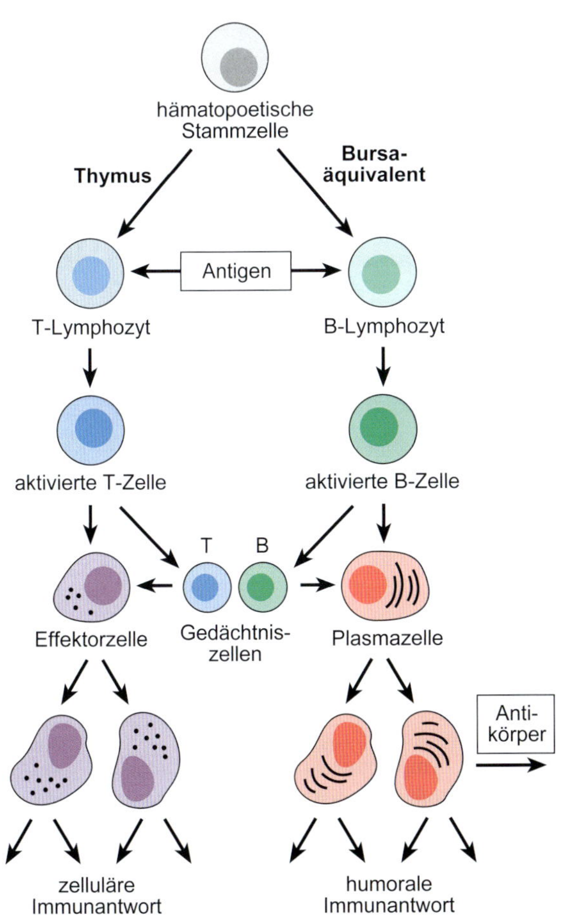

Abb. 2.5 Prägung und Funktion der Lymphozyten [L106]

Zusammenfassung

Primäre Immunorgane

Thymus

- Lage im oberen vorderen Mediastinum, mit Kontakt zum Herz
- ca. 35 g Organgewicht
- Aufbau aus Läppchen mit Rinde und zentralem Mark
- unvollständige Involution (Umwandlung in Fettgewebe) mit zunehmendem Lebensalter
- Prägung und Produktion der **T-Lymphozyten**; drei Unterarten:
  - **T-Helferzellen**, Anteil an den T-Lymphozyten ca. 65 %
  - **T-Killerzellen**, Anteil ca. 25 %
  - **regulatorische T-Zellen**, Anteil ca. 10 %
- auf dem Blutweg Verteilung der reifen Zellen auf alle sekundären Immunorgane

Knochenmark

- Prägung und Produktion der **B-Lymphozyten**
- auf dem Blutweg Verteilung auf sämtliche sekundären Immunorgane

2.2 Sekundäre lymphatische Organe

2.2.1 Lymphknoten

Bei den zahlreichen Lymphknoten (Nodi lymphatici) des Körpers handelt es sich um sekundäre lymphatische Organe, in denen sich die T- und B-Lymphozyten ansiedeln. Daneben enthalten sie wie die meisten lymphatischen Organe ein feines Netz aus Retikulumzellen (dendritischen Zellen) sowie Makrophagen und Granulozyten.

Aufbau

Bei den Lymphknoten handelt es sich um **bohnenförmige**, wenige Millimeter große Organe, die nach Aktivierung ihrer Leukozyten durch Fremdantigene eine Größe von mehreren Zentimetern erreichen können. Dies entspricht den Vorgängen in der Milz, die sich unter Mehrarbeit ihrer roten oder weißen Pulpa vergrößert. Eingehüllt werden sie von einer bindegewebigen **Kapsel**, aus der **Septen** ins Innere des Lymphknotens ziehen und das Gewebe stabilisieren (➤ Abb. 2.6). In diesen bindegewebigen Septen **(= Trabekel)** laufen teilweise die Verzweigungen der lymphknoteneigenen Blutgefäße, die am Hilus ein- und austreten.

Im Anschluss an die Kapsel findet sich zunächst der sog. **Randsinus**, in den die zuführende Lymphe mündet, und anschließend eine breite **Rindenzone**, in die zahlreiche rundliche Gebilde, die **Lymphfollikel**, eingelagert sind. Die Rindenzone enthält überwiegend **B-Lymphozyten**, die abgrenzbaren Lymphfollikel bevorzugt bereits **aktivierte B-Lymphozyten** als Ergebnis einer spezifischen Antigenerkennung. Zentralwärts auf die Rindenzone folgt am Übergang zum Mark der sog. **Parakortex** (Cortex = Rinde; para = neben), in

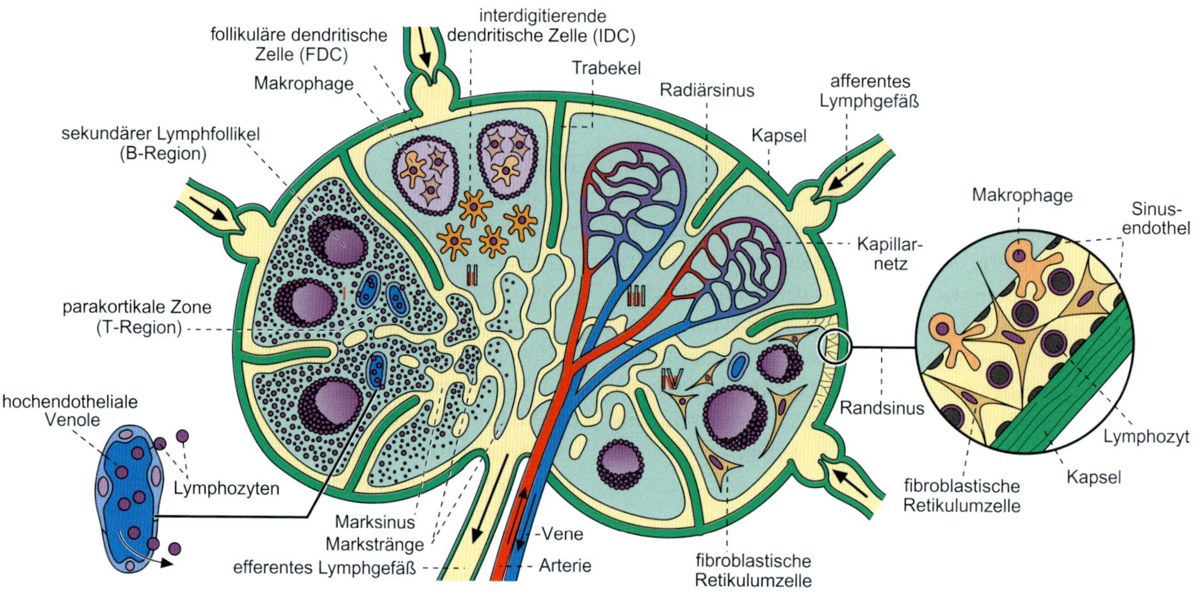

Abb. 2.6 Schema eines Lymphknotens [L107]

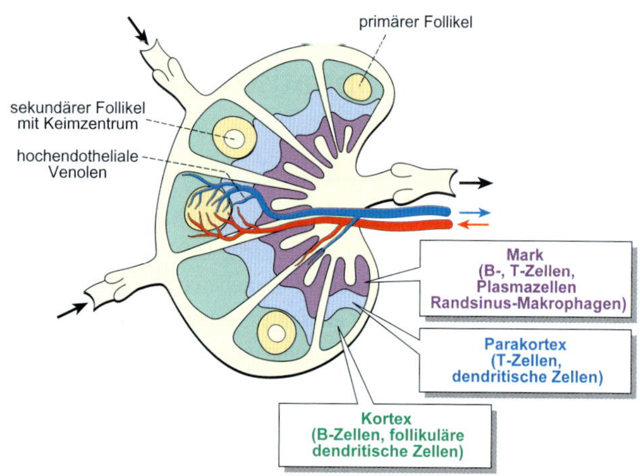

Abb. 2.7 Gliederung eines Lymphknotens in Rinde, Parakortex und Mark [L106]

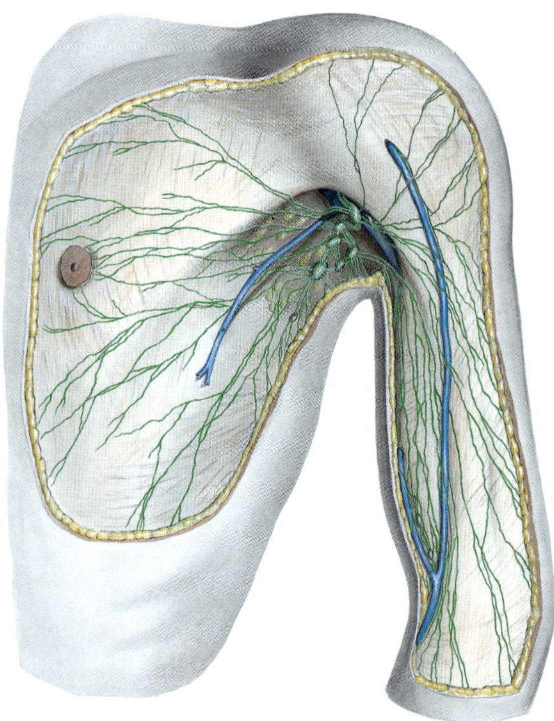

Abb. 2.8 Lymphkonten und Lymphabflüsse in die Axilla [L127]

dem überwiegend **T-Lymphozyten** lokalisiert sind (➤ Abb. 2.7). Allerdings ist die Trennung nicht so strikt, wie dies allgemein beschrieben wird, weil die im adaptiven (erworbenen) Immunsystem notwendige **enge Kommunikation** zwischen dendritischen Zellen, B- und T-Lymphozyten andernfalls gar nicht möglich wäre. Aus diesem Grund finden sich auch in der parakortikalen, überwiegend T-Lymphozyten beherbergenden Zone Lymphfollikel aus aktivierten B-Lymphozyten. Das Mark geht schließlich in den Hilus des Organs über, an dem die Gefäße und Nerven ein- und austreten.

Lymphknoten befinden sich zumeist **in Gruppen angeordnet** an verschiedenen, gut definierten Stellen des Körpers. Beispielhaft findet man sie **axillär, inguinal, nuchal** und **occipital, submandibulär, zervikal**, am **Lungenhilus**, in der Nähe der großen abdominellen Gefäße und im **Mesenterium** des Darms. Letztendlich besitzt jede Körperregion **mit Ausnahme des ZNS** sog. **regionäre Lymphknoten** – also Lymphknotenstationen, durch welche die Lymphe **dieser Region** abfließt (➤ Abb. 2.8). **Insgesamt** beherbergt der menschliche Körper rund **600 Lymphknoten** – besonders zahlreich zervikal, axillär, inguinal und im Mesenterium des Darmes, durch das die gesamte Lymphe der Darmwand abgeleitet wird. Da die innere Oberfläche von Dünn- und Dickdarm in ihrer Summe die **größte** und **bedeutendste Eintrittspforte** für Mikroorganismen darstellt, befindet sich allein im **Mesenterium** mit rund **200** ein Drittel aller Lymphknoten; in den Axillen, durch deren Lymphknoten die interstitielle Flüssigkeit der (verletzungsanfälligen!) Arme und des oberen Thorax (einschließlich Mammae) drainiert wird, sind es immerhin zusammengenommen etwa 50 dieser kleinen Filterstationen.

Funktionen

Lymphknoten sind als **Filterstationen** in den Lymphstrom eingeschaltet. An der konvexen Seite ihrer bohnenförmigen Gestalt treten mehrere bis zahlreiche Lymphgänge ein **(= afferente Lymphgefäße)** und führen ihren Inhalt aus **Lymphflüssigkeit** nebst enthaltenen **Fremdantigenen** oder bereits durch Antigene **aktivierte** Makrophagen in den Lymphknoten. Über den **Randsinus** (direkt unterhalb der Kapsel; ➤ Abb. 2.6) fließt die Lymphe durch mehrere Kanäle (Radiärsinus) über Rinden- und Markbereich schließlich zum Hilus, an dem ein neues Lymphgefäß **(= efferentes Lymphgefäß)** entsteht, das die aus den afferenten Lymphgefäßen gesammelte Lymphe weiterleitet. Zumeist tritt dieser Lymphgang im weiteren Verlauf erneut in einen oder mehrere Lymphknoten ein, bevor die Lymphe schließlich, von fremden Beimengungen gereinigt, im linken oder rechten **Venenwinkel** mündet und dem Blut zugemischt wird. Unter Venenwinkel versteht man das Zusammentreffen von (horizontal verlaufender) **V. subclavia** und (vertikaler) **V. jugularis interna** hinter dem Schlüsselbein (➤ Fach Herz-Kreislauf-System).

Die **Retikulumzellen** bzw. **dendritischen Zellen** der lymphatischen Organe sind funktionell den **Makrophagen ähnlich**, können **phagozytieren und präsentieren**. Man zählt sie deshalb auch zum sog. RES bzw. zum Monozyten-Makrophagen-System (s. später). Durch das Netzwerk, das sie im gesamten Lymphknoten einschließlich der Sinus bilden, haben sie sowohl Kontakt zur durchfließenden Lymphe mit evtl. enthaltenen Fremdantigenen als auch zu den T- und B-Lymphozyten. Zusätzlich finden sich auch noch eigentliche (stationäre) **Makrophagen** (sog. Uferzellen) sowohl randständig in diesen Sinus als auch in den kortikalen und parakortikalen Bereichen. Die meisten **Lymphozyten** des Organs **rezirkulieren** zwischen Blut und Lymphknoten. Sie gelangen weit überwiegend auf dem Blutweg in die Lymphknoten und verlassen dort die Gefäße im Bereich der postkapillären Venolen durch Diapedese, wie dies letztendlich für alle Leukozyten gilt und stellvertretend für die Neutrophilen im ➤ Fach Hämatologie (➤ Kap. 1.2.3) beschrieben wurde. Nach dem Verlassen des Gefäßsystems treffen sie in Rinde oder Parakortex auf präsentierende dendritische Zellen bzw. Makrophagen, sodass der **Aktivierungsprozess** bei denjenigen, die ihr zugehöriges Antigen **spezifisch erkennen**, beginnen kann. Ist dies nicht der Fall, verlassen sie den Lymphknoten über den efferenten Lymphgang, um auf dem Blutweg weiter zu zirkulieren. Die aktivierten Lymphozyten beginnen dagegen an Ort und Stelle mit ihrer Klonierung, im Fall der B-Lymphozyten erkennbar an den **Lymphfollikeln** überwiegend der Rindenzone, sodass sich erst nach etlichen Tagen die neu gebildeten Effektor- und Gedächtniszellen auf demselben Weg auf weitere sekundäre Lymphorgane verteilen bzw. von dort aus weiter zirkulieren.

Sämtlichen sekundären Immunorganen entsprechend können sich Lymphknoten gewaltig **vergrößern**, von wenigen Millimetern auf **mehr als 2 cm Durchmesser**. Ursache ist entweder eine erzwungene Ausweitung ihrer immunologischen Tätigkeit – durch eine größere Zahl eingeschwemmter **Erreger** wie Bakterien oder ihren Toxinen, Viren, Pilze oder Protozoen – oder sie wurden über die zuführende Lymphe von **malignen Zellen** erreicht, die sich in der Folge im Lymphknoten vermehren **(lymphogene Metastasierung)**, sofern sie durch die immunkompetenten Zellen nicht ausreichend erkannt und vernichtet werden. In der Mehrzahl der Fälle verursachen infektiöse Partikel (meist Bakterien) **entzündliche** Vergrößerungen, sodass **Rötungen** und lokale **Schmerzen** entstehen. Palpatorisch sind die Lymphknoten in diesen Fällen meist **weich** und gut verschieblich. Bei einzelnen Infektionskrankheiten können sie allerdings auch miteinander **verbacken** oder sogar **eitrig einschmelzen**. **Metastasen** führen dagegen so gut wie niemals zu Rötungen oder Schmerzen. Die geschwollenen Lymphknoten tasten sich in diesen Fällen mehrheitlich **derb** und **ohne Druckschmerz** – in früheren Stadien einzeln stehend, später evtl. mit der Umgebung verbacken, weil die malignen Zellen ins umliegende Gewebe eingewachsen sind. Es gibt allerdings auch Ausnahmen von dieser Regel, sodass der **Tastbefund** lediglich als **erster Hinweis** zu werten ist. Beispielsweise sind auch die inguinalen Lymphknoten der Syphilis (Stadium I) derb und schmerzlos. Zusätzlich ist daran zu denken, dass vereinzelt (!) sogar **Medikamente** (z.B. Allopurinol oder Isoniazid) zu Lymphknotenschwellungen führen können – möglicherweise deswegen, weil sie in diesen Fällen antigene Eigenschaften besitzen.

2.2.2 Milz

Die Milz (Splen, Lien) ist gewissermaßen ein „riesengroßer Lymphknoten", der allerdings nicht in den Lymphstrom, sondern in den Blutkreislauf eingeschaltet ist. Sie misst häufig (nicht immer) etwa **4 × 7 × 11 cm** („4711") und wiegt **150–200 g**. Gut geschützt liegt sie in der linken Flanke an der Unterseite des Zwerchfells hinter den Rippen 9–11 und im **direkten Kontakt** mit Pankreasschwanz (= medial der Milz), linker Niere (= hinten unten), großer Kurvatur des Magens (medial) sowie Dickdarmanteilen (vorne unten) (➤ Abb. 1.35, ➤ Abb. 1.36). Wie alle Organe, die dem Zwerchfell aufliegen oder unten anliegen und mit ihm verwachsen sind, verschiebt sie sich mit der Atmung nach kranial und kaudal. Die gesunde, nicht vergrößerte Milz kann üblicherweise **nicht getastet** werden.

Funktionen

Als **Filterstation** des Blutkreislaufs hat die Milz **zwei Aufgaben**:
1. **Erkennen von Fremdorganismen** wie Bakterien, Viren oder Parasiten
2. **Klärung und Reinigung des Blutes** auch von körpereigenen Partikeln wie überalterten oder geschädigten Erythrozyten und Thrombozyten. **Thrombozyten** werden darüber hinaus auch **gespeichert**.

Das Organ nimmt seine Immunfunktionen mit der **weißen Pulpa** wahr, die ringförmig die kleinen Arterien und Arteriolen (Pulpa-

und Zentralarterien) umgibt (➤ Abb. 1.38). Bei der weißen Pulpa handelt es sich um ein straff organisiertes lymphatisches Gewebe, das dicht von Kapillaren und postkapillären Venolen durchzogen ist. Am Beginn der lymphozytären Scheide, direkt neben den zentralen Arteriolen, findet man überwiegend **T-Lymphozyten** nebst einer großen Zahl an **Makrophagen** und **dendritischen Zellen**. Die **B-Lymphozyten** befinden sich mehrheitlich in der äußeren Mantelzone, ebenfalls umgeben von dendritischen Zellen und Makrophagen. Vor allem in diesem Bereich erkennt man die Zellklone bzw. Keimzentren aus **aktivierten B-Lymphozyten (Malpighi-Körperchen)**. Nach außen begrenzt wird die weiße Pulpa durch den sog. Randsinus, in dem sich B-Zellen aufhalten, die im Gegensatz zu nahezu allen weiteren Lymphozyten der sekundären Immunorgane nicht zirkulieren.

In der Summe genauer besprochen wird die Milz im ➤ Fach Hämatologie (➤ Kap. 1.5).

2.2.3 Diffuses Lymphgewebe

Zum diffusen, in der **Schleimhaut** gelegenen Lymphgewebe gehören hauptsächlich der lymphatische Rachenring (= Waldeyer-Rachenring) mit den Tonsillen, die Appendix vermiformis (Wurmfortsatz, „Blinddarm"), das lymphatische Gewebe der Bronchien sowie das lymphatische Gewebe des Darms (z.B. Peyer-Plaques) und des Urogenitaltrakts. Es handelt sich dabei nicht um streng organisierte Gewebe wie bei den bisher besprochenen Organen, sondern lediglich um Ansammlungen **diffus** oder in **kleinen Knötchen (Follikeln)** verteilten lymphatischen Gewebes **unter der Oberfläche sämtlicher Schleimhäute**. Demnach finden sich hier auch **keine Kapseln oder Hilusstrukturen**. Die Follikel bestehen überwiegend aus B-Lymphozyten, enthalten aber auch T-Lymphozyten. Letztere finden sich neben Makrophagen und Granulozyten zusätzlich diffus in der Umgebung der Follikel. Daneben findet man v.a. in den Schleimhäuten von Darm und Bronchien zahlreiche einzeln liegende Phagozyten sowie zirkulierende B- und T-Lymphozyten.

Waldeyer-Rachenring

Der Waldeyer-Rachenring (➤ Abb. 2.9) enthält als lymphatische Organe die

- beiden **Gaumenmandeln** (Tonsillae palatinae)
- unpaare **Rachenmandel** (Tonsilla pharyngea = Adenoide)
- **Zungenmandeln** (Tonsilla(-ae)linguales)
- lymphatischen **Seitenstränge** in der Wand des Rachens

Die **Mandeln** sind von mehrschichtigem (unverhorntem) **Plattenepithel** eingefasst, das sich an mehreren Stellen nach innen faltet und **Krypten** bildet (➤ Abb. 2.10). In der Tiefe der Krypten findet man bei akuten oder chronischen bakteriellen Entzündungen häufig Eiterpfröpfe aus Leukozyten und Bakterien. Im Gewebe der

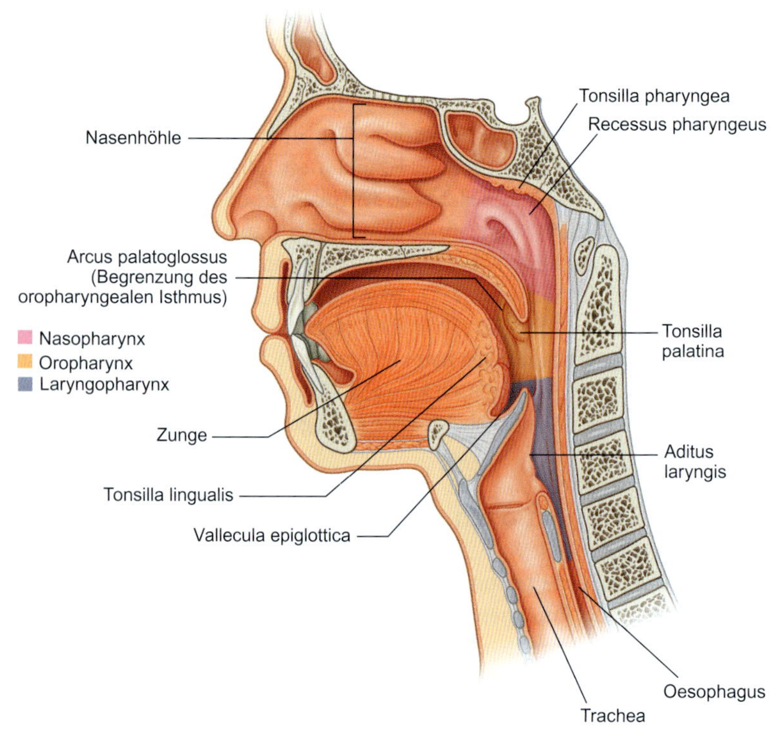

Abb. 2.9 Waldeyer-Rachenring [E580]

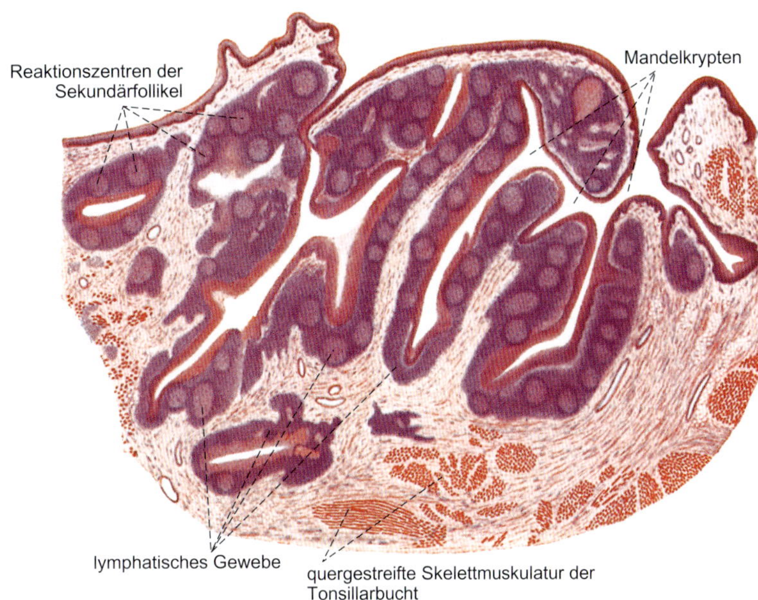

Abb. 2.10 Tonsilla palatina (Ausschnitt) [R170]

Mandeln, in enger Nachbarschaft zu den Krypten, befinden sich zahlreiche **Lymphfollikel** inmitten einer großen Zahl diffus verstreuter Leukozyten.

Peyer-Plaques

Die Peyer-Plaques sind **Ansammlungen von Lymphfollikeln** aus T- und B-Lymphozyten ohne weitere Ordnung. Es gibt beim Menschen etwa 200 dieser Plaques in der **Mukosa** (= Schleimhaut) des Dünndarms (hauptsächlich im letzten Dünndarmabschnitt = **terminales Ileum**; ➤ Abb. 2.11). Teilweise erstrecken sie sich bis in die Submukosa hinein. Die Umgebung sowie das bedeckende Dünndarmepithel (hier ohne Zotten) enthalten zusätzlich noch zahlreiche T-Lymphozyten. Wie üblich finden sich auch vermehrt Makrophagen in der Nachbarschaft.

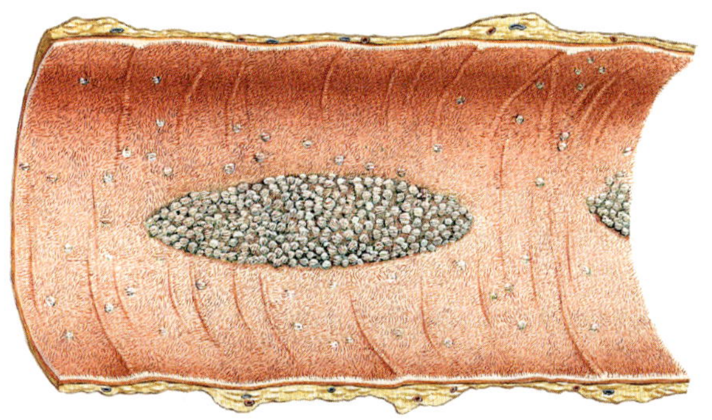

Abb. 2.11 Terminales Ileum mit Peyer-Plaque [S007-23]

Appendix vermiformis

Der **Wurmfortsatz** (Appendix vermiformis) hängt am Caecum (= Blinddarm). Die „Blinddarmentzündung“ ist keine Entzündung des Blinddarms, sondern eine Entzündung des Wurmfortsatzes (Appendizitis). Die Appendix stellt einen **zurückgebildeten Darmabschnitt** dar – mit einer Länge von **5–10 cm** und einem Durchmesser von etwa 8 mm (➤ Abb. 2.12). In Mukosa und Submukosa liegen **v.a. bei Kindern** zahlreiche **große Lymphfollikel**, die mit zunehmendem Lebensalter atrophieren, sodass das Organ **überwiegend nur im Kindesalter** wesentliche Immunfunktionen besitzt.

MALT und GALT

Die **Gesamtheit** der in den Schleimhäuten von **Darm**, **Bronchial**- und **Urogenital-System** (sowie Auge, Mittelohr und Ausführungsgänge exokriner Drüsen) vorhandenen Zellen des Immunsystems wird als **MALT** (**m**ukosa-**a**ssoziiertes **l**ymphatisches Gewebe = **t**issue) bezeichnet. Der Hauptanteil des MALT befindet sich im **Darm** (= **g**ut im Englischen) und wird als **GALT** abgekürzt.

MERKE

Das MALT beherbergt rund 80 % aller Leukozyten und stellt damit das weitaus **größte lymphatische Organsystem** dar.

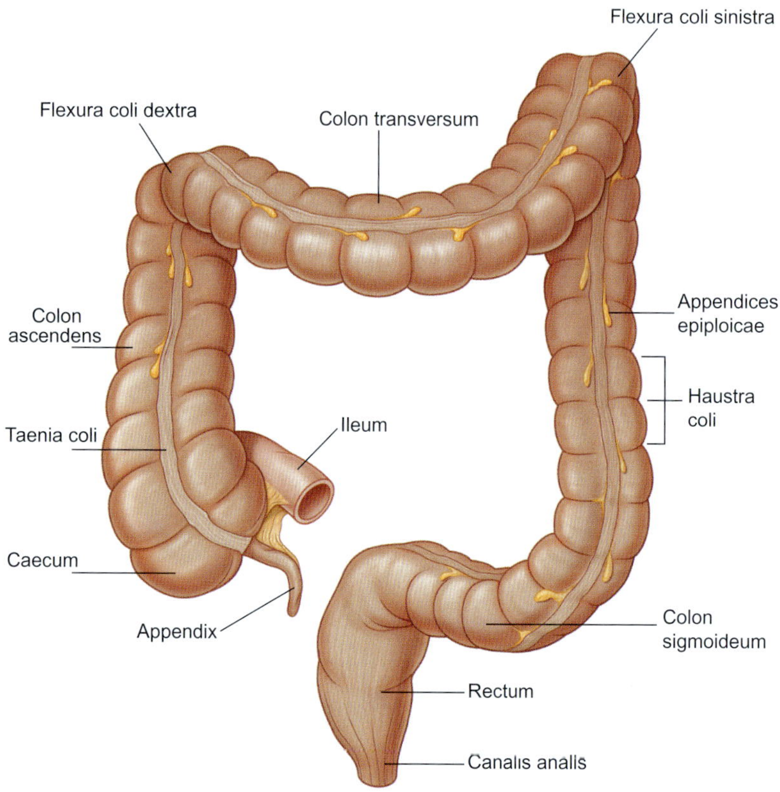

Abb. 2.12 Einmündung des Dünndarms (Ileum) in den Dickdarm. Am Caecum des Dickdarms hängt der Wurmfortsatz. [E580]

Zusammenfassung

Sekundäre lymphatische Organe

Lymphknoten

- wenige Millimeter groß, meist zu Gruppen zusammengefasst
- Filterstationen für die gesamte Lymphflüssigkeit des Organismus
- Rindenzone enthält überwiegend B-Lymphozyten, der Parakortex T-Lymphozyten.
- Die Lymphe fließt aus mehreren (afferenten) Lymphgefäßen in den Randsinus und wird dort von Retikulumzellen und Makrophagen auf antigene Strukturen überprüft.
- Abfluss der gereinigten Lymphe am Hilus in ein einzelnes efferentes Lymphgefäß
- Zuletzt wird die gesamte Lymphflüssigkeit an den Venenwinkeln ins Blut geleitet.

Milz

➤ Kap. 1.5

Diffuses Lymphsystem

- **Waldeyer-Rachenring:**
  - Gaumenmandeln (Tonsillae palatinae): zwischen Mundhöhle und Rachen
  - Rachenmandel (Tonsilla pharyngea = Adenoide): am Dach des Rachens
  - Zungenmandeln (Tonsillae linguales): bauen das hintere Drittel der Zunge auf
  - lymphatische Seitenstränge: Lymphgewebe in den seitlichen Anteilen des Rachens
  - **Tonsillen** sind rundliche Gebilde, überzogen von mehrschichtigem Plattenepithel, das sich an zahlreichen Stellen ins Innere der Tonsillen einstülpt und Krypten bildet. Entlang der Einfaltungen befinden sich zahlreiche Leukozyten und Lymphfollikel.
- **Appendix vermiformis:**
  - hängt am Blinddarm (Caecum)
  - rückgebildeter Darmanteil, bis zu 10 cm lang, Durchmesser 8 mm
  - enthält diffuses Lymphgewebe, u.a. zahlreiche Lymphfollikel
- **Peyer-Plaques:** Ansammlungen von Lymphfollikeln v.a. im letzten Dünndarmabschnitt (terminales Ileum)
- **MALT:**
  - diffuses Lymphsystem aus einzelnen Leukozyten und Lymphfollikeln in der Schleimhaut sämtlicher innerer Körperoberflächen
  - enthält bis zu 80 % aller Leukozyten
- **GALT:**
  - Hauptanteil des MALT in der Schleimhaut des Verdauungstrakts
  - enthält ca. 70 % aller peripheren Leukozyten

2.3 Immunologisch aktive Zellen

2.3.1 Monozyten und Makrophagen

Monozyt ist die Abkürzung von „mononukleärer Phagozyt". „Mono" bedeutet eins; „Nukleus" ist der „Zellkern"; „phagein" heißt „fressen"; „Zytos" ist die „Zelle". Es handelt sich also um **Fresszellen**, die (nur) **einen Kern** besitzen im Gegensatz zu den Granulozyten, die ebenfalls phagozytieren, aber (scheinbar) mehrere Kerne besitzen. Die Monozyten sind **Makrophagen** (makros = groß) im Gegensatz zu den Mikrophagen (mikros = klein), zu denen die neutrophilen Granulozyten zählen, weil sie bereits im Blut mit 15–20 µm deutlich größer als Letztere sind, um sich dann im Gewebe nochmals weiter zu vergrößern. Die grundsätzlichen Eigenschaften der Monozyten wurden im ➤ Fach Hämatologie besprochen (➤ Kap. 1.2.1).

Im Bereich der Kapillaren, die lediglich ein Lumen von etwa 4–7 µm besitzen, „schlängelt" sich der Monozyt hindurch oder er verlässt dort bzw. in den postkapillären Venolen die Blutbahn, um das umliegende **Interstitium** nach Fremdstoffen abzusuchen. Dabei macht er sozusagen eine **Metamorphose** durch und verwandelt sich unter starkem Wachstum in einen **Gewebemakrophagen**. Seine Größe nimmt auf **25–50 µm** zu, kann aber durch Verschmelzen mehrerer Zellen bis auf das 10-Fache der ursprünglichen Größe anwachsen (sog. mehrkernige Riesenzellen). Über die gefältelte Oberfläche hinaus bildet er nun auch lange **dendritische (fingerartige) Fortsätze**, mit denen er Kontakt zu Nachbarstrukturen aufnimmt und sich im Gewebe verankert. Er registriert mit diesen ständig in Bewegung befindlichen, kontraktilen Fortsätzen sowohl **Fremdantigene** wie Bakterien und ihre Toxine, Viren oder Pilze als auch **defekte körpereigene Strukturen**. Er kann sogar Zellen wie Erythrozyten erkennen und phagozytieren, die an der „falschen Stelle" gelandet sind, z.B. also die Blutbahn verlassen haben. Dasselbe gilt für Blutfette wie VLDL oder LDL (➤ Fach Stoffwechsel), die im Bindegewebe der Gefäßwand gelandet sind, wo sie nicht hingehören.

Namensgebung der Makrophagen

Gewebemakrophagen heißen, soweit sie z.B. im Bereich von **Unterhaut** und **Muskulatur** Gewebe durchwandern, **Histiozyten**. Sich stationär in definierten Geweben niederlassende Makrophagen erhalten besondere Namen (➤ Abb. 2.13):

- **Langerhans-Zellen** in der Epidermis der Haut
- **Alveolarmakrophagen** in der Lunge
- **Uferzellen** in Milz und Lymphknoten

2

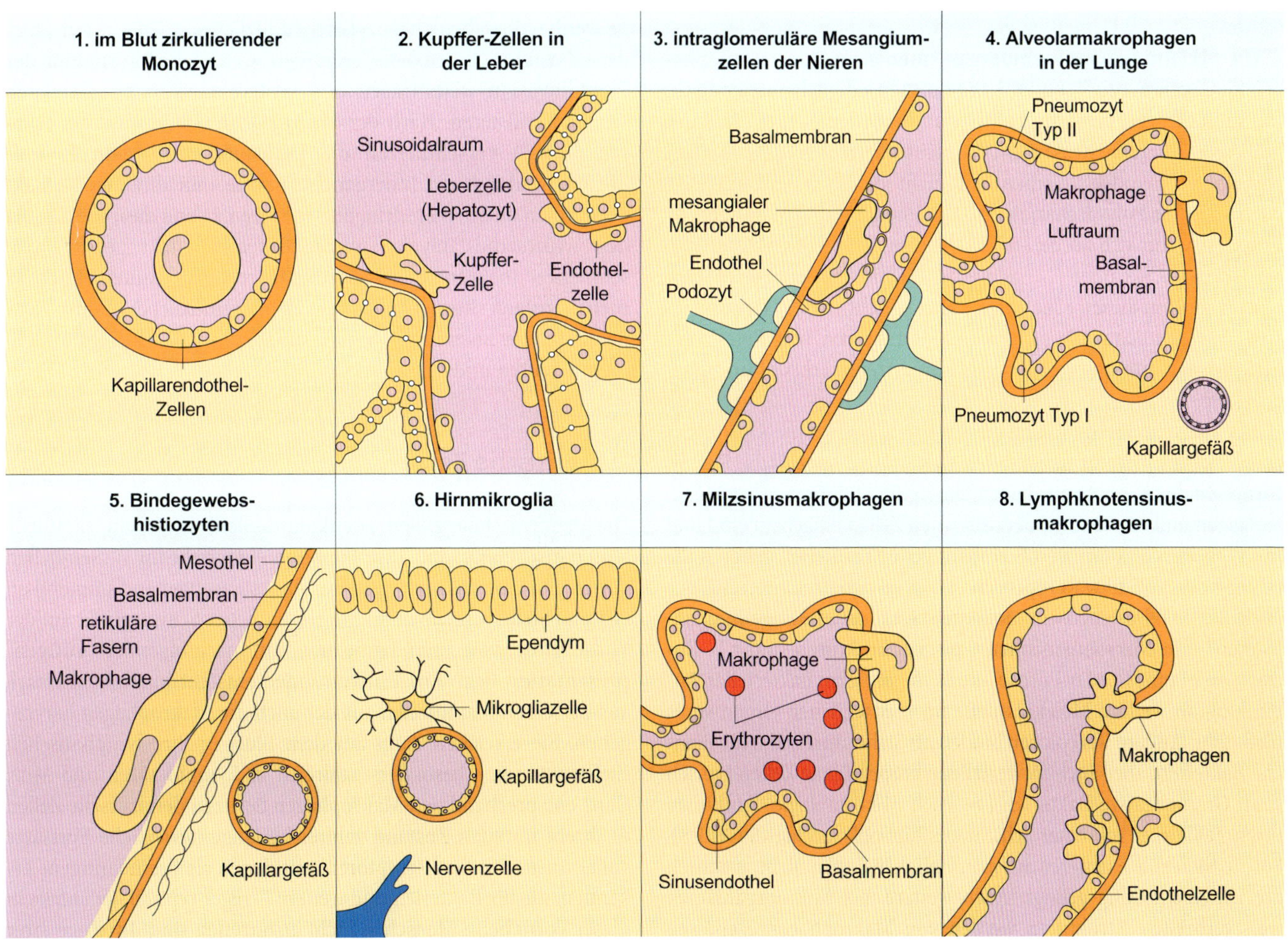

Abb. 2.13 Makrophagen [R297]

- **Kupffer-Zellen** in der Leber
- **Mikroglia** im Gehirn
- **Osteoklasten** im Knochen

Zumindest prinzipiell gehört ein Großteil aller dendritischen Zellen wie u.a. die Retikulumzellen der Lymphorgane ebenfalls zum System der Monozyten/Makrophagen. Dies gilt evtl. auch für die Mesangiumzellen der Niere. Die Lebensdauer dieser Zellen ist mit Monaten bis Jahren ungewöhnlich lang.

Die **Gesamtpopulation** der Zellen, die sich von Monozyten ableiten lassen bzw. funktionell übereinstimmen, einschließlich der Retikulumzellen der Immunorgane und mancher funktionell ähnlicher Endothelzellen, wird zum **retikuloendothelialen System (RES, RHS)** zusammengefasst. Neuerdings spricht man bevorzugt vom **Monozyten-Makrophagen-System**.

Funktionen

Makrophagen besitzen **zwei wesentliche Aufgaben: Phagozytose** und **Antigenpräsentation**.

Sie gehören zusammen mit den Granulozyten zu den **Fresszellen**, die Fremdorganismen genauso phagozytieren wie defekte körpereigene Strukturen oder chemische Moleküle bis hin zum Teer des Tabakrauchs. Alveolarmakrophagen werden davon regelrecht schwarz.

Die **Erkennung von Fremdorganismen** gelingt den Makrophagen im Gegensatz zu T- und B-Lymphozyten lediglich **unspezifisch**. Im Sinne der Vermeidung von Irrtümern bedeutet dies, dass der Makrophage Fremdstrukturen, die nicht unzweideutig Bestandteil pathogener Fremdorganismen sind, nicht identifizieren kann. Dies gilt u.a. für die Polysaccharidkapsel der Pneumo- und Meningokokken. Erst wenn sich an derartige Organismen Immunfaktoren wie Antikörper, CRP oder C_{3b} gebunden haben, werden die Makrophagen auch in diesen Fällen aktiv. Man spricht von der **Opsonisierung** (= Kenntlichmachung) der Fremdstrukturen, wodurch sie der Makrophage nun unzweideutig als körperfremd erkennt und phagozytiert.

Die meisten Fremdorganismen werden auch ohne Opsonisierung erkannt. Hierfür benutzt der Makrophage spezifische **Rezeptoren**. Zu den Rezeptorproteinen, die in die Membranen von Makrophagen und verwandten dendritischen Zellen eingebaut sind und mit typischen Mustern von Fremdantigenen reagieren, gehören die Gruppe der **Toll-like-Rezeptoren** (TLR) sowie Rezeptoren für einzelne Lektine. Das englische „toll" steht für „läuten, klingeln, signalisieren". Für Mikroorganismen typische Strukturen sind z.B. Zucker wie Mannose oder Fucose, die es in der Form bakterieller Anbindung an weitere Molekülanteile im menschlichen Organismus nicht gibt. Andere Rezeptoren binden an Sialinsäuren, die für manche Bakterien, aber auch für zerfallene körpereigene Zellen typisch sind. Gramnegative Bakterien (➤ Fach Mikrobiologie) umhüllen ihren Zellkörper mit einer Schicht aus Lipopolysacchariden **(LPS)**. Solche Moleküle existieren auf menschlichen Zellen nicht, wodurch die Unterscheidung gelingt. Auch weitere, bei Mikroorganismen weit verbreitete Strukturen werden von Makrophagenrezeptoren spezifisch gebunden und so für die Erkennung benutzt.

EXKURS

Beim Menschen gibt es mit der N-Acetyl-**Neuraminsäure** lediglich eine Substanz aus dem Gesamtspektrum der **Sialinsäuren**, was zur Erkennung durch die Makrophagen beitragen mag. Bei der Neuraminsäure handelt es sich um einen Aminozucker, dessen Kette im Gegensatz zu üblichen Zuckerstrukturen aus 9 C-Atomen besteht. Sie ist Bestandteil der Zellmembranen, v.a. ihrer Glykokalyx, sowie einiger weiterer Glykoproteine – u.a. der Mucine des Speichels (Speichel = Sialon). Interessant ist, dass die endständig an Moleküle der Erythrozyten-Glykokalyx angebundene N-Acetyl-Neuraminsäure zu denjenigen Strukturen gehört, welche den Makrophagen z.B. der Milz als **Marker** dafür dienen, ob der betreffende Erythrozyt bereits **überaltert** ist: Sobald die Glykokalyx zu viele Neuraminsäuren verloren hat, wird der Erythrozyt gefressen („Blutmauserung").
Bei den **Lektinen** handelt es sich um eine große Gruppe von Proteinen oder Glykoproteinen, die in unterschiedlichsten Formen wahrscheinlich bei allen Lebewesen vorkommen. Sie stimmen darin überein, dass sie sich an die Zuckerstrukturen (Glykokalyx) von **Zellmembranen** binden können, um dort beispielsweise Informationen zu übermitteln bzw. intrazelluläre Prozesse in Gang zu setzen. Zahlreiche Lektine aus dem Tier- und Pflanzenreich besitzen antibiotische oder auch allgemein toxische Wirkungen, indem sie z.B. menschliche Erythrozyten agglutinieren. **Bakterielle Lektine** wirken häufig als **Toxine** (Exotoxine), die beim Menschen unterschiedliche Strukturen schädigen können, häufig z.B. das Gefäßendothel. Die Lektine des **Menschen** besitzen überwiegend den Charakter von **Botenstoffen**.

Im Anschluss an die rezeptorvermittelte Bindung an Fremdantigene werden dieselben phagozytiert. Zusätzlich werden nun verschiedene **Zytokine** (Botenstoffe) sezerniert, welche die Information der Fremdinvasion weitertragen und weitere Leukozyten aktivieren und sensibilisieren. Nach der **Phagozytose** (Inkorporation, „Einverleibung") **verschmelzen** die **Lysosomen mit dem Fremdkörper**, wodurch die lysierenden Enzyme nun direkten Kontakt bekommen und den Eindringling zersetzen. Wenn dies, wie z.B. bei den widerstandsfähigen Tuberkelbakterien, nicht gelingt, verschmelzen mehrere benachbarte Makrophagen miteinander zu **mehrkernigen Riesenzellen**, die den Fremdkörper damit zwar häufig immer noch nicht abtöten können, ihn aber wenigstens **gefangen halten** und damit unschädlich machen.

Dendritische Zellen

Die dendritischen Zellen (Retikulumzellen) besiedeln sämtliche lymphatischen Organe. Ihre Funktion entspricht im Wesentlichen derjenigen der Makrophagen, nur dass sie weitgehend immobil an Ort und Stelle verbleiben und ihr eigentlicher Schwerpunkt auf der Phagozytose von Fremdantigenen mit nachfolgender **Antigenpräsentation** liegt. Ein Teil von ihnen entsteht im Knochenmark aus derselben Stammzelle, aus der auch die Makrophagen hervorgehen. Sie erreichen dann auf dem Blutweg ihre lymphatischen Zielstrukturen – besonders zahlreich in Lymphknoten und Milz. Ganz entsprechend den Makrophagen besitzen dendritische Zellen in ihrem unreifen Zustand zahlreiche lange bewegliche Fortsätze voller unspezifischer Rezeptoren, mit denen sie Fremdantigene erkennen, die für Bakterien und weitere Erreger typisch, jedenfalls in dieser Form beim Menschen nicht anzutreffen sind. Im Zuge ihrer Aktivierung durch Fremdmaterial, das sie bearbeiten und präsentieren, verlieren sie für diese Zeitspanne ihre langen Fortsätze und bekommen eine wellige Oberfläche. Auch in ihrer Langlebigkeit (Jahre) gleichen die Zellen den Makrophagen.

EXKURS

Ein Problem, das bei dieser Beschreibung entsteht, ist die moderne Nomenklatur, die zwar formal zwischen dendritischen Zellen und Makrophagen unterscheidet, letztendlich aber doch wieder beide Zellpopulationen in einen gemeinsamen Topf wirft. Beispielsweise werden die Langerhans-Zellen, die in großen Mengen die Oberflächen von Haut und Schleimhäuten besiedeln, als dendritische Zellen bezeichnet, obwohl es sich um stationäre Makrophagen handelt, die aus Monozyten hervorgehen. Auch die präsentierenden Zellen von Milz und Lymphknoten werden pauschal so benannt – ganz unabhängig davon, ob sie nun stationär und wenig mobil diese Gewebe besiedeln oder aus eingewanderten Makrophagen bestehen. Eigentlich unterscheiden sich die beiden Populationen definitionsgemäß allein schon durch ihre Abstammung, auch wenn sie aus einer gemeinsamen Stammzelle hervorgehen. Andererseits stimmen die Zellen nicht nur weitgehend in ihren Funktionen, sondern auch in ihrem Aussehen überein, sodass sie im Lichtmikroskop ohnehin nicht unterscheidbar wären. Es bietet sich also an, die beiden Populationen als Einheit zu betrachten, die mal als dendritische Zellen und mal als Makrophagen bezeichnet werden, weil man andernfalls beim Studium wissenschaftlicher Literatur ständig am Grübeln wäre.

Die **Antigenpräsentation** der Makrophagen und dendritischen Zellen steht im Dienst des spezifischen Immunsystems. Sie wird später im Zusammenhang besprochen.

2.3.2 Neutrophile Granulozyten

Die neutrophilen Granulozyten werden den **eosinophilen** und den **basophilen** Granulozyten gegenübergestellt. Die Bezeichnung rührt von der unterschiedlichen **Anfärbbarkeit** der **Granula** dieser drei Zellreihen mit chemischen Farbstoffen her (üblicherweise Pappenheim-Färbung). Sind die Granula **sauer**, färben sie sich aufgrund der Affinität von Säuren (H^+) zu den Negativladungen von Basen (baso-phil = das Basische liebend) mit dem basischen Methylenblau, weshalb sie **blau** erscheinen. Sind sie **alkalisch**, färben sie sich bevorzugt mit sauren Farbstoffen wie Eosin (eosino-phil = Eosin liebend) und erscheinen **rot**. Färben sie sich mit beiden Farbstoffen nur **schwach**, nennt man sie **neutrophil** („neutral"). Die Zellreihe der **basophilen Granulozyten** enthält also **saure** Granula, diejenige der **eosinophilen basische**. Aus der unterschiedlichen Ausstattung der Granula (= Lysosomen) ist die unterschiedliche Funktion der drei Granulozytenpopulationen abzulesen.

Die neutrophilen Granulozyten heißen abgekürzt auch Neutrophile bzw., nach der Form ihres Kerns, **Stabkernige** oder **Segmentkernige**. Sie bilden mit einem Anteil von **50–70 %** die weitaus größte Gruppe unter den Leukozyten des Blutes. Ihre Größe liegt bei 14 μm. Damit sind sie kleiner als Monozyten und größer als Lymphozyten. Der Kern ist je nach Reifegrad stabförmig oder segmentiert, also in mehrere Teile zerfallen, die lediglich noch über schmale Gewebebrücken miteinander verbunden sind (➤ Fach Hämatologie). Unter den zahlreichen Granula (**Granulo**zyten) des Zytosols finden sich zwei Arten mit unterschiedlicher Enzymausstattung. Neben Enzymen, die Eiweiße, Fette und Kohlenhydrate spalten, gibt es auch **Peroxidasen**, die zellwandschädigende **Sauerstoffradikale** (u.a. Wasserstoffperoxid H_2O_2) bilden. Vor allem dieser Gehalt an oxidierenden Enzymen bedingt, dass die Neutrophilen mit manchen Fremdzellen besser fertig werden als Makrophagen. Dafür gehen sie allerdings im Anschluss an die Phagozytose selbst zugrunde (s. unten).

Nach ihrer Reifung im Knochenmark und Ausschwemmung ins Blut gelangen sie bereits wenige Stunden später aus dem Bereich der postkapillären Venolen **ins Gewebe**. Hier können sie sich entsprechend den Makrophagen **amöboid** bewegen (in der Art der einzelligen Amöben). Sie durchwandern während der folgenden Stunden bis zu maximal 6 Tagen Interstitium und Schleimhäute auf der **Suche nach Fremdantigenen**, um dann abzusterben. Der frühe Tod dieser Zellen (Apoptose) ist programmiert. Aus dem Zellkörper entstehen membranbegrenzte Vesikel, sodass die gewebeschädigenden Enzyme nicht in die Umgebung freigesetzt werden. Diese Vesikel werden in der Folge von Makrophagen eingesammelt.

Funktionen

Die Aufgabe der Neutrophilen besteht in der **Phagozytose** von Fremdkörpern, bevorzugt von **Bakterien** und **Pilzen**, sowie von nekrotisch gewordenen körpereigenen Strukturen. Besonders bedeutsam sind sie demnach bei der **Wundheilung**. Eine nur sehr geringe Rolle spielen sie bei der Phagozytose von Viren. Bekannt ist dies v.a. bei **Herpesviren** (➤ Abb. 2.14). Nach der Phagozytose verschmelzen die Antigene mit den **Lysosomen**, deren zersetzende Enzyme das Objekt auflösen oder zumindest schädigen. Im Gegensatz zu den Monozyten **geht** der Neutrophile bei dieser Aktion meist **selbst zugrunde**. Dabei werden teilweise lysosomale Enzyme und Sauerstoffradikale in die Umgebung freigesetzt, sodass es zur Schädigung körpereigener Strukturen kommen kann. Dies wiederum fördert die **Entzündungsreaktion** einschließlich der Anlockung weiterer

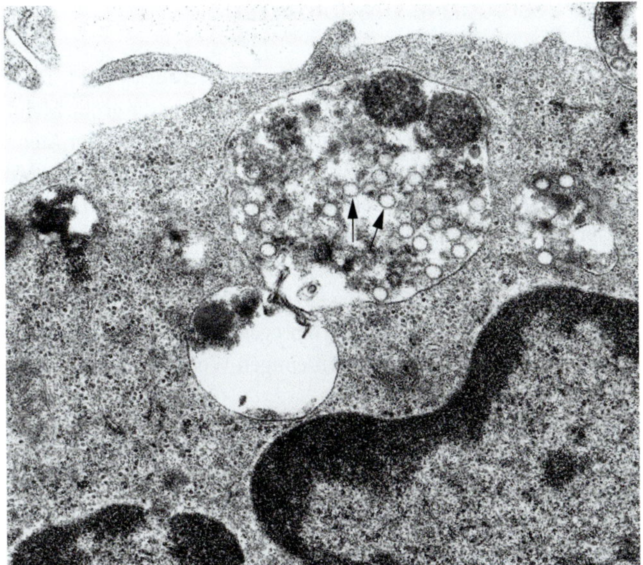

Abb. 2.14 Neutrophiler Granulozyt mit phagozytierten Herpesviren (Pfeile) im Elektronenmikroskop [R170]

Leukozyten. Daraus kann abgeleitet werden, dass derartige „Kollateralschäden“ offensichtlich evolutionär nicht nur in Kauf genommen wurden, sondern beabsichtigt waren.

Erst in den Jahren um 2005 hat man einen weiteren Mechanismus der Neutrophilen entdeckt: Sie sind in der Lage, das **Chromatin** ihres Zellkerns als faserartige Struktur **auszuschleusen**, um damit **Bakterien einzufangen** und anschließend mit Strukturelementen der DNA, den Histonen, sowie ihren lysosomalen Enzymen abzutöten. Durch Integration der Enzyme in das DNA-Netz werden in diesen Fällen überwiegend nur die gefangenen Bakterien, aber kaum noch das umliegende Gewebe geschädigt. Nachgewiesen wurde diese Funktion u.a. für die Bakterienarten Shigellen und Salmonellen.

Zahlreiche Faktoren des Immunsystems, daneben auch z.B. das Hormon **Cortisol, stimulieren** das Knochenmark zur verstärkten Synthese und Ausschleusung von Neutrophilen. Im Vordergrund stehen hierbei die Makrophagen-Interleukine **IL-1** und, in geringerem Umfang, **TNF-α**, die v.a. dann von Makrophagen sezerniert werden, wenn sie Bakterien phagozytiert haben. Sobald also im Rahmen einer umfassenderen, systemischen, **bakteriellen Infektion** eine entsprechend große Menge dieser Interleukine gebildet wird, kommt es im Blut zur **Leukozytose** (als Neutrozytose) mit Linksverschiebung. Die einzige nennenswerte Alternative zu dieser Form einer Leukozytose besteht in einem umfangreichen Zellzerfall, z.B. im Rahmen von Herzinfarkt oder nekrotisierender Pankreatitis, wo es große Mengen an Zelltrümmern wegzuräumen gilt.

PATHOLOGIE

Ein sehr ausgeprägter Mangel an Neutrophilen (< 500 Zellen/µl = **Agranulozytose**) führt zu einer Mangelfunktion des gesamten Immunsystems gegenüber bakteriellen und mykotischen Erregern. Die Patienten leiden u.a. an Nekrosen (Aphthen) der Schleimhäute, rezidivierenden Fieberschüben, Krankheitsgefühl und nur schwer beherrschbaren bakteriellen Infekten.

2.3.3 Eosinophile Granulozyten

Die Eosinophilen stellen **1–5 %** der Leukozyten des Blutes. Diese Anzahl entspricht lediglich 1 % aller Eosinophilen; die große Mehrzahl findet sich in den **Schleimhäuten**, also in der Wand der Atemwege, des Verdauungstrakts sowie in den unteren Harnwegen. Mit 16 µm sind sie etwas größer als die übrigen Granulozyten. Der Kern entspricht den Neutrophilen, ist zumeist in zwei Segmente zerfallen. Das Zytosol ist angefüllt mit großen, durch Eosin **rötlich gefärbten Granula**. Auch sie verlassen nach spätestens 1–2 Tagen das Blut im Bereich der Venolen und bewegen sich **amöboid** durch die **Gewebe**. Ihre Lebensdauer ist mit einigen Wochen nur wenig länger als diejenige der Neutrophilen.

Funktionen

Die Fähigkeit dieser Zellen zur **Phagozytose** und Zersetzung von Bakterien ist wesentlich schwächer ausgeprägt als bei den Neutrophilen, hat also so gut wie **keine Bedeutung**. Dafür sind sie durch eine andere Enzymausstattung ihrer Lysosomen (basische Granula) sehr viel besser in der Lage, einzellige Lebensformen wie **Amöben** und vielzellige Parasiten wie **Würmer** anzugreifen und durch Abgabe ihrer lysosomalen Enzyme zu schädigen. Damit ist gleichzeitig auch ihre eigentliche Aufgabe beschrieben, wobei dies allerdings bei Würmern lediglich als „gut gemeint“ bezeichnet werden kann.

Gleichzeitig enthalten ihre Granula aber auch Substanzen, welche die glatte Muskulatur in Bronchien und Darmwand zur Kontraktion bringen, sodass eine **Bronchialspastik** oder **abdominelle Krämpfe** resultieren können. Der Sinn derartiger muskulärer Kontraktionen besteht darin, die tierischen Parasiten an Ort und Stelle zu fixieren, um sie besser bekämpfen zu können bzw. ihre Invasion zu verhindern. Daneben sind die Eosinophilen, gemeinsam mit den Mastzellen, an **allergischen Reaktionen** bis hin zu anaphylaktischen Zuständen beteiligt, besitzen auch Rezeptoren für den Fc-Teil des IgE (➤ Kap. 2.4.1).

Die enge Verzahnung zwischen unspezifischem und spezifischem (erworbenem) Teil des Immunsystems erkennt man daran, dass Eosinophile durch bestimmte Zytokine (v.a. **IL-5**) aus T-Lymphozyten aktiviert werden, die von denselben im Anschluss an einen spezifischen Antigenkontakt sezerniert werden. Gleichzeitig sind sie mit dem Zytokin-Muster der T-Helferzellen (z.B. IL-9 und 13) mit der Produktion von IgE-Antikörpern verknüpft, die nach ihrer Bindung an die tierischen Parasiten von den Eosinophilen zur Erkennung dieser Fremdstrukturen benutzt werden.

MERKE

Die Eosinophilen bilden gemeinsam mit den spezifischen IgE-Antikörper sozusagen eine Einheit im Kampf gegen tierische Parasiten. Bei einer Eosinophilie des Blutes kann man demnach im Allgemeinen mit erhöhten IgE-Serumspiegeln rechnen.

2.3.4 Basophile Granulozyten

Die Basophilen treten im Blut nur vereinzelt auf (**0–1 %** Anteil an den Leukozyten). Teilweise sind sie in einer ganzen Reihe von Blutausstrichen überhaupt nicht zu finden. Sie benutzen das Blut nach ihrer Ausschleusung aus dem Knochenmark nur als extrem kurze Durchgangsstation, um sich in den **Geweben** als (langlebige) **Mastzellen** niederzulassen. Allerdings hinkt die Forschung gerade bei Basophilen und Mastzellen noch sehr deutlich hinter den gewaltigen Fortschritten in anderen Bereichen her, sodass der Zusammenhang zwischen den beiden Zellpopulationen offiziell nicht hergestellt wird, obwohl jedes bekannte Detail dafür spricht – bis hin zur identischen Größe, Form und Enzymausstattung. So ist beispielsweise immer noch nicht definiert, was aus den spärlichen Basophilen des Blutes anderes entstehen soll und darüber, dass man im Blut keine Mastzellen findet, wird kein Wort verloren.

Die Basophilen messen im Durchmesser 10–14 µm, sind also etwas kleiner als die übrigen Granulozyten. Ihr hantelförmiger Kern ist wegen der großen und kräftig **violett gefärbten Granula** in den üblichen Blutausstrichen kaum erkennbar. Die sauren Granula enthalten neben zahlreichen Enzymen auch **Histamin**, den wichtigsten Mediator der Entzündung, sowie **Heparin**.

Funktionen

Basophile bzw. Mastzellen **phagozytieren nicht**. Beim Kontakt mit einem Antigen wird unter Vermittlung von **IgE** der Inhalt der Granula nach außen in die Umgebung abgegeben. Dort kommt es dann zur **Entzündung** oder sogar zur **allergischen Sofortreaktion**. Die aktivierten Komplementfaktoren C_{3a} und C_{5a}, die sog. **Anaphylatoxine**, können auch **ohne Beteiligung von IgE** eine Degranulation der Mastzellen und damit eine Entzündung auslösen.

Zusätzlich besitzen Basophile bzw. Mastzellen **unspezifische Rezeptoren** (TLR) für **Bakterien** und **Viren** oder auch für **tierische Parasiten**, entsprechend den Toll-like-Rezeptoren der Makro- und Mikrophagen, sodass es ganz unabhängig von IgE oder Komplement zur Entzündung kommen kann.

2.3.5 NK-Zellen (natürliche Killerzellen)

Bei den NK-Zellen handelt es sich um Lymphozyten, die aufgrund eines größeren, granulierten Zytoplasmasaums um ihren rundlichen Kern etwas größer sind als T- oder B-Lymphozyten (9–10, teilweise bis zu 12 µm). Man spricht deshalb auch von **großen granulierten Lymphozyten**.

Sie stellen etwa **10 % der Lymphozyten** des Blutes – entsprechend 2–4 % aller Blutleukozyten, weil die **Gesamtpopulation** der Lymphozyten **25–40 %** hiervon ausmacht. Obwohl sie zu den Lymphozyten gerechnet werden, handelt es sich um eine vollkommen von B- und T-Lymphozyten getrennte Zellpopulation, die **ohne Prägung** im Knochenmark gebildet und ins Blut ausgeschwemmt wird, das sie bereits nach wenigen Minuten verlassen. Ein Teil der NK-Zellen erhält allerdings im **Thymus** eine zusätzliche Ausstattung an Membranrezeptoren sowie zusätzliche Fähigkeiten. Zur Abgrenzung gegenüber üblichen NK-Zellen werden sie als **NKT-Zellen** bezeichnet.

Wie die anderen Lymphozyten bleiben NK-Zellen auch nach ihrem Austritt ins Gewebe **teilungsfähig**. In größeren Mengen findet man sie hauptsächlich in der Milz; aber auch in allen anderen lymphatischen Geweben kommen sie vor.

Funktionen

Die Aufgabe der NK-Zellen besteht im **Auffinden fremder Zellen**, auf die sie **zytotoxisch** wirken, die sie also durch Abgabe ihrer lysosomalen Enzyme zerstören können, ohne sie zu phagozytieren. Die Enzyme fressen Löcher in die Zellmembran, sodass Ionen und Wasser einströmen und die Zelle zugrunde geht. Besonders betroffen sind neben Fremdzellen auch **Tumorzellen** und **virusinfizierte Zellen**, mithin also pathologisch veränderte, körpereigene Zellen. Solche Zellen werden von den NK-Zellen im Gegensatz zu allen übrigen Lymphozyten nur **unspezifisch** erkannt, weshalb sie als Bestandteil des unspezifischen Immunsystems anzusehen sind.

Durch **Interferon** und weitere **Zytokine** wie IL-12, die im Rahmen von Virusinfektionen entstehen, werden NK-Zellen **aktiviert**. Daneben besitzen sie Rezeptoren für IgG-Antikörper, sodass sie Zellen, die durch IgG gekennzeichnet (opsonisiert) sind, zerstören. Von größter Bedeutung ist ihre Fähigkeit, anhand der Zellmembranproteine der **Klasse I des MHC-Komplexes** (➤ Kap. 2.3.7) körpereigene **gesunde** Zellen von solchen **zu** unterscheiden, die **virusbefallen** oder **maligne entartet** sind und aus diesen Gründen keine oder nur noch wenige Klasse I-Proteine an ihre Zellmembran binden (➤ Abb. 2.15). Derartige Zellen werden von den NK-Zellen angegriffen und lysiert.

NKT-Zellen erkennen zusätzlich **Lipidmoleküle** von Bakterien, die sich wie z.B. Listerien oder Tuberkelbakterien intrazellulär vermehren und deshalb resistenter gegenüber üblichen Immunmechanismen sind. Durch Abgabe verschiedener Zytokine wie z.B. γ-Interferon wird in diesen Fällen die Immunantwort moduliert und der Situation angepasst.

2.3.6 B-Lymphozyten

Die B-Lymphozyten sind die Träger der **humoralen, spezifischen Abwehr**. Sie stellen etwa **15 %** der Lymphozyten des Blutes (T-Lymphozyten 75 %, NK-Zellen 10 %). **Hu**mor heißt Flüssigkeit. Gemeint ist damit also derjenige Teil der Abwehr, der in den Körperflüssigkeiten durch darin gelöste Stoffe unterhalten wird – im Gegensatz

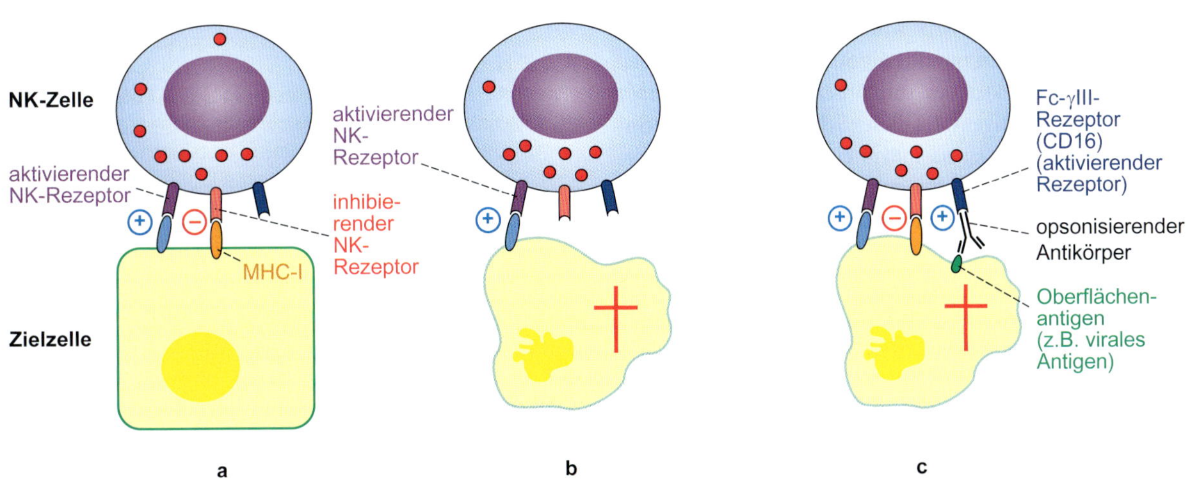

Abb. 2.15 Angriff von NK-Zellen. **a** Durch Bindung an körpereigene MHC-Klasse-I-Moleküle werden NK-Zellen inaktiviert. **b** Wird auf einer Zelle kein MHC-Klasse-I-Molekül erkannt, werden die NK-Zellen aktiv und lysieren die Zielzelle. **c** Sofern sich auf der Zielzelle opsonisierende Antikörper befinden, wird diese selbst bei einer ausreichenden Zahl körpereigener MHC-Moleküle lysiert. [L106]

zur zellulären Abwehr, die durch Zellen wie T-Lymphozyten, Makrophagen, Granulozyten oder NK-Zellen repräsentiert wird.

Nach ihrer Prägung im Knochenmark und Ausreifung zu immunkompetenten Zellen besiedeln die B-Lymphozyten die **sekundären lymphatischen Organe**, um dort auf Antigene zu warten, die es unschädlich zu machen gilt. Ihre Größe liegt wie diejenige der T-Lymphozyten bei 7–9 µm. Ihre Lebensdauer beträgt Jahre. Da sie wie **alle** Lymphozyten **teilungsfähig bleiben**, sind sie genau genommen sogar „unsterblich". Der Vorgang der Prägung im Knochenmark findet wie bei den T-Lymphozyten hauptsächlich in der Fetalzeit und den ersten Lebensjahren statt, ist aber niemals ganz abgeschlossen. Dies bedeutet, dass zeitlebens weitere B-Lymphozyten im Knochenmark nachgebildet werden.

Funktionen

Analog zu den T-Lymphozyten gibt es unzählige Zellen, die sich in ihrer Prägung insofern voneinander unterscheiden, als sie ganz **spezifisch** nur **eine einzige Antigenstruktur** als körperfremd zu erkennen vermögen. Diese Prägung erfolgte ohne Fremdantigene bereits im Knochenmark. Interessant ist, dass ausgereifte B-Lymphozyten, die sich in den sekundären Immunorganen angesiedelt haben, ganz im Gegensatz zu T-Lymphozyten in der Lage sind, ihre genetische Prägung auf eine definierte Antigenstruktur nochmals zu verändern und einem zunächst nur „unscharf" erkannten Antigen genauer anzupassen, wodurch auch die nachfolgend produzierten Antikörper noch perfekter zu der Fremdstruktur passen. Dies bedeutet, dass der Vorgang der Prägung zwar im Knochenmark stattfindet, danach jedoch in Milz, Lymphknoten usw. nochmals verändert werden kann, um die Spezifität der Antikörper zu erhöhen. Während T-Lymphozyten also ausschließlich im Thymus geprägt werden, findet die Prägung und Reifung von B-Lymphozyten sowohl im Knochenmark als auch in Milz und Lymphknoten statt.

Bekommen einzelne B-Lymphozyten Kontakt zu den passenden Strukturen eines Fremdantigens, beginnen sie mit der **Produktion von Antikörpern**, die genau **komplementär zu den erkannten Strukturen** sind, also so exakt dazu passen wie der Schlüssel zum Schloss oder der Prägestempel zur Münze. **Antikörper** sind (Eiweiß-)Körper, die sich **gegen** (= anti) die Struktur eines passenden **Antigens** richten. Die Struktur des Antikörpers wird exakt definiert durch die Struktur des Antigens. Da dieses **Schlüssel-Schloss-Prinzip** außerordentlich spezifisch ist, indem ein bestimmter Antikörper unter ungezählten Fremdstoffen nur einen einzigen als zu ihm passend erkennt, rechnet man die B-Lymphozyten mit ihren Antikörpern zur **spezifischen** humoralen Körperabwehr – im Gegensatz zu weiteren Faktoren in den Körperflüssigkeiten, welche die unterschiedlichsten Fremdstoffe und Zellen schädigen können. Dieselben sind aus diesem Grund Teil der unspezifischen humoralen Körperabwehr.

Die **Antikörper** des Blutes gehören zur Eiweiß-Fraktion der **γ-Globuline**. Da sie Immunaufgaben erfüllen, nennt man sie synonym **Immunglobuline**. B-Lymphozyten bzw. ihre Tochterzellen produzieren also die Immunglobuline des Blutes und der anderen Körperflüssigkeiten.

Die Strukturen, mit denen der B-Lymphozyt spezifisch das passende Antigen erkennt, bestehen aus **Antikörpern**, die in die **Zellmembran integriert** sind und in ihrer antigenerkennenden Sequenz exakt denjenigen entsprechen, welche die Tochterzellen später produzieren und nach außen abgeben. Nach dem erstmaligen Kontakt eines B-Lymphozyten mit dem zu ihm passenden Fremdantigen beginnt er, sich in mehrere Tochtergenerationen zu **teilen**. Dazu bedarf es in den allermeisten Fällen der **Mithilfe** von T-Lymphozyten, genauer der sog. **T-Helferzellen**. Den Vorgang der Teilung einer einzelnen Zelle in zahlreiche, völlig identische Tochterzellen nennt man klonale Selektion. Die **Gesamtheit** der entstandenen, untereinander identischen Tochterzellen wird als **Zellklon** bezeichnet.

Ein kleiner Teil des entstandenen Zellklons differenziert sich zu Zellen, die keine Immunglobuline produzieren, sondern den Antigenkontakt lediglich wie in einem Gedächtnis speichern. Sie heißen dementsprechend **Gedächtniszellen** (memory cells) und vermehren nach dem ersten Antigenkontakt die Zahl derjenigen B-Lymphozyten, die auf dieses spezifische Antigen zu reagieren vermögen. Sie patrouillieren nun ebenfalls durch den Körper. Bei einer späteren **Infektion mit demselben Antigen beschleunigen** und **verstärken** sie die **Immunantwort**, indem der dann gebildete Zellklon einschließlich der nachfolgenden Antikörper **schneller und umfangreicher** gebildet wird.

Die Mehrzahl der gebildeten Tochterzellen wandelt sich allerdings nicht in Gedächtniszellen, sondern in **Plasmazellen** um. Diese erst produzieren dann große Mengen an **Immunglobulinen** und geben sie in die Körperflüssigkeiten ab (➤ Abb. 2.16). Plasmazellen sind deutlich größer als ihre „Mütter", die B-Lymphozyten, besitzen einen weiteren Zytoplasmasaum und weisen einen rundlichen Kern auf, der aufgrund seines typischen Musters **Radspeichenkern** genannt wird.

B-Lymphozyten besitzen weitere Funktionen, die über ihre Hauptfunktion der Antikörperbildung hinausgeht. So können sie z.B. ebenfalls Antigene präsentieren, was aber nur der Vollständigkeit halber erwähnt sein soll. Sehr viel wichtiger ist die Möglichkeit der B-Lymphozyten, im Gegensatz zu T-Lymphozyten auch antigene Strukturen auf Fremdorganismen zu erkennen und darauf zu reagieren, selbst wenn dieselben nicht zuvor von präsentierenden Zellen dargeboten wurden.

PATHOLOGIE

Praktische Bedeutung besitzt dies z.B. bei den **Polysaccharidkapseln** von Pneumokokken, die für Makrophagen nicht antigen sind und dementsprechend auch nicht phagozytiert und präsentiert werden. Dies ist insofern folgerichtig, als T-Lymphozyten auf präsentierte Zuckerstrukturen ohnehin nicht reagieren könnten. B-Lymphozyten regulieren nun die spezifische Immunantwort auf derartige Bakterien selbsttätig und ohne weitere Hilfszellen und produzieren spezifische Antikörper gegen diese Kapselstrukturen. Durch Opsonisierung der Kapseln (➤ Kap. 2.4.1) wird nun erst die bakterielle Invasion für Makrophagen und weitere Zellen erkennbar und eine Bekämpfung möglich. Allerdings dauert es annähernd 1 Woche, bis die Antikörper in ausreichender Zahl gebildet wurden, sodass bis zu diesem Zeitpunkt noch keine ausreichende Immunantwort aufgebaut werden kann. Infektionen durch Pneumokokken, z.B. Lungenentzündungen, verlaufen deshalb in den ersten Tagen besonders heftig und mit hoher Letalität. Andererseits würden sie ohne diese Zusatzfunktion der B-Lymphozyten meist gar nicht überlebt werden können.

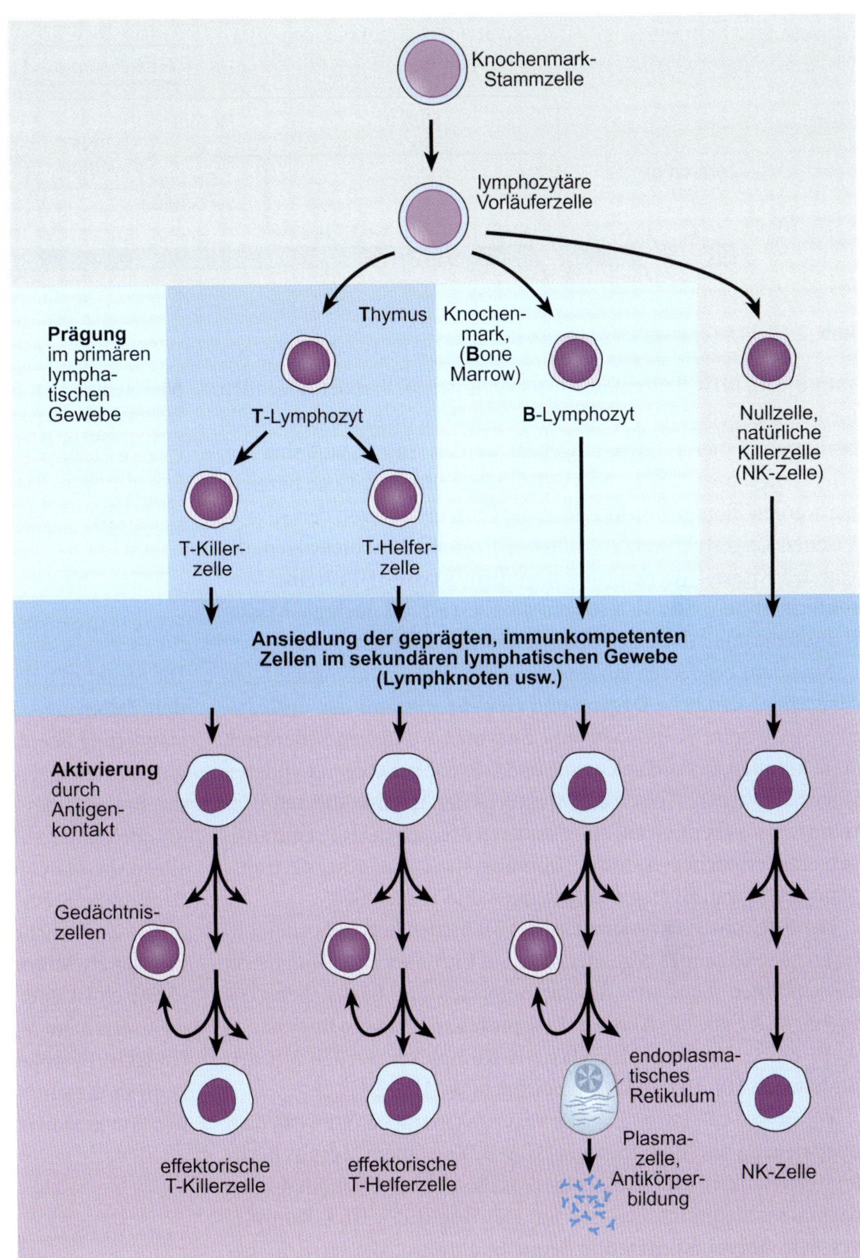

Abb. 2.16 Schema der Entstehung der drei Lymphozytenreihen, der Prägung von T- und B-Lymphozyten in Thymus bzw. Knochenmark und der weiteren Funktionen wie z.B. Antikörperbildung durch Plasmazellen [L106]

2.3.7 Haupt-Histokompatibilitäts-Komplex

T-Lymphozyten erfüllen ihre Funktionen im adaptiven Immunsystem **ausschließlich** im Zusammenhang mit spezifischen **Membranstrukturen** von Makrophagen und dendritischen Zellen. Diese Strukturen werden als Haupt-Histokompatibilitäts-Komplex bezeichnet. Um die Funktion der T-Zellen (➤ Kap. 2.3.8) zu verstehen, soll nun zunächst dieser Komplex besprochen werden.

„Histos" heißt „Gewebe". „Histokompatibilität" bedeutet also „Gewebeverträglichkeit" (zum Gewebe kompatibel). „Komplex" besagt, dass es sich um eine ganze Gruppe von Faktoren handelt, und „Haupt-" hebt hervor, dass damit die wichtigsten Faktoren dieser Gruppe gemeint sind, dass es also auch noch andere gibt.

Abgekürzt werden diese Strukturen zumeist als **MHC** (major histocompatibility complex im Englischen) oder auch als **HLA-Komplex** von **h**umane (= menschliche) **L**eukozyten-**A**ntigene, weil man sie beim Menschen zunächst auf weißen Blutkörperchen entdeckt hat. Heute weiß man allerdings, dass sich zumindest Teile dieser Strukturen (MHC I) **auf sämtlichen Zellen des Körpers** befinden. Haupt-Histokompatibilitäts-Komplex, MHC-Komplex und HLA-Komplex sind also synonyme Begriffe und bezeichnen genau dasselbe.

Entdeckt wurde der MHC im Zusammenhang mit der Abstoßung von Transplantaten. Die Gene, die für die Abstoßung einer antigenen Struktur verantwortlich sind, weil sie dem Empfänger als fremd erscheint, befinden sich auf dem kurzen Arm von **Chromo-**

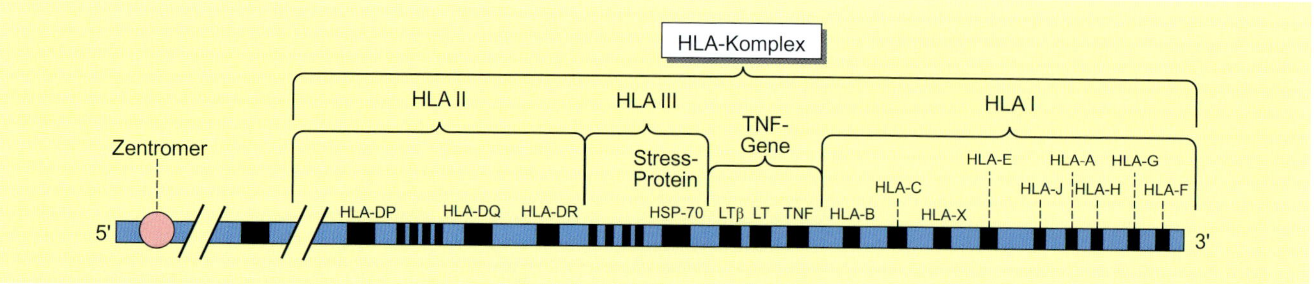

Abb. 2.17 HLA-Locus auf Chromosom 6 [L112]

som 6. Der MHC besteht aus mehreren, nebeneinander liegenden Genen. Diese codieren für eine Reihe von Proteinen, die dann in die Membranen dieser Zellen eingebaut werden. Interessant sind v.a. zwei Gengruppen, die als Klasse-I- und als Klasse-II-Gene bezeichnet werden. Entsprechend heißen die Proteine, die von den Klasse-I-Genen hergestellt werden, **Klasse-I-Proteine** und diejenigen, die von den Klasse-II-Genen codiert werden, **Klasse-II-Proteine**. Wesentlich ist nun, dass sich sowohl die Klasse-I- als auch die Klasse-II-Proteine von Mensch zu Mensch deutlich unterscheiden.

Nachdem bei Tieren ein und derselben Spezies, also auch beim Menschen, sämtliche **Organe** und **Gewebe** mitsamt den enthaltenen Strukturen, Hormonen und Enzymen weitgehend **identisch** sind, könnten auch seine Organe und Gewebe beliebig mit anderen getauscht werden. Gerade die Strukturen der **MHC-kodierten Proteine** wirken aber nun auf einen anderen Menschen als **Fremdantigen** und ermöglichen dessen Immunsystem, das gesamte transplantierte Organ als fremd zu erkennen und abzustoßen.

Der MHC- bzw. HLA-Komplex des Menschen liegt in Form mehrerer, nebeneinander liegender Gene auf Chromosom 6. Man belegt die einzelnen Gene des Gesamtkomplexes mit Buchstaben. Die wichtigsten Gene des **Klasse-I-Komplexes** erhalten die Buchstaben **A**, **B** und **C**. Die Gene des **Klasse-II-Komplexes** werden mit den Buchstaben **DP**, **DQ** und **DR** bezeichnet (➤ Abb. 2.17).

Wenn also z.B. im ➤ Fach Bewegungsapparat betont wird, dass überwiegend nur Menschen mit **HLA-B27** an einem Morbus Bechterew erkranken, drückt dies aus, dass diese Gruppe von Menschen darin übereinstimmt, dass sie auf dem **Gen B** des **HLA-Komplexes** eine **übereinstimmende Sequenz** aufweist, die als B 27 bezeichnet wird. **Einzelne Gene** des HLA-Komplexes können also bei verschiedenen Menschen durchaus **übereinstimmen**. Die Gene A, B, C, DP, DQ und DR stimmen aber in der Summe **niemals vollständig** überein. Von jedem einzelnen dieser Gene sind inzwischen **mehrere Tausend Varianten** bekannt. Damit gibt es allein beim Klasse-I-Komplex **Milliarden** unterschiedliche Kombinationsmöglichkeiten. Auf die Gesamtkonstellation der Klasse-I- **und** Klasse-II-Gene bezogen existieren wesentlich mehr Varianten, als es Menschen gibt, sofern man von eineiigen Zwillingen einmal absieht. Alles „Lebendige", was in den Körper eines Menschen jemals hineingelangen könnte, vom infektiösen Einzeller bis hin zum Organtransplantat eines anderen Menschen oder Tieres, wird sich aufgrund des MHC-Musters immer vom Empfänger unterscheiden und deshalb auch immer als fremd erkannt und angegriffen werden.

MERKE

Mit Ausnahme von eineiigen Zwillingen weist jeder der 7 Milliarden Menschen auf der Erde Zellmembranen auf, die sich aufgrund einzelner, darin enthaltener Proteine von denjenigen aller anderen Menschen unterscheiden. Diese spezifischen Membranproteine wiederum besitzt ein jeder nur deswegen, weil er im Muster seiner HLA-Gene einmalig ist.

Funktionen des MHC

Die Strukturen des HLA-Komplexes werden v.a. von **präsentierenden Zellen** und **T-Lymphozyten** für ihre **Kooperation** und Verständigung benutzt. Makrophagen und dendritische Zellen, in vergleichsweise geringem Umfang auch B-Lymphozyten, verwenden die Proteine des MHC-Komplexes, um **Fremdantigene** daran zu knüpfen und in dieser Form zu **präsentieren**. Zu diesem Zweck besitzen die MHC-Proteine eine zangenartige Form, zwischen deren Backen die Fremdstrukturen eingelagert werden können (➤ Abb. 2.18). Zusätzlicher Bestandteil des MHC-I-Proteinkomplexes ist das sog. β_2-Mikroglobulin (➤ Abb. 2.18), das bei allen Menschen identisch ist und nicht von Chromosom 6 codiert wird. Dieses Eiweiß erscheint bei manchen malignen Erkrankungen, v.a. Non-Hodgkin-Lymphomen, vermehrt in freier Form im Serum und kann in diesen Fällen als **Tumormarker** zum frühzeitigen Erkennen von Rezidiven genutzt werden.

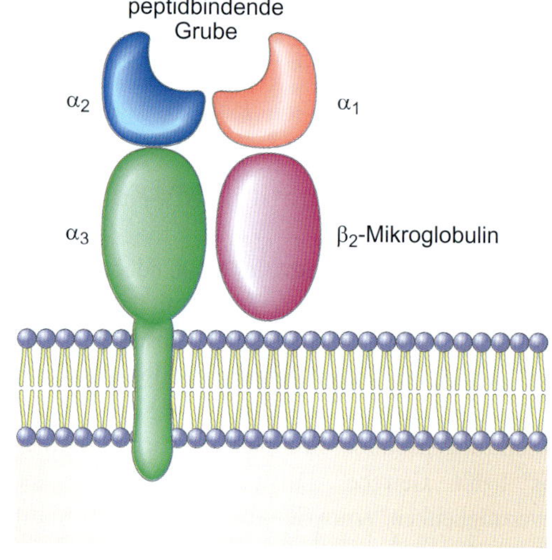

Abb. 2.18 Zangenartiges MHC-I-Protein, das in die Zellmembran integriert ist [L253]

Sowohl die MHC-I- als auch die Klasse-II-Proteine sind in der Lage, in der Aussparung ihrer „Zange" Fremdantigene zur Präsentation für die T-Lymphozyten zu binden. Ihre Gesamtstruktur ist jedoch etwas unterschiedlich, sodass auch unterschiedliche Subtypen der T-Zellen angesprochen werden, die in ihren Zellmembranen die jeweils passenden Rezeptoren tragen. Diese Rezeptoren werden als **CD4** und **CD8** bezeichnet. Sie befinden sich direkt neben den spezifischen T-Zell-Rezeptoren und binden **gemeinsam** mit ihnen an die Klasse-I- bzw. -II-Proteine der präsentierenden Zellen. Dies trägt zur **Stabilisierung** des gewaltigen Molekülverbundes an der Kontaktstelle von Makrophage (antigenbeladener HLA-Komplex) und T-Lymphozyt (Rezeptor) bei. Während die **$CD8^+$**-T-Lymphozyten (= **T-Killerzellen**) nahezu ausschließlich an **Klasse-I**-Proteine binden, werden **$CD4^+$**-T-Lymphozyten (= **T-Helferzellen**) durch die Art der Präsentation zu unterschiedlichen Folgezellen aktiviert, begleitet von einer entsprechenden Interleukin-Stimulation aus den präsentierenden Makrophagen:

Aus **inaktiven** bzw. **naiven** T-Helferzellen (CD4-Zellen), die in diesem Stadium noch als **T_H0-Zellen** bezeichnet werden, entstehen

- durch den Botenstoff **IL-12** aus Makrophagen und ihre Bindung an **Klasse-I**-Proteine **T_H1-Zellen**. Die Interleukine **IFN-γ** und **IL-2** dieser T_H1-Zellen aktivieren in der Folge z.B. NK-Zellen und T-Killerzellen (= **zellvermittelte Abwehr**).
- Binden T_H0-Zellen dagegen an **MHC-II**-Proteine präsentierender Zellen, unter Stimulation durch das Makrophagen-**Interleukin 4**, werden sie zu **T_H2-Helferzellen**. Diese stimulieren u.a. über ebenfalls **IL-4** in der Folge B-Lymphozyten (→ Immunglobuline = **humorale Abwehr**).

Die **Prägung** zu **entweder** T_H1- **oder** T_H2-Helferzellen verändert also gleichzeitig die weitere Funktion dieser Zellen, die nun über ein unterschiedliches Spektrum sezernierter Zytokine **entweder** eine **humorale oder** aber eine **zelluläre Immunantwort** in die Wege leiten.

Die **unspezifischen** präsentierenden Zellen (Makrophagen und dendritische Zellen) treffen damit in der Wahl ihrer Präsentation der Fremdantigene entweder mit Klasse-I- oder Klasse-II-Komplexen sowie der Sekretion der dazugehörenden Interleukine 12 oder 4 gleichzeitig die Entscheidung über den weiteren Fortgang des gesamten Immunprozesses. Damit stehen präsentierende Zellen nicht nur am Beginn einer jeder spezifischen (erworbenen, adaptiven) Immunantwort; sie diktieren auch noch den nachfolgenden Ablauf.

MERKE

T-Lymphozyten erkennen Fremdantigene **ausschließlich** in der Bindung an die MHC-Komplexe I oder II präsentierender Zellen. Nicht in dieser Ausschließlichkeit, sondern lediglich **überwiegend** gilt dies auch für B-Lymphozyten.

Verschiedene HLA-Konstellationen sind mit unterschiedlichen Empfänglichkeiten gegenüber bestimmten autoimmunen oder infektiösen Erkrankungen assoziiert. Dazu muss man sich folgende Eigenheit der MHC-Komplexe klarmachen: Die antigenbindende Grube zwischen den Backen der „MHC-Zangen" ändert sich im selben Umfang, in dem sich die Proteine der ungezählten Genvariationen insgesamt verändern. Dies bedeutet, dass bestimmte antigene Strukturen von einzelnen Individuen sehr genau (komplementär) gebunden werden und von anderen nur schwach oder im Einzelfall überhaupt nicht, weil seine Gruben bei einem bestimmten Erreger bzw. dessen Antigenen „nicht genau passen". Eine mögliche Konsequenz daraus besteht darin, dass z.B. virale Antigene aus Hepatitis-B-Viren im einen Fall eine so perfekte Immunantwort induzieren, dass die Erkrankung schnell und problemlos ausheilt, während die MHC-Gruben weiterer Menschen einzelne wesentliche Virusantigene schlecht oder überhaupt nicht zu binden und zu präsentieren vermögen. In solchen Fällen ist die Immunantwort gegen diesen Erreger schwach ausgeprägt und die Hepatitis nimmt einen chronischen Verlauf.

Unter dem Begriff *Bindung* darf man sich keine chemische (kovalente) Bindung vorstellen. Es handelt sich vielmehr um eine **Anlagerung** der Aminosäuren des Fremdpeptids an die Aminosäuren der MHC-Grube. Beispielsweise passen fettige (apolare) Seitenketten der einen Seite zu fettigen Seitenketten der gegenüberliegenden. Oder eine positive Ladung zu einer negativen, ein Wasserstoffatom, das an dem Sauerstoff der einen Kette hängt, zu einem Stickstoff der gegenüberliegenden Kette (= Wasserstoffbrückenbindung). Auf diese Weise muss jede einzelne Aminosäure eines Peptids aus bis zu 12 Aminosäuren zu ihrer komplementären Aminosäure der gegenüberliegenden Kette exakt oder zumindest weitgehend genau passen. Der Austausch einer einzigen Aminosäure kann damit zur Folge haben, dass das Fremdantigen nicht mehr genau genug in die MHC-Grube passt und damit in Verbindung mit diesem MHC-Komplex nicht mehr präsentiert werden kann.

Eine weitere Funktion des **MHC-I-Proteins**, das von **allen Körperzellen** aufgebaut und in die Zellmembranen integriert wird (bis zu 200.000 Moleküle pro Zelle!), besteht in der **Kommunikation mit NK-Zellen**. Die Zellen signalisieren mit den Klasse I-Proteinen sozusagen, dass alles in bester Ordnung ist. Sind sie dagegen maligne entartet oder durch Viren infiziert, können sie teilweise die Klasse-I-Proteine nicht mehr, jedenfalls nicht in ausreichendem Umfang produzieren und einbauen. Solche Zellen werden von NK-Zellen lysiert. Es werden also vom Immunsystem nicht nur Fremdzellen mit entsprechenden Markierungen auf ihren Zellmembranen aus dem Verkehr gezogen, sondern sogar körpereigene Zellen, die sich aufgrund eines Mangels an MHC-I-Proteinen als „irgendwie" (unspezifisch) krank bzw. geschädigt zu erkennen geben.

Alternativ präsentiert ein Teil virusinfizierter Zellen Virusmaterial an den eigenen Klasse I-Proteinen und aktiviert damit zusätzlich zu NK-Zellen auch **T-Killerzellen** (= $CD8^+$-T-Lymphozyten). Sie setzen so ihre eigene Lyse in Gang.

EXKURS

Das Chromosom 6 trägt neben den Klasse-I- und -II-Genen eine Vielzahl an weiteren Genen, teilweise ebenfalls extrem variabel, die zusätzliche Immunfunktionen besitzen und in den letzten Jahren weitgehend in ihrer Bedeutung entschlüsselt wurden. Etliche unter ihnen sind für Transplantatabstoßungen verantwortlich selbst in Fällen, bei denen das Muster des MHC I und II eine gute Übereinstimmung zwischen Spender und Empfänger zeigt. Andere besitzen nur während Embryonal- und Fetalzeit Bedeutung und verhindern in dieser Phase fetomaternale Reaktionen. Wieder andere überwachen sozusagen die korrekte Funktion und Biosynthese der Klasse-I- und -II-Proteine. In den HLA-III-Genen, die sich zwischen den

HLA-I- und -II-Genen befinden (➤ Abb. 2.17), wird u.a. das Interleukin TNF-α codiert. Es versteht sich von selbst, dass die Kenntnis derartiger Details nur noch für Spezialisten Bedeutung haben kann.

Zusammenfassung

MHC

- Proteine, codiert von Genen des **Chromosoms 6**, die in die **Zellmembranen von Leukozyten (MHC II)** oder **allen Körperzellen (MHC I)** eingebaut werden
- in der Gesamtkonstellation für jeden Menschen einmalig und unverwechselbar

Funktionen

- Markierung der Zellen für das Immunsystem, v.a. für NK-Zellen, sowohl als körpereigen als auch als gesund bzw. intakt
- Antigenpräsentation von Makrophagen und dendritischen Zellen ausschließlich in Bindung an MHC-Proteine; nur in dieser Bindung werden die Fremdstrukturen von T- Lymphozyten erkannt und weiterverarbeitet
- virusbefallene Zellen präsentieren Virusmaterial am MHC-I-Komplex

2.3.8 T-Lymphozyten

T-Lymphozyten sind die Träger der **spezifischen zellulären Immunabwehr**. Sie erfahren ihre Prägung im Thymus und werden erst danach ins Blut und, wenige Minuten später, in die sekundären lymphatischen Organe ausgeschwemmt. Mit rund **75 %** stellen sie den größten Anteil an den Lymphozyten des Blutes. Ihre Größe liegt bei 7–9 µm. Die drei unterschiedlichen Zellreihen der T-Lymphozyten haben vollkommen voneinander verschiedene Aufgaben. Lediglich in der spezifischen Erkennung von Fremdantigenen nach dem Schlüssel-Schloss-Prinzip stimmen sie überein.

T-Helferzellen

Helferzellen tragen in ihrer Zellmembran **Rezeptoren** für die unterschiedlichsten **Fremdantigene**, wobei allerdings kleine Gruppen (Klone) von Helferzellen jeweils nur die **eine** antigene Struktur erkennen, gegen die sie im Thymus geprägt worden sind, während eine andere Gruppe eben für ein anderes Antigen zuständig ist. Bei diesen Antigenen handelt es sich ausschließlich um **Proteine**; Kohlenhydratstrukturen von Mikroorganismen werden von T-Lymphozyten nicht als fremd erkannt.

Antigenpräsentation

Für den **Kontakt einer T-Helferzelle** zu einem **Fremdantigen** ist die **Hilfe des Monozyten-Makrophagen-Systems** erforderlich. Zusammengefasst und in Ergänzung zu obigen Ausführungen erkennen Makrophagen und dendritische Zellen **unspezifisch** eine Struktur als **fremd**, phagozytieren sie und zerlegen die enthaltenen Proteine mittels ihrer Lysosomen in einzelne Bruchstücke aus lediglich 8–12 Aminosäuren. Danach werden eines oder mehrere dieser Bruchstücke mit den Proteinen des **MHC-Komplexes** der Klasse I und/oder II **verknüpft**, in die Zellmembran integriert und von nun an sämtlichen T-Lymphozyten, denen sie auf ihrer weiteren Wanderschaft begegnen, dargeboten. Man spricht von der **Antigenpräsentation** (➤ Abb. 2.19).

Gleichzeitig gibt der Makrophage während seiner Phagozytose und Aufbereitung des Fremdmaterials Botenstoffe **(Interleukine = Zytokine)** ab, mit denen er gewissermaßen allen T-Lymphozyten meldet, sie sollen möglichst umgehend zu Hilfe eilen und das präsentierte Material begutachten. Diese Botenstoffe können je nach der Art des phagozytierten Fremdantigens unterschiedlich sein und dadurch auch verschiedene Untergruppen der T-Lymphozyten ansprechen.

Derjenige unter den herbeigerufenen T-Lymphozyten, der im Zuge seiner Spezifizierung im Thymus genau auf diese nun dargebotene Fremdstruktur geprägt wurde, erkennt dieses Antigen ausschließlich in dessen Bindung an den MHC-Komplex und beginnt nun aktiv zu werden. An einem Fremdantigen, das nicht aufbereitet und mit einem MHC-Protein verknüpft wurde, läuft eine Helferzelle achtlos vorbei. Dasselbe würde für den Fall gelten, in dem das

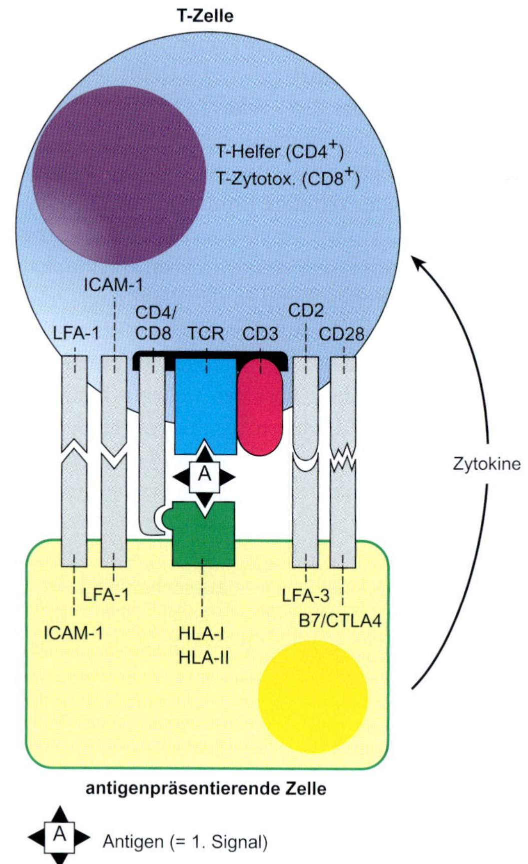

Abb. 2.19 Präsentation des Antigens (A) an MHC-I bzw. MHC-II-Molekülen [L112]

passende Antigen an einen „falschen“, nicht körpereigenen MHC-Komplex gebunden wäre.

Nach dem Kontakt mit der präsentierenden Zelle erfolgt eine (analog zu den B-Lymphozyten) **klonale Selektion** in **Gedächtnis- und Effektorzellen** (➤ Abb. 2.16). Letztere geben Botenstoffe wie **Interleukin 4** (IL-4) ab, die **B-Lymphozyten aktivieren**, die daraufhin mit ihrer Klonierung und Umwandlung in Plasmazellen und Gedächtniszellen beginnen. Alternativ sezernieren Helferzellen Botenstoffe wie **IL-2** und **IFN-γ**, wodurch statt der B-Lymphozyten nun **NK-Zellen**, **T-Killerzellen** sowie weitere **Makrophagen** aktiviert werden. Diese Zellen steigern durch die Zytokine ihre zytotoxische Potenz bzw. ihre Phagozytoseaktivität.

T-Helferzellen erkennen also **sehr spezifisch** fremde Antigene, die ihnen von Makrophagen und dendritischen Zellen in Kombination mit dem MHC-Komplex präsentiert worden sind, dienen dann allerdings lediglich als **Hilfszelle** (→ T-Helferzellen) für weitere Zellen und Faktoren. Für sich alleine vermögen sie nichts zu bewirken. Ihre Bedeutung für das Immunsystem erhellt sich aus dem Umstand, dass sie mit einem Anteil von annähernd **50 % an sämtlichen Lymphozyten** des Blutes (= ⅔ der T-Zellen), entsprechend etwa 1.000 Zellen/µl Blut vertreten sind. Insgesamt wird die Tätigkeit der T-Helferzellen erst vollends verständlich, wenn die verschiedenen Plasmafaktoren besprochen worden sind.

Zur Erinnerung: **T-Helferzellen** werden aufgrund bestimmter Oberflächenstrukturen, die als CD4 definiert sind, auch als **T_4-Zellen** bzw. als **$CD4^+$-T-Lymphozyten** bezeichnet. Dabei dient der Membranrezeptor CD4 lediglich der festeren Bindung an die präsentierende Zelle und hätte eigentlich keinerlei nennenswerte Bedeutung, wenn die Begriffe „CD4/CD8“ nicht ständig irgendwo auftauchen würden. Wichtiger ist die Erinnerung daran, dass aus den zunächst „naiven“ (inaktiven) T-Helferzellen (= T_H0-Zellen) des Thymus schließlich im Zuge ihrer Aktivierung in der Peripherie entweder T_H1- oder T_H2-Helferzellen hervorgehen.

T-Killerzellen (zytotoxische T-Zellen)

Diese Untergruppe der T-Lymphozyten darf nicht mit den unspezifischen NK-Zellen verwechselt werden. Sie sind mit einem Anteil von rund 25 % an den T-Lymphozyten, und damit zu etwa 15 % an sämtlichen Lymphozyten des Blutes vertreten. Es handelt sich um besonders dynamische Lymphozyten, die sozusagen ständig in Bewegung, also auf der Suche nach passenden Fremdantigenen sind.

Funktionen

T-Killerzellen wirken über zwei Mechanismen:

- Zum einen **lysieren** sie die **Zellmembranen** von Zellen, deren Struktur durch Virusbefall oder tumoröse Entartung verändert ist. Die Poren in den Zellmembranen führen zum Einstrom von Natrium- und Calciumionen sowie Wasser in die Zelle. Diese schwillt an und stirbt.
- Zum anderen **zerstören** T-Killerzellen zusätzlich und im Gegensatz zu den NK-Zellen auch die **Kernstrukturen** (DNA) von derart pathologisch veränderten Zellen. Dies bedeutet, dass auch die Viren selbst bzw. die veränderte Kernstruktur entarteter Zellen eliminiert werden.

T-Killerzellen sind Teil des **spezifischen Immunsystems**. Sie benötigen zur Erkennung gestörter Strukturen die Proteine des **MHC der Klasse I**, an die **Fremdantigene** angelagert sind. Sie zerstören also körpereigene Zellen, aber nur solche, die sich durch Bindung virus- oder tumorspezifischer Antigene an die MHC-Strukturen der Klasse I als geschädigt zu erkennen gegeben haben. Interessant ist, dass sie sozusagen im Team arbeiten. Erst wenn mindestens 3 zytotoxische T-Lymphozyten gleichzeitig oder direkt aufeinanderfolgend ihr spezifisches Antigen erkannt und angegriffen haben, wird die Zielzelle zerstört.

MERKE

T-Killerzellen werden aufgrund bestimmter Oberflächenstrukturen, die als CD8 definiert sind, auch als **T_8-Zellen** bzw. als **$CD8^+$-T-Lymphozyten** bezeichnet (s. Hinweis oben).

Regulatorische T-Zellen

Es handelt sich um eine Untergruppe der T-Lymphozyten, die man früher auch als T-Suppressorzellen bezeichnet hatte. Ihr Anteil an den T-Lymphozyten des Blutes liegt bei ungefähr 10 %.

Funktionen

Sie begrenzen eine überschießende Immunantwort, **hemmen** also T-Helferzellen, T-Killerzellen sowie aktivierte B-Lymphozyten. Dadurch besitzen sie auch eine Funktion bei der Entwicklung der sog. **Immuntoleranz**, also dem „Verschonen“ körpereigener Strukturen. Lässt ihre Aktivität aus irgendwelchen Gründen nach, entsteht evtl. die Gefahr einer Autoimmunerkrankung. Der wichtigste **Botenstoff**, mit dem die regulatorischen Zellen eine beliebige Immunantwort begrenzen oder auch hinsichtlich einer Autoimmunität unterdrücken, ist **Interleukin 10** (IL-10).

Es gibt Erreger wie Leishmanien oder die Mykobakterien von Tuberkulose und Lepra, die mit eigenen Botenstoffen **regulatorische T-Zellen aktivieren** und an den Ort ihrer Invasion locken. Durch die nachfolgende Begrenzung der Immunantwort sichern sie ihr eigenes Überleben.

Zusammenfassung

Monozyten

- größte Leukozyten (15–20 µm), sehr langlebig (Jahre)
- Anteil an den Leukozyten des Blutes 2–8 %
- verlassen das Blut nach Stunden bis Tagen und wandeln sich unter Größenzunahme in Makrophagen um
- Ortsständige Makrophagen diverser Gewebe tragen besondere Namen.
- Aufgaben:
  - Phagozytose von Fremdantigenen und geschädigten körpereigenen Strukturen

- Fremdantigene werden zerstückelt und T-Helferzellen dargeboten (Antigenpräsentation)
- produzieren zahlreiche Interleukine
- bilden nach der Phagozytose von Erregern, die sie nicht abtöten können, mehrkernige Riesenzellen

Neutrophile Granulozyten

- Durchmesser ca. 14 µm
- mit 50–70 % größte Zellpopulation unter den Leukozyten des Blutes
- Aufgaben: Phagozytose (oder Schädigung) von Bakterien, Pilzen, nekrotischem Material, aber auch von z.B. Harnsäurekristallen (→ Gicht)

Eosinophile Granulozyten

- ca. 16 µm groß
- rötlich gefärbte Granula (Lysosomen)
- Anteil 1–5 %
- Aufgaben: Angriff auf tierische Parasiten, z.B. Würmer, oder was das Immunsystem dafür hält (z.B. Pollen beim Atopiker)

Basophile Granulozyten

- < 1 % Anteil an den Leukozyten
- Größe 10–14 µm
- violett gefärbte Granula
- Aufgaben:
  - bilden höchstwahrscheinlich die Mastzellen der Gewebe
  - Entzündungsreaktion (Histamin)

Lymphozyten

- stellen mit 25–40 % Anteil an den Leukozyten des Blutes die zweitgrößte Population
- bestehen aus 3 Untergruppen: NK-Zellen, B-Lymphozyten, T-Lymphozyten

NK-Zellen

- etwas größer als B- und T-Lymphozyten (9–10 µm)
- 10 % der Lymphozyten
- Aufgaben:
  - Lyse von Fremdzellen und entarteten oder virusbefallenen körpereigenen Zellen
  - arbeiten unspezifisch unter Nutzung des MHC-I-Komplexes

B-Lymphozyten

- Größe 8–9 µm
- im Lichtmikroskop nicht von den T-Lymphozyten zu unterscheiden
- 15 % der Lymphozyten des Blutes
- Träger der spezifischen humoralen Abwehr, weil sie nach Umwandlung in Plasmazellen die Immunglobuline der Körperflüssigkeiten produzieren
- benötigen, abgesehen von Zuckerstrukturen, die Mithilfe von T-Helferzellen

T-Lymphozyten

- Größe 8–9 µm
- 75 % der Lymphozyten des Blutes
- 3 Subpopulationen:

T-Helferzellen

- ⅔ der T-Lymphozyten = 50 % aller Lymphozyten des Blutes
- Funktionen: stellen das Bindeglied zwischen präsentierenden Makrophagen und B-Lymphozyten bzw. T-Killerzellen dar; erkennen Fremdantigene spezifisch nach dem Schlüssel-Schloss-Prinzip und reichen diese Information über Interleukine weiter

T-Killerzellen

- 25 % der T-Lymphozyten
- Funktionen: wie NK-Zellen, jedoch spezifisch und deswegen mit mehr „Vollmachten" ausgestattet; zerstören nicht nur Fremdzellen und virusbefallene oder entartete körpereigene Zellen, sondern auch deren Erbinformation

Regulatorische T-Zellen

- 10 % der T-Lymphozyten
- Funktionen: begrenzen die Immunantwort; helfen beim Schutz körpereigenen Gewebes und verhindern damit Autoimmunmechanismen
- wichtigster Botenstoff: IL-10

2.4 Immunologisch aktive Plasmafaktoren

2.4.1 Immunglobuline

Die Immunglobuline sind die spezifischen Antikörper der Körperflüssigkeiten, also die Träger der **spezifischen** (erworbenen) **humoralen Abwehr**. Sie sind spezifisch, weil jedes einzelne Molekül nur gegen die eine Struktur gerichtet ist, gegen die es von „seiner" Plasmazelle produziert worden ist. Antikörper gegen Masern haben also bei Röteln oder Mumps oder jeder denkbaren weiteren Erkrankung keinerlei Wirkung. Sie richten sich ausschließlich gegen das Masernvirus. Im Gegensatz zu den Antikörpern gehören sämtliche weiteren humoralen Faktoren zur **unspezifischen** (angeborenen) Abwehr.

Immunglobuline sind **Glykoproteine**, also Proteine mit einem wechselnden Anteil von Zuckermolekülen. Dieser Anteil liegt allerdings nur bei 5–10 %. Sie sind Teil der Globulinfraktionen des Plasmas. Die Globuline des Blutes werden ganz allgemein in die Klassen α_1-, α_2-, β- und γ-Globuline unterteilt (➤ Fach Hämatologie). Die Immunglobuline stellen die Fraktion der **γ-Globuline**. Die beiden Begriffe können synonym verwendet werden. Die größte Eiweißfraktion des Blutes bildet mit einem Anteil von 60 % das Albumin. Die Immunglobuline stellen 14–20 % der Proteine des Blutes, folgen also mengenmäßig nach den Albuminen bereits an zweiter Stelle.

MERKE

Es gibt **fünf große Immunglobulinklassen:**
- **IgA** (**Immunglobulin A**)
- **IgD**
- **IgE**
- **IgG**
- **IgM**

Unter allen Immunglobulinen bildet **IgG** mit gut **80 %** den weitaus größten Anteil im Serum. Danach folgen IgA mit ca. 10 % und IgM mit 5–10 %. IgD und IgE sind nur in Spuren vorhanden. Bei IgA kann man zwei Subtypen unterscheiden (A1 und A2), bei IgG sogar deren vier (IgG1–4); dies hat lediglich für Immunologen (geringe) Bedeutung.

Aufbau und Funktion der einzelnen Klassen sind prinzipiell identisch, doch werden sie von den Plasmazellen zu unterschiedlichen Zeiten, für unterschiedliche Körperkompartimente und teilweise auch gegen unterschiedliche Mikroorganismen produziert.

Immunglobulin G

Das Molekül besteht aus **vier Proteinketten**, von denen jeweils **zwei untereinander identisch** sind. Die beiden kleineren Ketten heißen **L-Ketten** (von l = light = leicht), die beiden schwereren Ketten nennt man **H-Ketten** (von h = heavy = schwer) (➤ Abb. 2.20). Die L-Ketten bestehen aus jeweils etwa 220 einzelnen Aminosäuren und haben damit ein Molekulargewicht von ca. 23.000 Dalton. Die H-Ketten beinhalten 440 Aminosäuren, entsprechend einem Molekulargewicht von etwa 45.000 Dalton. Das gesamte Molekulargewicht eines IgG-Moleküls liegt demnach, einschließlich des Kohlenhydratanteils, bei ungefähr **150.000 Dalton**.

Die vier Ketten sind über **Disulfidbrücken** (Cystein-S-S-Cystein; S = Schwefel) und Wasserstoffbrücken bzw. Anziehungskräfte gegensinniger Ladungen miteinander zu einem einzigen Molekül verbunden. Insgesamt ergibt sich die Form eines **„Y"**, an dessen Stiel nur die beiden schweren Ketten nebeneinander liegen, während an der oberen Gabel zusätzlich die beiden L-Ketten an diesen Bereich

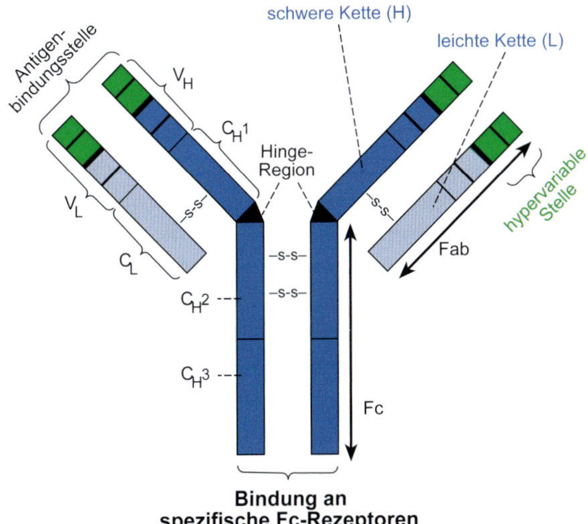

Abb. 2.20 Immunglobulin G (IgG) [L112]

der H-Ketten angelagert sind. Der Bereich der **schweren Ketten**, der den Stiel bildet, ist bei allen Molekülen **einer Immunglobulin-Klasse identisch**, unterscheidet sich jedoch zwischen den fünf Immunglobulinklassen. Dasselbe gilt für den anschließenden Teil der Gabelung für alle vier Ketten, die dort nebeneinander liegen.

Der **endständige Teil der Gabelung** ist hinsichtlich **beider** Ketten **variabel**. Dort befinden sich die ungezählten Molekülvarianten, die den einzelnen B-Lymphozyten bei ihrer Prägung in den lymphatischen Anteilen des Knochenmarks mit auf den Weg gegeben wurden und die dazu führen, dass für jedes denkbare Fremdantigen eine kleine Gruppe von B-Lymphozyten existiert, die nach ihrer Aktivierung, Vermehrung und Umwandlung in Plasmazellen ein Immunglobulin produziert, das **genau gegen dieses Antigen** gerichtet ist.

MERKE

Der **Stiel** des Immunglobulins wird als **F_c-Stück** bezeichnet, die **Gabelung**, die den variablen, an das Antigen bindenden Teil enthält, als **F_{ab}-Teil** (F_{ab} = Fragment antigen binding).

IgG kommt nicht nur in großen Mengen im **Blut**, sondern praktisch **in allen weiteren Körperflüssigkeiten** vor – u.a. in allerdings sehr unterschiedlichen Konzentrationen in den Sekreten, der Synovia, der Pleura- und Peritonealflüssigkeit, im Liquor cerebrospinalis (in Spuren) und in großen Mengen in der Lymphe. Daneben ist es **plazentagängig**, schützt also bereits das ungeborene Kind bzw. nachfolgend den Säugling vor Erregern, mit denen die Mutter bereits Kontakt hatte (sog. **Leihimmunität**). Seine Bildung erfolgt nach einem Erstkontakt zu einem Antigen später als diejenige des IgM.

Abweichungen weiterer Immunglobuline

Die schweren Ketten sind also bei einer Ig-Klasse im Bereich von Stiel und anschließendem Teil der Gabel identisch, unterscheiden sich aber zwischen den fünf Klassen. IgG hat andere **H-Ketten** als IgA oder IgE. Das **F_c-Stück** als konstanter Teil des Immunglobulins entscheidet demnach über die Zugehörigkeit zu den verschiedenen **Immunglobulinklassen** und damit auch über die **Bindung** verschiedener **weiterer Faktoren** wie Komplement (bei IgG und IgM) bzw. die Bindung an Mastzellen und Eosinophile (IgE), Makrophagen und Neutrophile (IgG und IgM) oder NK-Zellen (IgG).

Allerdings müssen die **Bindungsstellen** für Leukozyten oder Komplement am F_c-Teil zunächst **aktiviert** werden, um die entsprechenden Bindungen auch tatsächlich zu ermöglichen. Hierfür befindet sich am Übergang vom Stiel zur Gabel eine Art **Scharnier**, die nicht nur gegenseitige Bewegungen der beiden F_{ab}-Stücke zulässt, sondern auch Bewegungen zwischen Stiel und Gabel insgesamt, sodass erst im Moment der Bindung des Antikörpers an sein Antigen die Andockstellen im Bereich des Stiels über eine Konformationsänderung des F_c-Proteins aktiv werden. Dies bedeutet, dass frei in den Körperflüssigkeiten schwimmende Immunglobuline noch keine Immunreaktionen auslösen können. Der zweite Sinn der Scharnierregion besteht darin, dass sich die beiden Antigenbindungsstellen am Ende der Gabel unterschiedlich weit voneinander entfernen können, wodurch 2 (identische) Antigene auch dann gleichzeitig gebunden werden, wenn ihr Abstand auf der Oberfläche eines Fremdkörpers innerhalb gewisser Grenzen variiert. Ist diese Möglichkeit nicht gegeben, bindet nur eine F_{ab}-Region an ihr Fremdantigen.

Immunglobulin M

IgM ist ein **Riesenmolekül** (Molekulargewicht annähernd 1 Mio. Dalton), das man sich aus fünf Immunglobulinen vom IgG-Typ zusammengesetzt vorstellen kann. Die **fünf Untereinheiten** sind im Bereich ihrer F_c-Fragmente über ein kleines Peptid aneinander gebunden, während die insgesamt **zehn F_{ab}-Anteile** nach allen Seiten aus dem Molekül herausragen (➤ Abb. 2.21). IgM hat also wesentlich mehr Bindungsstellen für Antigene als die restlichen Immunglobuline. Seine Hauptaufgabe besteht darin, möglichst **viele Fremdzellen gleichzeitig zu binden** (zu agglutinieren) und dadurch unschädlich zu machen, doch besitzt es auch Bindungsstellen für die **Phagozyten**. IgM bleibt aufgrund seiner enormen Größe weitgehend auf das **Gefäßsystem** beschränkt. Es kann auch die Plazenta **nicht** durchdringen.

MERKE

IgM wird als **erstes** Immunglobulin **beim ersten Kontakt** des spezifischen Immunsystems mit einem Antigen gebildet. Etwa 1 Woche nach dem Erstkontakt wird es im Blut nachweisbar. Bei einem späteren Zweitkontakt mit demselben Antigen wird aufgrund der Aktivität der dann vorhandenen Gedächtniszellen nicht mehr IgM, sondern gleich zu Anfang IgG gebildet. **IgG löst** auch beim Erstkontakt das **IgM ab** bzw. wird zunächst etwa 2–3 Wochen nach der Infektion **zusätzlich gebildet**. IgM kann, ebenfalls als erstes Immunglobulin, bereits vom Neugeborenen (und Feten) gebildet werden.

Die Serumspiegel des IgM fallen kontinuierlich mit einer Halbwertszeit von 1 Woche und sind nach spätestens 4–6 Monaten bereits nicht mehr nachweisbar. Die Spiegel des IgG gegen das betroffene

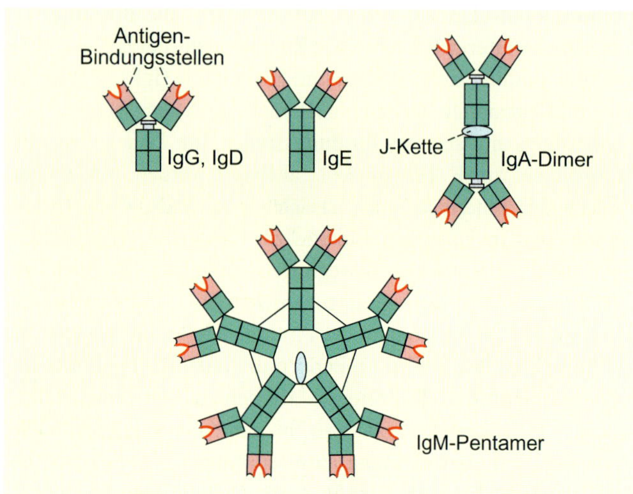

Abb. 2.21 Struktur der Immunglobuline [L106]

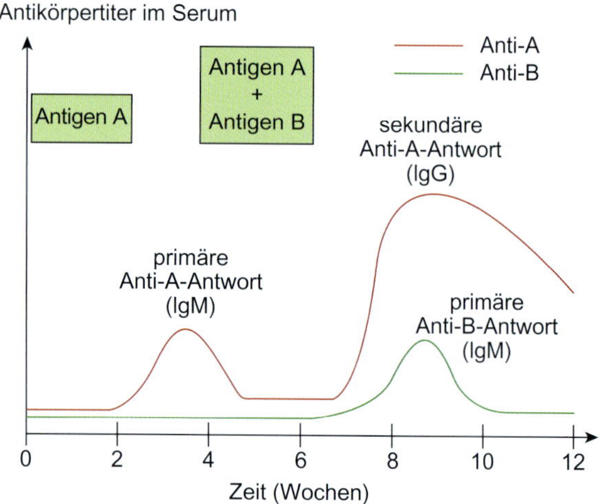

Abb. 2.22 Anstieg des IgM beim Erstkontakt zu einem Fremdantigen; jeder weitere Kontakt zu einem bereits bekannten Antigen wird über die memory cells nur noch durch zusätzlich produziertes IgG beantwortet, wobei dessen Serumkonzentration mit jedem neuerlichen Kontakt zum selben Antigen weiter ansteigt (Booster-Effekt). [L252]

Antigen werden dagegen erst nach 2–3 Wochen im Serum nachweisbar, bleiben jedoch in der Regel ein Leben lang zumindest in gewissem Umfang erhalten, weil IgG von den Plasmazellen kontinuierlich nachproduziert wird (➤ Abb. 2.22). Hiervon gibt es allerdings eine (seltene) Ausnahme: Wenn es dem Organismus **nicht gelingt**, den **Fremdorganismus zu vernichten**, wenn also über einen längeren Zeitraum oder auf Dauer lebende Erreger im Kontakt mit dem Immunsystem bleiben, kann auch einmal das **IgM persistieren**. IgG wird aber meist zusätzlich gebildet. Seine **Halbwertszeit** im Serum ist mit etwa **4 Wochen** deutlich länger als diejenige des IgM. Bedeutung besitzt dies bei der Frage, wie lange die Schutzwirkung einer Passivimpfung voraussichtlich anhalten wird (➤ Kap. 2.6.2).

Der Nachweis von **IgM** gegen ein bestimmtes Bakterium oder Virus ist also in der Regel der Beweis für eine **Erstinfektion** mit diesem Erreger, wobei man aus dem Serumspiegel des eventuell bereits zusätzlich vorhandenen IgG auf den genaueren Zeitpunkt der Infektion rückschließen kann. Praktische Bedeutung hat dies z.B. bei einer fraglichen Rötelninfektion einer Schwangeren: Sind in deren Serum ausschließlich (und ausreichend) IgG-Moleküle gegen das Rötelnvirus vorhanden, liegt die Infektion länger zurück (etliche Monate oder Jahre). Eine Gefahr für das Kind ist ausgeschlossen. Sind dagegen IgM-Moleküle gegen das Virus nachweisbar, hat sich die Schwangere akut und erstmals mit dem Virus infiziert. Eine Gefährdung des Kindes ist somit gegeben – auch deshalb, weil die mütterlichen IgM-Antikörper aufgrund ihrer Größe die Plazenta nicht passieren können, und das Kind selbst sein eigenes Immunsystem erst im Verlauf der Schwangerschaft entwickelt. Es kann z.B. erst etwa ab dem 5. Schwangerschaftsmonat eigene IgM-Antikörper herstellen.

Immunglobulin A

IgA ist das Immunglobulin der **Schleimhäute** in **Atemwegen**, **Magen-Darm-Trakt** (einschließlich Speichel, Nasensekret und Galle),

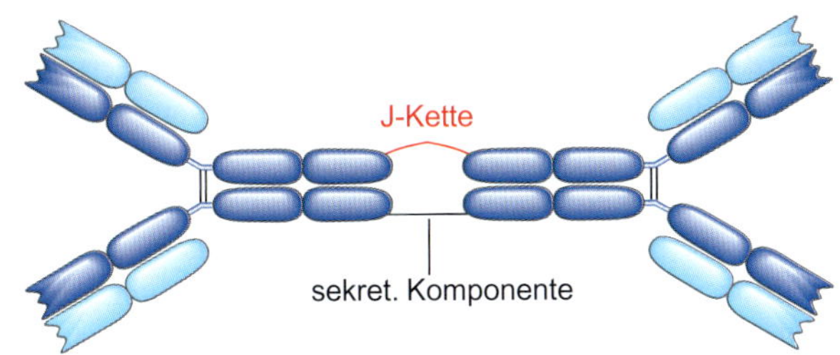

Abb. 2.23 Sekretorische Form des IgA als Dimer [L253]

Tränenflüssigkeit und **Urogenitaltrakt**. Daneben wird es reichlich mit **Muttermilch** und v.a. **Kolostrum** („Vormilch") ausgeschieden.

Wird der Säugling von einem Erreger infiziert, zu dem die Mutter bereits Kontakt hatte, hat sie dagegen einen ständigen Spiegel an Immunglobulinen, schützt also das Kind durch das IgA ihrer Milch – ganz abgesehen von dem spezifischen IgG des Kindes, das ihm bereits vorgeburtlich mitgegeben worden war. Wird sie dagegen erstmals vom selben Erreger wie ihr Kind befallen, bildet sie in den darauf folgenden Tagen ebenfalls IgA, sodass dann der Schutz für das Kind zwar deutlich später und unvollständiger einsetzt, aber eben doch vorhanden ist. **Nichts schützt** das **Neugeborene** besser als **Kolostrum** und nachfolgende **Muttermilch**. Der hohe Gehalt des Kolostrum an IgA ist auch ein guter Hinweis darauf, wie wichtig das Anlegen des Säuglings bereits in den ersten Stunden und Tagen ist, noch bevor die Milch so richtig einschießt. Deshalb sollte auf das Zufüttern von Tee, von Ausnahmen abgesehen, in den ersten Lebenstagen eher verzichtet werden.

IgA ist in der Form, in der es sezerniert wird, ein **Dimer**, d.h., es besteht aus zwei Molekülen der IgG-Struktur, die über ein kleines Peptid miteinander verbunden sind (➤ Abb. 2.23). Es schützt die inneren Körperoberflächen, indem es sich an Viren, Bakterien und sogar toxische Eiweißmoleküle bindet und sie dadurch an einem Eindringen in die Oberflächenepithelien hindert.

Immunglobulin D

IgD ist im Serum nur **in Spuren** vorhanden. Auch dies ist gewissermaßen noch ein „Versehen", denn das Immunglobulin wird von Plasmazellen überhaupt nicht sezerniert. IgD ist vielmehr das membranständige **Rezeptormolekül der B-Lymphozyten**, dessen freie F_{ab}-Anteile aus der Zellmembran herausragen und mittels derer der B-Lymphozyt das zu ihm passende Antigen erkennt. IgD **bleibt Bestandteil der Zellmembran**, während der zur Plasmazelle transformierte B-Lymphozyt damit beginnt, eines der anderen vier Immunglobuline zu produzieren und nach außen abzugeben. Neben IgD- bilden auch IgM-Moleküle (als Monomere) die membranständigen Erkennungsstrukturen der B-Zellen (➤ Abb. 2.24).

Immunglobulin E

IgE ist das Immunglobulin des **Atopikers** (Atopie bzw. atopische Diathese = Allergiebereitschaft). Es ist Mediator für die **anaphylaktische Reaktion** (Überempfindlichkeitsreaktion). Beim Gesunden kommt es im Plasma nur in Spuren vor (ca. 1–10 Einheiten), auch wenn sein offizieller Referenzbereich analog zu nahezu allen Referenzbereichen in den vergangenen Jahrzehnten beständig weiter ausgedehnt wurde und heute, abhängig vom jeweiligen Labor, bereits bis zu 150 Einheiten als Normobergrenze erreicht hat. Man darf gespannt verfolgen, wann die 500-Einheiten-Markierung geknackt wird. Beim Atopiker mit Heuschnupfen findet man meist Werte zwischen 50 und 150 Einheiten, bei der Urtikaria oder allergischen Reaktionen auf Insektenstiche eher weniger, beim Asthma bronchiale häufig Größenordnungen zwischen 100 und 500 Einheiten und lediglich beim atopischen Ekzem werden auch einmal Werte bis zu mehreren 1.000 Einheiten erreicht. Ein Teil der Patienten mit einer Erkrankung aus dem atopischen Formenkreis besitzt also IgE-Serumspiegel mitten im schulmedizinischen Referenzbereich.

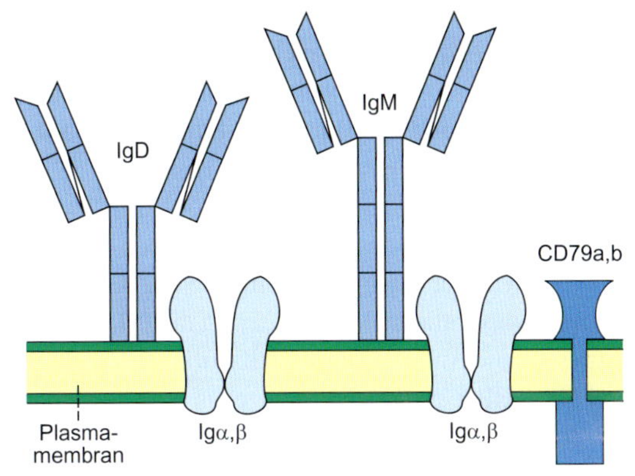

Abb. 2.24 Erkennungsstrukturen der B-Lymphozyten [L112]

Die eigentlich evolutionär vorgesehene, **physiologische Funktion** des IgE ist seine Mithilfe bei **parasitärem Befall** (durch **tierische** Parasiten wie z.B. Würmer und Amöben). Es ist also v.a. auch bei parasitären Infektionen im Blut erhöht, begleitet von einer **Eosinophilie**.

Basophile Granulozyten und **Mastzellen**, **eosinophile Granulozyten** sowie die **Langerhans-Zellen** der Epidermis besitzen **Rezeptoren** für die F_c-Region des IgE. Während Langerhans-Zellen und Eosinophile wie üblich erst aktiv werden, wenn sich die Antikörper an ihr Antigen gebunden haben, existiert exklusiv beim IgE ein zusätzlicher Mechanismus (s. unten).

Funktion der Immunglobuline

IgG und IgM

Nachdem die Immunglobuline von den Plasmazellen gebildet und sezerniert worden sind, **binden** sie beim Kontakt mit „ihrem" **Antigen** an dessen Oberfläche. Benutzt werden hierfür eine oder beide **F_{ab}-Segmente**. Vor allem IgM, das insgesamt 10 identische F_{ab}-Stücke besitzt, kann mehrere Antigene, z.B. Bakterien oder andere Zellen, gleichzeitig binden und dadurch auch **agglutinieren** (zusammenballen). Diese Agglutination kann die Anzahl infektiöser Einheiten herabsetzen. Antikörperbesetzte Viren verlieren dadurch ihre Infektiosität, können also nicht mehr an Wirtszellen binden und in sie eindringen. Im Allgemeinen aber bewirkt die Anlagerung von Antikörpern alleine **keine Abtötung und Elimination** des Fremdorganismus. Hierzu bedarf es weiterer Mechanismen.

Alle Phagozyten (Granulozyten und Makrophagen) besitzen Rezeptoren für das F_c-Stück des antigengebundenen IgG und IgM. **Antikörper** wirken hier als sog. **Opsonine**. Sie **erleichtern** durch ihre Bindung an das Antigen den Phagozyten die **Erkennung** dieses Fremdkörpers, seine Anlagerung und Phagozytose. Auch **T-Killerzellen** und **NK-Zellen** erkennen Fremdzellen bzw. veränderte körpereigene Zellen über das F_c-Stück angelagerter IgG-Antikörper und wirken dann auf diese Zellen zytolytisch. Die Anlagerung von **Komplement** (➤ Kap. 2.4.2) an antigengebundene IgG- und IgM-Moleküle zerstört die betroffenen Fremdzellen.

Es sei nochmals daran erinnert, dass sich die dreidimensionale Raumstruktur des F_c-Stücks im Moment der Anbindung eines oder beider F_{ab}-Stücke an das passende Fremdantigen verändert und erst in dieser neuen Konformation für Komplement bzw. Leukozyten erkennbar wird. An frei zirkulierende Immunglobuline besteht keine Bindungsmöglichkeit.

MERKE

An ein Fremdantigen angelagerte Immunglobuline (IgG, IgM) dienen den Phagozyten als Erkennungssignal für die Phagozytose und führen an Fremdzellen bzw. an pathologisch veränderten körpereigenen Zellen zu deren Zerstörung durch Komplement, T-Killerzellen oder NK-Zellen.

Von Bedeutung ist, dass Makrophagen durch Immunglobuline opsonisierte Fremdantigene lediglich verdauen, ohne sie (erneut) zu präsentieren. Werden also Patienten im zeitlichen Zusammenhang mit dem Kontakt zu mikrobiellen Erregern durch Gabe von spezifischen Immunglobulinen (Passivimpfung) vor einer Infektion geschützt, folgt aus dem Kontakt keine Aktivierung des spezifischen Immunsystems.

IgE

Während IgG und IgM als Opsonine an Bakterien, Viren, Pilzzellen und löslichen Fremdantigenen (z.B. bakteriellen Toxinen) für den Angriff von Phagozyten, Killerzellen und Komplement wirken, besitzt IgE sehr spezifische Sonderfunktionen: Es wird von Plasmazellen üblicherweise nur gegen Oberflächenstrukturen von tierischen Fremdantigenen gebildet bzw. von solchen Antigenen, die ein evtl. fehlgeleitetes (atopisches) Immunsystem dafür hält, dient also den **Eosinophilen** als Erkennungsmarker **tierischer Parasiten**. Dies bedeutet, dass diese beiden Anteile des Immunsystems in aller Regel zusammengehören: Eine Erhöhung des IgE-Serumspiegels, z.B. bei einem Wurmbefall, wird in aller Regel von einer Eosinophilie begleitet (und andersherum). Dies liegt v.a. an **IL-5**, das in diesen Fällen von den T_H2-Helferzellen produziert wird (s. unten).

IgE vermag **zusätzlich** und als einziges Immunglobulin sozusagen auch den umgekehrten Weg zu nehmen, indem es sich nach seiner erstmaligen Bildung – in diesem Fall mit seinem **F_c-Stück!** – an die Zellmembran von Basophilen und **Mastzellen** bindet. In Abhängigkeit von der Höhe des IgE-Serumspiegels können Tausende IgE-Moleküle in die Zellmembran einer einzigen Mastzelle integriert sein. Eine Reaktion dieser Mastzelle geht daraus nicht hervor. Erst wenn irgendwann über die nach außen in die Umgebung weisenden F_{ab}-Stücke ein spezifischer Kontakt zu demjenigen Fremdantigen entsteht, gegen das dieses IgE zuvor produziert worden war, kommt es zur **Degranulation der Mastzelle** und damit zur **Entzündungsreaktion**. IgE-Antikörper benötigen also in diesem Fall weder Phagozyten noch Killerzellen noch Komplement für ihre immunologische Funktion.

Als evolutionäre Absicherung vor überschießenden oder „vorschnellen" Entzündungsreaktionen kann man das Erfordernis verstehen, dass das Fremdantigen über seine Oberflächenstrukturen gleichzeitig an **zwei benachbart** in der Mastzellmembran verankerte **IgE-Moleküle** binden muss, damit die Degranulation dieser Zelle zustande kommt. Man spricht von der **Vernetzung** der IgE-Moleküle.

IgA

Während die Immunglobuline G, M und E über ihre Opsonisierung für Leukozyten und Aktivierung von Komplement (IgG, IgM) bzw. Mastzellen (IgE) **zu Entzündungsreaktionen führen**, ist dies beim IgA **nicht** der Fall, zumindest nicht auf dem üblichen klassischen Weg der Komplementaktivierung oder durch Bindung der F_c-Region an Leukozyten. IgA wird in großen Mengen auf innere Körperoberflächen sezerniert und bindet dort an diejenigen antigenen Strukturen, gegen die es von den Plasmazellen gebildet wurde. Seine wesentliche Wirkung besteht dabei lediglich in einer **Inaktivierung der gebundenen Fremdstrukturen**, sodass dieselben nicht mehr invasiv werden können. Dies gilt ganz besonders im Hinblick auf virale Erreger, die ihre Infektiosität nahezu vollständig verlieren. IgA wird von den Verdauungsenzymen des Darms nicht angegriffen und gespalten.

Vor allem bei Fremdorganismen wie u.a. Typhus-Salmonellen, die durch IgA nur unvollständig inaktiviert werden, bildet das Immunsystem im Rahmen der Invasion der Erreger **zusätzlich** große Mengen an **IgG**, die dann auch in den betroffenen Strukturen (z.B. Darmwand) zur Entzündung führen.

EXKURS

Die inneren Körperoberflächen, also die Schleimhäute, bilden die übliche Eintrittspforte für Erreger. Da beim erstmaligen Kontakt noch kein gegen diesen Erreger gerichtetes IgA da sein kann, folgt dem Kontakt bei zahlreichen menschenpathogenen Mikroorganismen eine zumindest umschriebene Invasion, sodass sich das spezifische Immunsystem mit dem Erreger auseinanderzusetzen hat. In all diesen Fällen wird, z.B. in den regionären Lymphknoten, neben dem zunächst produzierten IgM auch IgG und v.a. IgA gebildet. In der Folge findet sich ein Spiegel an spezifischem IgG in den Körperflüssigkeiten, während das IgA auf die Schleimhäute des MALT abgegeben wird. Im Rahmen einer Zweitinfektion Monate oder Jahre später wird der Erreger deshalb üblicherweise bereits auf den Schleimhäuten abgefangen, doch kann es abhängig von der Virulenz des Erregers auch zu einer neuerlichen Invasion mit zumeist nur milden oder sogar fehlenden Symptomen kommen, sofern der noch vorhandene IgG-Spiegel in ausreichender Höhe verblieb. In jedem Fall jedoch wird das Immunsystem durch den eintretenden Booster-Effekt ein weiteres Rezidiv verhindern – von seltenen Ausnahmen einmal abgesehen (➤ Fach Infektionskrankheiten). Gelangt der Erreger allerdings beim Erstkontakt nicht über die

Schleimhäute, sondern beispielsweise über eine Verletzung der Oberhaut (oder als Impfung über die Kanüle) in den Organismus, verläuft die Immunantwort prinzipiell vollkommen identisch, jedoch **ohne Bildung von IgA**. Es existieren demnach Mechanismen, welche den Erreger seiner Eintrittspforte zuordnen und folgerichtig auf IgA verzichten, wenn dies (scheinbar) keinen Sinn ergibt. Allerdings bedeutet dies nun, dass sich derselbe Erreger bei einem neuerlichen Kontakt und dieses Mal „üblicher Eintrittspforte" problemlos auf den Schleimhäuten vermehren und von hier aus auf Kontaktpersonen übertragen werden kann, obwohl der Infizierte dank aufgebauter Immunität (IgG, evtl. zusätzlich aktivierte T-Killerzellen, memory cells) nicht krank werden kann. Dieser Zusammenhang ist besonders bei einzelnen Impfungen zu berücksichtigen (s. dort).

IgD

IgD (und **IgM** als Monomer) ist das membranständige Immunglobulin aller B-Lymphozyten, sobald sie im Knochenmark geprägt worden sind. Es dient der spezifischen Erkennung von Fremdantigenen nach dem Schlüssel-Schloss-Prinzip und besitzt keine weitere Funktion. Im Serum können daher nur die minimalen Mengen erscheinen, die aus den Zellmembranen der B-Lymphozyten (bis zu 30.000 IgD-Moleküle/B-Lymphozyt!) verloren gehen oder die beim Zugrundegehen einzelner B-Lymphozyten freigesetzt werden.

Serumspiegel

Sämtliche Immunglobuline mit Ausnahme des membranständigen IgD und IgM (als Monomer) werden von Plasmazellen erst dann gebildet, wenn einzelne B-Lymphozyten unter Mithilfe von Makrophagen und T-Helferzellen ihr spezifisches **Fremdantigen erkannt** und sich in der Folge vermehrt und transformiert haben. Würde man ein Neugeborenes unter absolut sterilen Bedingungen keimfrei aufziehen, hätte es keinerlei Kontakt zu Fremdantigen aus der Umwelt. Es würde über ein vollständiges angeborenes (unspezifisches) Immunsystem sowie über die Grundausstattung der erworbenen (spezifischen) Immunabwehr mit all ihren zellulären und humoralen Elementen, aber über **keinerlei Immunglobuline** in den Körperflüssigkeiten verfügen. Die von der Mutter über die Plazenta erhaltenen IgG-Moleküle sind nach spätestens 8–10 Monaten ebenfalls vollständig verschwunden.

Immunglobuline sind **immer spezifisch**. Sie werden erst und ausschließlich **nach einem Kontakt** mit fremden Eindringlingen und auch **ausschließlich gegen genau diese Eindringlinge** gebildet. Daraus geht hervor, dass der Serumspiegel der Immunglobuline im Laufe des Lebens so lange weiter **ansteigt**, wie in größerem Umfang **neue Antigene** erscheinen, mit denen der entsprechende Mensch bis dahin noch keinen Kontakt hatte. Erst wenn die mikrobiologische Umwelt weitgehend erfasst ist, kann der Gesamtspiegel der Immunglobuline allmählich über Jahre wieder absinken, weil die ursprünglich gebildeten Plasmazellen weniger werden und in ihrer Aktivität nachlassen. Das **immunologische Gedächtnis** gegen die Keime bleibt aber über die Gedächtniszellen (memory cells) erhalten, sodass bei einem neuerlichen, „auffrischenden" Kontakt (= **Boosterung**) sehr schnell große Mengen an zusätzlichem Immunglobulin gebildet werden (➤ Abb. 2.25).

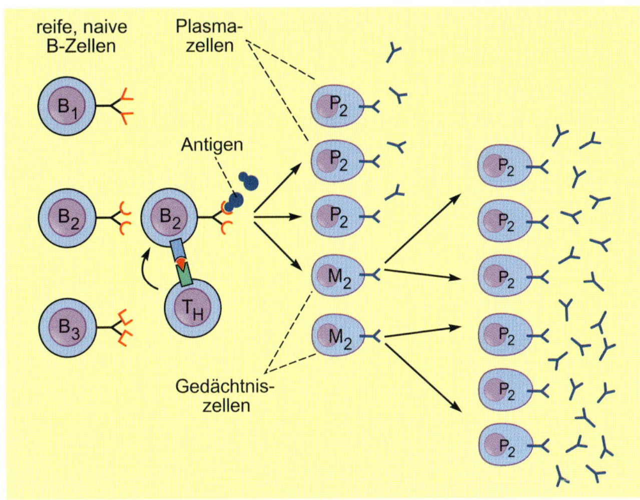

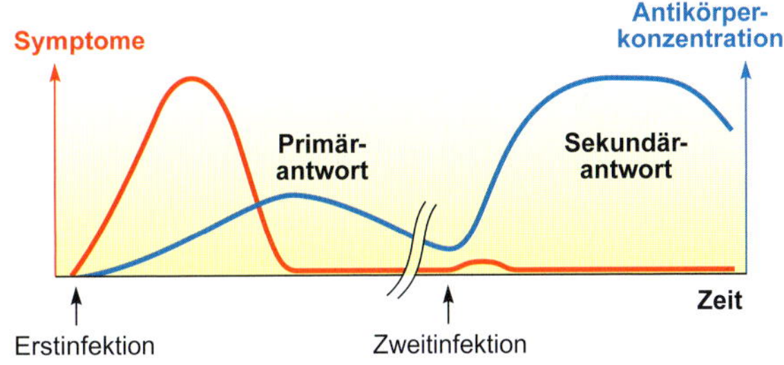

Abb. 2.25 Booster-Effekt beim Zweitkontakt [L106]

Die **Halbwertszeit** der Immunglobuline liegt lediglich bei **4 Wochen** (IgG). Sie müssen also zumindest in gewissem Umfang ständig nachgebildet werden, um nicht innerhalb kurzer Zeit deutlich abzufallen. Im Alter von **8–10 Jahren** haben allerdings bereits so viele Kontakte stattgefunden, dass die **Serumspiegel** annähernd dem des **Erwachsenen** entsprechen. Ab diesem Zeitpunkt halten sich die Zunahme durch weitere Antigenkontakte und allmähliche Abnahme derjenigen Immunglobuline, die nicht weiter aufgefrischt werden, in etwa die Waage.

Zusammenfassung

Immunglobuline (Antikörper)

Träger der spezifischen humoralen Abwehr

IgG

- mengenmäßig vorherrschendes Immunglobulin (> 80 %)
- wird beim Erstkontakt später als IgM gebildet
- wird von Plasmazellen lebenslang nachproduziert
- in allen Körperflüssigkeiten vorhanden
- plazentagängig; entspricht der mütterlichen Leihimmunität, mit der das Kind zur Welt kommt

IgM

- Antikörper der primären Immunantwort
- kann bis zu 10 Fremdantigene gleichzeitig binden (agglutinieren) und damit unschädlich machen

2

- verschwindet 4–6 Monate nach dem Erstkontakt wieder aus dem Organismus
- wird von IgG abgelöst
- ist aufgrund seiner Größe (annähernd 1 Million Dalton) nicht plazentagängig
- kann spätestens im letzten Trimenon bereits vom Feten selbst gebildet werden

IgA

- Antikörper der Schleimhautoberflächen bzw. Bestandteil von Drüsensekreten – z.B. Muttermilch, Tränenflüssigkeit, Speichel, Bronchialsekret

IgD

- gemeinsam mit IgM-Monomeren spezifisch erkennende Membranrezeptoren der B-Lymphozyten ohne weitere Funktion

IgE

- Antikörper gegen tierische Parasiten
- wirkt in Verbindung mit Eosinophilen und Mastzellen
- wird bei fehlgesteuertem Immunsystem (Atopie) gegen beliebige weitere Antigene produziert und kann dann bis zum Bild der Anaphylaxie führen

2.4.2 Komplementsystem

Das Komplement umfasst ein ganzes System aus etwa 20 verschiedenen, im Serum und anderen Körperflüssigkeiten gelösten **Enzymen** bzw. deren **inaktiven Vorstufen** (Zymogenen). Analog zum System der Blutgerinnung beginnt seine Aktivierung an einzelnen Faktoren, um dann kaskadenartig immer weitere Proenzyme in ihre aktive Form zu überführen, bis das immunologische Ziel erreicht ist. Seine Bezeichnung ist historisch bedingt und rührt daher, dass es **komplementär zu den spezifischen Antikörpern** wirkt. Allerdings ist es Teil des **unspezifischen**, angeborenen Immunsystems.

Die einzelnen Faktoren werden zumeist mit dem Buchstaben „C" bezeichnet und durchnummeriert. Es gibt also C_1, C_2, C_3 usw. Daneben werden Properdin und weitere namentlich bezeichnete Faktoren dazugerechnet. Die Bedeutung des Komplementsystems erkennt man u.a. daran, dass immerhin **5 % der gesamten Plasmaproteine** dazugehören. Es ist **in allen Körperflüssigkeiten** gelöst. Gebildet werden die einzelnen Faktoren weit überwiegend in der **Leber**, aber zusätzlich auch lokal von **Makrophagen** und **Granulozyten**.

Funktion

Die Aufgaben des Komplementsystems bestehen in der

- **Opsonisierung** von Zielzellen,
- direkten **Zerstörung** von Zielzellen,
- Auslösung einer **Entzündungsreaktion**,
- Anlockung **(Chemotaxis)** und Aktivierung von Entzündungszellen.

Die **Aktivierung** kann auf zwei unterschiedliche Arten erfolgen, die man als „klassischen Weg" sowie als „alternativen Weg" bezeichnet (➤ Abb. 2.26). Man hat zusätzlich einen dritten Weg identifiziert, der über **Mannose**-Moleküle in der Zellwand der Mikroorganismen aktiviert wird, doch könnte dies aufgrund der unspezifischen Marker theoretisch auch dem alternativen Weg zugeordnet werden, auch wenn sich die Aktivierungskaskaden minimal unterscheiden.

Klassischer Aktivierungsweg

Die Aktivierung auf diesem Wege wird ausgelöst durch einen im Gewebe entstandenen oder an der Gefäßwand haftenden **Antigen-Antikörper-Komplex**, z.B. durch Bakterien oder Fremdproteine, an die sich Immunglobuline gebunden haben. Einzelne **Komplementfaktoren** lagern sich daraufhin an das **F_c-Stück** des Antikörpers (IgG oder IgM) an. Diese Bindung kann also erst erfolgen, wenn das Immunglobulin „sein" Antigen spezifisch erkannt und gebunden hat. Die Ursache hierfür ist darin zu sehen, dass die Bindung eines Immunglobulins über seinen F_{ab}-Teil die Konformation seines F_c-Stücks so verändert, dass es nun für Komplement, Phagozyten, T-Killerzellen und NK-Zellen „erkennbar" wird.

Die Bindung einer Komplementkomponente **aktiviert** im nächsten Schritt **weitere Komponenten** wie den Faktor C_3, der in C_{3a} und C_{3b} gespalten wird (➤ Abb. 2.27).

C_{3a}

C_{3a} bildet gemeinsam mit C_{5a} die Gruppe der **Anaphylatoxine**. Bei beiden Spaltprodukten der Komplementkaskade handelt es sich um Peptide aus jeweils gut 70 Aminosäuren. Sie bewirken die Freisetzung von Granula aus **Mastzellen** (in diesem Fall ohne die Mitwirkung von IgE) und damit u.a. die **Freisetzung von Histamin** aus diesen Granula. Histamin führt dann zu der bei der lokalen Immunantwort so wichtigen **Entzündungsreaktion**.

Weitere Wirkungen der Anaphylatoxine bestehen in der **chemotaktischen Anlockung von Granulozyten**, einer **Kontraktion der glatten Muskulatur** von Bronchiolen und weiteren glattmuskulären Geweben wie u.a. der Darmwand sowie in einer **Erhöhung der Kapillarpermeabilität**. Die Entzündungsreaktion wird hierdurch verstärkt. Bei einer umfangreichen systemischen Bildung kommt es dadurch allerdings zu **Atemnot**, **Blutdruckabfall** und **Ödemen**. Daneben induzieren Anaphylatoxine die **Bildung der Leukotriene**, die ihrerseits sowohl die Entzündung unterhalten und die Kontraktion glatter Muskulatur weiter verstärken als auch wiederum chemotaktisch auf Leukozyten wirken.

Anaphylatoxine entstehen also grundsätzlich **bei jeder Komplementaktivierung**, woran dann auch gesetzmäßig eine Entzündungsreaktion gekoppelt ist. Findet die Aktivierung des Komplements nicht umschrieben im Gewebe, sondern **in großem Umfang im Serum** statt (z.B. bei einer **Sepsis** oder bei einer großflächigen **Verbrennung**), führen die verschiedenen Wirkungen zu einem lebensbedrohenden **Schockzustand**.

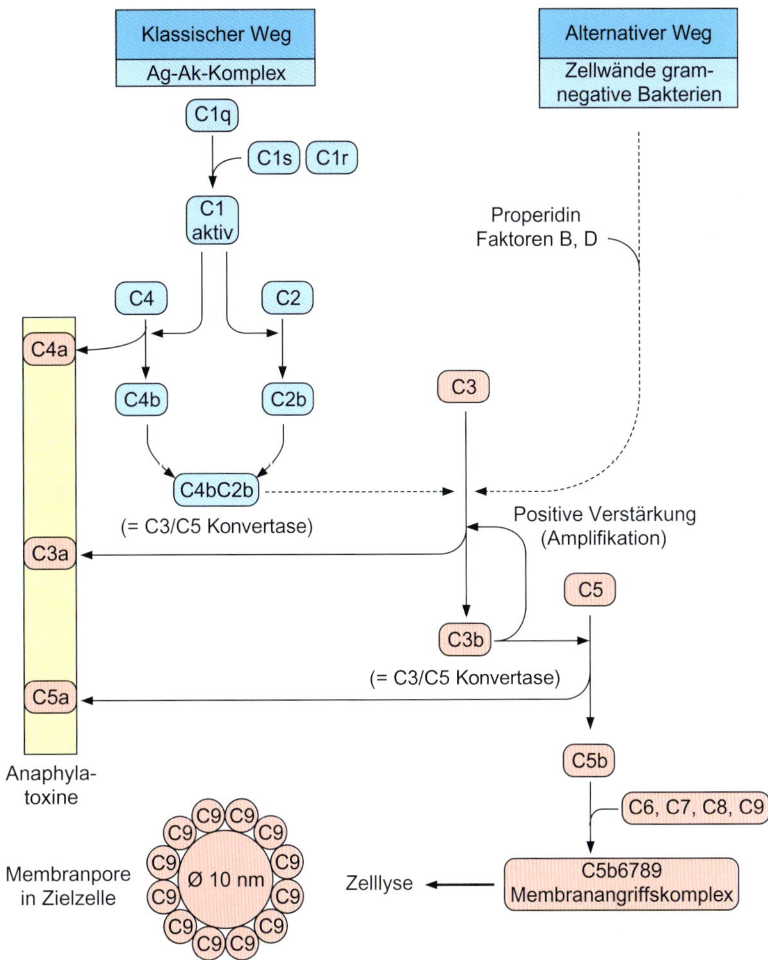

Abb. 2.26 Komplementsystem und dessen Aktivierungswege [L253]

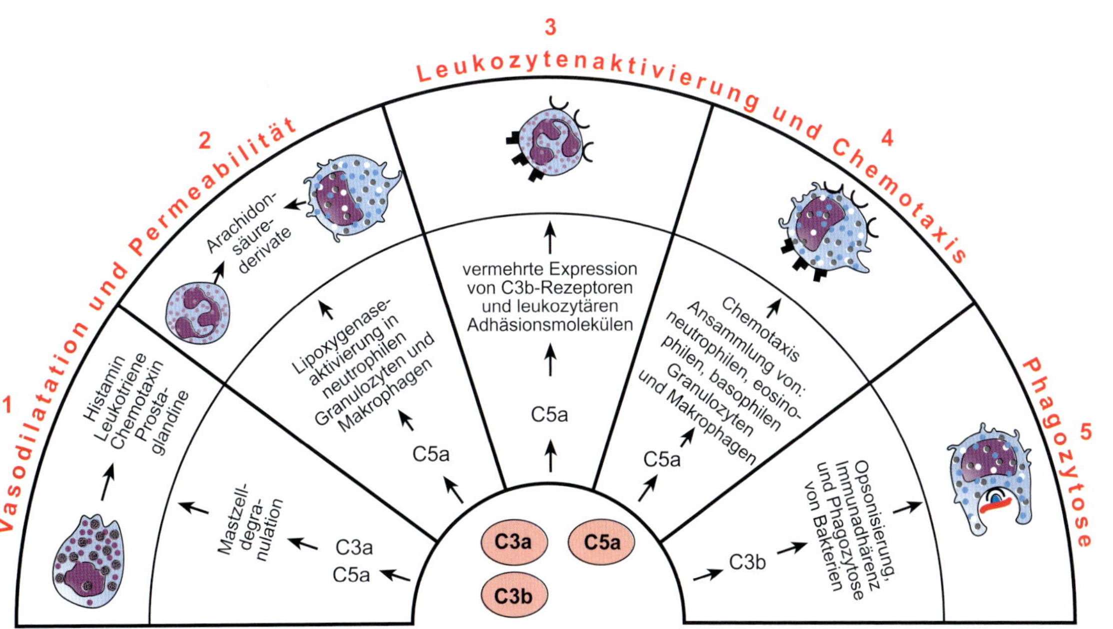

Abb. 2.27 Wirkungen der Faktoren C_3 und C_5 [L112]

2

C_{3b}

C_{3b} bindet zusätzlich zu den bereits gebundenen Immunglobulinen an die Zielzelle und wirkt hier auch zusätzlich **opsonisierend**, d.h., es aktiviert Makrophagen und Granulozyten zur **Phagozytose**. Eine Fremdzelle, an die Immunglobuline **und** C_{3b} gebunden sind, hat praktisch keine Chance mehr, der Phagozytose durch eigene Abwehrmechanismen zu entgehen.

Sehr viel wichtiger ist, dass C_{3b} auch Fremdzellen opsonisiert, die noch nicht durch Immunglobuline besetzt worden sind und dass dies als Markierung für die Phagozyten völlig ausreicht. Zusätzlich besteht allerdings eine gewisse Affinität von C_{3b} zur Zellmembran körpereigener Zellen, doch verfügen dieselben über Mechanismen, den Faktor zu inaktivieren und abzubauen.

Membran-Angriffs-Komplex (MAC)

Durch die Aktivierung weiterer Komplementfaktoren bildet sich schließlich ein **Enzymkomplex**, der als Lysekomplex bzw. (geläufiger) als **MAC** bezeichnet wird. Dieser durchsetzt die **Zellmembran**, bildet ein regelrechtes **Loch** darin, worauf Natrium, Calcium und Wasser einströmen und die **Zelle lysieren**.

Zusammenfassung

Es findet also sowohl ein **Wettstreit** als auch eine **gegenseitige Verstärkung** statt (➤ Abb. 2.28):

- Sind Phagozyten oder Killerzellen in der Nähe, denen die Anwesenheit der gebundenen Immunglobuline zur Opsonisierung ausreicht, phagozytieren oder zerstören sie die Antigen-Antikörper-Komplexe, ohne dass das Komplement einzugreifen bräuchte.

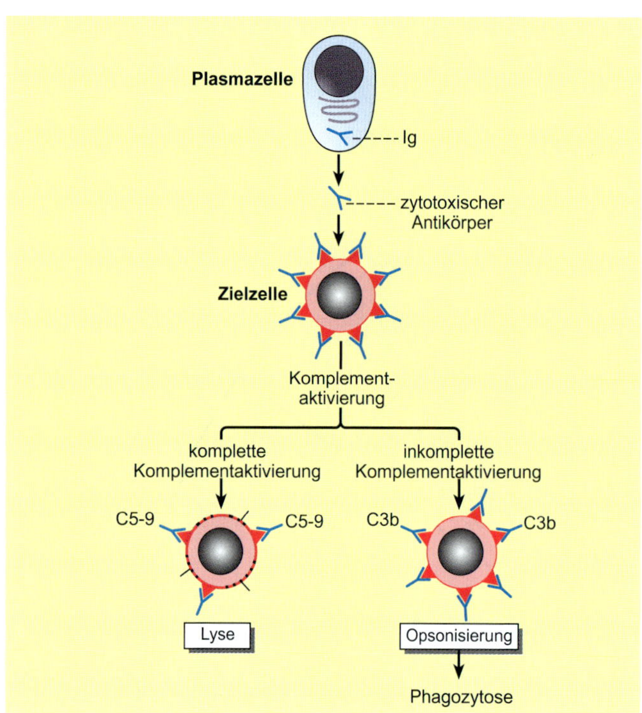

Abb. 2.28 „Wettstreit" zwischen Zelllyse und Phagozytose [L112]

- Haben die Eindringlinge besondere Abwehrstrategien entwickelt, bedarf es der zusätzlichen Opsonisierung durch Komplement (C_{3b}), damit die Phagozyten ihr Werk beginnen können.
- Bedeutsamer ist, dass das Komplementsystem durch seine **ubiquitäre Anwesenheit im Extrazellulärraum** eine mikrobielle Invasion bereits zu einem Zeitpunkt wirksam bekämpfen kann, an dem noch keine ausreichende Zahl an Leukozyten zur Verfügung steht. In diesen Fällen zerstört der MAC aus den Komplementfaktoren die Fremdzellen, sodass den Phagozyten nur noch das Wegräumen der Zelltrümmer übrig bleibt.

Ergänzt werden diese Mechanismen durch die über C_{3a} und C_{5a} ausgelöste Entzündungsreaktion (Histamin, Heparin und nachfolgend gebildete Leukotriene), die weitere Anteile des Immunsystems an den Ort der Fremdinvasion holt. Antigen-Antikörper-Komplexe (Immunkomplexe), die häufig im Rahmen **systemischer Infektionen** entstehen und im Blut zirkulieren, besitzen die Eigenschaft, sich in Gefäßwände einschließlich der Nierenglomeruli einzulagern. Sobald sie dort zur Ruhe gekommen sind, werden sie vom Komplementsystem erkannt. Dies bedeutet, dass die im Rahmen zahlreicher Infektionen oder Autoimmunkrankheiten entstehende **Vaskulitis** überwiegend oder ausschließlich **vom Komplementsystem initiiert wird** und dass man dabei üblicherweise als eigentliche Ursache zirkulierende Immunkomplexe finden wird.

Alternativer Aktivierungsweg

Das Komplementsystem ist **nicht** unbedingt auf die **Anwesenheit** von gebundenen **Antikörpern** angewiesen. Unter anderem führen auch manche **Oberflächenstrukturen** maligne entarteter Zellen, verschiedene **Kohlenhydrate** in der Zellwand von Pilzen, Bakterien und Protozoen (z.B. die **Mannose** des sog. dritten Weges) oder **Endotoxine** (= Lipopolysaccharide, LPS) aus gramnegativen Bakterien zur Aktivierung des Komplementsystems, noch bevor die spezifische Immunantwort durch Produktion von Antikörpern erfolgt ist. Diese dauert ja nahezu 1 Woche nach erfolgtem Erstkontakt. In dieser Zeit hätten sich die eingedrungenen Bakterien bereits zu riesigen Zellzahlen vermehrt, wenn sie nicht daran gehindert würden.

Vor allem der **Faktor C_3** leitet mit seiner Spaltung und Aktivierung die Reaktionskaskade ein. Unter Beteiligung weiterer Faktoren wie Properdin mündet sie schließlich in einen gemeinsamen Weg mit der klassischen Aktivierung. Die Effekte auf die Zielzelle sind durch die **gemeinsame Endstrecke** bei beiden Wegen dieselben. Es erfolgt die Opsonisierung durch C_{3b} (ohne gleichzeitige Opsonisierung durch Immunglobulin) oder die Bildung des MAC-Komplexes, sowie gleichzeitig die Degranulation von Mastzellen über die Anaphylatoxine. Unterschiedlich ist lediglich die Form der Aktivierung – einmal (schnell) **mit** und einmal (langsam) **ohne Immunglobuline**. Das unspezifisch wirkende Komplementsystem ist dadurch, wie so viele Zellen und Faktoren, auch an der spezifischen Immunabwehr beteiligt.

Zusammenfassung

Komplement

- Teil der **unspezifischen humoralen Abwehr**
- stellt 5 % aller Plasmaproteine (drittgrößte Fraktion nach Albumin und den Immunglobulinen)
- besteht aus mehr als 20 zunächst inaktiven Faktoren (Zymogenen), die kaskadenartig aktiviert werden
- **Aktivierung** durch opsonisierte Fremdzellen (Immunglobuline, CRP) bzw. **abgelagerte Antigen-Antikörper-Komplexe** (im Serum zirkulierende werden nicht erkannt) oder Reaktion auf bestimmte **Membranfaktoren von Mikroorganismen**
- **opsonisiert** Fremdantigene, **lysiert** Fremdzellen und führt zur **Entzündungsreaktion**

2.4.3 Zytokine

Zytokine sind **Botenstoffe**, die zwischen verschiedenen Zellen vermitteln bzw. Nachrichten überbringen (Zytos = Zelle, kinein = bewegen). Sie werden von sämtlichen Zellen des Immunsystems, aber auch von Epithelien, Endothelien der Blutgefäße oder (eingeschränkt) Thrombozyten sezerniert.

Es handelt sich um eine sehr große Zahl kleiner löslicher Proteine mit **unterschiedlichsten Funktionen**. Sie wirken am Ort ihrer Produktion, gelangen jedoch je nach der produzierten Menge auch über Lymphe und Blut zu entfernt liegenden Organen und Strukturen. Etliche stimulieren die **Hämatopoese** des Knochenmarks. Andere erzeugen im Hypothalamus **Fieber** und bewirken in der Leber die Produktion der **Akute-Phase-Proteine**. Einige lösen Entzündungen aus oder wirken chemotaktisch als sog. **Chemokine**, indem sie z.B. die Diapedese von Leukozyten stimulieren, sodass dieselben sehr gezielt an den Ort einer bakteriellen oder viralen Invasion gelockt werden. Insgesamt sind inzwischen mehr als 100 Zytokine chemisch definiert, wobei die Wirkungen zwar sehr unterschiedlich sein können, sich jedoch häufig auch überschneiden.

Zytokin ist der Oberbegriff für **alle Botenstoffe**. Bestehen sezernierende und empfangende Zellen aus **Leukozyten**, kann dieser Anteil der Zytokine konkretisiert und mit dem Begriff der **Interleukine** belegt werden.

Interleukine

Interleukine sind eine große Gruppe unter den Zytokinen, die zwischen (inter) verschiedenen weißen Blutkörperchen (*Leuko*zyten) vermitteln. Sie werden von einer bestimmten Leukozytenpopulation sezerniert und bewirken dann in einer anderen Gruppe eine Reaktion. Man kann die Gruppe der Interleukine theoretisch nochmals unterteilen und genauer bezeichnen – z.B. in **Monokine**, wenn sie von Monozyten sezerniert werden, oder in **Lymphokine**, sofern sie aus Lymphozyten stammen.

Die Unterscheidung und Abgrenzung zwischen Zytokinen und Interleukinen samt deren Untergruppen ist historisch entstanden und heutzutage eher sinnlos, denn zahlreiche Botenstoffe überbringen ihre Nachrichten gleichzeitig sowohl an Leukozyten als auch an verschiedenste weitere Zellen oder Organe. Selbst Botenstoffe wie IL-1 oder TNF-α, die überwiegend Monokine darstellen, werden zusätzlich von weiteren Zellen produziert und wirken sowohl auf Leukozyten als auch auf unterschiedlichste Gewebe. Andererseits verblieb ein praktischer Nutzen, denn die Interleukine stehen mengenmäßig und hinsichtlich ihrer Wirkungen doch immer noch sehr im Vordergrund und durch die einheitliche Namensgebung kann man sie sich sehr viel leichter merken als in üblichen Fällen, bei denen die moderne Medizin wieder mal über eine Unzahl unterschiedlichster Kürzel aus 2–4 Buchstaben zugeschlagen hat – allein bei den Zytokinen nochmals rund 30 weitere Faktoren. Nicht so selten entsteht dabei der Verdacht, dass selbst die Spezialisten, die sich rund um die Uhr mit der entsprechenden Thematik beschäftigen, Listen zum Nachschlagen benötigen.

Die gängige und vollkommen ausreichende Bezeichnung für alle Botenstoffe ist also Zytokin bzw. (alternativ) Interleukin, abgekürzt mit IL. Ähnlich wie die Komplementfaktoren werden sie fortlaufend nummeriert, also als IL-1, IL-2 (bis IL-26) bezeichnet. Einzelne Zytokine bzw. Interleukine tragen Eigennamen. Hierzu gehören z.B. die Interferone (IFN) und der Tumor-Nekrose-Faktor-α (TNF-α).

Interleukine aus T-Lymphozyten

T-Lymphozyten bilden und sezernieren u.a. die Interleukine IL-2, IL-4, IL-5, IL-6, IL-9, IL-10, IL-13, IFN-γ und TNF-α, was niemand auswendig zu lernen braucht. Bedeutung haben im Zusammenhang v.a. **IL-2** und **IL-4**. Das Spektrum dieser Botenstoffe ist unterschiedlich. Einige stimulieren B-Lymphozyten zur Differenzierung und Umwandlung in Plasmazellen (IL-4), andere wirken stimulierend auf Eosinophile oder auf NK- und T-Killerzellen (IL-2, IL-5). Das IL-10 der regulatorischen T-Zellen übt hemmende Funktionen aus, reguliert und begrenzt also die Immunantwort und verhindert Autoimmunität. B-Lymphozyten erhalten durch das Spektrum an Botenstoffen, v.a. hinsichtlich IL-4, IL-5, IL-6, IL-9 und IL-13, auch Mitteilung darüber, ob sie nach ihrer Transformation zu Plasmazellen nun eher IgG oder IgE oder IgA produzieren sollen. Das wichtigste Zytokin im Hinblick auf die Produktion von **IgE** scheint **IL-13** zu sein, in Bezug auf die **Kooperation** von IgE und Eosinophilen **IL-5**. Beispielsweise stimuliert IL-5 im Knochenmark die Produktion der Eosinophilen.

MERKE

Grundsätzlich scheinen die in den aktuellen Zusammenhang integrierten Zellen erst durch einen **fein abgestimmten Cocktail aus Zytokinen** zu erfahren, was sie nun genau zu erledigen haben. Der Austausch von ein oder zwei Interleukinen verändert bereits den jeweiligen Prozess.

Interleukine aus Makrophagen

Makrophagen sezernieren ein gewaltiges Spektrum an Botenstoffen – u.a. IL-1, IL-4, IL-6, IL-12, IFN-α und TNF-α. Dies entspricht ihrer zentralen Stellung im Immunsystem.

2

IL-1 stimuliert T-Helferzellen sowie die Granulopoese im Knochenmark. **IL-12** ist für die Aktivierung von NK-Zellen und T-Killerzellen wesentlich, damit diese ihre zytotoxischen Fähigkeiten erlangen, und aktiviert T_H0- zu T_H1-Zellen. Dasselbe geschieht durch **IL-4** in Bezug auf T_H2-Helferzellen. **IL-1**, **IL-6** und **TNF-α** verursachen als endogene **Pyrogene** im Hypothalamus die Anhebung des Sollwertes für die Körpertemperatur (und erzeugen damit **Fieber**) und induzieren zusätzlich in der Leber die Bildung von **Akute-Phase-Proteinen** wie **CRP**. **IL-6** stellt darüber hinaus den stärksten Stimulus für die Synthese des Hormons Thrombopoetin in der Leber dar.

Interleukine aus B-Lymphozyten

B-Lymphozyten sezernieren neben **Interferon** vergleichsweise **wenige** Interleukine, die z.B. aktivierend auf T-Lymphozyten wirken. Sie stehen mehr am Ende des Aktivierungsweges, besitzen also hauptsächlich Rezeptoren für die Wirkungen zahlreicher Interleukine.

Interferone (IFN)

Es sind **drei verschiedene Interferone** bekannt, die von unterschiedlichen Zellen gebildet werden:

- α-Interferon (IFN-α)
- β-Interferon (IFN-β)
- γ-Interferon (IFN-γ)

Es handelt sich um Glykoproteine mit einem Molekulargewicht zwischen 20.000 und 40.000 Dalton. Sie gehören zu den Zytokinen, weil sie Vermittlungsdienste zwischen verschiedenen Zellen leisten. Man kann diese Gruppe inzwischen in größeren Mengen gentechnologisch herstellen und zur Therapie verschiedener Krankheiten verwenden.

- **IFN-α** wird von **Makrophagen**, **Retikulumzellen** und **B-Lymphozyten**, wahrscheinlich aber von zahlreichen oder sogar allen weiteren Zellen gebildet, sobald diese **durch Viren infiziert** worden sind. Infektion ist bei phagozytierenden Zellen teilweise auch mit dem Begriff der **Phagozytose** verbunden, sodass in aller Regel parallel eine Präsentation an MHC-I- **und** MHC-II-Proteinen resultiert.
- **IFN-β** wurde zunächst in **Fibroblasten** nachgewiesen. Inzwischen geht man davon aus, dass es entsprechend IFN-α von sämtlichen Zellen sezerniert werden kann – ebenfalls nachdem sie **durch Viren infiziert** wurden.
- **IFN-γ** wird weit überwiegend nur durch **NK-Zellen** und T-Lymphozyten (**T_H1-Zellen**) hergestellt – und zwar in diesem Fall nicht infolge einer Infektion, sondern im Rahmen ihrer Immunfunktion nach dem Erkennen Klasse-I-präsentierter Antigene (aus Viren oder intrazellulären Bakterien).

Die Interferone besitzen überragende Bedeutung bei der Bekämpfung viraler Infektionen. Allerdings wirken sie **nicht gegen extrazelluläre Viren**. Vielmehr diffundieren sie zunächst in die Umgebung der sezernierenden Zellen und, abhängig von der gebildeten Menge, zusätzlich auf dem Blutweg in weitere Gewebe und lagern sich an eine Vielzahl unterschiedlicher Körperzellen an. Dort **schützen** sie die Zelle **vor einem Virusbefall** bzw. zumindest **vor der Replikation** (Vermehrung) aufgenommener Viren (➤ Abb. 2.29). Diese können sich also in einer interferongeschützten Zelle nicht mehr vermehren. Dabei spielt die Art des Virus keine Rolle – der Schutz gilt für nahezu alle Viren, ist also **unspezifisch**. Dies bedeutet jedoch auch, dass die Wirkung der Interferone nicht nur gegen Viren gerichtet ist. Auch die **Zellteilungsrate nichtinfizierter Zellen wird gehemmt**. Unter anderem aus diesem Grund ist die therapeutische Anwendung eingeschränkt und mit erheblichen Nebenwirkungen verbunden.

Die Interferone besitzen darüber hinaus weitere Wirkungen:

- **IFN-α** stimuliert NK-Zellen, Makrophagen und T-Killerzellen zur Abtötung virusinfizierter Zellen.
- **IFN-γ** aktiviert u.a. T-Killerzellen, NK-Zellen und Makrophagen (zur verbesserten Phagozytose und Lyse) und bewirkt eine gesteigerte Synthese von MHC-Proteinen.

Interferone stimulieren also große Teile des Immunsystems.

EXKURS

Virusinfekte, die häufig binnen 1 Woche, also noch bevor die spezifische Antikörperbildung richtig in Gang gekommen ist, bereits wieder abgeklungen sind, werden bevorzugt **durch die Interferonwirkungen limitiert und geheilt**. Man kann dies bei Versuchstieren nachweisen, denen die körpereigenen Interferone durch dagegen gerichtete Antikörper unwirksam gemacht wurden. Solche Tiere erkranken nach Virusinfektionen länger und schwerer oder sie sterben daran. Andere, denen man vor einer Virusinfektion **zusätzliches** Interferon verabfolgt hatte, erkrankten gar nicht.

Interferone binden an **spezifische** Zellmembran-**Rezeptoren** ihrer Zielzellen. Von hier aus wird die Information auf Proteine (sog. **STAT**-Proteine = Abkürzung für **S**ignal**t**ransduktion und **A**ktivator der **T**ranskription) übertragen und in den Zellkern transportiert. Eine Vielzahl stimulierter Gene sorgt in der Folge dafür, dass virusspezifische Vermehrungsmechanismen, aber auch **zelleigene Funktionen** gehemmt oder unterbunden

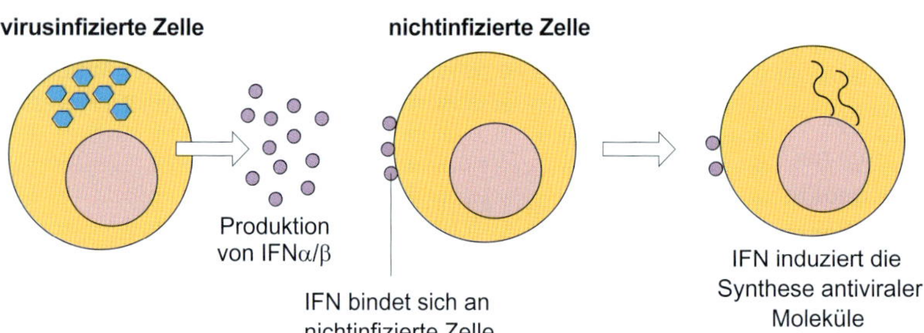

Abb. 2.29 Schema der Interferonwirkung [R297]

werden. Wie bedeutsam diese Interferonwirkungen für die Abwehr viraler Infektionen sind, erkennt man besonders deutlich am **Ebola-Virus**, das über selbst codierte Proteine **die STAT-Proteine inaktiviert** und damit letztendlich die gesamten Interferonwirkungen. Damit steht der Zellstoffwechsel uneingeschränkt der Virusreplikation zur Verfügung. Den in weiterer Folge entstehenden Schädigungen durch das Virus (u.a. an den Blutgefäßen) entsprechend liegt die Letalität des Ebola-Fiebers bei über 50 %. Nur der eher geringen Kontagiosität des Virus (z.B. keine Tröpfcheninfektion) ist es zu verdanken, dass die Epidemien (zuletzt 2014/15) lokal auf einzelne Regionen weniger afrikanischer Länder beschränkt bleiben und es in diesen Jahren nicht weltweit zu Millionen Toten kommt.

Tumor-Nekrose-Faktor α (TNF-α)

Der Tumor-Nekrose-Faktor α (alte Bezeichnung: Kachektin) wird überwiegend von **Makrophagen** gebildet, teilweise auch von aktivierten **T-Lymphozyten** und weiteren Zellen (mehrheitlich Leukozyten). Er bezog seinen ehemaligen Namen aus seiner **nekrotisierenden Wirkung auf Tumorzellen**. Im Bereich der Arteriolen und Kapillaren führt er durch Stimulation der Prostaglandinsynthese zur Mehrdurchblutung (Hyperämie) und Ödembildung und damit zur **Entzündungsreaktion** – in diesem Fall ohne Mitbeteiligung von Mastzellen oder Anaphylatoxinen. Die gebildeten Prostaglandine verursachen daneben auch **Schmerzen** (Reizung der Nozizeptoren). Zusätzlich wird NO (Stickstoffmonoxid) gebildet, das die Hyperämie weiter verstärkt. TNF-α **stimuliert** an Knorpel und Knochen **Chondro- und Osteoklasten**. Dieser Mechanismus führt z.B. bei der rheumatoiden Arthritis zu Knorpel- und Knochenabbau und damit zur Zerstörung der Gelenke. Beteiligt ist an der Gelenkdestruktion auch die Bildung des sog. Pannus, einer bindegewebigen Proliferation der Gelenkkapsel infolge einer Stimulation der ortsständigen Fibrozyten.

Weitere Wirkungen entsprechen u.a. den Interleukinen IL-1 und IL-6. So stellt der Faktor ein starkes **Pyrogen** dar und stimuliert die Leber zur Bildung der **Akute-Phase-Proteine**. An den Kapillarendothelien wirkt er **chemotaktisch**. Ganz pauschal kann man sagen, dass sich v.a. IL-1 und TNF-α in etlichen ihrer Wirkungen ähneln und gegenseitig potenzieren. Andererseits ist TNF-α in höheren Konzentrationen wesentlich an der Ausbildung des **septischen Schocks** beteiligt und führt durch **Hemmung des Appetitzentrums** im Hypothalamus zur Gewichtsabnahme bei Tumorpatienten **(Kachexie)**, woraus eben sein früherer Name **Kachektin** resultierte. Diese beiden Eigenschaften verhindern einen therapeutischen Einsatz bei der Behandlung von Tumoren.

Damit entstehen also allein am Hypothalamus drei differenzierte Wirkungen:

- Hemmung des Appetitzentrums (→ Gewichtsabnahme bis hin zur Kachexie)
- Sollwertverstellung im Temperaturzentrum (→ Fieberreaktion)
- Sekretion von CRH (→ Anstieg des Cortisol-Serumspiegels, ➤ Fach Endokrinologie). Der erhöhte Cortisolspiegel vermag im Einzelfall und trotz gegengerichteter Wirkung am Temperaturzentrum eine deutlich erhöhte Körpertemperatur leicht abzusenken.

Interessant ist der Mechanismus, über den der Tumor-Nekrose-Faktor zur **Zerstörung maligne entarteter Zellen** führt. Seine Anlagerung an bestimmte Rezeptoren dieser Zellen führt zur Bildung intrazellulärer Moleküle (sog. **Caspasen**), die in der Folge die DNA des Zellkerns spalten und zerstören. Ohne DNA geht die Zelle zugrunde. Es handelt sich also im eigentlichen Sinn nicht um einen Angriff auf Zellen nach dem Vorbild von Killerzellen, sondern um eine **Induktion der Apoptose**, dem selbst veranlassten programmierten Zelltod.

Die Fähigkeit, Rezeptoren für TNF-α in ihre Zellmembranen einzubauen, um eine **Apoptose** einzuleiten, ist prinzipiell allen Zellen eigen. Man bezeichnet die Gruppe dieser Rezeptoren auch als **Todesrezeptoren**; den größten Anteil daran stellt die Familie der Tumor-Nekrose-Faktor-Rezeptoren (TNF-R). Virusbefallene oder maligne entartete oder auf andere Weise geschädigte Zellen produzieren TNF-R und integrieren sie in ihre Membranen. Dies gilt u.a. auch für Immunzellen, die nicht mehr benötigt werden und z.B. von regulatorischen T-Zellen das Signal zur Apoptose erhalten. Die daraufhin in Gang gesetzte Kaskade mit der Bildung von Caspasen, die die Zell-DNA abbauen, ist unabhängig vom Zelltyp immer derselbe. Es sei daran erinnert, dass apoptotische Zellen keine Entzündungsvorgänge auslösen: Sie zerfallen in membranumschlossene Vesikel, die in der Folge von Makrophagen aufgenommen und abgebaut werden. Unglücklicherweise kommt es bei zahlreichen **malignen** Erkrankungen zu **Mutationen der Apoptosegene** mit den codierten Caspasen, sodass TNF-α **keine Wirkung** mehr entfalten kann.

PATHOLOGIE

An der gelenkzerstörenden Entzündung bei der **rheumatoiden Arthritis** ist TNF-α an vorderster Front mitbeteiligt. 2001 wurden in die Basistherapie dieser Krankheit **Antikörper gegen TNF-α** (Enbrel®) eingeführt, wodurch die Entzündung begrenzt und eine ganz **wesentliche Besserung** der Symptome erreicht wird (➤ Fach Bewegungsapparat). Auch weitere Krankheiten wie **Morbus Bechterew**, **Morbus Crohn** und **Psoriasis** werden inzwischen damit therapiert.
Zusätzlich wurden **Antikörper gegen IL-1** bzw. Rezeptorantagonisten für seine Wirkungen entwickelt. 2009 kam der erste **Antikörper gegen IL-6** auf den Markt. Damit sind die drei Zytokine mit dem breitesten Wirkspektrum erfasst.
Antikörper gegen Zytokine werden zur Gruppe der sog. **Biologika** zusammengefasst, was Ärzten und Patienten ein gutes Gefühl vermittelt. Angesichts der umfassenden Bedeutung der Faktoren für das Immunsystem konnte allerdings von Anfang an vor den möglichen Spätfolgen nur gewarnt werden. Inzwischen ist längst ein Anstieg bei Non-Hodgkin-Lymphomen und weiteren Malignomen zu verzeichnen, weshalb die ganze Präparategruppe sehr verantwortungsvoll eingesetzt werden muss. Erleichtert wird der diesbezügliche Umgang mit den Medikamenten durch deren horrende Preise (z.B. 100.000 €/Patient und Jahr).

Zusammenfassung

Ganz allgemein wirken Interleukine besonders auf diejenigen Zellen und Gewebe, die bei gegebenen Voraussetzungen genau die Immunzellen unterstützen, von denen sie sezerniert wurden. Sie sind gewissermaßen der Ersatz für ein „Rundschreiben“, in dem die Gefährdung des Organismus durch unterschiedlichste Ursachen außerordentlich gezielt allen zugänglich gemacht wird, die in dieser konkreten Situation irgendeinen Beitrag leisten können. Der Ruf geht also je nachdem, ob es sich bei der Bedrohung des Organismus um Viren, Bakterien oder tierische Parasiten, oder um körpereigene Tumorzellen handelt, über unterschiedlichste Zytokin-Konstellationen an unterschiedlichste Zellen und/oder Gewebe.

2

Hauptwirkungen von TNF-α (Synthese in T-Lymphozyten und v.a. Makrophagen)

- nekrotisierende Wirkung auf Tumorzellen (Induktion der Apoptose)
- lokale Entzündungsreaktion – u.a. durch Synthese von NO und Prostaglandinen
- Stimulierung von Fibroblasten, Osteoklasten und Chondrozyten („Chondroklasten")
- Anlockung von Leukozyten ins Entzündungsgebiet (Chemotaxis)
- Stimulierung der Leber zur Bildung der Akute-Phase-Proteine
- Erzeugung von Fieber am Temperaturzentrum des Hypothalamus (Pyrogen)
- Minderung des Appetits bis hin zur Kachexie
- Initiierung der lokalen Blutgerinnung; bei generalisierter Bildung über massive systemische Thrombenbildungen Auslösung eines septischen Schocks

Hauptwirkungen von IL-1 (überwiegend von Makrophagen, aber auch von Epithelien/Endothelien gebildet)

- lokale Entzündungsreaktion
- Stimulierung der Leber zur Bildung der Akute-Phase-Proteine
- Erzeugung von Fieber am Temperaturzentrum im Hypothalamus (Pyrogen)
- Anlockung von Leukozyten ins Entzündungsgebiet (Chemotaxis)
- Stimulierung des Knochenmarks zur Produktion von neutrophilen Granulozyten
- spezifische Stimulierung von B- und T-Lymphozyten
- beteiligt am septischen Schock

2.4.4 Lysozym

Lysozym ist ein Protein aus 129 Aminosäuren, das in sämtlichen Körperflüssigkeiten (einschließlich Fruchtwasser und Muttermilch!) vorkommt, in besonders hoher Konzentration in **Speichel**, **Bronchialschleim** und **Tränenflüssigkeit**. Es wird von unterschiedlichen Zellen gebildet, u.a. von Makrophagen, Neutrophilen und den Paneth-Zellen der Dünndarmkrypten (➤ Fach Verdauungssystem). Der zumeist niedrige Gehalt des Blutes resultiert aus dem Zerfall von Neutrophilen, die reichliche Mengen enthalten. Seine Wirkung ist **bakterizid**, also Bakterien abtötend, indem es aus der Zellwand grampositiver Bakterien kleinere Einheiten von Zuckern aus den membranständigen Polysacchariden herauslöst und die Zellwand damit „durchlöchert". Zusammen mit Komplement und weiteren Faktoren wirkt es auch bei gramnegativen Bakterien, die schützende Schichten um diese Polysaccharide herumgebaut haben.

Genau genommen ist Lysozym, entsprechend dem Dermicidin des Schweißes (➤ Fach Dermatologie) und einer ganzen Reihe weiterer Peptide, ein **Antibiotikum**, dessen Wirkungsweise den Antibiotikaklassen der Penicilline und Cephalosporine **entspricht**. Man sollte in diesem Zusammenhang zur Kenntnis nehmen, dass Antibiotika von nahezu **allen Lebensformen** produziert werden und dass sie nicht „von Natur aus" und „grundsätzlich" etwas Schlechtes darstellen, sondern im Laufe der Evolution sehr bedacht zum Schutz vor Bakterien und damit zur Lebensverlängerung sämtlicher Individuen entwickelt worden sind. Bereits der Fetus ist von einem Antibiotikum („Penicillin") des Fruchtwassers umgeben. Kaum ist er auf der Welt, erhält er durch seine Mutter eine mindestens halbjährige „antibiotische Therapie". Es erscheint möglich, dass der evolutionäre Sinn dieser „Therapie" über die Muttermilch nicht nur im zusätzlichen Schutz des Säuglings besteht, sondern noch mehr in der Bereitung des **Darmmilieus**, wodurch sich die gramnegativen Enterobakterien (E. coli u.a.) ohne Konkurrenz durch grampositive Bakterien ansiedeln können. „Schlecht" an Antibiotika ist also lediglich ihr zu breiter und häufig extrem undifferenzierter Einsatz im medizinischen Alltag, u.a. immer noch bei eindeutig viralen Infektionen, wo sie nicht helfen können.

2.4.5 C-reaktives Protein (CRP)

Das C-reaktive Protein (CRP; „C" von C-Pneumokokken-Polysaccharide) ist bei Gesunden nur in Spuren nachzuweisen. Es zählt gemeinsam mit Ferritin, Fibrinogen und zahlreichen weiteren Proteinen zu den **Akute-Phase-Proteinen** (➤ Fach Hämatologie). Der offizielle, wie üblich viel zu breit gefasste Referenzbereich des Serums liegt bei 0,1–5 mg/dl. Gebildet wird es in der **Leber**.

Im Verlauf eines **bakteriellen Infekts** steigt sein Serumspiegel innerhalb weniger Stunden an, sodass der diesbezügliche Nachweis aus dem Blut sehr hilfreich ist, wenn klinisch noch nicht zwischen einer viralen und einer bakteriellen Infektion unterschieden werden kann. Auch zur weiteren Verlaufsbeobachtung ist es gut geeignet: Fällt der Serumspiegel, was aufgrund der kurzen Halbwertszeit von etwa 3 Stunden gut zu beobachten ist, spricht die Therapie an.

Unter der großen Zahl **systemischer, entzündlicher Erkrankungen** gibt es etliche, bei denen ein deutlich **erhöhter CRP-Serumspiegel** zu beobachten ist, und andererseits zumindest ebenso viele, bei denen es sich im **Normbereich** befindet. Die Mehrzahl der systemischen Erkrankungen mit erhöhtem CRP-Spiegel ist ursächlich noch nicht geklärt, sodass es möglich scheint, dass hier, wie z.B. bei der rheumatoiden Arthritis (cP), Bakterien (Mykoplasmen?) ursächlich beteiligt sind. Beispielhaft erwähnt sei neben der cP auch der Morbus Crohn, bei dem der CRP-Spiegel zumindest während der akuten Schübe recht hoch sein kann und bei dem seit längerem eine bakterielle Ursache (Yersinien?) diskutiert wird. Dagegen ist z.B. bei der Colitis ulcerosa (Amöben?) trotz erheblicher entzündlicher Veränderungen üblicherweise keine CRP-Erhöhung festzustellen.

Der Serumspiegel steigt aber auch nach umfangreichen **abdominellen Operationen**, nach ausgedehnten **Verbrennungen** oder bei **Herzinfarkt** und akuter **Pankreatitis**, bei denen durch entsprechende **Zellnekrosen** auch das **Makrophagensystem aktiviert** wird. Makrophagen produzieren im Zuge ihrer Aufräumarbeiten Interleukine, welche die Syntheserate in der Leber über die (minimale) Basalsekretion hinaus ankurbeln. Manche Zellstrukturen wie Phospholipide oder Glykoproteine, die aus nekrotischem Zellmaterial freigesetzt werden, besitzen eine starke Ähnlichkeit oder sogar Identität mit bakteriellen Strukturen. Dies scheint für Makrophagen der adäquate Reiz zur Interleukin-Produktion zu sein. Akute oder chronische Entzündungen **ohne** bakterielle Beteiligung und **ohne** umfangreiche Gewebenekrosen verursachen **keine** CRP-Erhöhung.

Dies gilt auch für ausgeprägte, viral verursachte Entzündungen wie eine Meningitis oder atypische Pneumonie, aber auch z.B. für einen Lupus erythematodes, der wahrscheinlich eine virale Ursache aufweist. Entsprechend führen maligne Erkrankungen zu keinem CRP-Anstieg, solange sie nicht, z.B. über eine Metastasierung, umfangreiche Gewebenekrosen verursachen.

MERKE

Nicht die Entzündung selbst führt zum CRP-Anstieg, sondern die besondere Form einer Entzündung, bei der das Makrophagensystem im Zuge einer Phagozytose von **Bakterien** oder manchen **Pilzen** oder **„bakterienähnlichen" Bestandteilen** zerfallener Zellen die Antigene auf seiner Oberfläche präsentiert und gleichzeitig die Interleukine **IL-1**, **IL-6** und **TNF-α** produziert. Im Wesentlichen stimulieren nur diese Interleukine die Leber zur Bildung von **CRP** und weiteren Akute-Phase-Proteinen.
IL-1 wird als Monokin nahezu ausschließlich von Makrophagen (und Epithelzellen) gebildet, IL-6 und TNF-α entstehen zusätzlich auch in T-Lymphozyten und weiteren Zellen.

Wirkungsweise von CRP

CRP bindet an Phosphocholin (Cholinphosphat), das aus dem Lecithin der Zellmembran **nekrotischer Zellen** entsteht, aber auch Bestandteil der Zellmembran etlicher **Bakterien** und **einiger Pilze** ist, und wirkt in dieser Bindung **opsonisierend** für Komplement und Phagozyten, wodurch deren Angriff begünstigt bzw. teilweise erst ermöglicht wird. Der Makrophage erleichtert sich somit seine eigene Arbeit durch Stimulation der CRP-Produktion in der Leber – und das bereits zu einem Zeitpunkt, an dem er noch keine Immunglobuline als Opsonine zur Verfügung hat.

Zusammenfassung

Lysozym

- Protein mit antibiotischer, penicillinartiger Wirkung gegenüber Bakterien
- Bestandteil der Körperflüssigkeiten, besonders hoch konzentriert in Speichel, Bronchialsekret und Tränenflüssigkeit
- wird von der Leber und von zahlreichen Immunzellen gebildet, u.a. von Makrophagen

CRP

- gehört zu den Akute-Phase-Proteinen
- von der Leber nach Stimulation durch IL-1, IL-6 oder TNF-α produziert
- Synthese dieser Interleukine v.a. in Makrophagen im Rahmen bakterieller Infektionen oder bei umfangreichen Nekrosen (z.B. Herzinfarkt, akute Pankreatitis)
- wirkt v.a. auf Bakterien und Zelltrümmer opsonisierend, erleichtert dadurch die Phagozytose

2.5 Ablauf der Immunreaktion

Zellen und Faktoren der unspezifischen und spezifischen Abwehr wurden bereits besprochen. Nun geht es um eine Zusammenfassung und Systematik, soweit dies überhaupt möglich ist. Die Schwierigkeit liegt v.a. darin, dass zelluläre und humorale, spezifische und unspezifische Mechanismen außerordentlich komplex miteinander verschachtelt sind.

Rein formal bestehen die **Zellen** der **unspezifischen (angeborenen) Abwehr** aus Monozyten bzw. Makrophagen und dendritischen Zellen, den drei Granulozytenpopulationen und den NK-Zellen. Zellen der **spezifischen (erworbenen) Abwehr** sind die T-Lymphozyten. Auch die B-Lymphozyten werden zur spezifischen Abwehr gerechnet, weil sie Produktionsstätten der **spezifischen humoralen Antikörper** sind.

Die wesentlichen **humoralen Faktoren**, die selbst unspezifisch wirken, auch wenn sie sich zumindest teilweise in den Dienst der spezifischen Abwehr gestellt haben, sind das Komplementsystem, Zytokine, Lysozym und CRP – daneben zahlreiche weitere Faktoren wie Leukotriene, PAF oder die Prostaglandine, die nicht besprochen wurden. Zu den humoralen Faktoren der spezifischen Abwehr werden allein die Immunglobuline gerechnet (➤ Abb. 2.30).

2.5.1 Unspezifische Abwehr

Säureschutz und weitere Hilfsmechanismen (➤ Abb. 2.31)

Zu den unspezifischen Abwehrmechanismen gegenüber der mikrobiellen Umwelt gehören zunächst die **Epithelschranken** von Oberhaut und Schleimhaut.

Die Oberhaut ist zusätzlich mit einem **Säureschutz** aus Schweiß und Fettsäuren versehen (**pH ca. 5,5**). Säure hemmt die Mehrzahl der pathogenen Bakterien in ihrer Vermehrung. Aus diesem Grund bildete sich im Laufe der Evolution ein lückenloser Säureschutz sämtlicher **potenzieller Eintrittspforten** für Mikroorganismen. So ist z.B. die **Scheide** (pH 4) ebenso mit diesem Schutz versehen wie die **Harnwege** (Urin-pH 4,5–6,5). In der Mundhöhle wäre ein saures Milieu schädlich, weil sich der Zahnschmelz darin auflösen würde. Speichel ist deshalb schwach alkalisch. Dafür gelangen sämtliche Mikroorganismen, die auf diesem Weg in den Organismus gelangen, anschließend in die Salzsäure des **Magens** (pH 1), wodurch der größte Teil der verschluckten Keime zugrunde geht. Selbst das **Dickdarmmilieu** ist sauer, was die physiologischen Kei-

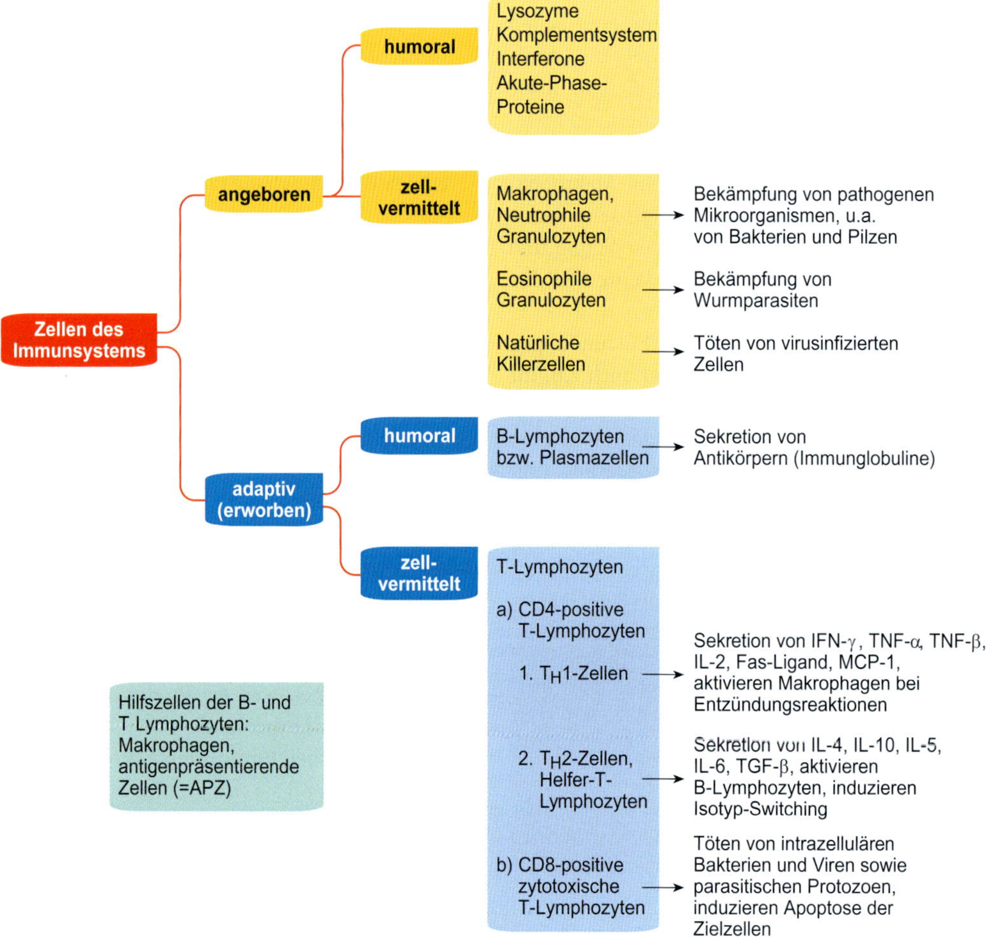

Abb. 2.30 Angeborene (unspezifische) und erworbene (spezifische) Abwehr [L141]

me in ihrem Wachstum begünstigt und pathogene Mikroorganismen in der Vermehrung hemmt.

Gebildet wird die Säure teilweise durch die physiologischen Bakterien selbst und teilweise durch weitere Mechanismen:

- Auf der Oberhaut spalten die physiologischen Bakterien (Propionibakterien, Staphylococcus epidermidis, Korynebakterien) die Triglyceride der Talgdrüsen, sodass freie Fett*säuren* entstehen. Außerdem ist der Schweiß der ekkrinen Schweißdrüsen sauer (➤ Fach Dermatologie).
- In Scheide und Darm bauen Acidophilus-Bakterien Glukose zu Milchsäure ab. Im Darmlumen resultiert die Glukose aus den Ballaststoffen der Nahrung, in der Scheide aus dem Glykogen des Vaginalepithels.
- Der Urin wird durch die aktive Ausscheidung von Säuren durch die Niere angesäuert.
- Im Magen existiert als Bestandteil der Magendrüsen eine Zellpopulation (Belegzellen), die Salzsäure produziert und ins Lumen abgibt.

Sämtliche äußeren und inneren Körperoberflächen werden durch **(harmlose) Bakterien besiedelt**, die in einer Symbiose mit dem Menschen leben (**Normalflora**; ➤ Abb. 2.32, ➤ Abb. 2.33). Zum Beispiel produzieren die Bakterien des Darms neben Milchsäure auch Vitamine. Eine besonders wichtige Schutzfunktion entsteht zusätzlich allein durch die Anwesenheit dieser physiologischen Keimflora: Wo der Platz besetzt ist, fällt pathogenen Keimen Ansiedelung und Vermehrung schwer.

Schließlich hilft sogar die **Peristaltik** innerer Hohlorgane wie Speiseröhre oder Dünndarm bei der Immunabwehr. Erreger werden hier so zügig weiterbefördert, dass für eine Ansiedelung und Vermehrung normalerweise keine Gelegenheit besteht. Besonders deutlich wird dies an der **Harnblase**, die nach ihrer aktiven, reflektorisch ergänzten Entleerung tatsächlich leer ist, sodass sporadisch aus der Urethra aufsteigende Keime in der Regel keine Gelegenheit zur Vermehrung finden. Kommt es jedoch zur Restharnbildung, u.a. in der Schwangerschaft, bei Absenkung des Beckenbodens oder bei der umfangreichen Prostatahyperplasie des alternden Mannes, können sich die Bakterien vermehren und Entzündungen in Blase und evtl. Niere verursachen. In der Schwangerschaft wird dies durch „Verziehungen" der Harnblase mit möglicher Restharnbildung sowie durch die hohen Progesteron-Serumspiegel begünstigt, die u.a. die Peristaltik des Harnleiters hemmen.

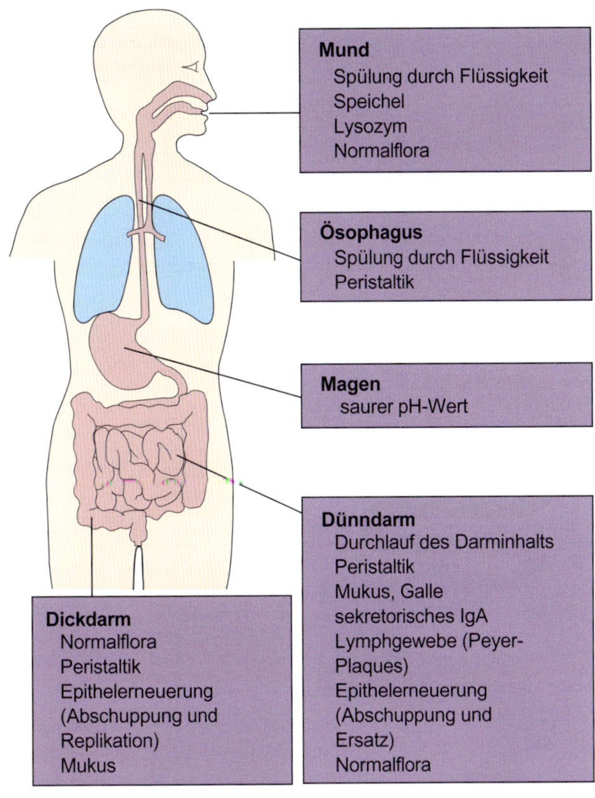

Abb. 2.31 Unspezifische Immunmechanismen [R297]

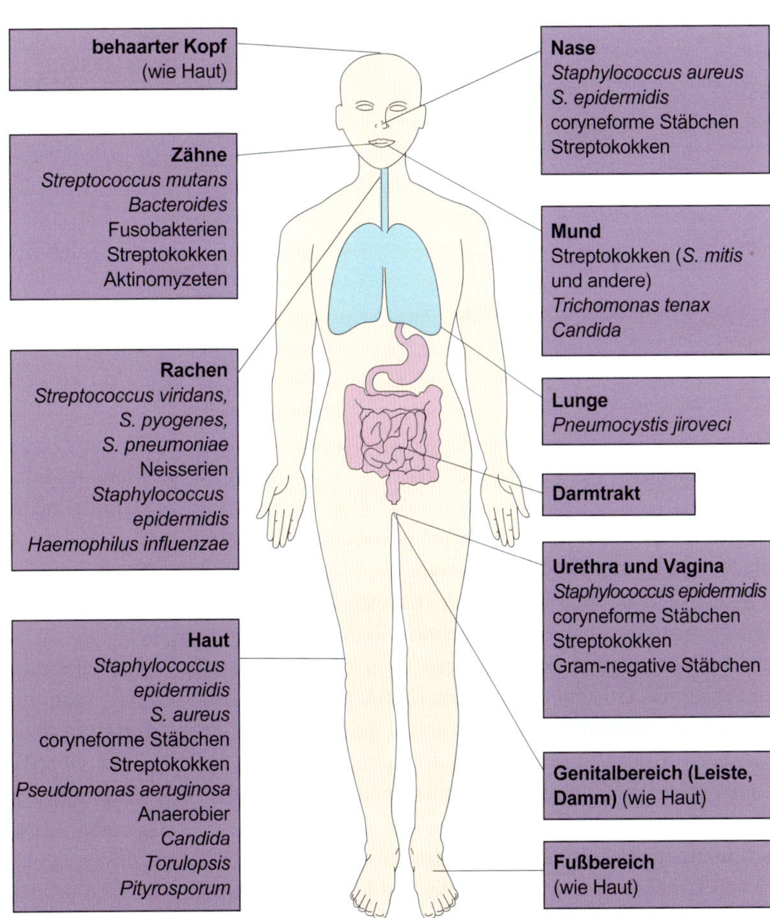

Abb. 2.32 Keime der Normalflora [R297]

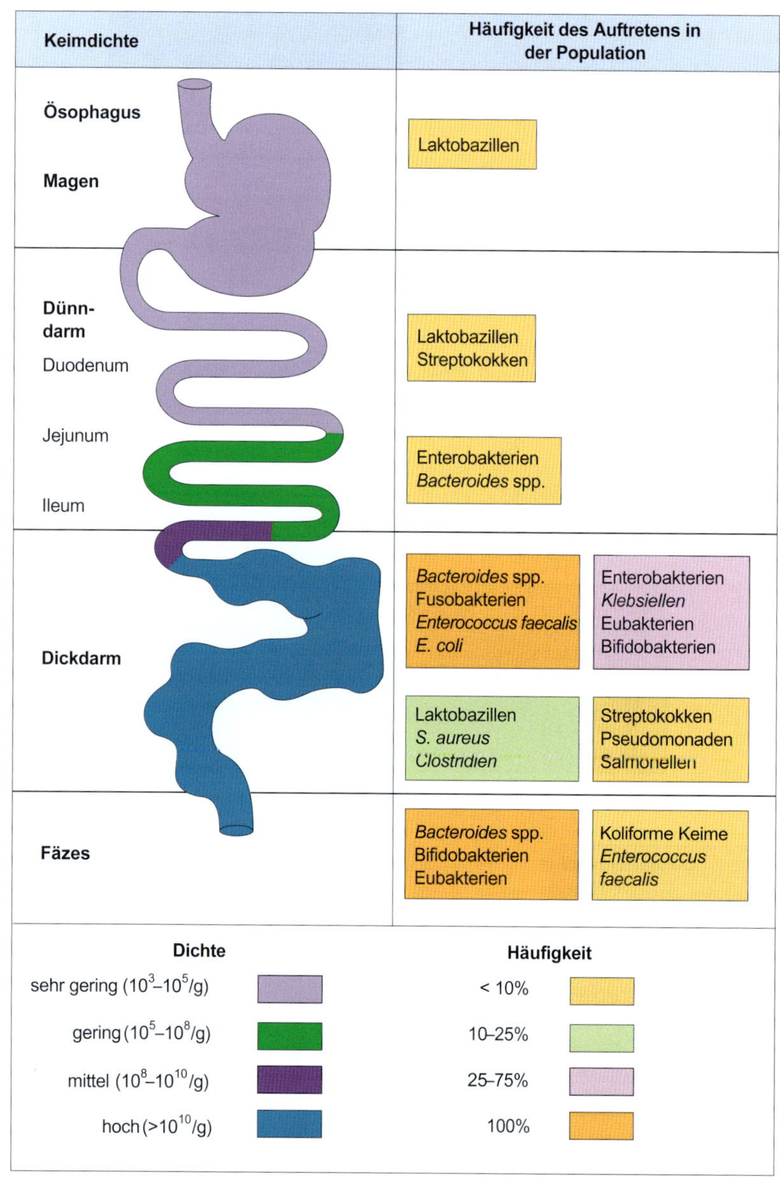

Abb. 2.33 Normalflora im Verdauungstrakt [R297]

Erkennung von Fremdantigenen

Die **Eintrittspforte** für Mikroorganismen ist üblicherweise die **Gesamtfläche von Haut und Schleimhäuten**.

Bakterien, die z.B. über kleinste Verletzungen in die Haut einwandern, werden dort von den **Langerhans-Zellen** der Epidermis erkannt und phagozytiert. Bei tiefer reichenden Verletzungen oder an den Schleimhäuten sind die dortigen **Histiozyten** bzw. Makrophagen anderen Namens oftmals die ersten Zellen, die mit dem Fremdantigen Kontakt aufnehmen und es phagozytieren, soweit die Eindringlinge nicht Schutzmechanismen dagegen entwickelt haben.

Auch **neutrophile Granulozyten** patrouillieren in großer Zahl durch Schleimhäute und andere Gewebe und können so jederzeit auf Fremdantigene treffen. **Phagozyten** stellen also die **erste Barriere** des Immunsystems dar. Auch an nahezu sämtlichen weiteren Immunreaktionen sind sie auf irgendeine Art und Weise beteiligt.

Phagozytose

Die Phagozytose von Antigenen (Zellen oder azelluläres Material) wird durch einen **direkten Zellkontakt** eingeleitet. Phagozyten besitzen eine große Anzahl unspezifischer Rezeptoren an ihrer Oberfläche, mit denen sie unterschiedlichste Fremdstoffe **erkennen** können, z.B. einfache **Zucker** wie Fucose und Mannose oder weitere **Kohlenhydratstrukturen**, die für eine Reihe von Mikroorganismen typisch sind. Makrophagen und dendritische Zellen besitzen darüber hinaus Rezeptoren für **Lipopolysaccharide**, die als Bestandteile der Zellwände von gramnegativen Bakterien oder in der Form der **Endotoxine** erkannt und gebunden werden.

Etliche Bakterien haben ihre Oberflächen allerdings, z.B. durch **Kapselbildung** (Pneumokokken, Meningokokken, Haemophilus und Bacillen) geschützt, sodass hier die Anlagerung für den Phagozyten schwierig oder unmöglich werden kann. Werden solche Organismen aber durch Komplement (C_{3b}), CRP oder gar spezifische Immunglobuline markiert **(opsonisiert)**, werden Anlagerung und Phagozytose wieder möglich. Immunglobuline können sich natürlich nur dann anlagern, wenn derselbe Eindringling bereits früher schon einmal versucht hat, sich im Körper zu vermehren, weil sie andernfalls gar nicht vorhanden sind.

Chemotaxis und Diapedese

Phagozyten durchstreifen ständig die Gewebe des Körpers, in besonders großer Zahl die potenziellen Eintrittspforten für Mikroorganismen. Mit ihren dendritischen Fortsätzen tasten sie die Umgebung ab, sodass alleine dadurch eine gewisse Barriere aufgebaut wird. Besondere Bedeutung besitzen allerdings die **chemotaktischen Faktoren**, die von Leukozyten und Endothelien, teilweise aber auch von Fremdzellen gebildet werden.

Chemotaxis bedeutet chemische **Anlockung**. Bakterien und andere Mikroorganismen produzieren Toxine und weitere Faktoren, die in die Körperflüssigkeiten gelangen. Dadurch, dass diese Faktoren in unmittelbarer Nähe der Eindringlinge in höherer Konzentration vorhanden sind als in weiterer Entfernung, können sich **Leukozyten zielgerichtet dorthin bewegen**, wo sich bei zunehmender Konzentration auch die Fremdorganismen befinden müssen.

Dies gilt bereits für die **Diapedese** der Leukozyten. Endothelien produzieren nach Stimulation chemotaktisch wirksamer Moleküle in größerem Umfang Rezeptoren für Leukozyten, sodass dieselben sehr zielgerichtet haften bleiben und **dort** die Blutbahn verlassen, wo sie auch gebraucht werden (➤ Abb. 2.34). Ein bedeutender Anteil unter den **Interleukinen**, aktivierten **Komplementfaktoren** oder Produkten **aktivierter Mastzellen** (z.B. Leukotriene) wirkt u.a. auch chemotaktisch. Sobald also eine Entzündung in Gang gekommen ist oder auch nur einzelne Phagozyten Kontakt zu Fremdantigenen aufgenommen haben, wird dieses System lawinenartig so lange verstärkt, bis die Eindringlinge vernichtet sind.

Die Schritte im Einzelnen

Im Anschluss an die direkte Kontaktaufnahme **schließt** der **Phagozyt** das **Antigen ein**, indem sich seine dendritischen Fortsätze darum herumlegen, während die primäre Anheftungsstelle gleichzeitig nach innen gezogen wird (➤ Abb. 2.35). An diesem Bewegungsvorgang sind wie beim Muskel Aktin und Myosin beteiligt. Schließlich wird der Fremdkörper, von einem Teil der Zellmembran des Phagozyten umschlossen, ins Innere der Zelle gezogen. Es entsteht das **Phagosom**.

Danach verschmelzen die **Lysosomen** der Zelle mit dem Phagosom zum **Phagolysosom**. Dadurch kommen die Enzyme der Lysosomen in direkten Kontakt mit den Fremdstrukturen und zersetzen

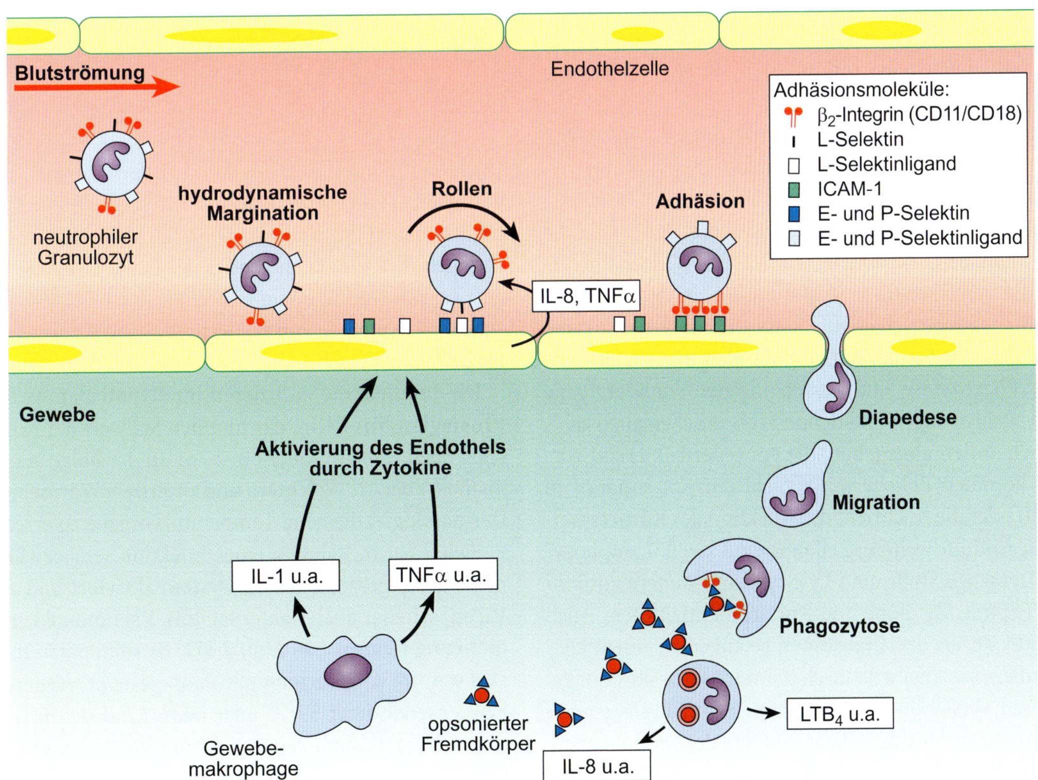

Abb. 2.34 Chemotaxis und Diapedese der Neutrophilen [L106]

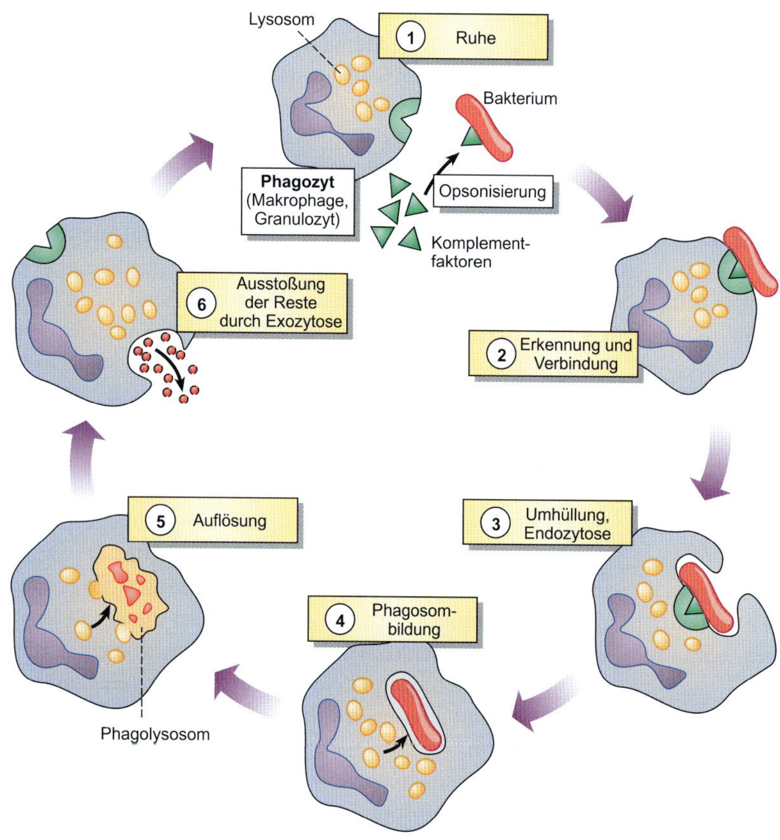

Abb. 2.35 Schema der Phagozytose [L106]

sie. Auch das saure Milieu in den Lysosomen kann die meisten Mikroorganismen schädigen oder zumindest in ihrer Vermehrung hemmen.

Die **lysosomalen Enzyme** bestehen u.a. aus Proteasen, Oxidasen, Lipasen und Nukleasen – also aus Enzymen, die auf den Abbau von kleinen und großen Eiweißmolekülen spezialisiert sind, Strukturen durch Anlagerung von Sauerstoff zerstören, Fette und sogar die DNA des Kerns abbauen. Außerdem wird H_2O_2 (Wasserstoffperoxid) gebildet, das verschiedenste Strukturen v.a. in den **Zellwänden** der Mikroorganismen schädigt, sodass die weiteren Enzyme leichteren Zugang zu den Strukturen des Fremdorganismus finden.

Im Zuge der Phagozytose und Zersetzung der Fremdantigene werden v.a. von Makrophagen und dendritischen Zellen auch zahlreiche Stoffe **nach außen abgegeben**, die entweder bakterizid wirken (Bakterien kommen üblicherweise nicht einzeln, sondern in größerer Anzahl) oder die Nachricht der Infektion des Körpers weitertragen und die Mithilfe weiterer Zellen wie z.B. der T-Lymphozyten anfordern. Derartige Stoffe sind Lysozym und weitere antibiotisch wirkende Peptide, Zytokine und Komplementfaktoren. Auch Enzyme und Radikale aus den **Lysosomen** gelangen zu einem kleinen Teil nach außen, schädigen dadurch teilweise sogar körpereigene Strukturen und verstärken die entstehende Entzündungsreaktion. Dies gilt besonders für die Zerfallsprodukte der Granulozyten, die anlässlich der Phagozytose und Auseinandersetzung mit dem Fremdorganismus meist selbst zugrunde gehen.

Hilfsmechanismen

Fieber

Die Interleukine **IL-1**, **TNF-α** und **IL-6** wirken u.a. auch auf das hypothalamische **Temperaturzentrum** und erzeugen **Fieber**. Sie zählen also neben ihren sonstigen Funktionen auch zu den **endogenen Pyrogenen** (fiebererzeugenden Stoffen). **Exogene Pyrogene** sind u.a. Zerfallsprodukte von Bakterien (auch im Rahmen der Phagozytose), Toxine, die von Bakterien abgegeben werden und Zerfallsprodukte von Viren.

Die Interleukine induzieren im Hypothalamus die Bildung des **Prostaglandins PGE_2**, das nun den Sollwert der Körpertemperatur nach oben verstellt (➤ Abb. 2.36). In der Folge versucht der Organismus, über Muskelzittern und zitterfreie Wärmebildung (➤ Fach Dermatologie) die neue Temperaturvorgabe zu erreichen.

Fieber ist im Rahmen einer Infektion sehr **erwünscht**, da es einerseits das gesamte **Immunsystem aktiviert** und andererseits v.a. **Viren**, seltener auch Bakterien (z.B. Pneumokokken) in ihrer **Vermehrung hemmt** (➤ Abb. 2.37). Es sollte auch durch Wadenwickel u.Ä. im Allgemeinen nur dann gesenkt werden, wenn es beim Erwachsenen über 39 °C oder beim Kind deutlich über 40 °C hinausgeht bzw. wenn dadurch die Nachtruhe gestört wird, die ihrerseits für die Arbeit des Immunsystems unerlässlich ist.

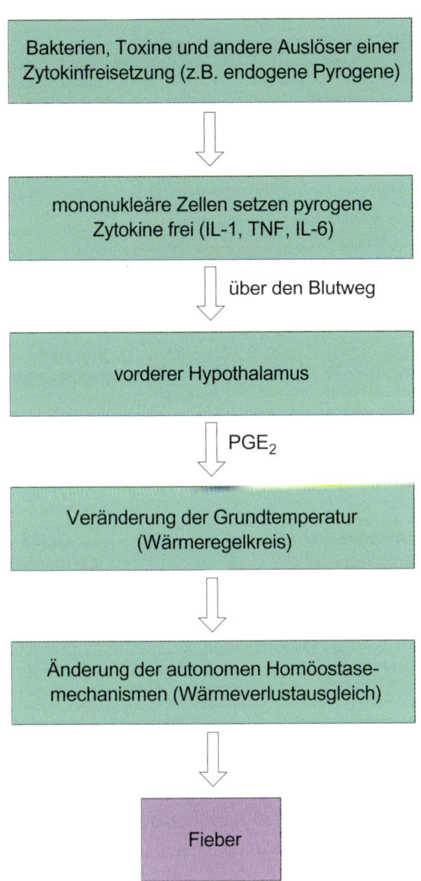

Abb. 2.36 Schema der Fiebererzeugung [R297]

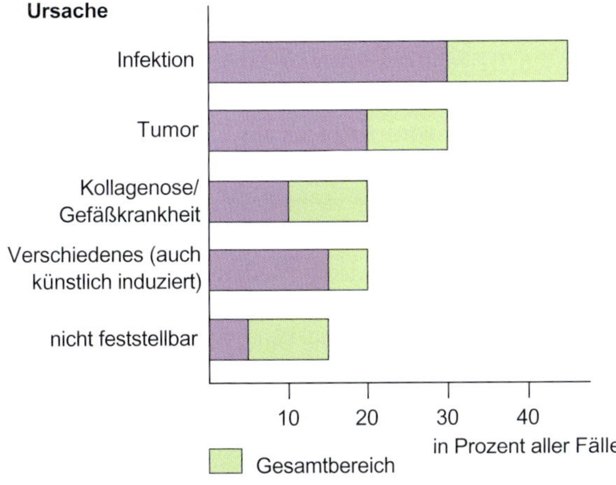

Abb. 2.37 Ursachen von Fieber [R297]

HINWEIS DES AUTORS

Es ist im Übrigen ein Irrtum zu glauben, **Wadenwickel** seien für ein Kind effektiver oder schonender als ein **Fieberzäpfchen** (**Paracetamol**, z.B. Benuron®, oder **Ibuprofen**). Wenn man schon, evtl. zur Nacht oder bei einem Kind mit Fieberkrämpfen, das Fieber senken möchte, ist der Vorgang der Fiebersenkung über das Zäpfchen für ein Kind schonender und auch effektiver zu erreichen als durch die eher unangenehme Prozedur der Wadenwickel. Zusätzlich ist zu bedenken, dass **Prostaglandinsynthesehemmer** wie Paracetamol, Ibuprofen und ASS die **Solltemperatur** im hypothalamischen Zentrum durch Minderung des zur Verfügung stehen den $PG-E_2$ in Richtung **normal** verstellen, sodass die Temperatursenkung **auf physiologische Weise** durch Schwitzen, Konvektion und Strahlung erfolgen kann (➤ Fach Dermatologie). Dagegen vermag eine Abkühlung des Körpers über Wadenwickel am eingestellten Sollwert rein gar nichts zu verändern, denn der Hypothalamus weiß nichts von Wadenwickeln und nichts von sonstigen Bemühungen der Mütter. Er verstellt seinen Sollwert ausschließlich auf der Basis der im Umlauf befindlichen Pyrogene und dementsprechend produziertem $PG-E_2$. Der Körper wird also infolge der Abkühlung durch Wadenwickel auf **unphysiologische** Weise gezwungen, erneut über Schüttelfrost und zitterfreie Wärmeerzeugung (Sympathikus und Schilddrüsenhormone) den unverändert eingestellten Sollwert wieder zu erreichen. Schließlich besitzen Paracetamol und Ibuprofen, wenn sie sporadisch einmal für diesen Zweck eingesetzt werden, auch keine Nebenwirkungen, die erwähnenswert wären. Entsprechendes gilt für Acetylsalicylsäure (Aspirin® und Generika) für den Einsatz bei Erwachsenen und Jugendlichen ab etwa 12 Jahren (nicht bei Kindern wegen eines drohenden Reye-Syndroms; ➤ Fach Pharmakologie). Es spricht natürlich nichts dagegen, die chemisch durch Gabe von Prostaglandinsynthesehemmern induzierte Absenkung des Sollwertes durch Wadenwickel zu begleiten und damit die Fiebersenkung zu fördern.

Granulombildung

Es gibt Erreger wie die **Mykobakterien** der Tuberkulose oder die **Salmonellen** des Typhus, die sich nach ihrer Phagozytose aufgrund besonderer Zellwandfaktoren oder sezernierter Hemmstoffe dem Angriff der lysosomalen Enzyme entziehen. Ein Teil dieser Keime produziert Faktoren, die eine Verschmelzung von Phagosom und Lysosomen zum Phagolysosom **vollständig unterbinden**, sodass sie überhaupt keinen Kontakt zu den zersetzenden Enzymen bekommen. Einige vermögen sich sogar problemlos in Makrophagen und weiteren Zellen zu vermehren.

Interessant ist, auf welche Weise sich **Listerien** und weitere Bakterienspezies dem Immunsystem zu entziehen suchen. Die Bakterien lassen sich über eine Phagozytose in die Wirtszelle aufnehmen, um sich hier ungeachtet der lysosomalen Enzyme zu vermehren. Über das Aktingerüst der Wirtszelle wandern die neu entstandenen Bakterien schließlich zur Zellmembran. Aus einer Ausstülpung derselben werden sie in der Form der Knospung (Exozytose) direkt von der Nachbarzelle aufgenommen. Solche Bakterien erscheinen also kaum noch außerhalb ihrer Wirtszellen.

Durch die **Vermehrung innerhalb von Zellen** entziehen sich Mykobakterien, Salmonellen, Listerien und weitere Keime der Immunabwehr, denn was sich in Körperzellen befindet, kann von den außen patrouillierenden Antikörpern oder T-Lymphozyten nicht entdeckt und bekämpft werden. Für diese Fälle gibt es allerdings die Möglichkeit einer Kooperation in der Art, dass **γ-Interferon** und **weitere Interleukine** die Makrophagen so aktivieren, dass sie nun doch noch mit den Eindringlingen fertig werden. Bei den Mykobakterien oder einigen weiteren Keimen hilft allerdings selbst diese Aktivierung nicht allzu viel. Hier werden zusätzlich weitere Makrophagen, T-Lymphozyten und NK-Zellen in das betroffene Gewebe gelockt.

IFN-γ und **IL-2** der T-Helferzellen (T_H1-Zellen) bewirken eine Gestaltänderung der **Makrophagen**, sodass man hier von **epitheloidzelligen Formen** spricht. Zusätzlich verschmelzen in diesen Fällen häufig mehrere Makrophagen zu **mehrkernigen Riesenzellen**, um die „unverdaulichen" Bakterien wenigstens gefangen zu halten.

Schließlich entsteht ein **Knötchen (Granulom)**, in dessen Zentrum sich überwiegend epitheloidzellige Makrophagen und mehrkernige Riesenzellen mit phagozytierten Mikroorganismen befinden, während die Peripherie aus einem Wall aus Lymphozyten besteht. Das Gewebe kann aufgrund der entzündlichen Vorgänge fibrosieren und hypertrophieren, sodass derartige Granulome sehr groß werden können. Bei der **Tuberkulose** und weiteren Erkrankungen entstehen teilweise im Zentrum der Granulome **Nekrosen**, die an krümeligen Käse erinnern können. Man spricht hier von **verkäsenden Granulomen**. Diese Käseherde sind für derartige Erkrankungen besonders typisch und geben dadurch differenzialdiagnostische Hilfestellungen. Gerade bei der Tuberkulose können die zentralen Nekrosen auch **zerfallen**. Sie verflüssigen sich und bilden, v.a. in der Lunge, regelrechte Höhlen **(Kavernen)**.

Die Rolle der Eosinophilen

Sind Mikroorganismen wie **Amöben**, **Würmer** oder deren Larven für eine Phagozytose zu groß, treten die **Eosinophilen** und **Mastzellen** in Aktion: Die eosinophilen Granulozyten geben aus ihren Granula zytotoxische Substanzen ab und schädigen damit mehrzellige Parasiten (➤ Abb. 2.38). Bei Infektionen mit Würmern finden sich deshalb in aller Regel große Zahlen an Eosinophilen im Blut, die in Extremfällen bis zu 90 % der Blutleukozyten ausmachen können. Auch spezifische Antikörper der Klasse **IgE** werden hier vermehrt gebildet, opsonisieren die Parasiten und erleichtern den Eosinophilen dadurch deren Erkennung.

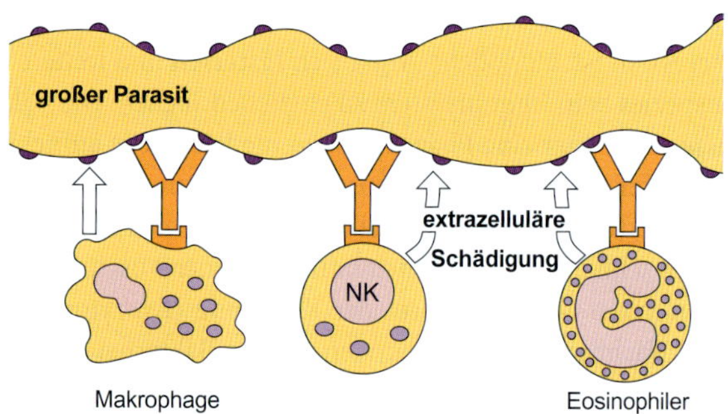

Abb. 2.38 Angriff eines Eosinophilen (und weiterer Leukozyten) auf einen durch IgE opsonisierten Parasiten [R297]

Die Eosinophilen beteiligen sich zusätzlich auch, gemeinsam mit Histamin und den Leukotrienen, an der **allergischen Sofortreaktion**. Ihre Konzentration ist also nicht nur bei Wurmerkrankungen, sondern auch bei allergischen Erkrankungen in Blut und Gewebe erhöht.

Mastzellen und Entzündung

Mastzellen gehören zum unspezifischen Immunsystem, sind aber auch Hilfszellen der spezifischen Immunabwehr. Sie benötigen für

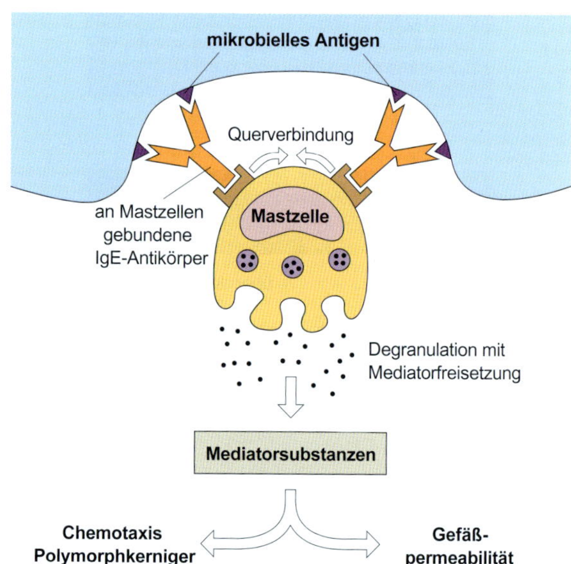

Abb. 2.39 Vernetzung zweier benachbarter IgE-Moleküle durch das passende Antigen mit nachfolgender Degranulation und Entzündungsreaktion [R297]

ihre Funktion überwiegend die unspezifischen **Anaphylatoxine** des Komplementsystems (z.B. C_{3a}) oder spezifische **IgE-Antikörper**. In geringerem Umfang werden Mastzellen auch ohne weitere Mechanismen aktiv, weil sie in ihrer Zellmembran unspezifische Rezeptoren für eine Reihe von Fremdantigenen aufweisen.

Mastzellen binden IgE-Moleküle über deren F_c-Teil in ihrer Zellmembran. Sobald dann die spezifisch zu dem IgE passenden Antigene an deren F_{ab}-Teil angekoppelt haben, wird der Inhalt der Granula nach außen abgegeben, wobei neben **Histamin** auch **Heparin** sowie Lockstoffe für andere Leukozyten, v.a. auch für eosinophile Granulozyten, freigesetzt werden (➤ Abb. 2.39). Serotonin gibt es, auch wenn dies immer noch behauptet wird, in menschlichen Mastzellen nicht. Es wird vielmehr aus Thrombozyten freigesetzt (➤ Fach Hämatologie). Auch die **Leukotriene** werden nicht aus den Granula entleert, sondern vielmehr direkt nach der Degranulierung **neu synthetisiert**.

Histamin ist der entscheidende **Mediator der Entzündung**, indem es die **Arteriolen erweitert** und die **Kapillaren** für Serum und Blutzellen **durchlässig** macht. Die Durchblutung wird also in dem betroffenen Gebiet deutlich verstärkt. Diese Mehrdurchblutung verursacht eine **Rötung** und **Überwärmung** des Gewebes. Weil die postkapillären **Venolen gleichzeitig verengt** werden, der Abfluss aus dem Bereich der erweiterten und „löcherig gewordenen" Kapillaren also behindert wird, kommt es dort zum Serumaustritt. Es entsteht ein **Ödem**. Zusätzlich werden durch Histamin und nachfolgende Leukotriene **Schmerzrezeptoren gereizt**, wodurch dem Betroffenen das Geschehen ins Bewusstsein tritt. Daneben verursacht Histamin im Bereich der Oberhaut (Corium) einen massiven **Pruritus** (Juckreiz).

Es kommt also zur **Entzündung** mit den typischen Symptomen **Rubor** (Rötung), **Calor** (Hitze), **Tumor** (Schwellung) und **Dolor** (Schmerz). Rubor und Calor entstehen durch die Hyperämie (Mehrdurchblutung), die Schwellung durch den Serumaustritt im

Bereich der Kapillaren, der Schmerz durch Reizung der Schmerzrezeptoren (Histamin, Leukotriene). Die Mehrdurchblutung nebst Gefäßerweiterung und Lockstoffen für weitere Leukozyten aktiviert die Immunabwehr und **bringt sie an den Ort des Geschehens**, wodurch die Entzündungsreaktion ihren **eigentlichen Sinn** erhält: Im austretenden Serum befinden sich u.a. Leukozyten, CRP, Komplementfaktoren und Immunglobuline, die nun aktiv werden können. Die Verengung der Venolen begünstigt nicht nur den Serumaustritt, sondern erschwert lokal anwesenden Fremdzellen wie z.B. Bakterien auch eine hämatogene Verbreitung im Organismus. Einen zusätzlichen Beitrag im Sinne einer **lokalen Begrenzung** des Geschehens leisten darüber hinaus Zytokine wie IL-1 und besonders **TNF-α**, die eine **Mikrothrombenbildung** in den betroffenen Gefäßen induzieren.

Histamin wird schnell wieder abgebaut, sodass seine Wirkung nur über Minuten anhält. Es wird gewissermaßen von den **Leukotrienen** abgelöst, deren Wirkung verzögert einsetzt und länger andauert. Beide Substanzen wirken daneben auch **konstringierend** auf die **glatte Muskulatur**, was im Bereich der Bronchien und Bronchiolen zu einem **Asthmaanfall** führen kann und im Bereich des Darms zu **Bauchkrämpfen**.

Das **Heparin** der Mastzellen **hemmt die Blutgerinnung**, sodass die Entzündungszellen ihrer Arbeit besser nachkommen können und nicht durch eine eventuelle Blutgerinnung im betroffenen Gewebebereich behindert werden. Während also die Mikrothromben in den kleinen Blutgefäßen eine Aussaat der Erreger verhindern, bleibt im interstitiellen Gewebe neben diesen Gefäßen der Zugang des Immunsystems zu den Fremdantigenen erhalten.

Bei Infektionen durch **Bakterien** oder bei umfangreichen **Gewebenekrosen** ist infolge der Interleukine IL-1, TNF-α und IL-6 auch der Spiegel des **CRP** (durch Mehrproduktion in der Leber) **erhöht**. Gebundenes CRP wirkt sowohl **opsonisierend** für die Phagozyten als auch aktivierend aufs **Komplementsystem**, woraufhin dieses nun verstärkt auf dem klassischen oder alternativen Weg seine Wirkungen entfalten kann.

2.5.2 Spezifische Abwehr

MERKE

Das **Monozyten-Makrophagen-System** (einschließlich der **dendritischen Zellen**) stellt den **wichtigsten Schnittpunkt** zwischen unspezifischer und spezifischer Immunabwehr dar.

Antigenpräsentation

Im Rahmen ihrer Phagozytosetätigkeit „zerstückeln" Makrophagen bzw. dendritische Zellen die Fremdantigene in kleine Bruchstücke, bevorzugt in **kleine Peptide**. Solche Peptide aus lediglich etwa 8–12 Aminosäuren werden mit den **MHC-Proteinen** der Klassen I oder II verknüpft und in die Zellmembran integriert. Dies gilt sowohl für kleine Peptide aus phagozytierten Bakterien, Pilzen oder Viren als auch für solche aus körpereigenen Tumorzellen. Auch Bruchstücke löslicher Fremdproteine (z.B. Toxine) werden von präsentierenden Zellen an ihre Oberfläche gebracht.

Dabei hängt der Weg zur Bindung an Klasse-I- bzw. Klasse-II-Proteine davon ab, ob die Fremdantigene phagozytiert wurden, also bereits als Fremdmaterial in die Zelle gelangt sind, oder ob es sich z.B. um Viren handelt, die sich zunächst in diesen Zellen vermehren, um erst während dieses Prozesses intrazellulär verdaut zu werden. Grundsätzlich bildet sich aus **phagozytiertem Material** ein **Phagolysosom**, in dem die Fremdantigene zunächst als kurze Peptide entstehen. Anschließend verschmelzen Vesikel, die den im Golgi-Apparat fertig gestellten MHC-Komplex der **Klasse II** enthalten, mit dem Phagolysosom, sodass die Peptide Gelegenheit bekommen, in die Grube der Klasse-II-Proteine zu binden. Zuletzt werden die Vesikel zur Zellmembran transportiert, während der Makrophage IL-1 und IL-4 sezerniert.

Befinden sich die Fremdantigene dagegen bereits intrazellulär, werden sie von einem zytosolischen Proteinkomplex **(Proteasom)** abgebaut und auf die passende Peptidlänge aus etwa 8–12 Aminosäuren zurechtgeschnitten (prozessiert). **Parallel** entstehen im endoplasmatischen Retikulum (ER) die **MHC-Klasse-I-Komplexe**. Danach werden die prozessierten Peptide zum ER transportiert und an die Grube der Komplexe gebunden. Abschließend gelangen die Peptid-MHC-Komplexe aus Abschnürungen des ER zum Golgi-Apparat und zur Zellmembran und werden hier eingebaut. Gleichzeitig gibt der Makrophage **IL-12** in die Umgebung ab.

Daraus geht hervor, dass **endogene**, im Zytosol befindliche Fremdantigene in der Bindung an **Klasse-I-Proteine** präsentiert werden und **phagozytierte**, membranumgebene Antigene in Bindung an **Klasse II**. Gleichzeitig muss dies bedeuten, dass sich **intrazellulär** in Makrophagen vermehrende Bakterien anders präsentiert werden als Bakterien, die vom Makrophagen **phagozytiert** werden, obwohl es sich formal um weitgehend identische Fremdorganismen handelt (➤ Abb. 2.40a).

MERKE

Endogene, **zytosolische** Fremdantigene werden in Bindung an **Klasse-I-Proteine** präsentiert, **phagozytierte** Antigene in Bindung an **Klasse-II-Proteine**. Fremdmaterial wie Viren oder manche Bakterien, die phagozytiert werden, sich aber zusätzlich auch intrazellulär vermehren, werden mit **beiden MHC-Komplexen** präsentiert und aktivieren dadurch sowohl das **zellvermittelte** als auch das **humorale spezifische Immunsystem**, weshalb z.B. bei viralen Infektionen immer auch **Antikörper** entstehen. Es gibt weitere Mechanismen, die dafür sorgen, dass in aller Regel beide Wege beschritten werden (s. unten).

Zellvermittelte spezifische Abwehr

Handelt es sich um **MHC-I-präsentiertes Material** (aus Viren, Tumoren oder intrazellulären Bakterien), produziert die kleine Gruppe von aktivierten **T_H1-Zellen**, die dieses Fremdantigen an der Makrophagenoberfläche spezifisch erkannt hat, **IL-2** (➤ Abb. 2.40b). IL-2 wirkt auf **T-Killerzellen ($CD8^+$-Zellen)** und **NK-Zellen** chemotaktisch und aktivierend. Auch das **IL-12** der Makrophagen, das sie parallel zur Klasse-I-Präsentation in die Umgebung sezernierten, aktivierte bereits diese beiden zytolytischen Zellpopulationen.

Neben IL-2 sezernieren die MHC-I-spezifischen T_H1-Zellen auch **γ-Interferon**, das nun u.a. die Phagozytosepotenz der Makrophagen, also ihre Fähigkeit, mit den phagozytierten Erregern fertig zu werden, verstärkt und zusätzlich weitere Makrophagen anlockt.

Genau diejenigen **T-Killerzellen**, die nun durch IL-2, IFN-γ und IL-12 **aktiviert** worden sind und gleichzeitig **spezifisch** das präsentierte Fremdantigen wiedererkennen, gegen das sie im Thymus geprägt wurden, beginnen nun im Anschluss an eine erste Klonierung mit ihrer **zytotoxischen Tätigkeit**, durchlöchern mithilfe ihrer lysosomalen Enzyme die Zellwand und zerlegen die DNA des Kerns (➤ Abb. 2.41). Erkennt eine T-Killerzelle spezifisch zu ihr passendes Fremdantigen, ohne zuvor von IL-2 und IFN-γ der Helferzellen bzw. IL-12 aus Makrophagen aktiviert worden zu sein, kann sie die entsprechende Zelle **nicht angreifen**.

Das Immunsystem vollzieht also im Bereich der zellvermittelten, **spezifischen Abwehr** eine gleich **dreifache Absicherung**, bevor es Antigene wirklich als fremd akzeptiert und „zum Abschuss freigibt“:

- Im ersten Schritt muss eine Zelle des Monozyten-Makrophagen-Systems dieses Antigen phagozytieren, zerlegen und an Klasse-I-Proteinen präsentieren.
- Im Anschluss daran muss das Antigen gleich 2-mal von zwei unterschiedlichen Zellreihen (T-Helferzellen und T-Killerzellen) **spezifisch** erkannt werden.
- Zusätzlich ist eine „Freigabe“ durch die passenden Interleukine erforderlich.

Aufgabe der T-Killerzellen (und NK-Zellen) ist also die **Vernichtung** von **Tumorzellen**, **Fremdzellen** (z.B. Transplantate) und **virusinfizierten Zellen**. Auch Zellen, die statt Viren **lebensfähige**

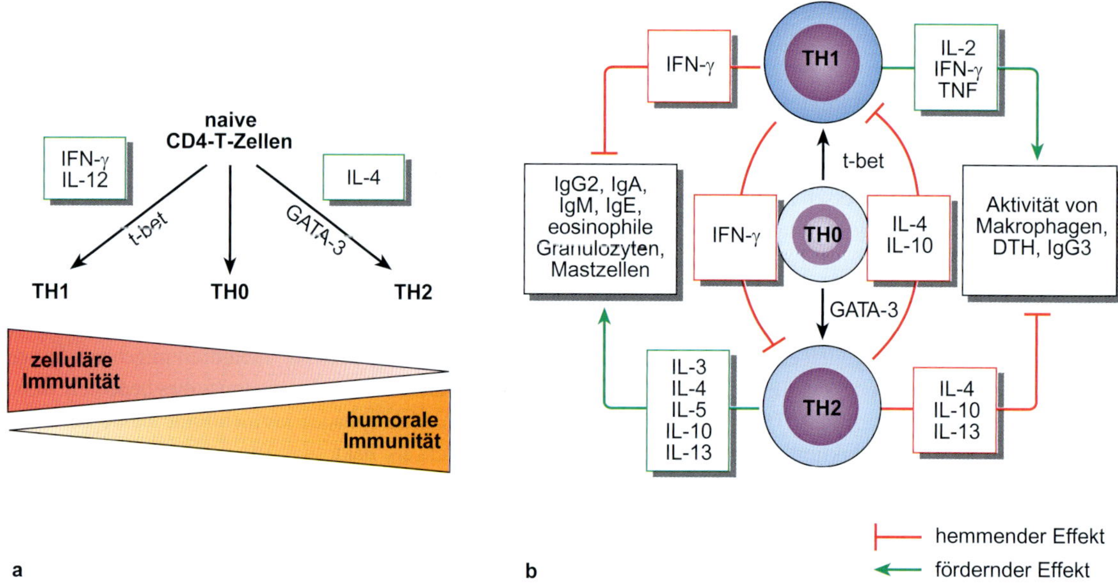

Abb. 2.40 **a** T_H1-Zellen und T_H2-Zellen sezernieren unterschiedliche Zytokine. **b** T_H1-Zellen bewirken durch Zytokine wie z.B. IFN-γ, TNF-α und IL-2 die Aktivierung von Makrophagen und zytotoxischen Zellen. T_H2-Zellen induzieren über B-Lymphozyten die Synthese der Immunglobuline. [L106; L112]

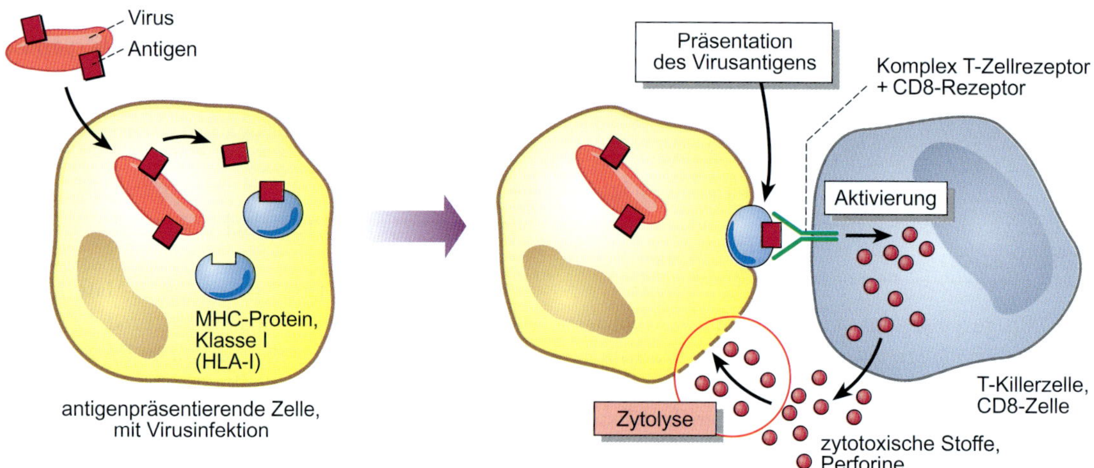

Abb. 2.41 Aktivierung einer T-Killerzelle [L106]

Bakterien enthalten, werden von Killerzellen attackiert. Solche Bakterien (z.B. Mykobakterien und Typhus-Salmonellen) lösen im Gegensatz zur großen Mehrheit der übrigen pathogenen Bakterien eine überwiegend zellvermittelte Immunantwort aus. T-Killerzellen erfüllen diese Aufgabe insofern noch etwas gründlicher als NK-Zellen, als nur sie den Zellkern der lysierten Zielzelle zu zerstören vermögen.

Wichtig für das Verständnis ist noch, dass die MHC-Komplexe der **Klasse I** (A, B und C) **in jeder Körperzelle** vorhanden sind. Sie stellen im Gegensatz zu den Klasse-II-Proteinen kein Privileg von präsentierenden Zellen dar. Dies bedeutet aber, dass prinzipiell **jede virusinfizierte Körperzelle** bzw. körpereigene entartete Zelle **(Tumorzelle)** die hier entstehenden neuen (= fremden) Antigene an ihre Klasse-I-Proteine binden und dem eigenen Immunsystem präsentieren kann. Diese Bindung versetzt dann die T-Killerzellen sowie die unspezifischen NK-Zellen in die Lage, derartige Zellen zu erkennen und zu zerstören. So entsteht z.B. die Entzündung der Leber (Hepatitis) im Rahmen einer Virushepatitis A–E fast ausschließlich durch den Angriff von T-Killerzellen und NK-Zellen auf die infizierten Leberzellen, nur wenig durch die Viren selbst.

EXKURS

Die „Abwägung" von dendritischen Zellen und Makrophagen, ob ein bestimmtes Fremdantigen über MHC-I oder MHC-II oder auf beiden Wegen einschließlich der jeweils dazu passenden Interleukine präsentiert wird, um die perfekt für den jeweiligen Erreger geeignete Immunantwort zu erzeugen, muss von den präsentierenden Zellen nicht im eigentlichen Sinn selbst getroffen werden. Sie folgt vielmehr zumindest überwiegend, wie oben bereits kurz skizziert, aus der Art der Aufnahme des Fremdmaterials in die Zelle:

Werden solche Pathogene **aktiv** über eine **Phagozytose** oder **Pinozytose** (z.B. bakterielle Toxine) aufgenommen, befindet sich das Material anschließend in **membranumgebenen Vakuolen** – zunächst z.B. als Phagosom, später als Phagolysosom. Die kurzen Peptide, die aus den Fremdproteinen entstehen, werden grundsätzlich an **MHC-II-Proteine** angebunden und präsentiert. Die wichtigsten unter einer Reihe von Zytokinen, die als Einheit damit abgegeben werden, sind **IL-1** und **IL-4** zur Anlockung von T_H0-Zellen und Aktivierung zu **T_H2-Zellen**. Die Letzteren geben das Signal über IL-4, IL-5, IL-9, IL-13 und weitere Zytokine an **B-Zellen** weiter. In der Folge entstehen nach deren Klonierung und Umwandlung in Plasmazellen **Antikörper**, was überaus sinnvoll ist, denn die Fremdorganismen, die es abzutöten gilt, befinden sich ja **extrazellulär**. Gegen überwiegend oder ausschließlich intrazellulär parasitierende Erreger dagegen können humorale Faktoren wie z.B. spezifische Antikörper nur sehr vorübergehend, zwischen deren Invasion meist über die Schleimhäute bis zur Aufnahme in die Zielzellen, wirksam sein.

Aus diesem Grund bedürfen **Viren** und **intrazellulär** lebende Bakterien bevorzugt einer zytotoxischen, also **zellulären Immunantwort**. Diese Erreger werden üblicherweise nicht phagozytiert, sie dringen vielmehr selbst aktiv in präsentierende bzw. weitere Körperzellen ein und vermehren sich anschließend ohne umgebende Membran im **Zytosol** oder auch Zellkern (bei manchen Viren) der infizierten Zellen, wobei sie deren Stoffwechsel mitbenutzen. Dabei entstehen im Zytosol der Zellen auch Proteine und Peptide, die für die jeweiligen Viren oder intrazellulären Bakterien spezifisch sind und von den Zellen erkannt bzw. zugeordnet werden. Solche **zytosolischen Fremdantigene** werden an **MHC-I-Komplexen** präsentiert, unter Anlockung von T_H0-Zellen und Aktivierung zu T_H1-Zellen mittels **IL-12**.

Nun gilt allerdings für beide Wege, dass die Proteine der MHC-Komplexe nicht im Zytosol, sondern im rauen **endoplasmatischen Retikulum** (ER) entstehen (➤ Fach Zytologie), sodass die zytosolischen Peptide, die präsentiert werden sollen, zunächst **ins ER befördert werden müssen**, um an die Komplexe zu binden und danach als Einheit über sich abschnürende Vesikel vom Retikulum zur Zellmembran transportiert zu werden. Bei den Peptiden, die in einem Endosom entstehen, ist dies einfach, denn sie brauchen ja nur als Vesikel mit einem Vesikel aus dem ER zu verschmelzen. Tatsächlich werden im sauren Milieu der Lysosomen aus den über Endosomen in die Zelle aufgenommenen korpuskulären oder löslichen Fremdantigenen durch spezifische Proteasen (Cathepsine) die passenden Peptide zugeschnitten, um anschließend an die MHC-II-Komplexe zu binden, die über Abschnürungen des Retikulums zu diesen Lysosomen transportiert wurden. Abschließend werden die Vesikel zur Zellmembran gebracht und die antigenbeladenen MHC-Komplexe eingebaut.

Dagegen bedarf es bei zytosolischen Antigenen eines besonderen Transportprozesses, um sie zu ihren MHC-I-Proteinen zu bringen. Dieser Prozess besteht aus 2 Teilen: einem spezifischen Transporter in der Wand des Retikulums, der das prozessierte Peptidfragment aus durchschnittlich 8–12 Aminosäuren durch die Membran hindurch ins Innere des Retikulums befördert, und einem weiteren Mechanismus, der aus dem zytosolischen Fremdprotein zunächst geeignete Fragmente herstellt. Dieser Prozess findet in einem **zytosolischen Eiweißkomplex** namens **Proteasom** statt, der in allen kernhaltigen Körperzellen vorhanden ist.

Proteasom

Das Proteasom stellt ein Körperchen **(soma)** dar, das aus einer Vielzahl unterschiedlicher **Prote**ine zusammengesetzt ist und in seiner dreidimensionalen Form einen **röhrenförmigen Hohlraum** in sich selbst ausbildet. Wie kunstvoll dieses komplexe Protein konstruiert ist, ersieht man u.a. daran, dass die beidseitigen „Eingänge der Röhre" durch 2 Proteinanteile, die als „Deckel" fungieren, verschließbar sind. Proteasomen sind zytosolische **Proteasen**, also **proteinspaltende Enzymkomplexe**, die nicht spezifisch der Aufbereitung von Fremdantigenen dienen, sondern ganz allgemein in den Zellstoffwechsel eingebunden sind, um u.a. vorübergehend im Überschuss produzierte Proteine wieder abzubauen. Sie wirken deshalb auch zunächst **unspezifisch** auf eine ganze Reihe unterschiedlicher Proteine und besitzen aus diesem Grund abgegrenzte Bindungsbereiche in ihrem Hohlraum, die teilweise mehr auf lipophile Abschnitte und teilweise mehr auf saure oder basische Proteinanteile ausgerichtet sind.

Ein Proteasom ist also eigentlich „nur" ein Müllschlucker, ein Abfallsystem, in dem Überschüsse der Zelle geschreddert bzw. gehäckselt werden, wobei die erhaltenen „Kleinteile" (z.B. einzelne Aminosäuren) aber anschließend durchaus wiederverwertet werden können. Allerdings werden in virusinfizierten bzw. **durch Interferone stimulierten** Zellen einzelne Anteile des „normalen" Proteasoms ausgetauscht, sodass die nun entstehenden Enzymkomplexe tatsächlich **spezifisch** an die Funktion einer **Peptidprozessierung** angepasst werden, wodurch deren Produkte dann auch besondere **Affinität zu den MHC-I-Proteinen** erhalten. Diejenigen Gene, die für diese Änderungen einzelner Proteasom-Abschnitte codieren, werden dementsprechend nur durch **Interferonstimulation aktiviert**. Erstaunlicherweise „weiß" die Zelle im Rahmen der Prozessierung auch noch, welche Peptidsequenzen sie herzustellen hat, um den Fremdorganismus einerseits optimal zu repräsentieren, und andererseits diese Peptide den Gruben der MHC-I-Komplexe möglichst perfekt anzupassen.

Es wird also eine übliche Zellorganelle (Proteasom) lediglich im Rahmen einer Infektion dieser neuen Situation angepasst, wodurch Ressourcen eingespart werden. Einzelne Peptidfragmente, die in den Proteasomen entstehen, sind für Anbindung und Präsentation durch die MHC-I-Proteine noch zu lang. Sie werden trotzdem ins Retikulum transportiert und erst dort durch eine weitere Protease zurechtgeschnitten.

Autophagie und Kreuzpräsentation

Zahlreiche Fremdantigene werden in teilweise unterschiedlicher Relation **sowohl** an MHC-I- **als auch** an MHC-II-Proteinen präsentiert, sodass neben dem Aufbau einer zellulären Immunantwort auch Antikörper gebildet werden. Dies gilt für intrazellulär überlebende bzw. sich vermehrende Bakterien wie Mykobakterien (Tuberkulose, Lepra), aber auch für die Mehrzahl viraler Infektionen. Für Letztere gilt, dass ihre zunächst zytosolischen Proteine neben ihrer Verarbeitung in Proteasomen **zusätzlich** über den Weg der **Autophagie** in **Lysosomen** aufgenommen und dort weiterverarbeitet werden.

Bei der Autophagie handelt es sich ganz analog zu den Abbauvorgängen in Proteasomen um einen üblichen Stoffwechselweg, in dem zytosolische Moleküle wie u.a. Proteine in Lysosomen abgebaut werden. Stimuliert wird dieser Vorgang beispielsweise im Hunger, bei dem es darauf ankommt, aus Proteinen des Zytosols Aminosäuren zu erzeugen, aus denen dann Energie gewonnen oder im Zuge der Glukoneogenese in der Leber Glukose produziert wird. Zytosolische Fremdantigene werden also durch membranöse Einstülpungen in die Lysosomen aufgenommen, von deren Cathepsinen prozessiert und in diesen Fällen mit **MHC-II**-Proteinen verknüpft, die über Abschnürungen aus dem endoplasmatischen Retikulum angeliefert wurden.

Auch der umgekehrte Weg ist beschrieben: Viren, die nicht in der Lage sind, präsentierende Zellen aktiv zu infizieren, können von dendritischen Zellen durch Phagozytose aufgenommen werden, sodass zunächst der Weg über die MHC-II-Komplexe mit Erzeugung von Antikörpern beschritten wird. Allerdings werden in diesen Fällen Virusproteine **zusätzlich** ins **Zytosol** der Zelle **ausgelagert**, sodass diese Zellen eben auch zusätzlich eine Prozessierung dieser Proteine über das Proteasom mit nachfolgender Präsentation an **MHC-I**-Proteinen durchführen. Man kann demnach davon ausgehen, dass **Viren** grundsätzlich und ausnahmslos sowohl eine **Antikörperantwort** als auch eine spezifische **Antwort der T-Killerzellen** induzieren. Verstärkt wird die spezifische Immunantwort durch die **Interferonwirkung**, wodurch bereits ganz zu Beginn von sämtlichen Zellen im Umkreis einer viralen Infektion zusätzliche MHC-I-Komplexe, Proteasomen und weitere Hilfsproteine produziert werden – im Vorgriff auf eine eventuell stattfindende Infektion.

Gerade bei Viren, die dem Immunsystem bereits bekannt sind, ergibt sich durch die Kreuzpräsentation ein erheblicher Zusatznutzen: Befinden sich die Partikel noch auf dem Weg von ihrer infektiösen Eintrittspforte zu geeigneten Zielzellen, werden sie durch zirkulierende Antikörper zumeist inaktiviert und anschließend durch Makrophagen abgebaut. Sind sie bereits in ihren Zielzellen angekommen, werden dieselben durch Killerzellen vernichtet, im Fall der T-Killerzellen einschließlich der viralen Erbsubstanz. Nur wenige menschenpathogene Viren, z.B. Herpes- oder HI-Viren, vermögen sich durch eigene Mechanismen dieser Vernichtung zu entziehen, sodass chronische Infektionen resultieren. Über andersartige Mechanismen gelingt dies vereinzelt auch intrazellulär lebenden Bakterien wie z.B. den Mykobakterien von Tuberkulose und Lepra.

HINWEIS PRÜFUNG

Diese eigentlich (hoffentlich) spannenden Details befinden sich wie üblich und im Fach Immunologie ganz besonders weit, weit jenseits jeder Prüfungsrelevanz.

Humorale spezifische Abwehr

Wird bakterielles, mykotisches oder lösliches Fremdantigen (z.B. bakterielle Toxine) vom Makrophagen zusammen mit Proteinen der **Klasse II** präsentiert, produzieren die kontaktierenden T-Helferzellen nach Aktivierung zu T_H2-Zellen u.a. **IL-4** (➤ Abb. 2.40). Es werden in diesem Fall also keine zytotoxischen Zellen aktiviert, die IL-2 benötigen. Der Makrophage sezerniert in diesem Fall auch nicht IL-12, sondern dasselbe IL-4 sowie **IL-1**, das nun für die Bildung der „richtigen" Helferzellen (T_H0-Zellen → **T_H2-Zellen)** zuständig ist und daneben Fieber erzeugt, Neutrophile aus dem Knochenmark ausschwemmt sowie deren Produktion anregt und die CRP-Bildung veranlasst.

Das **IL-4** (und weitere Interleukine wie IL-5, IL-6, IL-9 und IL-13) der T_H2-Zellen wirkt auf **B-Lymphozyten**, die dadurch angelockt und aktiviert werden. Erkennt die kleine Gruppe von B-Lymphozyten, die spezifisch auf das vom Makrophagen präsentierte Antigen geprägt wurde, diese Aminosäurensequenz, beginnt sie nach Kommunikation mit der T-Helferzelle mit ihrer Klonierung und Umwandlung in **Plasmazellen** und **Gedächtniszellen**. Gleichzeitig werden die **B-Lymphozyten** durch die **genaue Zusammensetzung** des Interleukin-Cocktails, den die T_H2-Zellen sezernieren, darüber informiert, welchen Typ an Immunglobulinen sie nach ihrer Metamorphose zu Plasmazellen zu produzieren haben. Die **Interleukine 5, 9 und 13** lenken beispielsweise die Produktion mit einer gewissen Ausschließlichkeit zu **IgE**. **IL-5** sorgt zusätzlich im Knochenmark für eine Mehrproduktion von **Eosinophilen**.

Spätestens 1 Woche danach steht im Fall einer bakteriellen Infektion über IL-4 und IL-6 zunächst spezifisches Immunglobulin **(IgM)** zur Opsonisierung der erkannten Antigene zur Verfügung, sofern es sich beim Eindringling nicht um einen „Wiederholungstäter" handelt. In diesem Fall werden die Immunglobuline als **IgG** bereits nach **1–2 Tagen** gebildet – über die Antikörper hinaus, die sich seit dem Erstkontakt noch in den Körperflüssigkeiten befinden.

Auch hier erfolgt also eine **Absicherung** des spezifischen Immunsystems, indem neben der Präsentation durch Makrophagen sowohl spezifische T-Helferzellen als auch spezifisch erkennende B-Zellen erforderlich sind. Makrophage und B-Lymphozyt alleine

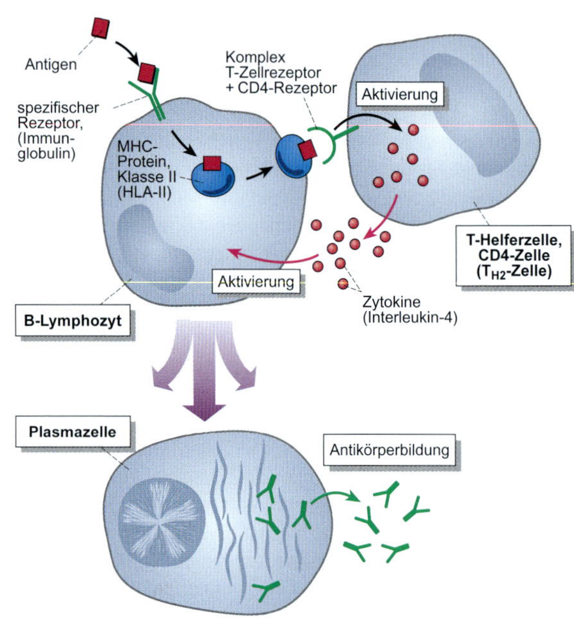

Abb. 2.42 Kooperation zwischen T- und B-Lymphozyten [L106]

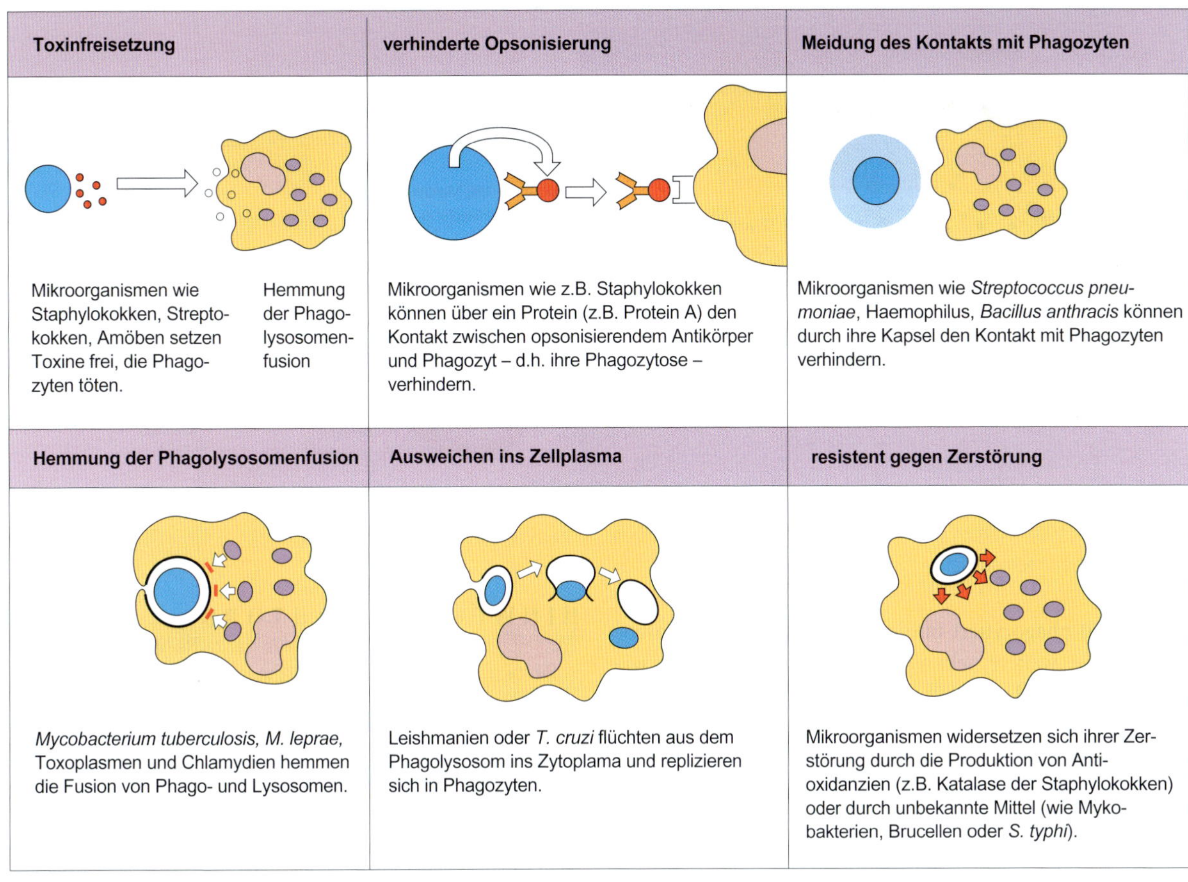

Abb. 2.43 Schutzfaktoren von Mikroorganismen vor dem Immunsystem [R297]

können in der Regel keine Produktion von Immunglobulinen in Gang setzen (➤ Abb. 2.42).

MERKE

Die Gruppen der IL-4 bzw. IL-2 produzierenden T_H2- bzw. T_H1-Helferzellen sind also alleine dazu da, B-Lymphozyten **oder** die zellvermittelte Abwehr wie NK-Zellen und T-Killerzellen zu aktivieren bzw. deren Tätigkeit überhaupt erst zu ermöglichen. Die jeweils erforderliche Erkennung des Fremdantigens durch Helferzelle **und** B-Lymphozyt bzw. Helferzelle **und** T-Killerzelle **verhindert Irrtümer** des Immunsystems.

Kohlenhydratantigene

Antigene aus der **Zellwand gramnegativer Bakterien** (Lipopolysaccharide, **LPS** = **Endotoxine**) sowie aus **Kohlenhydraten** (Zuckern) unterliegen nicht den dargestellten Gesetzmäßigkeiten. Sie wirken **ohne jede Mithilfe** durch T-Helferzellen auf **B**-Lymphozyten **antigen**, sodass in diesen Fällen auch **ohne T-Zellen** und **ohne Makrophagenpräsentation** Antikörper gebildet werden. Diese Fähigkeit der B-Zellen besteht bei den **Kohlenhydraten exklusiv**, während sie bei den LPS **zusätzlich** zu einer Komplement-Aktivierung eingesetzt werden kann.

Bedeutung hat dies evtl. im **Endotoxinschock**, während es bei den Polysaccharidkapseln **bekapselter Bakterien** (Pneumokokken, Meningokokken und Haemophilus influenzae), die sich ohne Opsonisierung einer Phagozytose entziehen, nahezu die einzige Überlebensstrategie darstellt (➤ Abb. 2.43). Die Bakterien sind im Anschluss an ihre Infektion zunächst in der Lage, sich weitgehend ungehemmt zu vermehren – unter Schädigung betroffener Organe. Eine Lungenentzündung (Pneumonie) durch Pneumokokken verläuft (ohne Antibiotika) so lange mit hohem Fieber um 40 °C und direkt lebensbedrohend, bis nach einer knappen Woche Antikörper zur Opsonisierung zur Verfügung stehen, sodass die Makrophagen der Lunge nebst eingewanderten Neutrophilen ab diesem Zeitpunkt mit den Erregern fertig werden. Diese Zeitspanne wird allerdings häufig nicht überlebt. Weltweit sterben bis zu 1 Million Menschen pro Jahr an einer Pneumokokkenpneumonie. Gäbe es nicht diesen Sondermechanismus hinsichtlich der direkten B-Zell-Aktivierung, wären es noch weit mehr.

2.5.3 Diffuses Lymphsystem

Die Funktion der sekundären Lymphorgane

Die weit überwiegende Mehrzahl eingedrungener Fremdantigene wird nicht an Ort und Stelle vernichtet, sondern gelangt mit dem Strom der interstitiellen Lymphe (➤ Abb. 2.44) entweder noch in freier Form oder z.B. bereits von den Langerhans-Zellen von Haut

2

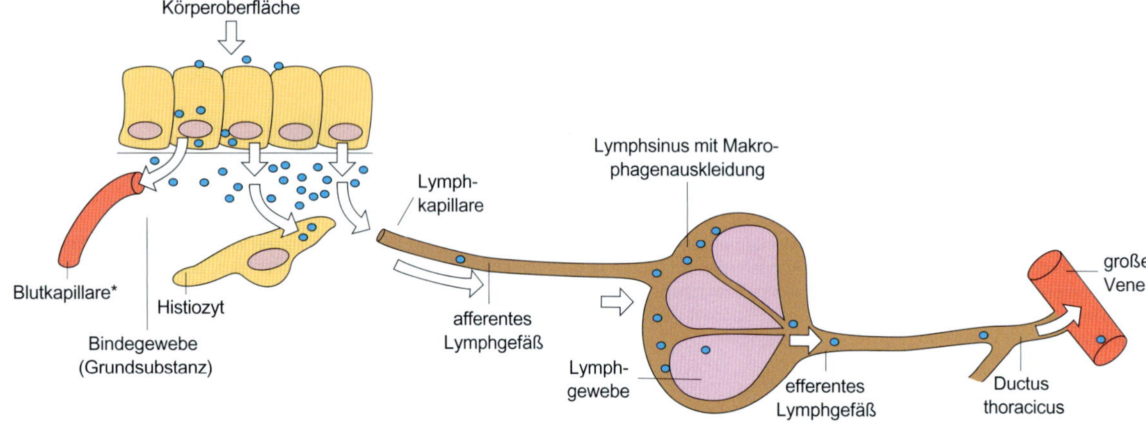

Abb. 2.44 Transport eingedrungener Erreger ins Lymphgewebe [R297]

oder Schleimhaut phagozytiert in die **regionären Lymphknotenstationen** bzw. in weitere sekundäre lymphatische Organe wie **Tonsillen** oder **Peyer-Plaques**. Dort werden sie entweder von den ortsansässigen Makrophagen bzw. dendritischen Zellen phagozytiert und, gemeinsam mit den Proteinen des HLA Komplexes, an ihrer Oberfläche präsentiert, oder Makrophagen wie die Langerhans-Zellen finden dort nun die Umgebung vor, an der sie das aufgenommene Material in diesem Sinn weiterverarbeiten können. In den Blutkreislauf gelangte Erreger werden überwiegend von den dendritischen Zellen und Makrophagen der **Milz** abgefangen, teilweise aber auch vom weiteren **RES** wie z.B. von den Kupffer-Zellen der Leber.

In beiden Fällen ist der weitere Fortgang derselbe wie in ➤ Kap. 2.5.1 und ➤ Kap. 2.5.2 beschrieben, nur dass eben nun die entstehenden Plasmazellen ihre **Immunglobuline an Ort und Stelle**, also in Lymphknoten, Milz oder dem diffusen Lymphgewebe produzieren, sodass sie genau da, wo sich die Eindringlinge aufhalten, in höchster Konzentration entstehen. Zusätzlich ist es für die antigenpräsentierende Zelle in einem sekundären Immunorgan wesentlich einfacher, angesichts der großen Zahl direkt benachbart liegender Helferzellen und B-Lymphozyten die spezifisch zum Antigen passenden Lymphozyten aufzufinden. Dadurch sind die **sekundären lymphatischen Organe** in ihrer Effektivität den subkutanen bzw. Schleimhautgeweben **weit überlegen**. Die sekundären Lymphorgane beginnen in solchen Fällen anzuschwellen; es kommt zur **Splenomegalie**, zu **Lymphknotenschwellungen** oder zu **Vergrößerungen der Tonsillen** (Angina tonsillaris) oder der **Peyer-Plaques**.

Nicht verbrauchte oder nachgebildete Immunglobuline gelangen mit dem Lymphstrom über die Venenwinkel ins Blut und erhöhen dort den Pool zirkulierender spezifischer Antikörper. Gelangt dasselbe Antigen zu einem späteren Zeitpunkt erneut in den Körper, stehen sie sofort zur Verfügung bzw. werden über die Gedächtniszellen (dieses Mal sofort als IgG) innerhalb weniger Tage und in großen Mengen nachgebildet.

HINWEIS DES AUTORS

Angefügt werden soll, dass es eine ganze Reihe von essenziellen Nahrungsbestandteilen gibt, die für eine vollständige und regelrechte Funktion des Immunsystems von besonderer **Bedeutung** sind. Hier sind v.a. die **Vitamine C** und **E** sowie die Spurenelemente **Zink** und **Selen** zu erwähnen, bei denen man häufig ohnehin Mangelzustände beobachten muss. Speziell Vitamin C sollte prophylaktisch oder wenigstens im Rahmen eines Infekts sehr viel höher dosiert werden als es den Empfehlungen der DGE entspricht. Eine ganze Reihe weiterer Nahrungsfaktoren scheint von großem Wert zu sein, u.a. **Carotinoide** und Polyphenole mit **Resveratrol** als einem ihrer wichtigsten Vertreter.

Ebenso scheint inzwischen jenseits der vorherrschenden Medizin gut abgesichert, dass **Schwermetalle** wie v.a. Quecksilber, aber auch Gold (in Füllungen) das Immunsystem **schwächen**. Dies gilt bei einer atopischen Diathese in besonderem Maße auch für Candida albicans, z.B. im Rahmen einer **intestinalen Candidose**. Eine korrekt durchgeführte Darmsanierung (➤ Fach Verdauungsapparat) kann allergische Reaktionen ohne weitere Maßnahmen und in erheblichem Umfang abmildern.

Auch die immunstimulierende Wirkung von pflanzlichem Umckaloabo oder Echinacea, bei Infekten idealerweise in **Kombination** mit weiteren Immunstimulantien (homöopathische Komplexpräparate z.B. von Hevert oder PASCOE), wurde in Studien nachgewiesen und hat sich über viele Jahre auf beeindruckende Weise bewährt, auch wenn dies nicht allgemein anerkannt oder auch nur bekannt ist.

Die Bedeutung des MALT

Zunehmend im Vordergrund steht inzwischen selbst im schulmedizinischen Verständnis die eminente Bedeutung einer **physiologischen Darmflora** (sog. Eubiose) für das Immunsystem. Im MALT befinden sich 80 % aller Leukozyten des Körpers – die meisten davon (70 %) in der Darmschleimhaut (GALT). Die Schleimhäute sind einem ständigen Invasionsbestreben einer Vielzahl von Bakterien ausgesetzt. Zum Beispiel beträgt die Besiedelungsdichte des Dickdarms bis zu 1 Billion (10^{12}) Bakterien pro 1 g Stuhl.

Physiologische, dem Immunsystem von Anbeginn des Kindesalters an bekannte Keime verdrängen mit ihrer Anwesenheit pathogene Keime und produzieren zusätzlich aus den Ballaststoffen der Nahrung **Säuren** (überwiegend Milchsäure) die für die Mehrzahl pathogener Bakterien unbekömmlich sind. Das Immunsystem reagiert auf das Invasionsbestreben solcher Keime u.a. mit der Produktion von **IgA** und ohne entzündliche Begleiterscheinungen. Kommt es zur **Fehlbesiedelung** (Dysbiose), entstehen messbare **Veränderungen** u.a. in der Zahl der T-Helferzellen. Die Balance geht verloren. In der Folge reagiert das lokale Immunsystem sogar gegenüber physiologischen Bakterien mit entzündlichen Veränderungen der Schleimhaut. Dies wurde bisher v.a. beim Morbus Crohn wahrscheinlich gemacht, bei dem es zu erheblichen Schäden der Darmwand kommt. Auch bei einer weiteren entzündlichen Darmerkrankung, der Colitis ulcerosa, wird dieser Zusammenhang vermutet (➤ Fach Verdauungssystem).

HINWEIS DES AUTORS

Allerdings befindet man sich mit derlei Definitionen gerade bei diesen beiden weit verbreiteten Darmerkrankungen doch eher auf „Nebenkriegsschauplätzen", ersatzweise für den längst überfälligen Nachweis der verursachenden Erreger (Yersinien beim Crohn, Amöben bei der Colitis) ins Spiel gebracht. Die bisherigen Forschungsergebnisse werden dadurch nicht entwertet, müssen jedoch relativiert werden.

2.5.4 Allergische Reaktion

Die spezifische Überempfindlichkeit (Hypersensibilität) bzw. allergische Reaktionsweise stellt laut Lehrmeinung eine **überschießende Immunreaktion** dar, die das eigene Körpergewebe schädigt. Dazu bedarf es eines „geeigneten" Antigens, v.a. aber auch einer anlagebedingten, also angeborenen Überproduktion von IgE-Antikörpern und/oder Insuffizienz der T-Lymphozyten.

Immunglobuline der Klasse E werden ebenso wie die anderen Immunglobuline erst dann von Plasmazellen produziert, nachdem ein spezifischer Antigenkontakt stattgefunden hat. Die Anlage, auf bestimmte Antigene nicht mit IgG-Antikörpern, sondern **mit IgE zu antworten**, ist allerdings für den **Atopiker** typisch **und ermöglicht dessen besondere Reaktionsweise**.

Atopie bzw. atopische Diathese bedeutet eine **Bereitschaft** bzw. **Anlage** für allergische Reaktionsweisen. Der Atopiker muss noch kein Allergiker sein, aber er läuft Gefahr, allergische Reaktionen vom Typ I (➤ Kap. 2.7) zu entwickeln.

2.6 Impfungen

2.6.1 Stellenwert der Impfungen in der Medizin

Im Verlauf des 20. Jahrhunderts war in den **westlichen Ländern** ein deutlicher **Rückgang** der meisten **Infektionskrankheiten** zu beobachten. Dafür gab es u.a. folgende Gründe:

- Die **natürliche Resistenz** des Menschen **nimmt** durch die evolutionsbedingte Auslese im Lauf der Jahrhunderte stetig **zu**. Anfällige Menschen sterben früh und können sich nicht oder weniger stark vermehren. Diejenigen, die über ein kräftiges Immunsystem oder andere, schützende Eigenschaften verfügen, vermehren sich in größerem Umfang und geben diese angeborenen Eigenschaften an ihre Nachkommen weiter: Menschen, die große Seuchen wie Tuberkulose oder Pest überstanden haben, besitzen dagegen ganz offensichtlich eine größere Resistenz als diejenigen, die daran verstarben.
- Der steigende Lebensstandard (einschließlich der **Ernährung**) in den westlichen Ländern ab etwa den 1950er-Jahren verstärkte zusätzlich die natürliche Resistenz; **verbesserte hygienische Verhältnisse** reduzierten die Anzahl der umgebenden, infektiösen Mikroorganismen. Beispielsweise ist in den westlichen Ländern die Durchseuchung mit Hepatitis A von ehemals annähernd 100 % auf einige wenige Prozent zurückgegangen, während in den Entwicklungsländern nach wie vor praktisch jeder daran erkrankt oder sich inapparent infiziert. Der Infektionsmodus des Hepatitis-A-Virus mit seiner Übertragung durch kontaminiertes Wasser bzw. Lebensmittel sowie durch Schmierinfektion hat dazu geführt, dass dieses Virus unter guten hygienischen Bedingungen nicht mehr erfolgreich sein kann. Die Hepatitis A wurde so von einer ursprünglich endemischen Erkrankung zu einer typischen Reisekrankheit.
- Der **medizinische Fortschritt** hat es mit dem Erkennen einer zunehmenden Zahl an Mikroorganismen ermöglicht, dieselben im Krankenbett oder bei Operationen zu vermeiden. **Desinfektion** und **Sterilisation** haben entscheidend zum Rückgang verschiedener Erkrankungen und der Gesamtsterblichkeit beigetragen, zunehmend auch der allgemeine medizinische Fortschritt bis hin zur Entwicklung der Antibiotika.
- Die Einführung der **Schutzimpfungen** ermöglichte den Aufbau des spezifischen Immunsystems gegenüber Erregern, durch die noch gar keine Infektion stattgefunden hatte. Trat dann zu einem späteren Zeitpunkt die Infektion ein, war das Immunsystem bereits gegen diesen Keim aktiviert und hatte vergleichsweise leichtes Spiel.

Einige dieser Mechanismen haben allerdings auch eine Kehrseite. Die Resistenz vieler Erreger gegenüber immer mehr Antibiotika nimmt ständig weiter zu. Die fehlende Auslese der Evolution in den vergangenen Jahrzehnten durch fehlenden Kontakt zu zahlreichen Keimen bzw. medizinischer Heilung von Individuen, die andernfalls gestorben wären, führt zu einer rückläufigen Resistenz in der Gesamtbevölkerung. Eine im Vergleich zu früher eher „verweichlichende" Lebensweise mitsamt der neuerdings eher unnatürlichen Ernährung tun ein Übriges, um die Virulenz der Keime zu erhöhen. Das spezifische Immunsystem verliert an Effektivität, wenn Mikroorganismen bereits zu einem Zeitpunkt mit der „chemischen Keule" erschlagen werden, an dem der Körper seine Immunmechanismen noch gar nicht richtig aktiviert hat. Gegen Impfungen kann man nicht allzu viel einwenden, da sie **nicht gegen** das Immunsystem arbeiten und andererseits unzählige Menschen vor Krankheit, Folgeschäden oder Tod bewahrt haben. So wurden die Pocken in den 1970er-Jahren allein durch konsequente, weltweite Impfung vollständig ausgerottet. Die Zahl an Maserntodesfällen ging dank des Impfprogramms der WHO von rund 1 Million/Jahr in den 1990er-Jahren auf 115.000 im Jahr 2014 zurück, obwohl in den Entwicklungsländern noch längst nicht alle Bevölkerungsgruppen er-

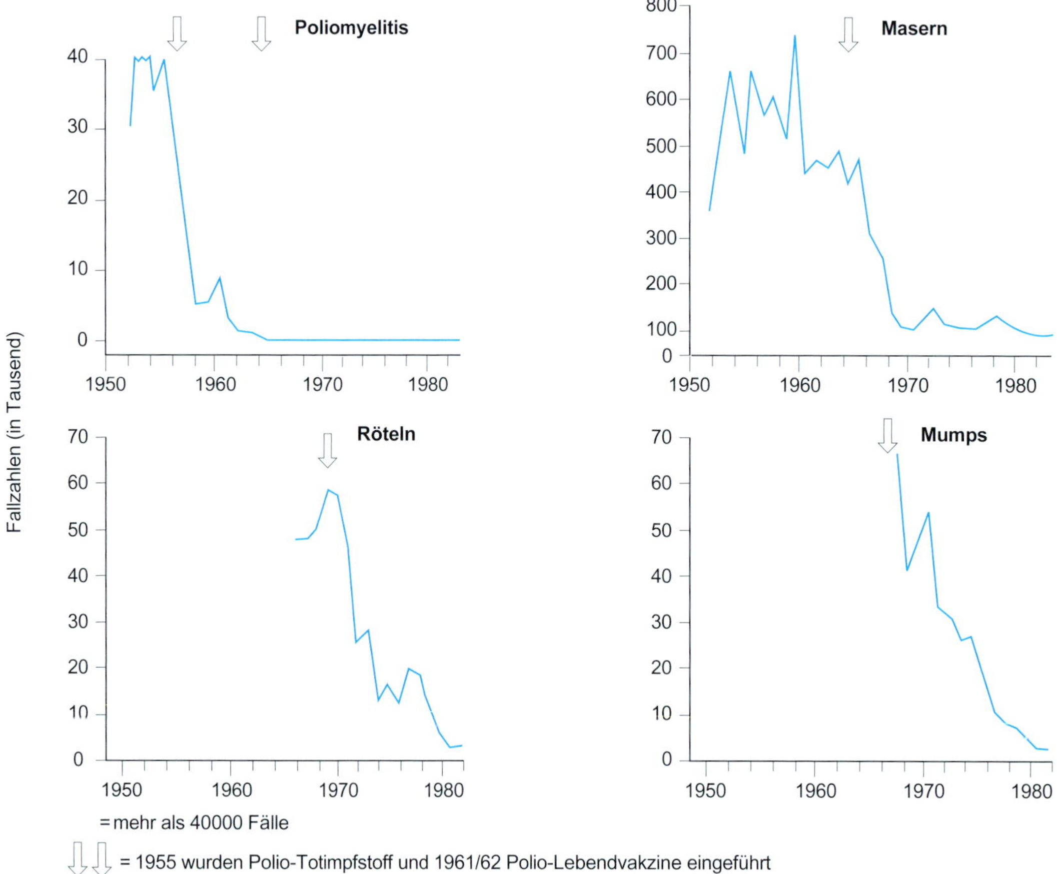

Abb. 2.45 Auswirkung von Impfungen (USA) [R297]

reicht werden. Krankheiten wie Kinderlähmung, Tetanus oder Diphtherie, die alljährlich weltweit Millionen von Menschen verstümmelten oder umbrachten, sind in den westlichen Ländern nahezu oder vollständig von der Bildfläche verschwunden (➤ Abb. 2.45). Die ehemals weltweite Seuche Kinderlähmung (Polio) existiert aufgrund eines konsequenten Impfprogramms der WHO nur noch in 6 Ländern. Zahlreiche Krankheiten wie z.B. AIDS, Tuberkulose oder Malaria, an denen selbst heute noch Jahr für Jahr mehrere Millionen Menschen versterben, würden durch die Entwicklung effektiver Impfstoffe und deren weltweiten Einsatz ihren Schrecken weitgehend verlieren.

2.6.2 Formen der Impfung

Man unterscheidet die passive von der aktiven Impfung.

Passivimpfung

Passive Impfstoffe **(Immunseren)** werden aus Fremdseren oder aus menschlichem Serum hergestellt (inzwischen auch gentechnologisch). Sie enthalten **Immunglobuline** gegen eine Vielzahl unterschiedlicher Mikroorganismen, die auch gezielt biochemisch angereichert werden können. Diese **Antikörper** wirken dann im Körper des Geimpften so, als ob sie dort produziert worden wären. Ihre Schutzwirkung ist verständlicherweise nur gegen solche Keime gerichtet, mit denen das serumspendende Tier (Pferd, Rind, Hammel) oder der menschliche Spender infiziert gewesen sind. Die **Schutzwirkung** solcher Fremdseren hält **nicht allzu lange** an, weil Immunglobuline (IgG) mit einer Halbwertszeit von ca. 4 Wochen wieder aus den Körperflüssigkeiten verschwinden. Innerhalb weniger Monate ist also der Serumspiegel auf einen geringen Bruchteil der Impfdosis abgefallen. Indem die überimpfte Dosis von vornherein sehr viel weniger Antikörper enthält als nach überstandener Krankheit oder Aktivimpfung vom eigenen Immunsystem gebildet werden, geht man offiziell lediglich von einer Schutzwirkung von etwa **3–4 Wochen** aus. Dies hat Bedeutung z.B. bei der Frage, an welchem Zeitpunkt vor Reiseantritt geimpft werden soll bzw., ob bei einer längeren Reisedauer oder einer neuerlichen Fernreise zu einem späteren Zeitpunkt noch mit einem Schutz durch die Passivimpfung gerechnet werden kann.

Sinnvoll sind Passivimpfungen nur in wenigen, klar definierten Fällen – z.B. bei Schwangeren, die Kontakt zu an **Röteln** Erkrankten hatten und selbst keine Rötelnantikörper aufweisen; oder prophylaktisch vor einer Reise in Gebiete mit hoher Gefährdung für bestimmte Krankheiten wie z.B. **Hepatitis A**; oder nach einer Verletzung bei Menschen ohne Schutz gegen **Wundstarrkrampf**. Auch

Immunseren gegen **Gasbrand, Milzbrand, Botulismus, Tollwut, FSME, Hepatitis B, Keuchhusten, Masern, Mumps, Kinderlähmung, Windpocken** und **Schlangengifte** sind erhältlich und können im Einzelfall Leben retten.

Man könnte auch die Übertragung des **mütterlichen IgG** auf den **Feten** als „vorsorgliche **Passivimmunisierung**“ bezeichnen. Gebräuchlicher ist der Begriff der **Leihimmunität**.

Im medizinischen Alltag werden Immunseren manchmal sehr unkritisch, z.B. bei Patienten mit erhöhter Infektanfälligkeit und als Ersatz für die fehlende diagnostische Kompetenz eingesetzt.

Aktivimpfung

Die Aktivimpfung ahmt die Erkrankung durch denjenigen Keim nach, gegen den sie schützen soll. Es wird also durch Impfung mit den entsprechenden Viren oder Bakterien eine **Infektion erzeugt**, sodass das eigene Immunsystem im Zuge seiner Immunantwort einen Klon spezifischer T-Lymphozyten und B-Lymphozyten mitsamt memory cells und spezifischer Antikörper bildet. Dies macht natürlich nur dann einen Sinn, wenn die überimpften Erreger entweder abgetötet (= Totimpfstoff) oder in **abgeschwächter (attenuierter) Form** (= Lebendimpfung) in den Körper gelangen, sodass sie zwar die spezifische Immunantwort induzieren, die Krankheit selbst aber gar nicht oder nur in sehr milder Form zu erzeugen vermögen. Andernfalls könnte man gleich auf die „richtige“ Infektion warten.

Virale Erreger wie Masern-, Mumps-, Polio-, FSME-, Hepatitis- (A, B), Tollwut-, Gelbfieber-, Influenza- oder (bei Schwangeren) Röteln-Viren erzeugen häufig Erkrankungen mit Folgeschäden oder Tod oder führen beim Embryo zu Tod oder Missbildungen (Röteln u.a.). Dies gilt auch für die **bakteriellen Erreger** von Keuchhusten, Cholera, Tuberkulose, Diphtherie, Tetanus, Typhus oder Erkrankungen durch Haemophilus influenzae B.

Gegen all diese Krankheitserreger bzw. ihre Toxine gibt es heute Aktivimpfstoffe, zusätzlich auch gegen Windpocken, Pneumokokken, Meningokokken, HPV und Rotaviren.

Impfstoffe gegen Seuchen wie AIDS oder Malaria sind seit Jahren bzw. Jahrzehnten in der Entwicklung und Erprobung, sind aber u.a. deswegen immer noch nicht effektiv genug, weil die Erreger laufend ihre Oberflächenstrukturen verändern.

Prinzipiell können Aktivimpfstoffe **peroral** oder **parenteral** in den Körper eingebracht werden. Dabei sind **Schluckimpfstoffe** nur dann üblich, wenn auch die Originalerreger bevorzugt auf diesem Wege in den Körper gelangen, wenn es also darum geht, v.a. auf den Schleimhäuten des Magen-Darm-Traktes einen Schutz durch spezifisches **IgA** aufzubauen. Dies gilt im Wesentlichen nur noch für **Rotaviren** und den **Typhus**. Die Schluckimpfung gegen Poliomyelitis wird wegen (extrem seltener) Impf-Poliofälle mit Lähmungsfolgen nicht mehr angewendet. Impfungen erfolgen heute also weit überwiegend parenteral, meist **subkutan**.

MERKE

Aktivimpfstoffe sind entweder **Lebendimpfstoffe** oder **Totimpfstoffe** oder **Toxoidimpfstoffe**. Im Einzelfall werden sie bereits gentechnologisch hergestellt.

Lebendimpfstoffe

Lebendimpfstoffe bestehen aus den entsprechenden lebens- und vermehrungsfähigen Erregern, die durch spezifische „Züchtungen“ in ihrer Virulenz **abgeschwächt (attenuiert)** wurden. Sie werden intramuskulär, subkutan, intrakutan (BCG-Impfung) oder auch oral (Schluckimpfung gegen Rotaviren und Typhus abdominalis) in den Körper eingebracht, vermehren sich dort wie die Erreger der eigentlichen Krankheit und **erzeugen eine Immunantwort**, ohne im Idealfall die Krankheit selbst auszulösen. Nicht selten kommt es allerdings zu **leichten Krankheitssymptomen**, gewissermaßen einem schwachen Schatten der eigentlichen Erkrankung durch den nicht attenuierten Originalerreger.

Lebendimpfstoffe hinterlassen zumeist einen **sehr lange anhaltenden Schutz** und müssen demnach nur **selten aufgefrischt** werden. Zum Beispiel bieten die insgesamt lediglich 2 Mal verimpften Lebendimpfstoffe des Impfkalenders einen lebenslangen Schutz – abgesehen von der Rötelnerkrankung, weil man an Röteln mehrmals erkranken kann und eine Impfung nicht besser zu schützen vermag als dies für die „Originalkrankheit“ gilt. Bei der Wirkdauer der Lebendimpfung gegen Gelbfieber, die von manchen Reiseländern vor der Einreise gefordert wird, ging man offiziell von 10 Jahren aus, bevor eine Auffrischimpfung verlangt wurde. Erst seit wenigen Jahren besteht Gewissheit darüber, dass der Schutz lebenslang anhält.

Der Impfkalender der STIKO (➤ Kap. 2.6.5) enthält Lebendimpfstoffe gegen **Rotaviren, Masern, Mumps, Röteln** und **Windpocken** (Varizellen) – gegen Rotaviren als Schluckimpfung, die weiteren auch als kombinierte Vierfachimpfung (MMRV). Zusätzlich gibt es für besondere Indikationen Lebendimpfstoffe gegen **Typhus, Gelbfieber, Polio** und **Tuberkulose**. Die **BCG**-Impfung gegen Tuberkulose verbindet eine sehr geringe Schutzwirkung mit erheblichen potenziellen Nebenwirkungen und wird seit vielen Jahren **nicht mehr empfohlen**. Als wesentliche Ausnahme kann die Geburt eines Kindes in eine Familie gelten, in der eine offene, noch nicht ausreichend behandelte Tuberkulose vorliegt. Es soll allerdings in den nächsten Jahren ein verbesserter und nebenwirkungsarmer Impfstoff auf den Markt kommen, der dann möglicherweise wieder breit empfohlen wird. Immerhin sterben weltweit immer noch etwa 2 Millionen Menschen jährlich an einer Tuberkulose.

Totimpfstoffe

Totimpfstoffe bestehen aus **abgetöteten bzw. inaktivierten** Viren oder Bakterien bzw. aus Teilen derselben. Im Allgemeinen sind hier zur Erzielung eines guten Schutzes höhere Impfdosen sowie **regelmäßige Auffrischimpfungen** notwendig (Dauer des Schutzes 3–10 Jahre nach abgeschlossener Grundimmunisierung). Totimpfstoffe sind als Einzelimpfung weniger effektiv als Lebendimpfstoffe, weil sich „Totes“ nicht vermehren kann und das Immunsystem deswegen sehr viel weniger gefordert ist. Manche Impfstoffe bestehen lediglich aus Teilen des Erregers. Zum Beispiel wird zur Impfung gegen die Hepatitis B lediglich die Virushülle gentechnologisch hergestellt.

Im Gebrauch sind Impfstoffe gegen **Pertussis** (azellulär = aP), **Cholera, Haemophilus influenzae B** (HIB), **Polio** (inaktivierte Poliovakzine = IPV), **FSME, Influenza, Tollwut, Pneumokokken,**

Meningokokken, **humane Papillomaviren** (HPV) sowie **Hepatitis A und B**.

Toxoidimpfstoffe

Toxoidimpfstoffe **schützen nicht vor den Bakterien** selbst, sondern ausschließlich vor deren **Toxinen**. Die Bakterien können dadurch jederzeit erworben, vermehrt und weitergegeben werden, doch kommt es beim Geimpften nicht zur toxinbedingten Erkrankung. Das Toxoid ist ein **abgewandeltes Toxin**, dessen krankmachende Potenz dadurch vollständig eliminiert wurde; die antigenen Eigenschaften hinsichtlich einer spezifischen Stimulierung des Immunsystems bleiben aber erhalten. **Auffrischimpfungen** sind etwa alle 10 Jahre erforderlich. Im Gebrauch sind **ausschließlich** Impfstoffe gegen **Tetanus** und **Diphtherie**.

ACHTUNG

Gerade bei diesen Impfstoffen führen zu häufige Auffrischimpfungen nicht selten zu **Überempfindlichkeitsreaktionen**, was v.a. beim Tetanustoxoid noch wenig beachtet wird.

Auffrischimpfungen

Die **relativ geringe Menge an Antigenen**, die in Totimpfstoffen enthalten ist, erzeugt eine **eingeschränkte Immunantwort**. Gibt man dieselbe Menge mehrmals in zeitlichem Abstand, nimmt die Immunantwort gegenüber den verimpften Antigenen exponentiell zu **(Booster-Effekt)** und entspricht damit der Immunantwort, die gegenüber den vermehrungsfähigen Antigenen von Lebendimpfungen bereits bei der ersten Impfung erzielt wird.

Mehrfachimpfungen

Kinder werden nach den Empfehlungen der STIKO ab dem 3. Lebensmonat geimpft, und dies mit einer Kombination aus inzwischen sieben verschiedenen Aktivimpfungen (➤ Kap. 2.6.5). Seit August 2013 ist zusätzlich und bereits im 2. Lebensmonat die Schluckimpfung gegen Rotaviren im STIKO-Impfkalender enthalten. Es stellt sich zum einen die Frage, ob das Immunsystem eine solche **Vielzahl an Antigenen** überhaupt parallel verarbeiten kann. Zum anderen wird man möglicherweise an dem **frühen Impfzeitpunkt** Zweifel anmelden und daran, ob die **Wiederimpfungen** bereits in den Folgemonaten gerechtfertigt sein können:

Das Neugeborene ist vom 1. Lebenstag an von einer Vielzahl an Erregern umgeben. Der in den ersten Lebenstagen beginnende Aufbau der physiologischen Darmflora beinhaltet Dutzende, später Hunderte unterschiedlicher Keime. Die Mundhöhle beherbergt bis zu 200 verschiedene Bakterienarten. Die Vagina des weiblichen Neugeborenen wird auf der Basis noch vorhandener mütterlicher Östrogene bereits in den ersten Lebenstagen durch Döderlein-Bakterien besiedelt, die Haut erhält ein weitgehend lückenloses Spektrum, die vaginalen Keime der Mutter, von Chlamydien bis hin zu Candida albicans, werden bereits in den Geburtswegen übertragen. Eltern, Großeltern und Tanten, Hebamme, Ärzte und Schwestern haben dem Neugeborenen ihre Keime mit auf den Weg gegeben – trotz der Hygiene, um die sich alle bemühen. Wenn der Säugling nach 2–3 Lebensmonaten seine ersten Impfungen erhält, hat er bereits 100 oder 200 Keime seiner Familie und seiner Nachbarn kennengelernt – und dabei häufig ein ganzes Arsenal verschiedener Keime auf einmal. Während diese Keime aber in sehr lebendiger Form auf seine Haut und Schleimhäute gelangen, sind die **Antigene** der Impfungen des 1. Lebensjahres **tot** (Totimpfstoffe) – sofern man einmal von den attenuierten Rota-Impfviren absieht, deren virulente Wildtypen allerdings beinahe regelmäßig bereits in diesem frühen Lebensabschnitt Infektionen bei Nichtgeimpften erzeugen.

Totimpfstoffe können sich nicht auf Kosten des Kindes vermehren, irgendwelche Schäden erzeugen. Sie liegen so lange im muskulären bzw. subkutanen Gewebe, bis sie vom Immunsystem des kleinen Menschen erkannt und vernichtet worden sind. Angeborene Immundefekte, z.B. im spezifischen System der Immunabwehr, verhindern möglicherweise eine adäquate Antwort mit Antikörpern oder Gedächtniszellen. Schaden können die Fremdantigene trotzdem nicht, weil sie dann eben ohne weitere Aktivierung nur von den Phagozyten aus dem Gewebe entfernt werden. Sollte das Neugeborene ohne Makrophagen zur Welt gekommen sein, ist es nicht lebensfähig – ganz und gar unabhängig von zusätzlich applizierten Totimpfstoffen. Es hätte diesen Tag seiner ersten Impfung gar nicht erst erlebt.

Die Frage, ob sieben Impfungen **gemeinsam** verabreicht dieselbe Immunantwort erzeugen wie sieben Einzelimpfungen an **unterschiedlichen Terminen**, lässt sich theoretisch und praktisch beantworten:

- Theoretisch beantwortet ist es dem Immunsystem mit 1–2 Billionen immunkompetenter Zellen (Lymphozyten), die spezifisch bis zu 30 Millionen unterschiedlicher Antigene erkennen, ziemlich gleichgültig, ob ein Teil von ihnen gemeinsam oder einzeln an unterschiedlichen Körperlokalisationen in den Organismus eindringt, weil jeweils ganz unterschiedliche Helferzellen zu einem bestimmten Antigen gehören. Die Kapazität von Milz, Lymphknoten und weiteren sekundären Immunorganen ist riesengroß, denn es stellt in keinem Lebensabschnitt eine Ausnahme dar, wenn Millionen von Erregern ihre Invasion gleichzeitig unternehmen.
- Praktisch beantwortet wird jedes Impfprogramm eingehend überprüft, bevor es empfohlen wird. Bei diversen Reihenuntersuchungen wurde festgestellt, dass sich die Immunantwort hinsichtlich der Menge gebildeter Antikörper nicht im Geringsten unterschied, wenn man Mehrfachimpfungen mit zeitlich getrennten Einzelimpfungen verglich. Diese vergleichende Untersuchung wurde bei der Impfempfehlung für Meningokokken noch nicht durchgeführt, weshalb diese Impfung ab dem 12. Lebensmonat nach den Empfehlungen der STIKO getrennt von den anderen durchgeführt werden muss. Es wird sich zeigen, ob die Empfehlung unnötig ist, doch weist sie auf die Sorgfalt hin, mit der die Impfempfehlungen formuliert und umgesetzt werden. Ein weiteres Beispiel hierfür bietet die Lebendimpfung gegen Rotaviren. Obwohl diese Impfung in einzelnen europäischen Staaten und sogar in vier ostdeutschen

Bundesländern bereits seit Jahren offiziell empfohlen wird, wurde sie von der STIKO wegen der als noch nicht ausreichend eingeschätzten Datenlage erst im August 2013 in den Impfkalender aufgenommen.
- Schließlich könnte man noch Überlegungen anstellen zur Präferenz des Säuglings, wenn ihm die Wahl zwischen **zwei** und (alternativ) **sieben Piksern** überlassen wäre, einschließlich der hierfür benötigten **sieben Arzttermine**.

Impfzeitpunkt

Das Neugeborene ist vom 1. Lebenstag an vielfältigsten Infektionen ausgesetzt – vom in diesem Lebensabschnitt häufig tödlich verlaufenden Keuchhusten bis hin zu Tetanus oder Kinderlähmung. Die Erreger warten nicht auf das 2. Lebensjahr. Sie werden durch die Leihimmunität der Mütter noch eine Zeit lang in Schach gehalten, doch verschwinden diese Antikörper mit einer Halbwertszeit von 4 Wochen aus den Körperflüssigkeiten des Kindes. Sicherlich ist das Immunsystem des Säuglings vor dem 2.–3. Lebensjahr noch nicht vollständig ausgereift, doch ist es immerhin so weit entwickelt, dass es mit den üblichen (Lebend-)Antigenen der Umwelt (und der Totimpfung) fertig wird. Wenn dem nicht so wäre, würden die meisten Säuglinge in den ersten Lebensmonaten versterben. Es muss also bei der Frage des richtigen Impfzeitpunkts vorrangig darum gehen, den Schutz des Säuglings gegenüber den wichtigsten und potenziell gefährlichsten Kinderkrankheiten ausreichend aufzubauen, noch bevor die mütterliche Leihimmunität unwirksam geworden ist. Das empfohlene Impfprogramm (STIKO) **beginnt** deshalb bei den Totimpfungen im **3. Lebensmonat**. Ab der 3. Impfung im 5. Lebensmonat ist bereits ein ausreichender Schutz aufgebaut, abschließend komplettiert mit der 4. Impfung im 12. Lebensmonat. Die Schluckimpfung gegen Rotaviren beginnt *deswegen* im 2. Lebensmonat, weil die überwiegende Mehrzahl aller Säuglinge sich mangels ausreichender Leihimmunität bereits im ersten Lebenshalbjahr infiziert, nicht so selten mit bedrohlichem Verlauf.

Eine gewisse Lücke im Hinblick auf einen kontinuierlich fortgeführten Schutz ergibt sich bei Erkrankungen wie Masern, Windpocken oder Mumps, die dem Säugling durchaus gefährlich werden können. Allerdings handelt es sich bei den entsprechenden Schutzimpfungen um **Lebendimpfungen**. Werden solche Impfungen zu einem Zeitpunkt verabfolgt, an dem noch mütterliche Antikörper vorhanden sind, binden dieselben an die relativ geringe Zahl überimpfter Viren, wodurch dieselben sich nicht nur **nicht vermehren können**, sondern auch **ohne** Erzeugung einer **spezifischen Immunantwort** durch Phagozyten, Killerzellen und Komplement entfernt werden. Man geht davon aus, dass bis zum **10. Lebensmonat** mit einiger Sicherheit keine mütterlichen Antikörper mehr vorhanden sind. Unter Einhaltung einer zusätzlichen Sicherheitsspanne wird die Impfung deshalb erst zum **12. Lebensmonat** empfohlen. Das bedeutet nun allerdings, dass das Kind etwa ab dem 7.–8. Lebensmonat keinen ausreichenden, schließlich überhaupt keinen Schutz mehr vor diesen Krankheiten besitzt.

ACHTUNG

Die STIKO trägt diesem Umstand seit Juli 2012 Rechnung und empfiehlt für alle Kinder ab einem Alter von **9 Monaten** direkt (innerhalb von 3 Tagen) nach dem Kontakt zu einem Masernkranken die Masernimpfung, bevorzugt als MMR (Masern-Mumps-Röteln-Impfung). Diese Impfempfehlung gilt als **Postexpositionsprophylaxe** auch für ältere Personen ohne ausreichenden (2-maligen) oder unklaren Impfschutz.

2

Zusammenfassung

Passivimpfung

- **Immunseren** von Mensch oder Tier, die **Antikörper** gegen Erreger oder deren Toxine enthalten
- **Beginn der Wirkung:** sofort
- **Wirkdauer:** nur etwa 4 Wochen, weil die verimpfte Menge von vornherein nicht allzu groß ist und nach 4 Wochen nochmals um die Hälfte abgenommen hat

Aktivimpfung

- **Antigene**, die das **spezifische Immunsystem** des Geimpften **aktivieren** und zur Bildung von Antikörpern, Gedächtniszellen und evtl. zur Aktivierung der spezifischen, zellvermittelten Immunabwehr im Körper des Geimpften führen
- Die Impfstoffe bestehen aus
  - lebenden (attenuierten) Erregern **(Lebendimpfstoff)** oder
  - abgetöteten (inaktivierten) Viren oder Bakterien **(Totimpfstoff)** oder gentechnologisch hergestellten Teilen von Erregern **(Totimpfstoff)** oder
  - deren abgeschwächten Toxinen = Toxoiden **(Toxoidimpfstoff).**
- **Beginn der Wirkung:** frühestens nach 1 Woche, wenn IgM gebildet wurde; sicherer erst nach etwa 3 Wochen, wenn zusätzlich IgG vorhanden ist; vollständige Sicherheit wird in der Regel erst nach der Grundimmunisierung (meist 3–4 Impfungen) erreicht, wenn durch den Booster-Effekt ausreichende Antikörpertiter entstanden sind. Bei Lebendimpfungen reicht teilweise bereits eine einzige Impfung (Gelbfieber), häufiger sind aber zwei Impfungen (MMRV) bis zum Erreichen eines sicheren Schutzes erforderlich.
- **Wirkdauer:** prinzipiell lebenslang, weil die entstandenen Plasmazellen mehrheitlich aktiv bleiben. Bei Totimpfstoffen sind zum sicheren Erhalt des Schutzes Auffrischimpfungen erforderlich – üblicherweise im 10-Jahres-Rhythmus.

2.6.3 Impfkomplikationen

ACHTUNG

Es ist wichtig, eine Impfung nur bei Menschen durchzuführen, deren Immunsystem nicht gerade anderweitig, z.B. mit einem ausgeprägten Infekt, beschäftigt ist. Harmlose, z.B. grippale Infekte gelten als unkritisch. Vor allem **Kinder** sollten also zuvor **gründlich untersucht** werden **(einschließlich Ohrenspiegelung)**. Auch **immuninsuffiziente Perso-**

nen, z.B. AIDS-Patienten oder in der Folge einer Therapie mit Zytostatika oder Glukokortikoiden, sind von Lebendimpfungen auszuschließen. **Lebendimpfungen** sind in der **Schwangerschaft** grundsätzlich **kontraindiziert**, weil „Lebendes" potenziell die Plazentarschranke überwinden und das Kind schädigen kann. Dagegen sind Impfungen mit **Totimpfstoffen** bei eindeutiger Indikation immer **möglich**.

Überempfindlichkeitsreaktionen durch die **Beimengungen** im verabreichten Impfstoff sind in Relation zur Anzahl durchgeführter Impfungen **selten**, aber theoretisch nie auszuschließen. Die in etlichen Impfungen enthaltenen Beimengungen von **Fremdeiweiß** (meist Hühnereiweiß) beinhalten v.a. bei atopischen Kindern die Gefahr einer Allergisierung. Dieses Risiko muss nach einem erstmaligen (meist lediglich lokalen) Auftreten gegen das Risiko lebensbedrohender Erkrankungen abgewogen werden. Andererseits werden die Impfstoffe zunehmend in immer reinerer Zusammensetzung produziert, häufig bereits gentechnologisch ohne die geringsten Beimengungen. Reaktionen gegenüber Fremdeiweißen lassen sich darüber hinaus medikamentös begrenzen. Ferner kann man die Atopie mit γ-Linolensäure aus der Welt schaffen (➤ Kap. 2.7.1). Minimale **Formaldehyd**-Beimengungen sind immer noch in einzelnen Impfstoffen enthalten und können zu (eher unbedeutenden) toxischen Reaktionen führen, ebenso die teilweise noch vorhandenen **Schwermetalle** wie Quecksilber. Einzelne virale Impfstoffe werden auf Zellkulturen zur Vermehrung gebracht, die weitere, zum Teil menschenpathogene Viren enthalten. Verunreinigungen sind nicht immer mit absoluter Sicherheit auszuschließen, obwohl die gesetzlichen Vorgaben und die technischen Möglichkeiten perfektioniert sind. Mit aus diesem Grund sind ersichtliche **Nebenwirkungen** bzw. Impfreaktionen nach nicht immer positiven Erfahrungen in früheren Jahren heute **außerordentlich selten** geworden.

Noch **seltener** sind heute die Erkrankungen mit **Folgeschäden**, gegen die die Impfung gerade schützen sollte – z.B. die nach der Polio-Lebendimpfung vereinzelt (1–3 pro Jahr) zu beobachtenden echten Polio-Fälle mit Lähmungen oder Tod. Dafür gab es in Deutschland vor Einführung der Polio-Impfung knapp 5.000 Fälle von Kinderlähmung pro Jahr. Selbst die ehemalige (!) **zelluläre Impfung** gegen Keuchhusten (Pertussis) hatte eine Komplikationsrate von jenseits 1 zu 300.000 Geimpften, war also um ein Vielfaches **harmloser als die eigentliche Erkrankung** mit oftmals bleibenden Schäden oder gar Todesfällen bei Säuglingen und Kleinkindern. Die aktuelle **azelluläre** Pertussisimpfung (aP) ist allerdings weitestgehend frei von Nebenwirkungen.

Insgesamt ist das Verhältnis zwischen ernsthaften Nebenwirkungen und dem erreichten Schutz so eindeutig, dass man über Impfkomplikationen oder auch den grundsätzlichen Sinn von Impfungen nicht ernsthaft zu diskutieren bräuchte, wenn nicht „wie im richtigen Leben" gerade diejenigen am lautesten dagegen sprächen, die eher wenig von der Sache verstehen.

HINWEIS DES AUTORS

Etwas anderes sind **Impfschäden im homöopathischen Sinne**, die bei Weitem nicht so häufig sind, wie Impfgegner anscheinend glauben, andererseits aber durchaus beobachtet werden können – im Einzelfall noch Jahrzehnte nach einer Impfung. Für solche Fälle gibt es aber gute Möglichkeiten, z.B. mit **Thuja** oder den passenden (ausgetesteten!) **Nosoden** derartige Impffolgen auszuleiten, ohne den aufgebauten Schutz gegen die entsprechenden Krankheiten anzutasten.

Komplikationen von Impfgegnern

Krankheit versus Plagiat

Es gibt zu Impfungen etliche merkwürdige Vorstellungen wie z.B. jene, dass es für den Körper viel **„gesünder"** sei, ihn mit der **„Originalkrankheit"** anstatt mit dem geimpften Plagiat in Kontakt zu bringen. Aus derlei Gedankengängen entstanden dann auch die sog. „Masern-Partys". Was aber soll an der oftmals schwer und manchmal auch tödlich verlaufenden Masernerkrankung oder dem verschmutzten Holzspreißel, der zum tödlichen Wundstarrkrampf führt, „natürlicher bzw. gesünder" sein als an der Impfung *gegen* diesen vorzeitigen und qualvollen Tod? Immer noch sterben v.a. in der Dritten Welt Jahr für Jahr mehrere Hunderttausend nicht geimpfte Menschen am Wundstarrkrampf. Ähnliches gilt für Masern, Keuchhusten oder Pneumokokken-Erkrankungen.

Oder es wird zwischen einer **„natürlichen Erkrankung"** und der **„künstlichen Impfung"** unterschieden und damit unterstellt, Körper und Immunsystem würden auf natürlicherweise in den Körper eingebrachtes Fremdantigen auf irgendeine Art anders reagieren als auf solches, das über eine Kanüle verimpft worden ist. Das Immunsystem hat aber keine Augen, um die Kanüle zu erkennen. Es hat auch keine Emotionen, kann also kaum beleidigt sein, wenn es nicht das „Original" auf dem „Originalweg" bekommt. Ihm ist es ganz und gar gleichgültig, ob die Erreger über Haut oder Schleimhaut, Muskel oder Blut, Kanüle oder Schluckimpfung in den Körper gelangen. Es erkennt schlicht und einfach Fremdantigene, die ihm auf irgendeine Art und Weise präsentiert werden, setzt sich damit auseinander und baut seinen spezifischen Schutz dagegen auf. Es ist höchstens dankbar dafür, wenn sich die infektiösen Partikel nicht ganz so schnell vermehren oder nicht ganz so viel Gewebe und Organe zerstören, weil es dadurch auch seine eigene Integrität und diejenige des Gesamtorganismus besser erhalten kann. Darüber hinaus gibt es etliche Erreger, nicht nur Tuberkelbakterien, HI-Viren oder Malariaplasmodien, mit denen es von vornherein gar nicht fertig wird. Warum sollte es „bekümmert oder beleidigt sein", wenn es diese Erreger nun in einer Form erhält, die es ihm erlaubt, die Oberhand zu behalten, um dann als Folge davon sogar mit den später nachfolgenden „richtigen" Erregern fertig zu werden?

Natürlich darf man bei **subkutanen** oder **intramuskulären** Verimpfungen von Erregern, die natürlicherweise über die Schleimhäute in den Körper gelangen, nicht vergessen, dass der **Impfschutz kein IgA beinhaltet**, dass eine erste Vermehrung des evtl. später nachfolgenden Originalerregers auf den Schleimhäuten also nicht unterbunden wird. Demzufolge verläuft diese spätere Infektion also **inapparent** ohne die üblichen Krankheitssymptome, jedoch zumeist auf eine Weise, in welcher der **„geimpfte Infizierte"** für seine Umwelt **kontagiös** wird. Entsprechendes gilt auch für diejenigen Impfungen, bei denen lediglich ein **Toxoid** verimpft wird, wie dies z.B. für die Diphtherie gilt. Ein solcher Impfling kann sich jederzeit an dem Erreger infizieren, ihn vermehren und damit Ungeimpfte mit der eigentlichen Krankheit anstecken, obwohl er selbst keinerlei (toxinbedingte) Symptome zeigt. Gerade die Diphtherie-Impfung macht also nur dann einen Sinn, wenn die große **Mehrheit einer Bevölkerung damit geimpft wird** und nicht laufend Krankheitsfälle durch die Übertragung des Keimes von Geimpften auf Nichtgeimpfte möglich sind.

Medizinischer Fortschritt

Es gibt auch „Argumente" wie dasjenige, man verstehe eigentlich noch gar nichts vom Immunsystem. Jede medizinische Erkenntnis vergangener Jahre sei irgendwann einmal wieder überholt gewesen. Es wird also jeglicher medizinische Fortschritt geleugnet, weil er nicht ins eigene Weltbild passt. Fortschritte der Medizin werden missverstanden, indem verkannt wird, dass sich der Kenntnisstand u.a. hinsichtlich des Immunsystems immer weiter ins Detail vertieft, aber selbstverständlich nicht ins Gegenteil verkehrt. Darüber hinaus lassen sich diese Menschen bei Unfall oder schwerer Krankheit vom **aktuellen Medizinstandard** gesund pflegen, ohne auf mittelalterlichen Gepflogenheiten zu bestehen. Hier wird dann der medizinische Fortschritt nicht negiert, sondern dankbar angenommen.

Andere argumentieren damit, dass bei bestimmten Volksstämmen eine Reihe von Krankheiten unbekannt seien, und ziehen daraus ihre persönliche Schlussfolgerung, dies habe gefälligst auch für andere Völker zu gelten. Mithin sei dann auch bei diesen eine Impfung überflüssig. Hier werden offensichtlich die ungezählten Millionen Menschen nicht zur Kenntnis genommen, die seit Beginn der Zeitrechnung bis heute Jahr für Jahr an diesen Krankheiten gestorben sind und die nun dank Impfung überleben. Bei diesen Menschen waren die diversen Krankheiten eben nicht unbekannt, sonst wären sie schwerlich daran verstorben.

Allergisierung durch Impfungen

Sehr beliebt bei Impfgegnern ist der Hinweis auf die allgemeine **Zunahme an Allergien** seit Einführung der Massenimpfungen. Aus der Wiedervereinigung Deutschlands kann man allerdings genau das Gegenteil ableiten: Während in der DDR bis 1989 eine **Impfpflicht** mit Impfraten nahe bei **100 %** bestanden hatte, nähern sich seither die Impfraten den alten Bundesländern an (ca. 85 % bis vor wenigen Jahren, erst neuerdings > 90 %). Im Ergebnis sieht man aber bei **niedrigeren Durchimpfungsraten** keinen Rückgang allergischer Erkrankungen, wie er nach dieser Argumentation zu erwarten wäre. Vielmehr beobachtet man seit 1990 eine **stetig steigende Zahl** an Allergiekranken in den östlichen Bundesländern. Umgekehrt gab es vor 1990 prozentual sogar im damals vergleichsweise „impfmüden" Westen mehr allergische Kinder.

Krankheitsgewinn

Ein weiteres Argument zielt auf den **Krankheitsgewinn** ab und verweist z.B. auf positive psychische Veränderungen nach überstandener „Originalkrankheit" – unter Einschluss der gesamten Familie. Hier liegt allerdings eine Verwechslung vor, indem davon ausgegangen wird, dass schwere Krankheiten (und ab und zu ein Todesfall) für eine als positiv empfundene Veränderung wesentlich, gewissermaßen als Voraussetzung anzusehen seien.

HINWEIS DES AUTORS

Natürlich bedarf der in der Dualität und seinen Illusionen verfangene Mensch besonders häufig einer leidvollen Erfahrung, um die Chance einer veränderten und angemessenen Denkweise zu erkennen und zu akzeptieren. Selbstverständlich sind auch die Geschehnisse des Lebens einschließlich der jeweiligen Krankheiten karmisch geprägt und in groben Zügen vorausgeplant. Dabei wird allerdings übersehen, dass ein jegliches karmisches Ereignis eingebettet ist in Illusionen und dass es mit der Wirklichkeit nicht das Geringste zu tun hat. Wir sind die Schöpfer unseres Karmas und wir können in jedem Augenblick darüber hinaus gelangen. Krankheit ist das Ergebnis von scheinbarer Trennung, von eingebildeter Schuld, Nichtvergebung und Projektion. Der Geist projiziert sie auf den Körper, um seine Schuld loszuwerden und Illusionen aufrecht zu erhalten. Dies entspricht aber keinem Gesetz und keiner Notwendigkeit und niemand ist daran gebunden außer in seinen eigenen Träumen.

Man darf in diesem Zusammenhang auch nicht übersehen, dass es unendlich viele Möglichkeiten gibt, Leid zu erfahren. Auf die paar Krankheiten, die durch Impfungen vermieden werden, kommt es aus dieser Perspektive nicht an. Unabhängig davon aber kann der „Sinn der Krankheit" nicht darin begründet sein, sie als eine von zahlreichen, für die eigene Entwicklung notwendig scheinende leidvolle Erfahrung am Leben zu erhalten, anstatt aus eigenem Antrieb und ganz ohne derlei Zwänge den richtigen Weg zu finden. Denjenigen Eltern, die mit dem angeblichen „Sinn der Krankheit" nichts anzufangen wissen, wird man darüber hinaus kaum darlegen können, wie wichtig nun die dank unterlassener Impfung eingetretene zerebrale oder somatische Verstümmelung oder gar der Tod ihres Kindes für ihr eigenes Lernen sind und wie dankbar sie dies zu akzeptieren haben. Eltern wissen nichts von den Hunderttausenden an Masern gestorbenen Kindern, nichts von der ½ Million toter Säuglinge, deren Mütter nicht gegen Tetanus geimpft waren, nichts von den immer noch 1,2 Millionen Tuberkulose-Toten oder ähnlichen Sterberaten durch AIDS oder Malaria – und dies Jahr für Jahr. Es fällt auf, dass v.a. diejenigen vor den „Gefahren der Impfung" warnen, die in aller Regel nichts von Sterberaten wissen, geschweige denn wenigstens die zugrunde liegenden Krankheiten oder die Funktionsweise des Immunsystems ansatzweise verstanden haben.

Wer für sich oder seine eigenen Nachkommen weder vorzeitigen Tod noch körperliche und geistige Folgekrankheiten oder Verstümmelungen als negativ erachtet, der braucht natürlich keine Impfungen. Er sollte aber, sofern er als Therapeut fungiert, nicht als Ersatz für fundierte Meinungen oder medizinische Kenntnisse Scheinargumente aus dem Ärmel zaubern und andere damit verunsichern, die sich als Laien, Hilfe- und Ratsuchende an ihn wenden und darauf vertrauen, dass er beim Studium seine Lernpflichten erfüllt hat.

MERKE

Keiner, der nicht das Immunsystem mitsamt den entsprechenden Infektionskrankheiten weitgehend verstanden hat, ist befugt, **gegen** Impfungen zu argumentieren. Immerhin sterben laut WHO heute noch weltweit ca. 1,6 Millionen Kinder/Jahr an Krankheiten, vor denen man sie durch eine der bei uns üblichen Impfungen hätte schützen können. Nicht enthalten in dieser Zahl sind die Millionen von Toten, die an infektiösen Durchfallerkrankungen oder an Infektionskrankheiten wie AIDS, Tuberkulose oder Malaria versterben, gegen die es noch keine bzw. (Tbc) keine wirksamen Impfungen gibt.

Geschönte Statistiken

Man kann allerdings auch nicht übersehen, dass bei manchen Statistiken vergangener Jahrzehnte, die den Erfolg einer Impfung belegen sollten, wissentlich oder einfach unbedarft mit Zahlen jongliert wurde, um die eigene Einschätzung zu untermauern. Zahlreiche **Krankheiten** sind seit vielen Jahren **rückläufig** und wurden in diesem stetigen Rückgang von manchen Impfungen keineswegs beschleunigt. Man hätte im Nachhinein also gut und gerne auf sie verzichten können.

Manche **Impfungen** waren weitgehend **wirkungslos** und daneben **komplikationsreich**. Sie behinderten darüber hinaus spätere Diagnosestellungen, was dann auch einmal wie bei der BCG-Impfung dazu führte, dass eine allgemeine Impfempfehlung wieder zurückgenommen wurde. Dies stimmt auch deswegen bedenklich, weil zuvor jahrelang mit Vehemenz und unter Vorlage positiver statistischer Zahlen dafür gefochten worden war. Andere Impfungen verschwanden sogar vom Markt, weil die Relation zwischen Wirksamkeit und Nebenwirkungsrate sich als nicht stimmig erwiesen hatte, obwohl auch hier lange Zeit und mit allem Nachdruck auf Wirksamkeit und Nebenwirkungsarmut hingewiesen worden war.

Man durfte sich also durchaus immer wieder einmal von Pharmaindustrie und Impfbefürwortern verschaukelt fühlen, die ihre Pflichten eines ausgewogenen Abwägens aller Argumente und vorliegenden Tatsachen in der Vergangenheit nicht immer zweifelsfrei erfüllten. Dies ist bei der Pharmaindustrie, die mit allergrößtem Aufwand Impfungen entwickelt, sicher eher entschuldbar als bei denjenigen, die sich aus egoistischen Motiven heraus oder einfach aus persönlicher Naivität und Unwissenheit vor deren Karren spannen lassen.

Ganz pauschal kann man aber davon ausgehen, dass in der heutigen Zeit mit „hellwacher" Presse, sensibilisierten Menschen, die größtenteils auch überkritisch geworden sind, und Gerichten, die bevorzugt und zu Recht für den Menschen und gegen kommerzielle Einrichtungen entscheiden, Impfstoffe oder Medikamente **außerordentlich sorgfältig getestet** und überprüft werden, bevor sie auf den Markt kommen oder gar allgemein empfohlen werden. Genauer formuliert **gibt es kein Medikament**, das ähnlich aufwendig **produziert** und **kontrolliert** und **staatlich überwacht** wird wie gerade Impfstoffe. Der Autor kennt keine Institution jenseits der STIKO, die auch nur annähernd so sorgfältig, beinahe „ängstlich" jegliche Impfempfehlung ablehnt, bis sie unter Überprüfung sämtlicher Quellen und deren 100%-iger Übereinstimmung und auch noch mehrjährigen Erfahrungen so ganz allmählich Empfehlungen formuliert. Selbst dann noch wird eine jede Negativmeldung über tatsächliche oder angenommene Nebenwirkungen so lange verfolgt, bis sie sich eben als unbegründet herausstellt oder aber eine Warnung auslöst.

Zusammenfassend lässt sich festhalten, dass Impfstoffe, soweit sie absolut rein ohne nennenswerte chemische Zusätze hergestellt werden und den entsprechenden Erreger in stabiler und wenig virulenter Form enthalten, **keine wirkliche Gegenargumentation erlauben**. Sie alle sind um viele Potenzen harmloser als die „Originale".

2.6.4 Impfreaktionen und Impfkomplikationen

Infektionen verursachen, soweit sie nicht inapparent verlaufen, mehr oder weniger ausgeprägte Symptome, evtl. Folgeschäden oder den Tod des Infizierten. Impfstoffe gibt es ausschließlich gegen Erreger, die potenziell erhebliche Folgen verursachen können, weil man sie andernfalls nicht bräuchte. Sämtliche **Symptome** der eigentlichen Krankheit in allerdings deutlich **abgemilderter Form** können prinzipiell auch Impfstoffe auslösen. Dies gilt zumindest für Lebendimpfstoffe. Mäßiges Fieber, milde Kopfschmerzen, Müdigkeit, Übelkeit und Krankheitsgefühl, evtl. wie bei der Masernimpfung auch einmal ein flüchtiges Exanthem sind mögliche Impfreaktionen, die in der Regel zügig abklingen und keinerlei Spuren hinterlassen. Vor allem nach der Rötelnimpfung kann man selten auch einmal eine (zumeist vorübergehende) Thrombopenie finden. Dies gilt aber erst recht für die Rötelnerkrankung, ist also eine Eigenschaft des Virus und nicht der Impfung.

Lokalreaktionen sind in der Form leichter Schmerzen oder minimaler entzündlicher Schwellungen immer möglich. Bei erheblichem Umfang muss an eine Sensibilisierung gegenüber dem verwendeten Fremdeiweiß gedacht werden. Bei atopischen Patienten sind nach wiederholten Impfungen auch allergische Allgemeinreaktionen bis hin zum **anaphylaktischen Schock** möglich, wenn auch extrem selten.

Bei Metallen wie Quecksilber oder Aluminiumverbindungen, die zur Haltbarmachung dienen oder als Adjuvantien zur (wünschenswerten) **Verstärkung der Immunantwort** führen und aus diesem Grund immer noch in allerdings minimalen Mengen etlichen Impfungen beigemischt sind, ist es ausgeschlossen, einen Impfschaden wahrscheinlich oder auch nur möglich zu machen, weil es hier grundsätzlich keinerlei fassbare Akutwirkungen gibt. Chronische Auswirkungen sind andererseits genauso wenig zuzuordnen, weil Krankheiten wie Morbus Alzheimer oder MS und weitere, die in diesem Zusammenhang gerne von Impfgegnern angeführt werden, keinen Bezug erkennen lassen. Man sollte sich bei diesem Thema auch klarmachen, dass die in heutigen Impfungen enthaltenen Mengen an Zusatzstoffen dermaßen gering sind, dass sie im Zusammenhang keinerlei Erwähnung verdient hätten. Überspitzt formuliert könnte man sich für eine einzige Amalgamfüllung oder ein einziges Fischgericht 100 Mal impfen lassen, um adäquate Quecksilberdosen zu erreichen. Und wer Aluminiumtöpfe verwendet, evtl. auch noch saure Speisen darin kocht, oder wer sich mit den üblichen aluminiumhaltigen Antazida therapiert, der potenziert die in Impfungen enthaltenen Mengen um ein Vielfaches.

Meldepflicht

MERKE
Alles, was über die üblichen milden Symptome hinausgeht, stellt keine Impfreaktion dar, sondern eine **Impfkomplikation (Impfschaden)** und unterliegt damit der **Meldepflicht**. Diese gilt prinzipiell auch für den Heilpraktiker, wenn er im zeitlichen Zusammenhang aufgesucht wird.

Ein nach **§ 6 IfSG** (Infektionsschutzgesetz) **meldepflichtiger Impfschaden**

- ist definiert als *„gesundheitliche und wirtschaftliche Folge einer über das übliche Ausmaß einer Impfreaktion hinausgehenden gesundheitlichen Schädigung durch die Schutzimpfung"*.
- liegt auch vor, *„wenn mit vermehrungsfähigen Erregern geimpft wurde und eine andere als die geimpfte Person geschädigt wurde"*. Damit sind Lebendimpfungen gemeint, bei denen die verimpften Erreger evtl. auf den Schleimhäuten erscheinen und an Kontaktpersonen weitergegeben werden können. Diese Weitergabe erfolgte in der Form der Tröpfcheninfektion regelhaft bei der früher üblichen Polio-Schluckimpfung. Bei den aktuell im Impfkalender enthaltenen Lebendimpfungen ist diese Möglichkeit nicht gegeben.

MERKE
Es ist zu beachten, dass Impfungen grundsätzlich und ausnahmslos auf freiwilliger Basis erfolgen. Es gibt **keine Impfpflicht**. Andererseits wurde nun der Druck auf Impfgegner insofern verstärkt, als die **Kita** ungeimpfte Kinder ans Gesundheitsamt **melden muss**, sofern die Eltern **keinen Nachweis** über eine durchgeführte **Impfberatung** vorlegen können. Nach der aktuellen Gesetzeslage müssen Beratungsverweigerer mit einem Bußgeld von bis zu 2.500 Euro rechnen.
Des Weiteren gilt nach § 22 des IfSG, dass **Impfungen** wegen der erforderlichen **Dokumentation im Impfausweis** ausschließlich durch **Ärzte** durchgeführt werden dürfen. Außerdem sind sämtliche **Impfstoffe verschreibungspflichtig**.

2.6.5 Impfkalender

Von der **STIKO** (**St**ändige **I**mpf**ko**mmission am Robert Koch-Institut in Berlin) wird eine Reihe von Impfungen (➤ Tab. 2.1) allgemein empfohlen. Eine offizielle Empfehlung durch die STIKO bedeutet gleichzeitig, dass die **Kosten** für diese Impfungen **von den Kassen übernommen** werden. Dabei haben sich die Impfempfehlungen in den vergangenen Jahren zunehmend dem momentan offensichtlich erreichbaren Optimum angenähert, denn es ändern sich vom einen Jahr zum nächsten längst nur noch Nuancen – wenn überhaupt. Einzig bei der **Meningokokken**-Impfung besteht noch ein gewisses Erweiterungspotenzial, indem die seit 2013 erhältliche Impfung gegen den so wichtigen **Typ B** wegen bisher noch unzureichender Erfahrungen noch nicht allgemein empfohlen wird. Möglicherweise werden bei der **HPV**-Impfung irgendwann auch die Buben mit einbezogen, um die verimpften HP-Viren vollständig aus der Bevölkerung zu eliminieren.

Die **Impfquote** steigt in Deutschland seit vielen Jahren stetig an und liegt heute, dokumentiert über die Schuleingangsuntersuchungen, bei **90–95 %,** lediglich bei der Impfung gegen die Hepatitis B noch leicht darunter. Auch bei der zweiten Masernimpfung besteht noch Luft nach oben.

MERKE
(Nur) die Impfungen gegen Rotaviren (= Schluckimpfung) sowie Masern, Mumps, Röteln und Windpocken **(MMRV)** stellen **Lebendimpfungen** dar; bei den Impfungen gegen Tetanus und Diphtherie handelt es sich um **Toxoidimpfungen**.

2.7 Allergie

Die Allergie stellt eine Art von **Überempfindlichkeit** dar. Die notwendige **Entzündungsreaktion** auf einen antigenen Reiz hin erfolgt nicht mehr der Situation angemessen, sondern **überschießend**. Hierbei wird nicht nur das Fremdantigen, sondern auch körpereigenes Gewebe geschädigt. Einige Formen der Allergie könnte man auch so definieren, dass ein **fehlgesteuertes** Immunsystem sich mit Stoffen wie u.a. **Pollen** oder **Nahrungsmitteln** auseinandersetzt, die eigentlich **keinerlei pathogene Wirkungen** haben und von der Mehrzahl der menschlichen Immunsysteme auch so eingestuft, also überhaupt nicht beachtet werden.

Schließlich stellt ein Teil dessen, was unter den Begriff der Allergie subsumiert wird, weder eine überschießende noch eine fehlgesteuerte Reaktion dar, sondern vielmehr die ganz **normale Reaktion** jedes gesunden Immunsystems eines jeden Menschen (**Typ IV** der Allergie). Hier hätte man also besser auf die Zuordnung zum Kreis der Allergien verzichtet.

Je nachdem, welche Mediatoren oder Zellen des Immunsystems beteiligt sind, teilt man die Überempfindlichkeitsreaktion in **vier verschiedene Typen** ein (➤ Abb. 2.46). Bei den Typen **I–III** sind **Antikörper** beteiligt, der Typ IV ist Ausdruck einer zellulären Immunantwort:

- **Typ I:** allergische Sofortreaktion, anaphylaktischer Reaktionstyp
- **Typ II:** zytotoxische Reaktion
- **Typ III:** Serumkrankheit, Immunkomplexreaktion
- **Typ IV:** Allergie vom verzögerten Typ

2.7.1 Typ I – Anaphylaktischer Reaktionstyp

Definition

Die **Bereitschaft** (= Diathese), an dieser Form einer Überempfindlichkeit zu erkranken, wird **Atopie** bzw. **atopische Diathese** genannt. In aller Regel findet man **familiäre Häufungen**. In den westlichen Ländern beobachtet man seit Jahrzehnten eine stetige Zunahme. Inzwischen scheinen mindestens **20 %**, nach anderen Schätzungen bis zu **50 %** der Menschen betroffen zu sein. Mit aus diesem Grund steht der Typ I oft stellvertretend und pauschal für den Begriff der Allergie.

Ein Atopiker muss kein sichtbar Erkrankter sein, sondern lediglich einer, der Gefahr läuft, dies bei passender Gelegenheit nachzuholen. Wenn sich die Krankheit dann manifestiert, entstehen ein-

2

Tab. 2.1 Impfkalender für Säuglinge, Kinder und Jugendliche (Empfehlungen der Ständigen Impfkommission am Robert Koch-Institut). Stand: **August 2017**

Empfohlenes Impfalter	Impfung	Präparat	Anmerkungen
2. Lebensmonat (ab 6. Woche)	1. Rotaviren-Impfung (Lebend-Schluck-impfstoff)	Rotarix®, RotaTeq®	spätestens in der 12. Woche!
Ab Beginn 3. Lebensmonat	1. Diphtherie-Tetanus-Pertussis (DTaP)	Infanrix®	3-fach-Impfung
	1. Hepatitis-B-Impfung (HepB)	Infanrix hexa®, Hexyon®	6-fach-Impfung (DTaP-IPV-HepB-Hib)
	1. inaktivierte Polio-Vakzine (IPV)		
	1. Haemophilus influenzae Typ b (Hib)		
	1. Pneumokokken-Impfung	Synflorix® oder Prevenar 13® = Konjugat-Impfstoffe	
	2. Rotaviren-Impfung (4 Wochen Mindest-abstand zur 1. Impfung)		Abschluss der Grundimmunisierung (Rotarix®); bei RotaTeq® insgesamt 3 Impfungen
Ab Beginn 4. Lebensmonat	2. Diphtherie-Tetanus-Pertussis (DTaP) 2. Hepatitis-B-Impfung (HepB) 2. inaktivierte Polio-Vakzine (IPV) 2. Haemophilus influenzae Typ b (Hib)		
	(2. Pneumokokken-Impfung)		zusätzlich nur bei Frühgeborenen
Ab Beginn 5. Lebensmonat	3. Diphtherie-Tetanus-Pertussis (DTaP) 3. Hepatitis-B-Impfung (HepB) 3. inaktivierte Polio-Vakzine (IPV) 3. Haemophilus influenzae Typ b (Hib) 2. Pneumokokken-Impfung		
Ab Beginn 12. – 15. Monat	4. Diphtherie-Tetanus-Pertussis (DTaP) 4. Hepatitis-B-Impfung (HepB) 4. inaktivierte Polio-Vakzine (IPV) 4. Haemophilus influenzae Typ b (Hib) 3. Pneumokokken-Impfung		= Abschluss der Grundimmunisierung
	1. Masern-Mumps-Röteln-Impfung (MMR)	Priorix®	
	1. Varizellen-Impfung (V)	Varivax®	
	Meningokokken C-Impfung (einmalig)		und für Kontaktpersonen zu Erkrankten
Bis spätestens Ende 2. Lebensjahr	2. Masern-Mumps-Röteln-Varizellen	Priorix-Tetra® (= MMRV)	Masernimpfung zusätzlich für alle nach 1970 Geborenen mit unklarem Impfstatus; Röteln-impfung zusätzlich für alle Frauen im gebär-fähigen Alter mit unklarem Impfstatus
5.–6. Lebensjahr	Tetanus-Diphtherie-Pertussis (TdaP) (Td gegen-über DT: reduzierter Diphtherietoxoidgehalt)	Boostrix® Covaxis®	Auffrischimpfung
9.–17. Lebensjahr	Tetanus-Diphtherie-Pertussis (TdaP)		Auffrischimpfung
	inaktivierte Polio-Vakzine (IPV)		einmalige Auffrischimpfung
	Hepatitis-B-Impfung (HepB)		
	Masern-Mumps-Röteln (MMR)		Komplettierung eines unvollständigen Impf-schutzes
9.–14. Lebensjahr	HPV-Impfung (insgesamt 2–3-mal)	Gardasil®, Cervarix®	Nur für Mädchen!
Auffrischimpfungen	Diphtherie, Tetanus und Pertussis (als Td**ap**)	„ap" gegenüber „aP": reduzierter Antigengehalt	alle 10 Jahre; weitere Impfungen nach Bedarf
Alle Personen > 60 Jahre	Influenza (**jährliche** Auffrischimpfung!) Pneumokokken-Impfung (**einmalig**) mit dem 23-valenten Polysaccharid-Impfstoff (PPSV23) Tdap weiter nach bisherigem Schema	Influenza (auch nasal als Lebendimpfstoff)	+ Patienten (einschließlich Kindern!) mit schweren Erkrankungen (z.B. Diabetes, kardio-pulmonal) oder Immunschwächen
Frauen mit Kinderwunsch	aP (bei Bedarf als DTaP)		Überprüfung des Impfstatus gegenüber Röteln
Schwangere	Influenza		bevorzugt im 2. Trimenon
Die Impfungen gegen Masern, Mumps, Röteln, Windpocken und Rotaviren stellen Lebendimpfungen dar!			

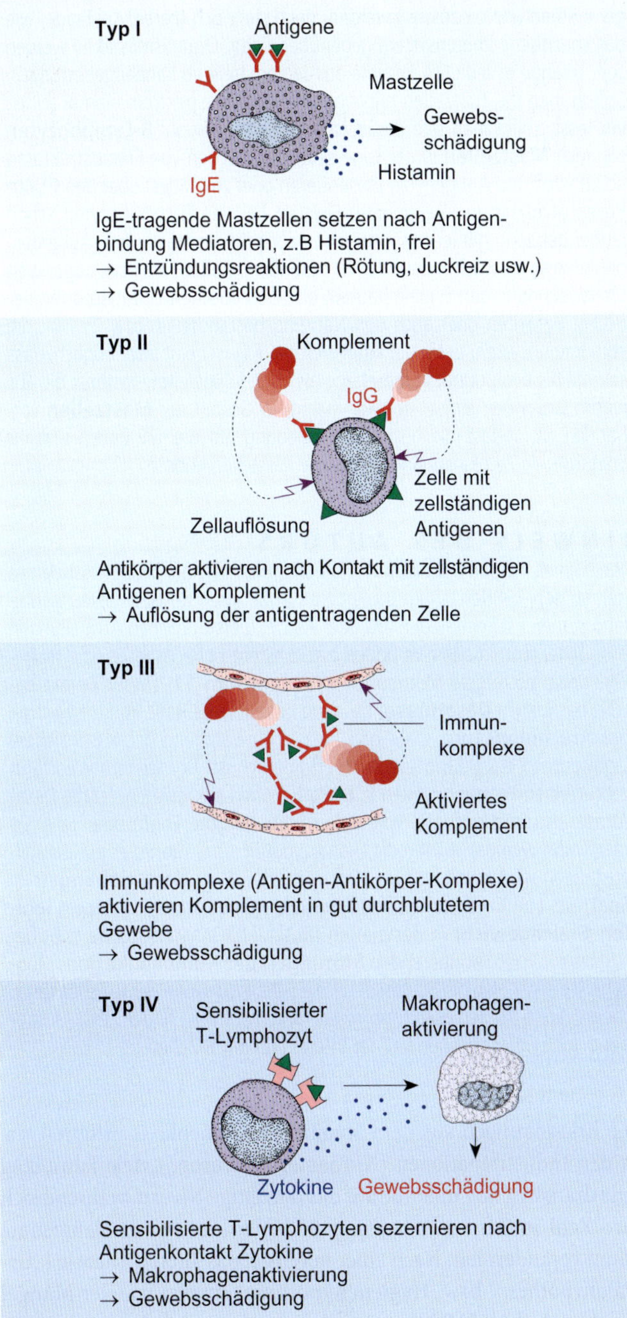

Abb. 2.46 Einteilung der Allergien [L190]

zeln oder kombiniert die Erkrankungen des **atopischen Formenkreises:**

- **Heuschnupfen**
- **Urtikaria, Angioödem (Quincke-Ödem)**
- **Neurodermitis** (atopische Dermatitis)
- **Asthma bronchiale**
- Auch die übersteigerten Reaktionen auf **Insektenstiche, Nahrungsmittel** oder **Medikamente** gehören zum Typ I der allergischen Reaktion. Im Einzelfall kommen v.a. bei Medikamenten auch weitere Typen in Frage.

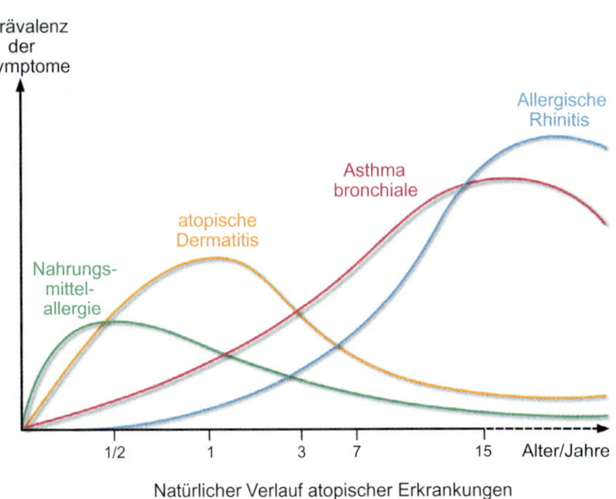

Abb. 2.47 Altersverteilung von atopischen Erkrankungen [L238]

Atopische Erkrankungen weisen unterschiedliche Altersgipfel auf, wobei der Beginn meist im Kindes- oder Jugendalter liegt (➤ Abb. 2.47). Dies stellt allerdings keine Gesetzmäßigkeit dar. So beginnt beispielsweise das Asthma bronchiale zwar mit einem Schwerpunkt im Kleinkindesalter, nicht so selten aber auch erst in der zweiten Lebenshälfte.

Krankheitsentstehung

Die Reaktion wird durch spezifische **Antikörper** vom Typ des **IgE** vermittelt. Der Atopiker bildet üblicherweise selbst in den Jahren, in denen noch keinerlei Krankheitssymptome erkennbar werden, typischerweise zunehmend IgE-Antikörper gegen alle möglichen Umweltallergene – von unterschiedlichsten **Pollen** über **Tierhaare** und **Hausstaub** (mit den Ausscheidungen von Milben) bis hin zu solchen gegen **Nahrungsmittel** wie Fisch, Nüsse, Bohnen, Gewürze oder **Konservierungsmittel**. Etliche dieser potenziell allergisierenden Faktoren enthalten einzelne molekulare Strukturen, die sich auch bei weiteren Allergenen finden, sodass es zu **Kreuzreaktivitäten** bzw. **Kreuzallergien** kommen kann. Beispielsweise kann ein Patient mit einer Birkenpollenallergie auch auf manche Apfelsorten reagieren. Zusätzlich lassen sich IgE-Antikörper gegen alle möglichen **bakteriellen** und **viralen Antigene** nachweisen, was evolutionär genauso wenig vorgesehen war wie Reaktionen auf Pollen oder Tierhaare.

HINWEIS DES AUTORS

Bei schweren atopischen Manifestationen wie Asthma bronchiale oder Neurodermitis findet man in aller Regel, sofern man z.B. über eine bioenergetische Testung danach sucht, ein sog. „Hauptallergen" – überwiegend **Milch, Weizen** oder (seltener) Hühnereiweiß. Dieser Nachweis gelingt inzwischen auch mit schulmedizinischen Methoden, z.B. über spezifische IgE-Antikörper.

Atopische Menschen bilden also IgE **an Stelle des üblichen IgG** gegen Mikroorganismen wie Bakterien oder Viren, **zusätzlich** aber auch dort, wo ein gesundes Immunsystem keinen Anlass sieht, überhaupt etwas zu unternehmen. Pollen, Tierhaare, Nahrungsfaktoren etc. wirken grundsätzlich **nicht immunogen**, erzeugen demnach auch keine Immunantwort. Warum dies beim Atopiker doch geschieht, und noch dazu in der Form des IgE, ist unbekannt. Salopp könnte man formulieren, dass sich das atopische Immunsystem **von Würmern umzingelt sieht**, im eigentlichen Sinn also wahnhaft reagiert, denn **IgE** wurde evolutionär spezifisch und **ausschließlich gegen tierische Parasiten** wie Würmer oder Protozoen (z.B. Amöben) entwickelt, ergänzt durch eine gesteigerte Zahl an Eosinophilen.

Nach vorherrschender Lehrmeinung ist die Fehlsteuerung des Immunsystems, die zu dieser sowohl zusätzlichen als auch ersatzweisen Bildung von IgE führt, **polygenetisch vererbt**, wobei hierzu allerdings eher verschwommene Vorstellungen existieren. Identifiziert wurden bisher nicht weniger als **16 Chromosomen** (also so gut wie alle), die einzelne oder mehrere Gene beherbergen, die bei atopischen Personen häufiger vorkommen sollen als bei Gesunden und demnach einen Beitrag zu leisten scheinen. Auch die Chromosomen **5** und **11** befinden sich in dieser Sammlung.

Formal kann man ein **verändertes Spektrum an Zytokinen**, mit denen die T-Helferzelle spezifisch erkennende B-Lymphozyten instruiert, für die Umpolung des Immunsystems verantwortlich machen. In erster Linie sollen B-Lymphozyten mit der Produktion von IgE-Antikörpern reagieren, wenn sie von den kontaktierenden T_H2-Zellen durch einen typischen Cocktail aus Interleukinen aktiviert werden. Dabei stehen, wenn man einmal sämtliche derzeitigen Vorstellungen zusammenfasst, die Interleukine IL-4, IL-5, IL-6, IL-9 und IL-13 im Vordergrund – mit dem Schwerpunkt auf **IL-4**. Allerdings entsteht gerade das Zytokin IL-4 grundsätzlich und in beachtlichem Umfang in T_H2-Zellen, um damit ganz **pauschal** die B-Zellen herbeizurufen, zu aktivieren und zur Produktion **irgendeiner** Immunglobulinklasse zu veranlassen. Anders formuliert: IL-4 ist **immer beteiligt**, weshalb diese aktuell hervorgehobene Vermutung wenig gehaltvoll ist.

Besonders interessant sind dagegen die Zytokine **IL-9** und **IL-13**, wahrscheinlich ergänzt durch **IL-5**, das über seine Stimulation der Eosinophilenproduktion im Knochenmark die beiden Immunfaktoren der Parasitenbekämpfung (IgE und Eosinophile) miteinander verbindet.

EXKURS

Natürlich wäre es vorstellbar, dass die gegenseitigen **Relationen** der sezernierten Zytokine Bedeutung besitzen, doch liegen hierzu keine Erkenntnisse vor. Zusätzlich wäre damit immer noch nicht geklärt, auf welcher molekularen Grundlage die Verwechslung z.B. bakterieller oder viraler Antigene mit denjenigen aus Amöben oder Würmern durch die T_H2-Zellen stattfindet, was sie also ausgerechnet zur Sekretion dieses Interleukingemischs veranlasst, denn Helferzellen reagieren normalerweise ausschließlich auf **Peptidsequenzen**, die ihnen von **präsentierenden Zellen dargeboten werden**. Dendritische Zellen oder Makrophagen dürften jedoch kaum in der Lage sein, aus Würmern kleine Stücke herauszuknabbern oder Pollenkörner zu verschlucken, die größer sind als sie selbst. Möglicherweise könnte aber auch gerade beim Wechsel der Ig-Klasse durch die B-Zellen hin zu IgE der Mangel an Desaturase bzw. γ-Linolensäure zum Tragen kommen (s. unten).
Andererseits werden von **Würmern** teilweise Proteine sezerniert, die z.B. als **Proteinasen** wirken und damit eine Gewebeinvasion erleichtern. Es wäre also vorstellbar, dass diese Proteine von präsentierenden Zellen aufgenommen und prozessiert werden, doch stellt sich hierbei die Frage, wie das spezifische Immunsystem gegenüber einem Organismus aktiv werden soll, solange es lediglich Enzyme aus seinem Inneren kennengelernt hat. Sofern man die T_H2-Zellen mitsamt ihrem Zytokinspektrum einmal außen vor lässt, sollte man sich daran erinnern, dass sowohl **B-Lymphozyten** als auch **Mastzellen** in der Lage sind, Oberflächen von Fremdstrukturen abzutasten und Antigene zu präsentieren oder zumindest über den CD40-Rezeptor damit zu interagieren. Dies ist bei den B-Lymphozyten schon länger bekannt, gilt jedoch inzwischen auch für die Mastzellen. Außerdem befinden sich gerade Mastzellen in besonders großer Zahl bzw. sogar weit überwiegend in den Schleimhäuten, also den üblichen Eintrittspforten tierischer Parasiten oder auch von Nahrungsbestandteilen bzw. Pollen, die vom Immunsystem dafür gehalten werden. Es erscheint also möglich, dass sowohl die evolutionär vorgesehene als auch fehlgeleitete Instanz, die aus einem Gesunden einen Atopiker macht, in Gestalt der **Mastzellen** vorhanden ist, sodass die bisherige Festlegung auf die T_H2-Zellen und ihr Spektrum an Zytokinen eine Sackgasse darstellen könnte.

HINWEIS DES AUTORS

Nach einer weithin unbekannten Theorie, die auf einer kleinen Arbeit aus den späten 1980er-Jahren basiert und in all ihren Konsequenzen auffallend stimmig scheint, jedenfalls dem Autor zu erstaunlichen Ausheilungen atopischer Krankheiten verholfen hat, besteht beim Atopiker die möglicherweise wichtigste Mutation auf **Chromosom 11**. Dieser Defekt betrifft das Enzym **Desaturase**, das eine bedeutsame Rolle im Stoffwechsel der **Arachidonsäure** spielt und für die Umwandlung der (essenziellen) Linolsäure in die **γ-Linolensäure** erforderlich ist. Der weitere Weg führt zu einzelnen Prostaglandinen (z.B. Pg-E_2) und Leukotrienen. Ist die Desaturase also unzureichend vorhanden (heterozygote Form) oder fehlt sie mehr oder weniger vollständig (homozygote Form), führt dies zu Mangelzuständen im Arachidonsäure-Stoffwechsel, v.a. zu **Verschiebungen** im Spektrum von Botenstoffen und Entzündungsmediatoren mit einem **labilen Gleichgewicht** in der glatten Muskulatur innerer Organe (z.B. der Atemwege) und resultierenden **Störungen der Kommunikation**. Möglicherweise ist also der Schlüssel für die Fehlinformation der B-Zellen gerade im verschobenen Spektrum dieser Botenstoffe zu finden, evtl. ausgehend von den Mastzellen in ihrer Interaktion mit B-Zellen.

Die Erkrankungen aus dem atopischen Formenkreis erfuhren v.a. in den Industrienationen (Nordamerika, Europa) viele Jahre lang eine dramatische Zunahme auf das derzeitige Niveau, während sich ihre Zahl in Afrika, Asien und Südamerika über die Jahrzehnte kaum verändert hat. Nach einer bereits etwas älteren Theorie („Urwaldhypothese" bzw. **Hygienehypothese**) scheint v.a. der **Mangel an chronischen Infektionen** hierfür verantwortlich zu sein. Dies gilt in erster Linie mit Bezug auf die **parasitäre Schiene**, vom Immunsystem getrennt behandelt bzw. spezifisch herausgehoben. Zum Beispiel sind weltweit immer noch deutlich mehr als 1 Milliarde Menschen **chronisch** mit **Würmern** infiziert, ganz abgesehen von gelegentlichen Infektionen oder auch mindestens einer weiteren Milliarde, die allein in Südostasien unter Protozoen wie z.B. **Amöben** leidet. Dadurch kann das Immunsystem nicht nur seine spezifischen Zytokin-Cocktails trainieren bzw. anwenden, sondern wird offensichtlich auch durch Mehrproduktion von **IL-10** reguliert, während der Spiegel gerade dieses Interleukins bei einer geringen Zahl an Infekten bzw. vorschnellen Antibiotikatherapien vermindert scheint. Schließlich ist gerade in den westlichen Ländern dank der hygienischen und medizinischen Fortschritte der chronische Wurmbefall v.a. des Darms immer weiter zurückgegangen bzw. inzwischen praktisch **nicht mehr vorhanden**. Entsprechendes gilt für pathogene Amöben und weitere Protozoen.

Man könnte zusammenfassend zu der Schlussfolgerung gelangen, dass ein Immunsystem, das sich ständig mit „echten" Würmern auseinanderzusetzen hat, weniger dazu neigt, z.B. Pollen oder bakterielle Antigene damit zu verwechseln und IgE zu produzieren. In dieselbe Richtung weisen Untersuchungen, nach denen das **Risiko** bei Kindern, die auf dem Land bzw. sogar auf dem Bauernhof aufgewachsen sind, **weit geringer ist** als bei Stadtkindern.

Symptomatik

Der Stoffwechsel der Haut ist durch den **Mangel** an eingelagerter **γ-Linolensäure** gestört. Es kommt zur **Sebostase**, einem **grundsätzlichen Merkmal eines jeden Atopikers**, selbst wenn die eigentliche Erkrankung aus dem atopischen Formenkreis noch gar nicht evident geworden ist. Entsprechend entsteht in der Säuglingszeit der sog. **Milchschorf**, meist im Zeitraum der Umstellung auf die Kuhmilchproteine der Flaschennahrung. Die **mangelhafte Barrierefunktion** der Haut erkennt man daran, dass nahezu ausschließlich atopische Kinder an **Warzen** oder einer **Impetigo contagiosa** erkranken. Die Muskulatur der **Bronchiolen** kann, bedingt durch den Mangel an Prostaglandin E_2 bzw. dem entstehenden Missverhältnis zu PgF und PgD_2 auf den leisesten Reiz hin mit einer **Spastik** reagieren (sog. Hyperreagibilität beim Asthma-Patienten). Eine adäquate **Fieberreaktion bleibt aus** (Mangel an PgE_2 im hypothalamischen Temperaturzentrum). **Besonders typisch** v.a. für homozygote Atopiker ist also, neben möglicherweise bestehenden allergischen Symptomen, die auffallend **trockene Haut** sowie der anamnestisch eruierbare **Milchschorf** samt fehlender oder zumindest **unzureichender Fieberreaktion** im Rahmen von Infekten. **Eitrige Tonsillitiden** und **Mittelohrentzündungen** durchziehen die Kindheit und erstrecken sich häufig bis ins **Erwachsenenalter** hinein, was ansonsten unüblich ist. Dasselbe gilt für die **nasale Polyposis** mit behinderter Nasenatmung.

IgE bindet über seinen F_c-Teil an basophile Granulozyten und v.a. an die **Mastzellen** des Gewebes. Im Gegensatz zu anderen Immunglobulinen ist das Komplementsystem nicht beteiligt. Je nach der Gesamtmenge vorhandener IgE-Antikörper sind die Mastzellen teilweise oder vollständig besetzt (bis zu **60.000 IgE-Moleküle**/Zelle!). Im typischen Fall trägt eine einzelne Mastzelle durch eine große Anzahl an IgE-Molekülen gegen die unterschiedlichsten Antigene immer gleichzeitig sehr verschiedenartige Antikörper.

Nur wenn das in den Körper gelangende Antigen Mastzellen vorfindet, die **nebeneinander** zumindest **zwei identische IgE-Moleküle** in ihrer Membran verankert haben, und dort gleichzeitig an beide Antikörper bindet, kommt es zur Reaktion. Man spricht von der **Vernetzung** der IgE-Moleküle, wobei damit deren Verbindung durch das andockende Antigen gemeint ist.

Tritt eine solche Vernetzung ein, **degranuliert** die Mastzelle und gibt die Inhaltsstoffe der Granula nach außen ab. Das freiwerdende **Histamin** löst die typische Entzündungsreaktion mit **Erweiterung der Arteriolen**, **Verengung der Venolen** und **Durchlässigwerden der Kapillaren** aus, wodurch es zum Austritt von Serum und Leukozyten ins Gewebe kommt. Die Kontraktion der glatten Muskulatur führt in den Bronchiolen zur **Atemnot** und im Bereich des Darmes zu **spastischen Beschwerden**. Teilweise kommt es zum Ödem in den Schleimhäuten der Atemwege, das an der Engstelle des Kehlkopfes **(Glottisödem)** mit Atemnot verbunden ist und im Extremfall zum Tod durch Ersticken führen kann. An der Haut entsteht eine **Urtikaria**, sofern Allergene in diesen Bereich gelangen. Granulozyten werden angelockt und aktiviert und verstärken durch ihre lysosomalen Enzyme die schädigende Wirkung auf Fremdantigene und körpereigenes Gewebe. Die gleichzeitig in Gang kommende Produktion einzelner Prostaglandine und Leukotriene **verstärkt und unterhält** die **Entzündungsreaktion**, die Wirkung auf die glatte Muskulatur von Hohlorganen wie auch die weitere Anlockung von Granulozyten (Neutrophile und v.a. **Eosinophile**). Das aus den Granula der Mastzellen in die Umgebung diffundierende **Heparin** verhindert eine Blutgerinnung, die den Serumaustritt und die Tätigkeit der Phagozyten behindern bzw. unterbinden würde. Im Bereich der Kapillaren aktivierte **Thrombozyten** sezernieren **Serotonin**, das die Entzündungsreaktion weiter verstärkt.

Anaphylaktischer Schock

Falls eine größere Anzahl an Mastzellen mit den spezifisch gegen das eindringende Antigen gerichteten Antikörpern besetzt ist und dieses Antigen gleichzeitig in ausreichender Menge in den Körper gelangt, kann in unterschiedlichsten Geweben eine derart **umfangreiche Reaktion** ablaufen, dass das Bild des anaphylaktischen Schocks entsteht (➤ Abb. 2.48).

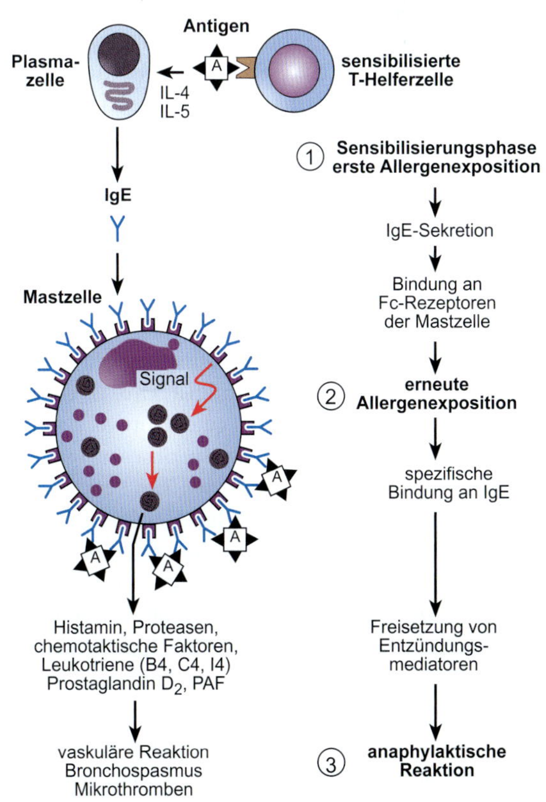

Abb. 2.48 IgE-vermittelte Reaktion [L112]

2

Im Verlauf eines Schocks sind besonders **Lunge** und **Niere** betroffen (sog. **Schockorgane**), sodass Erstickung oder Nierenversagen zum Tode führen können. Die histaminbedingte generalisierte Erweiterung der Widerstandsgefäße (Arteriolen) und der Serumverlust ins Gewebe führen zum **ausgeprägten Blutdruckabfall**, den auch die automatische und forcierte Gegensteuerung durch den **Sympathikus** nicht verhindern kann, weil seine Überträgerstoffe in der Peripherie von den lokal freigesetzten Mediatoren **überstimmt** werden (➤ Fach Herz-Kreislauf-System). Weitere **Sympathikusreaktionen** werden allerdings sichtbar: Es kommt zur **Tachykardie**, **Tachypnoe**, **Dyspnoe** und zur **blassen, kaltschweißigen Haut**. Die **Pupillen** sind **geweitet**. In der Folge der sich ausbildenden **metabolischen Azidose** können **Bauchschmerzen** und **Übelkeit** hinzukommen. Zusätzlich und im Gegensatz zu weiteren Schockformen entstehen als Folge der **Histaminwirkung** auf die glatte Muskulatur von Atemwegen und Darm, durch die nachfolgenden Leukotriene nochmals erheblich verstärkt, eine **Bronchialspastik** sowie **krampfartige Bauchschmerzen** bis hin zum Bild des **akuten Abdomens**.

Anaphylaktische Reaktionen sind bei einem **Erstkontakt** mit einem potenziellen Allergen **nicht möglich**, weil zu diesem Zeitpunkt noch keine spezifischen Antikörper vorhanden sind. Erst nach vorausgegangener **Sensibilisierung**, also frühestens beim Zweitkontakt, kann eine allergische Reaktion vom Typ I ausgelöst werden. Dabei erfolgt dann die Degranulation der Mastzellen **mit großer Geschwindigkeit**. Innerhalb von Sekunden oder wenigen Minuten kommt es zur Bronchialspastik, zu urtikariellen Effloreszenzen oder zum Schock. Man nennt deshalb diese IgE-vermittelte Reaktion vom Typ I auch **allergische Sofortreaktion**. Überwiegend an Oberhaut und Schleimhäuten von Nase und Atemwegen wird die Sofortreaktion häufig von einer **Spätphasenreaktion** nach **etwa 6–8 h** ergänzt, die an einer entzündlichen Hautreaktion bzw. einem Anschwellen der Schleimhäute erkannt wird. Verursacht wird sie von einer chemotaktisch erzeugten **zellulären Infiltration** (T_H2-Zellen, Neutrophile, Eosinophile und Basophile) in die betroffenen Bereiche.

Diagnostik

Dadurch, dass die Reaktion vom Typ I ausschließlich durch spezifisch entstandene IgE-Antikörper vermittelt wird, ist das Ausmaß des im **Serum** nachweisbaren **IgE** ein guter **Hinweis** auf eine **Atopie** und ihre Ausprägung. Wer keine spezifischen IgE-Moleküle aufweist, **kann nicht an Krankheiten vom Typ I erkranken**! Wer dagegen hohe Spiegel verschiedenster IgE-Moleküle in Serum und Gewebe trägt, der ist ein Atopiker und kann jederzeit Heuschnupfen, Asthma oder verwandte Krankheiten entwickeln.

Der schulmedizinische **Normbereich** reicht hinsichtlich des Serum-IgE beim Erwachsenen von **0–120 Einheiten**, in manchen Laboratorien auch bis **150** Einheiten oder darüber hinaus. Er zeigt die für nahezu alle schulmedizinischen Referenzbereiche gültige Eigenheit, beständig immer noch weiter nach oben korrigiert zu werden. Ein IgE von 80 Einheiten gilt also als normal. Man sieht allerdings bereits in dieser Größenordnung sehr häufig einen Heuschnupfen, eine Nahrungsmittelunverträglichkeit, Urtikaria oder allergische Reaktionen auf Insektenstiche. Für Urtikaria oder Insektenstichreaktionen reichen bereits Serumspiegel von z.B. 30 Einheiten, denn der **physiologische** Wert beträgt **null**, solange keine tierischen Parasiten unterwegs sind.

HINWEIS DES AUTORS

Auch hier gilt also, dass schulmedizinische Referenzbereiche (nach der Prüfung) äußerst kritisch hinterfragt werden sollten. Als **normal** im Sinne von **„nicht-atopisch"** kann aus der Sicht des Autors beim Erwachsenen höchstens, wenn überhaupt, ein Serumspiegel von **maximal 10–20 Einheiten** gelten, sofern keine Wurmerkrankung vorliegt. Aus dieser Diskrepanz zwischen den offiziell definierten und den möglicherweise korrekter zugeordneten Serumspiegeln heraus ist auch zu verstehen, dass die Medizin davon ausgeht, dass Erkrankungen aus dem atopischen Formenkreis **auch bei „normalen" IgE-Serumspiegeln möglich sind**. Der Autor hat dies in langen Jahren regelmäßiger Laborkontrollen bei ungezählten Patienten **niemals beobachtet**, doch sollten derlei Definitionen bis zur Prüfung beachtet werden.

Der Patient mit allergischem Asthma bronchiale weist häufig Serumspiegel zwischen etwa 200 und 500 Einheiten auf. Bei der Neurodermitis sieht man teilweise Spiegel in der Größenordnung des Asthma, oft aber auch ein IgE von mehr als 1000 Einheiten. Beim atopischen Ekzem sind also durchschnittlich die höchsten Spiegel zu messen. Man kann davon ausgehen, dass die atopische Anlage bei Serumspiegeln des Erwachsenen bis etwa **150–200** Einheiten **heterozygot** vorhanden ist und bei Serumspiegeln **jenseits** von etwa **300–400 Einheiten homozygot**, während der Bereich dazwischen nicht eindeutig zuzuordnen ist. Das besitzt Bedeutung sowohl hinsichtlich möglicher Krankheitsausprägungen als auch im Hinblick auf die Dosierung der notwendigen Therapie mit GLA. Beispielsweise ist bei **heterozygoter** Anlage und 100 oder 150 Einheiten Serum-IgE **kein atopisches Ekzem möglich**. Zumindest wurde es vom Autor im Verlauf von 20 Jahren und vielen, vielen hundert atopischen Patienten nicht ein einziges Mal gesehen. Allerdings kommen nicht so selten Patienten mit dieser Diagnose in die Sprechstunde, weil z.B. ein dyshidrotisches Handekzem oder ein Kontaktekzem oder eine atypische Psoriasis wieder einmal mit dem atopischen Ekzem verwechselt wurde (➤ Fach Dermatologie).

Immer wieder einmal misst man bei Routineuntersuchungen bei Menschen mit auffallend trockener Haut (Sebostase), die an keiner einzigen allergischen Erkrankung leiden, IgE-Serumspiegel von 500 oder 1000 oder sogar mehreren tausend Einheiten. Diese Menschen sind oft „lymphatisch" aufgequollen, mit verdickten Lymphknoten und vergrößerten, zerklüfteten Gaumenmandeln. Anamnestisch litten sie zumindest während der Kindheit an rezidivierenden Anginen und/oder Mittelohrentzündungen. Neben der **auffallend trockenen Haut** findet man in diesen ausgeprägten Fällen auch tiefe Handfurchen **(Ichthyosis-Hand)**, ein deutliches **Hertoghe-Zeichen** (Verdünnung der lateralen Augenbrauen-Partie) oder weitere Hinweise auf die bestehende Atopie, doch ist trotz massiver „Bereitschaft" die allergische Erkrankung ausgeblieben.

MERKE

Die allergische **Bereitschaft** (atopische Diathese) führt **nicht** automatisch zur **manifesten Erkrankung**, wobei die Gesetzmäßigkeiten, die darüber entscheiden, nicht bekannt sind. Man könnte sich aber auf der Basis der Hygiene-Hypothese gut vorstellen, dass gut trainierte Immunsysteme ungeachtet einer genetischen Anlage wenigstens teilweise noch die richtigen Entscheidungen treffen. Das würde dann allerdings auch bedeuten, dass der gemessene IgE-Spiegel ohne dieses „Training" nochmals sehr viel höher zu erwarten wäre.

Auffallend ist im Praxisalltag, dass die allergische Erkrankung häufig zu einem Zeitpunkt einsetzt, an dem „etwas schief gelaufen" ist, an dem also das bestehende labile Gleichgewicht zusammenbricht. So geht dem Beginn eines allergischen Asthma bronchiale nicht so selten eine Tonsillektomie voraus. Wiederholte Antibiotikatherapien wirken begünstigend. Immer lässt sich eine Dysbiose und **Candidose** feststellen (eventuell mit den Symptomen des RDS, ➤ Fach Verdauungssystem), wobei man fast behaupten könnte, dass eine atopische Erkrankung mit ausgeprägten Symptomen ohne Candida-Besiedelung (v.a. des Darms) nicht möglich scheint. Allerdings ist Candida **nicht ursächlich**, sondern lediglich als **Verstärkungsfaktor** anzusehen. Ein Zahnfokus, Zink-Mangel, Belastungen durch Schwermetalle oder Insektizide, psychische Traumen bzw. Stresssituationen scheinen zur Manifestation beizutragen – letztendlich alles, was „das Fass zum Überlaufen bringt".

Therapie

HINWEIS DES AUTORS

Entsprechend obigen Ausführungen ist eine atopische Erkrankung zu behandeln. Das Fass muss geleert, Herde müssen gesucht und ausgeheilt werden. Ein Asthma im Anschluss an eine Tonsillektomie kann im homöopathischen Sinn nur geheilt werden, wenn die Mandeln saniert, wenn also die **Ursache** der chronischen Vereiterung geheilt wird. Dabei spielt es keine Rolle, ob sich die Tonsillen noch im Gaumen befinden oder bereits entfernt wurden.

Eine **Darmsanierung** ist notwendig, wird aber nur Erfolg haben, wenn nicht einfach nur Candida albicans mit Nystatin und Diät (und Partnertherapie) beseitigt wird, sondern wenn zunächst die **Ursache** für die Pilzbesiedelung behandelt wird. Eine Darmsanierung ohne Sanierung der Ursache war noch nie von dauerhaftem Erfolg begleitet. Man kann aber einem Asthma- oder Neurodermitis-Patienten vorübergehend mit einer Darmsanierung Erleichterung verschaffen, bis die eigentliche Therapie angesprochen hat (Reizdarm; ➤ Fach Verdauungssystem). Da dies vom Patienten bei hohen IgE-Spiegeln sehr viel Geduld erfordert, ist eine kurzfristige, deutliche Besserung der Symptomatik in Verbindung mit ausführlichen Erklärungen der Zusammenhänge und der Bitte um Geduld zumindest als „vertrauenbildende Maßnahme" von Bedeutung.

Zu denken ist **vor allem anderen** an die Substitution mit **γ-Linolensäure (GLA)**: Der Säugling nimmt mit der Muttermilch (einer nicht atopischen Mutter!!) etwa 180 mg γ-Linolensäure/Tag zu sich. Es ist sinnlos, einen Erwachsenen mit z.B. 2 oder 3 Kapseln Nachtkerzenöl (enthalten im Idealfall 90 bzw. 135 mg GLA) zu substituieren, wie man dies immer wieder beobachten kann. Das kann nicht helfen, entspricht noch nicht einmal der „Säuglingsdosis". Oft berichten diese Patienten dann im Bekanntenkreis, dass ihnen Nachtkerzenöl auch nicht geholfen habe. Dabei hätten sie diese 2 oder 3 Kapseln, die sie vielleicht 3 Monate hindurch geschluckt hatten, genauso gut in die Toilette werfen können.

Wird eine **ausreichend hohe Substitution** (mindestens 10–15 Kapseln/Tag beim Erwachsenen, abhängig von der Höhe des IgE-Serumspiegels) über Jahre durchgeführt, kann man einen stetigen Abfall der IgE-Serumspiegel beobachten, bis nach wenigen Jahren normale Spiegel erreicht sind. Meist findet man eine Halbierung der Spiegel pro Jahr. Die **Atopie** wird also zunehmend abgeschwächt und **schließlich aufgehoben**. Diese Therapie führt, soweit der Patient zur Mitarbeit bereit ist, mit bemerkenswerter Regelmäßigkeit zur **vollständigen Heilung** der Erkrankungen aus dem atopischen Formenkreis. Es ist angesichts von 16 verschiedenen Chromosomen, bei denen einzelne Gene für diese Krankheitsform von Bedeutung sein könnten, faszinierend und beeindruckend, wie die Substitution eines einzelnen Nahrungsbestandteils nicht nur die Symptome zum Verschwinden bringt, sondern auch noch deren Ursache beseitigt.

Im **Kindesalter** bedarf die Substitution **keiner weiteren Ergänzung**, sondern lediglich eine anhaltende Compliance, bis der IgE-Spiegel ausreichend abgefallen ist. Selbst beim Heuschnupfen des Erwachsenen sind keine weiteren Maßnahmen erforderlich, doch kann es v.a. beim langjährigen Asthma bronchiale nicht mehr ganz „jugendlicher" Erwachsener durchaus vorkommen, dass die Substitution durch weitere Maßnahmen wie spezifische, testgestützte Ausleitungen ergänzt werden muss, um eine vollständige Ausheilung oder wenigstens nennenswerte Symptomlinderung zu erreichen. Dies kann einen so großen v.a. zeitlichen Aufwand bedeuten, dass man manchmal keine ausreichende Besserung oder gar Heilung erzielt, weil der Patient vorher aufgibt. Auf geopathische Störungen ist immer zu achten, weil sie jegliche Art einer heilenden Therapie behindern können (➤ Fach Pharmakologie). Andererseits muss gerade beim Bronchialasthma klar sein, dass die Erkrankung im Stadium der polsterförmigen Umbauvorgänge nicht mehr vollständig reversibel sein kann (➤ Fach Atmungssystem).

Walnussöl als preiswerte Alternative zu Nachtkerzenöl wird **nicht mehr empfohlen**, weil sich der angebliche Gehalt von 6 % GLA **nicht bestätigt hat**. Man kann es allerdings auch mit dem geringeren Gehalt zwischen 3 und 4 % sowie aufgrund seines hohen Anteils (10 %) an α-Linolensäure, einer essenziellen ω-3-Fettsäure, **begleitend** zur eigentlichen Therapie verwenden – idealerweise für Salate bzw. kalte Speisen, weil es nicht erhitzt werden darf. **Leinöl** ist mit seinem Gehalt von lediglich 2–3 % γ-Linolensäure ungeeignet. Noch mehr gilt dies für Schwarzkümmel, Spirulina und weitere angebliche Alternativen. **Borretschöl** enthält mit annähernd 25 % GLA den weitaus höchsten Anteil überhaupt und würde die Idealtherapie schlechthin darstellen, weil die zuzuführende Menge damit deutlich reduziert werden könnte. Der Autor favorisiert es wegen der gleichzeitig enthaltenen Erucasäure trotzdem eher nicht – abgesehen von Kombinationen mit diesem Öl, um die aufzunehmende Gesamtmenge zu begrenzen. Nachtkerzenöl kann man inzwischen offen (für Säuglinge und Kleinkinder) oder in Form von Kapseln dermaßen preiswert über das Internet beziehen (Sanct Bernhard und weitere Quellen), dass die Suche nach Alternativen bedeutungslos geworden ist.

Die Berechnung einer angemessenen Substitutionsdosis ist einfach, weil der Gehalt in der Muttermilch sowie im Nachtkerzenöl deklariert ist: Wenn der Säugling physiologischerweise und evolutionär offensichtlich beabsichtigt **180 mg** γ-Linolensäure/Tag zuführt, ist dies exakt in der 10-fachen Menge an Nachtkerzenöl, also **1,8 g** enthalten, weil dessen Anteil an GLA eben (knapp) **10 %** beträgt. Wenn man von einem Säuglingsgewicht zwischen 4 und 8 kg ausgeht, bedeutet dies, dass ein Jugendlicher oder Erwachsener mit 40–80 kg KG **18 g Nachtkerzenöl** benötigt, um dem Säugling entsprechend versorgt zu sein. Da 1 Kapsel 500 g Öl enthält, wäre die Idealdosis mit 36 Kapseln/Tag zu veranschlagen. Es versteht sich von selbst, dass das nicht durchführbar ist, doch sollten von homozygoten Patienten, mit IgE-Serumspiegeln deutlich oberhalb 500 Einheiten, etwa **20 Kapseln/Tag** angestrebt werden, um sicher in den Wirkbereich zu gelangen, von Heterozygoten etwa die Hälfte. Da die Substitution aus einem Öl besteht, müssen die Kapseln grundsätzlich **zum Essen** eingenommen werden, idealerweise auf mehrere Mahlzeiten verteilt, um die Resorptionsrate zu optimieren.

Wichtig ist, die Zufuhr der γ-Linolensäure nicht als „Kur" zu betrachten, die nach Erreichen des Ziels abgebrochen werden kann: Der Chromosomendefekt ist angeboren und **nicht reparabel**. Seine **Folgen** können durch Substitution mit GLA **aufgehoben** werden. Wird die Therapie abgebrochen, wird sich in einem allerdings sehr langsamen Prozess über Jahre die atopische Bereitschaft erneut aufbauen, erkennbar am neuerlich

ansteigenden Serumspiegel des IgE und einer zunehmend trockener werdenden Haut. Die γ-Linolensäure ist für den Atopiker **zeitlebens essenziell**, sie erhält sozusagen den **Status eines Vitamins**. Es kann in diesem Zusammenhang nicht genug betont werden, wie wichtig auch und gerade hier eine ausführliche und gleichzeitig verständliche **Erklärung der Zusammenhänge** dem Patienten gegenüber ist, um seine uneingeschränkte **Compliance** zu erreichen. Allerdings kann die Dosis nach Eintritt der Heilung durchaus **deutlich reduziert** werden und der Autor hat auch schon erlebt, dass der IgE-Spiegel nach erfolgreicher Therapie auch dann über Jahre nicht wieder angestiegen ist, wenn die Substitution ganz beendet wurde. Dies liegt möglicherweise an dem während der Therapie erzielten Lerneffekt der Immunregulation.
Candida als Mitglied der Darmflora gilt heutzutage als physiologisch. Die faszinierenden Wirkungen oral zugeführter γ-Linolensäure sind unbekannt. Am 7. April 2009 erschien in der Süddeutschen Zeitung ein Artikel, in dem von einem internationalen Forscherteam berichtet wurde, das ak tuell durch Erbgutanalysen bei 3011 Patienten mit Neurodermitis erkannt hat, dass auf dem Chromosom 11 auffallend häufig Mutationen bestehen. Weitere Hinweise bezüglich der Desaturase oder gar hinsichtlich möglicher Therapien wurden nicht gegeben. Damals hatte man noch weitere Chromosomen im Verdacht, insgesamt bis heute 16 an der Zahl (s. oben), die bedeutsam sein könnten. Angemerkt sei hierzu, dass der Autor die simple und nebenwirkungsfreie Therapie mit GLA seit Anfang der 1990er-Jahre, also insgesamt etwa 25 Jahre lang durchgeführt hat.

Die **allgemein übliche Therapie** besteht im Idealfall aus der **Allergenkarenz**, was aber höchstens im Einzelfall z.B. bei bekannten Lebensmittelallergien oder bei Berufswechseln gelingt (Mehlstauballergie beim Bäcker, Tierhaarallergie beim Tierpfleger). Vor allem beim Pollenallergiker werden **Desensibilisierungen** (= spezifische Immuntherapie **SIT**) durchgeführt, die aber sehr häufig nur vorübergehend wirksam sind, weil sich immer wieder neue Pollen zum bisherigen Spektrum dazugesellen (➤ Fach Atmung).

Eine Stabilisierung der Mastzellmembran mit Unterdrückung der Histaminfreisetzung kann oral mit **Ketotifen** (verschreibungspflichtig) und/oder lokal mit Inhalations- und Nasensprays bzw. Augentropfen (bei Conjunctivitis allergica) erreicht werden, die **Cromoglicinsäure** enthalten. Die lokale Therapie ist wirksam und praktisch frei von Nebenwirkungen. Die Medikamente müssen allerdings 3- bis 4-mal täglich angewendet werden, weil sie **nur vorbeugend** wirken. Da sie nicht verschreibungspflichtig sind, können sie auch vom Heilpraktiker eingesetzt werden, um die Zeit bis zum Wirksamwerden der GLA-Therapie zu überbrücken.

Bei Typ-I-Allergien, bei denen solch vorbeugende Maßnahmen misslingen, kommen **Antihistaminika** (auch für den Heilpraktiker) in Betracht, in schweren Fällen **Glukokortikoide** als Inhalations- bzw. Nasenspray oder sogar oral. Inzwischen werden **Antikörper gegen IgE** eingesetzt, selbst **Leukotrien-Rezeptorantagonisten** oder Antikörper gegen **IL-5** sind im Gebrauch, um die Bronchialspastik der Asthmapatienten zu begrenzen.

Asthma bronchiale und Heuschnupfen werden im ➤ Fach Atmung besprochen, Urtikaria und Neurodermitis (atopische Dermatitis) im ➤ Fach Dermatologie, die verschiedenen Schockformen im ➤ Fach Herz-Kreislauf-System.

Therapie der Anaphylaxie

Erstmaßnahmen des **Notarztes** beim anaphylaktischen Schock sind nach der **AABC-Regel** das Legen eines venösen Zugangs sowie die Gabe von **A**drenalin, **A**ntihistaminika und **B**ronchospasmolytika. **C**ortisol wird zusätzlich gegeben, doch setzt dessen Wirkung verzögert ein. Adrenalin ist auch beim lebensbedrohenden Glottisödem und bei jeder weiteren Form eines Schocks Mittel der Wahl.

Für den **Heilpraktiker** stehen die **Schocklagerung, Verständigung des Notarztes**, Anlegen einer **Infusion** sowie **i.v.-Antihistaminika** (Tavegil®, Fenistil®) im Vordergrund. Falls allerdings die für den Eigenbedarf in seiner Praxis inzwischen mögliche Bevorratung mit **Adrenalin** (Epinephrin zur intramuskulären Injektion) und **Glukokortikoiden** (➤ Fach Notfallmedizin) durchgeführt wurde, sollte er abhängig vom Zustand des Patienten nicht zögern, die Medikamente auch in diesen Fällen einzusetzen. Immerhin liegt die **Letalität** eines zu spät oder nicht ausreichend behandelten anaphylaktischen Schocks bei **10 %**.

2.7.2 Typ II – Zytotoxischer Reaktionstyp

Diesen Allergietyp findet man u.a. bei **Arzneimittelreaktionen** sowie bei einigen Formen der **Thrombopenie** (Morbus Werlhof) oder **hämolytischen Anämie** – hier v.a. im Rahmen von **Transfusionen** bei Unverträglichkeiten im AB0- oder Rhesussystem. Vermittelt wird der Typ II in der Regel durch **Antikörper**.

Die **Ursache** ist eine **Bindung von Fremdantigenen** an körpereigene Zellen wie **Erythrozyten** oder **Thrombozyten**, wodurch diese Zellen dem Immunsystem nun insgesamt als fremd erscheinen. An dieses gebundene Fremdantigen angelagerte IgM- oder IgG-Antikörper wirken als Opsonine und vermitteln über Komplement, Phagozyten oder Killerzellen die **Zerstörung der Zellen** (➤ Abb. 2.49).

Die Zeit zwischen der Verabfolgung eines bereits bekannten Antigens und der Zytolyse (Reaktionszeit) liegt bei **6–12 Stunden**.

Bei der Bildung von Antikörpern kann es sich um den üblichen Angriff des spezifischen Immunsystems gegen fremde oder geschädigte körpereigene Strukturen handeln. Häufig entstehen sie aber auch im Rahmen einer **Autoimmunkrankheit** (➤ Kap. 2.9) und richten sich dann gegen körpereigene Strukturen. Krankheiten wie Morbus Werlhof, Morbus Basedow (➤ Abb. 2.49e) oder Myasthenia gravis (➤ Abb. 2.49f) gehören deshalb sowohl zu den allergischen Erkrankungen vom Typ II als auch zur Gruppe der Autoimmunkrankheiten.

2.7.3 Typ III – Immunkomplextyp

Krankheitsentstehung

Wie der Name ausdrückt, wird diese Reaktion durch Immunkomplexe, also durch **lösliche Komplexe aus Antigenen** und zugehörigen **Antikörpern** (IgM oder IgG) ausgelöst. Größere Komplexe werden meist durch Makrophagen phagozytiert. Kleinere Immunkomplexe haben dagegen die Eigenschaft, sich während ihrer Pas-

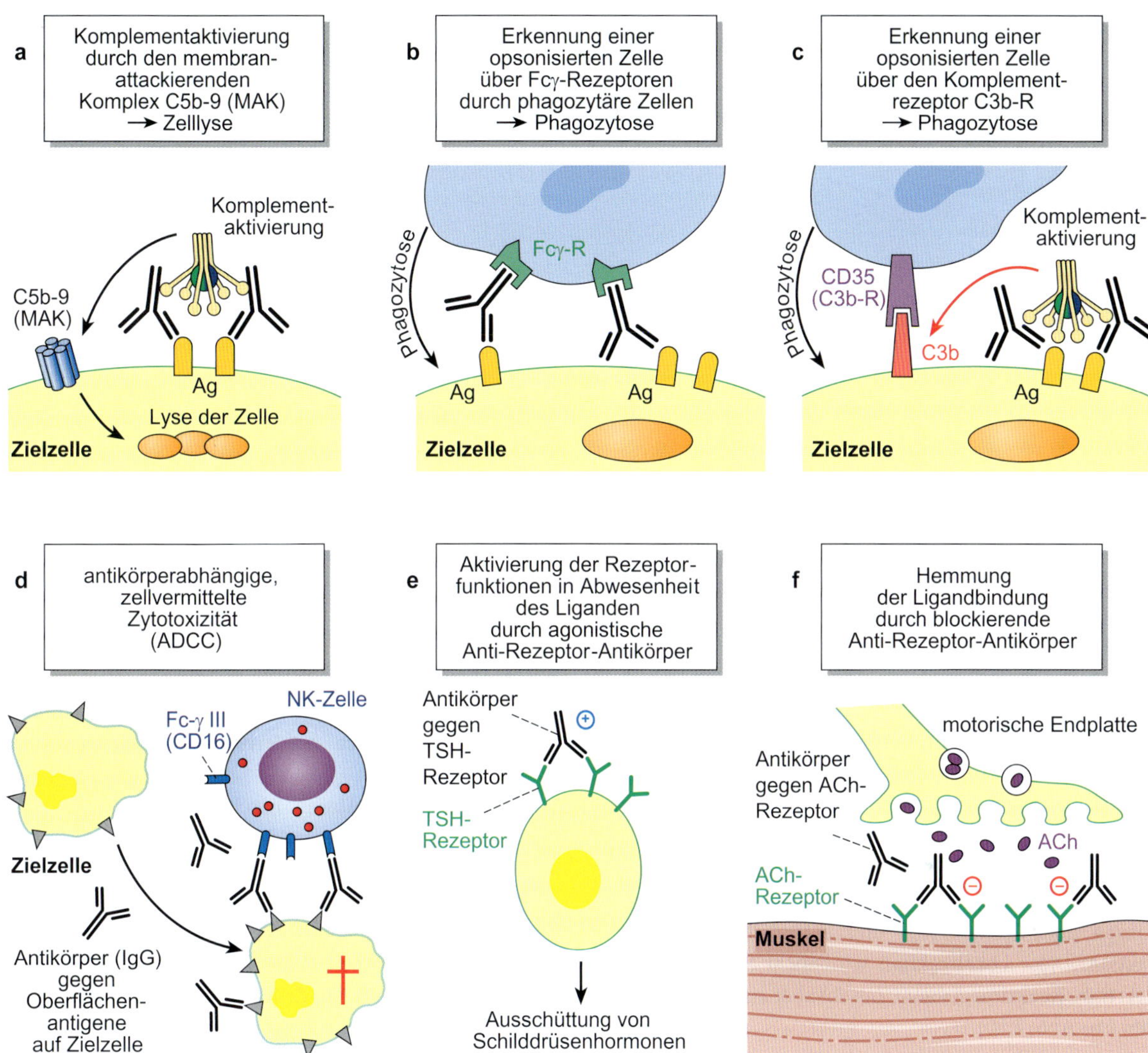

Abb. 2.49 Allergie vom Typ II [L106]

sage durch den Körperkreislauf in das **Endothel** kleiner Blutgefäße (Arteriolen und Kapillaren einschließlich der Nierenglomeruli) einzulagern und dort dann **Komplement** zu **aktivieren**. Einzelne Organe wie **Niere**, **Lunge**, **Haut** oder **Gelenke** sind davon besonders betroffen. Die komplementvermittelte Entzündungsreaktion schädigt die betroffenen Organe.

Die u.a. entstehenden Anaphylatoxine verursachen in Abhängigkeit von der Menge an Immunkomplexen lokale oder sogar systemische Symptome, wie sie beim Typ I vorherrschen, obwohl dort weder Komplement noch IgG bzw. IgM beteiligt waren. Dies ist darin begründet, dass die **Anaphylatoxine** als **aktivierte Komplementfaktoren**, neben eigenen Wirkungen auf Gefäße und glatte Muskulatur, zusätzlich und unabhängig von IgE zur **Degranulierung** von **basophilen Granulozyten** und **Mastzellen** führen. Dadurch kann es im Einzelfall auch beim Typ III zu systemischen Reaktionen bis hin zum **anaphylaktischen Schock** kommen.

Werden die Immunkomplexe während des **Erstkontakts** mit einem Antigen gebildet, können sie frühestens **nach 1 Woche** entstehen. Die Glomerulonephritis als Nachkrankheit einer Streptokokken-Angina (einschließlich Scharlach) tritt sogar erst 2–3 Wochen nach der Grundkrankheit in Erscheinung. Dagegen kommt es bei einem bereits **bekannten Antigen** nach etwa **4–10 Stunden** (Typ I nach wenigen Minuten) zur Reaktion. Zirkulierende Immunkomplexe entstehen bei zahlreichen **Infektionskrankheiten**, aber auch bei diversen **Autoimmunerkrankungen** oder z.B. einer **Endokarditis**.

Arthus-Reaktion

Die Zirkulation löslicher Immunkomplexe in Blut (und Lymphe) mit nachfolgender Ablagerung und Komplementaktivierung wird auch als **Serumkrankheit** bezeichnet, weil sie früher häufige Folge einer **Therapie mit artfremden Seren** war.

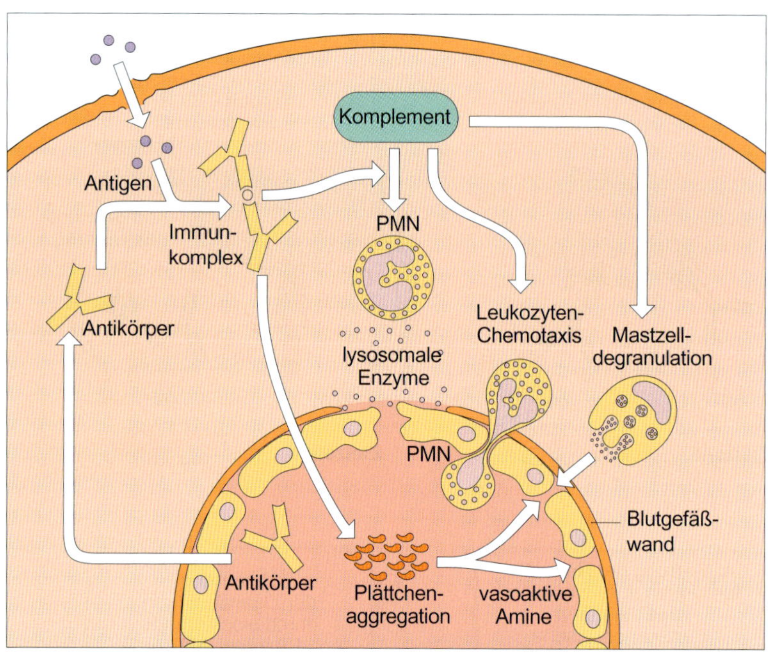

Abb. 2.50 Arthus-Reaktion [R297]

Erfolgt dagegen eine **lokale**, z.B. **muskuläre Injektion** mit einem Antigen, gegen das der Körper bereits sensibilisiert ist, kommt es zu einer **Lokalreaktion** im entsprechenden Gewebe. Dies geschieht u.a. im Rahmen einer Impfung nach einer Fremdeiweißallergisierung (häufig Hühnereiweiß) anlässlich einer früher durchgeführten Impfung. Es kommt nach **einigen Stunden** zu einer ödematösen Schwellung des Gewebes mit Infiltration durch Makrophagen und Granulozyten und entsprechender Entzündungsreaktion. Diese Lokalreaktion wird nicht Serumkrankheit, sondern **Arthus-Reaktion** genannt, beruht aber auf denselben Mechanismen (➤ Abb. 2.50).

Symptomatik

In Abhängigkeit von der Lokalisation finden sich **entzündliche Schwellungen** z.B. in Niere (Glomerulonephritis), Gelenken (Arthritis) oder Haut (Exantheme, Urtikaria). Eine begleitende **Fieberreaktion** ist möglich. Bei umfangreichem Anfall von Immunkomplexen entsteht evtl. das Bild des anaphylaktischen Schocks.

Therapie

Bei ausgeprägteren Reaktionen gibt man **Glukokortikoide**, in milden Fällen **Antihistaminika**. Bei systemischen Reaktionen bis hin zum anaphylaktischen Schock wird Adrenalin benötigt (Notarzt).

2.7.4 Typ IV – Allergie vom verzögerten Typ

Krankheitsentstehung

Während die Allergie vom Typ I durch IgE-Antikörper verursacht wird, diejenigen vom Typ II durch IgG- und IgM-Antikörper und die Allergie vom Typ III durch zirkulierende Immunkomplexe, umfasst der Typ IV den **zellvermittelten Teil der spezifischen Immunabwehr**.

Die zellvermittelte Abwehr beschäftigt sich zuvorderst mit **intrazellulären Veränderungen** körpereigener Zellen, hervorgerufen durch obligat intrazelluläre Erreger wie Viren, manche intrazellulär lebende Arten von Bakterien sowie maligne entartete Zellen. Zusätzlich fallen hierunter auch Zellen, die als Transplantat Fremdantigene gegenüber körpereigenen Zellen aufweisen. Alle diese Zellen werden entweder von **NK-Zellen** direkt als fehlerhaft erkannt und angegriffen, oder sie binden Fremdantigene bzw. veränderte Proteine entarteter Zellen an ihren MHC-Komplex der Klasse I und aktivieren dadurch **T-Killerzellen**.

Diese Aktivierung erfolgt auch dann, wenn sich nicht die Zelle selbst als geschädigt zu erkennen gibt, sondern wenn über die Präsentation durch Makrophagen und an deren Klasse-I-Proteinen die zellvermittelte Abwehr in Gang gesetzt wird. Schließlich gehören auch **Kontaktekzeme**, verursacht u.a. durch Nickel-Verbindungen, zu den allergischen Manifestationen vom verzögerten Typ (s. unten).

Im Vordergrund der Zytokinproduktion stehen bei der Typ-IV-Allergie die Interleukine **IL-12** der Makrophagen sowie **IL-2** und **IFN-γ** aus aktivierten T-Lymphozyten (T_H1-Zellen).

MERKE

Bei dieser Form einer „Allergie" handelt es sich um den **physiologischen**, jedem gesunden Immunsystem eigenen Angriff von NK-, besonders aber T-Killerzellen auf

- virusbefallene Zellen
- Tumorzellen
- Transplantate

sowie um Reaktionen der zellvermittelten Abwehr gegenüber

- intrazellulär persistierenden Bakterien.

Die breit gefasste Definition der Allergie vom verzögerten Typ schließt sämtliche **zytotoxischen T-Zell-Reaktionen** ein. Das wesentliche Substrat dieser entzündlichen Veränderungen besteht häufig in **Granulomen** (➤ Abb. 2.51), die u.a. bei zahlreichen bakteriell verursachten Erkrankungen (Tuberkulose, Typhus, Syphilis, Listeriose usw.), aber auch bei ätiologisch unklaren Krankheiten wie Sarkoidose oder Morbus Crohn entstehen.

Wird beim **Tuberkulin-Test** zur Abklärung einer **Tuberkulose** lösliches Mykobakterien-Antigen in die Haut **(intrakutan)** eingebracht, reagiert das Immunsystem beim Sensibilisierten erst nach etwa **1–3 Tagen** mit der Auslösung einer Lokalreaktion an der betreffenden Stelle. Es kommt zu einer **Rötung** und **Schwellung** bzw.

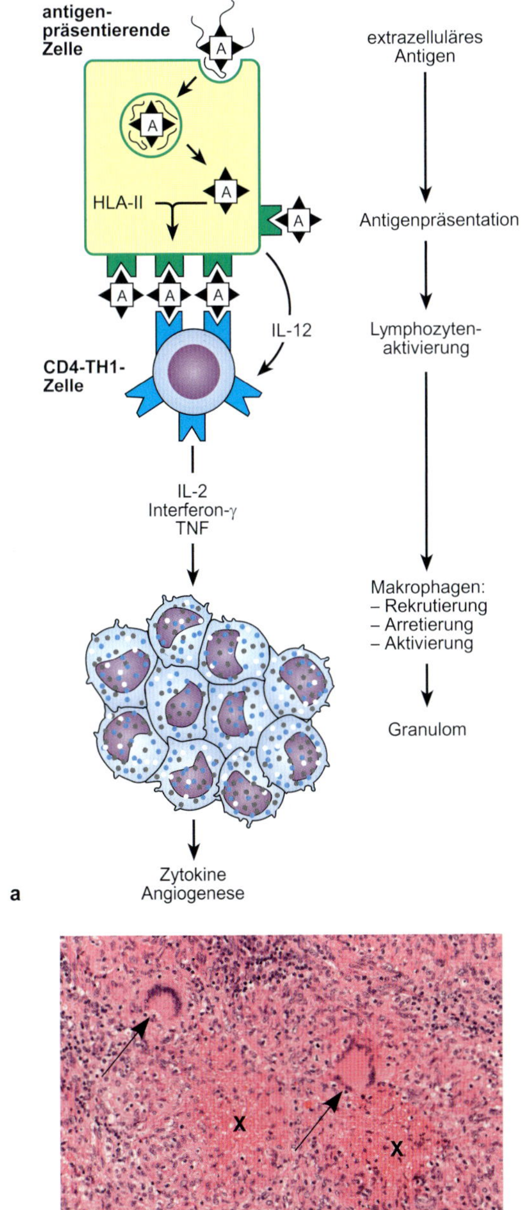

Abb. 2.51 **a** Allergie vom Typ IV. **b** Granulom mit Riesenzellen (Pfeile). [L112; R235]

Papelbildung. Träger dieser Reaktion sind überwiegend Makrophagen, T-Helfer- und T-Killerzellen sowie NK-Zellen – also genau die Zellen, die auch in den befallenen Organen für die Abwehr der Erreger zuständig sind und dort die typischen Granulome verursachen.

Der Begriff der Allergie bei Reaktionen vom **Typ IV** ist also nicht sehr glücklich, handelt es sich doch um **keine ungewöhnliche oder überschießende Reaktion**, sondern um die übliche und **ganz normale Reaktion** eines jeden sensibilisierten Individuums mit funktionsfähigem Immunsystem. Ist das Immunsystem dagegen geschwächt (Leukämie, Zytostatikatherapie, AIDS) oder mit anderen Aufgaben wie z.B. einer aktiven Maserninfektion beschäftigt (HI-Viren und Masern-Viren infizieren die T-Lymphozyten), bleibt die Lokalreaktion aus. Dies bezeichnet man als **Anergie** (Reaktionslosigkeit). Während die Allergie also als höchst physiologisch anzusehen ist, bezeichnet gerade die Anergie die **pathologische Nicht-Reaktion** eines **geschwächten Immunsystems**.

Diese Zuordnung lässt sich auch für die **Allergie vom Typ III** treffen, die höchst physiologisch und eben gerade nicht „andersartig" oder „überschießend" stattfindet und damit lediglich die Funktionalität des Immunsystems unterstreicht. Zwar sind die Auswirkungen zirkulierender Immunkomplexe, jedenfalls bei größerem Anfall ungünstig für den Organismus, doch kann dies nicht irgendeiner besonderen Reaktionsweise der Körperabwehr angelastet werden.

Symptomatik

Das Korrelat der Allergie vom Typ IV besteht in der **Granulombildung**. An der Haut entstehen gerötete Papeln oder sogar, je nach Umfang der Reaktion, entzündliche Knoten. Die Granulome tiefer liegender Gewebe müssen keine erkennbaren Symptome erzeugen, solange sie wie in der Leber weder zu Schmerzen noch zu Ausfallserscheinungen führen. Das Spektrum der Symptome kann also außerordentlich mannigfaltig sein – vom inapparenten Befall zahlreicher Organe z.B. bei der Sarkoidose bis hin zu hoher Letalität (15 %) innerhalb von Tagen oder wenigen Wochen beim Typhus abdominalis. Die variablen Auswirkungen werden im Zusammenhang mit den jeweiligen granulomatösen Erkrankungen genauer besprochen.

Allergische Kontaktdermatitis (Kontaktekzem)

Die allergische Kontaktdermatitis stellt ebenfalls eine Lokalreaktion vom verzögerten Typ dar – besonders häufig auf **Nickel**. Hier ist der Begriff der Allergie **berechtigt**, denn nur ein Teil menschlicher Immunsysteme reagiert aus bisher unbekannter Ursache mit dieser zellvermittelten Immunreaktion. Winzige Moleküle oder Ionen wie Nickel stellen keine Strukturen dar, die vom Immunsystem erkannt werden könnten. Sie sind ohnehin für sich genommen nicht in der Lage, das spezifische Immunsystem zu sensibilisieren, weil sie nicht präsentiert werden können. Derartige Teilchen können sich aber als sog. **Haptene** an **Proteinstrukturen binden** und in dieser Konstellation eine Immunreaktion erzeugen.

Nicht verwechseln darf man die allergische mit einer **toxischen Kontaktdermatitis**, wie sie z.B. durch Verätzungen mit Säuren oder Laugen entsteht (➤ Fach Dermatologie).

2

Zusammenfassung

Einteilung der Allergie in **vier Formen**, wobei lediglich der Typ I eine überschießende, fehlgesteuerte, im eigentlichen Verständnis „allergische" Reaktion darstellt, eingeschränkt auch der Typ IV unter Bezugnahme auf das Kontaktekzem:

Typ I: allergische (anaphylaktische) Sofortreaktion

- Fehlgesteuertes Immunsystem bildet IgE-Antikörper anstatt IgG gegen Bakterien und Viren sowie zusätzlich gegen üblicherweise nicht immunogene Fremdstoffe wie Pollen, Tierhaare, Nahrungsbestandteile, Medikamente, Konservierungsmittel oder Insektengifte.
- Erkrankungen des IgE-vermittelten atopischen Formenkreises: Asthma bronchiale, Heuschnupfen, atopische Dermatitis, Urtikaria, allergische Reaktion auf Insektenstiche, Medikamente, Nahrungsmittel
- **Mechanismus:** IgE-besetzte Mastzellen degranulieren bei Allergenkontakt, beim atopischen Ekzem beteiligen sich zusätzlich die Langerhans-Zellen (➤ Fach Dermatologie)
- **Symptome:** Entzündung am Ort des Kontakts (Haut, Schleimhaut von Atemwegen, Augen und Darm), muskulärer Spasmus in Atemwegen (Bronchialspastik) und Darm (abdominelle Krämpfe); mögliches Glottisödem mit Erstickungsgefahr; bei generalisierter, systemischer Reaktion von Allergenen mit zahlreichen IgE-besetzten Mastzellen Gefahr des anaphylaktischen Schocks
- **Therapie:** Antihistaminika, Glukokortikoide, Bronchospasmolytika (Atemwege), Prophylaxe mit Cromoglicinsäure, Desensibilisierung (SIT), Anti-IgE-Antikörper, im Schock zusätzlich Adrenalin und Glukokortikoide (Notarzt)
- **Alternativtherapie:** kontinuierliche Absenkung des IgE-Serumspiegels mit nachfolgender Heilung durch regelmäßige Zufuhr von γ-Linolensäure (Nachtkerzenöl) in ausreichender Dosierung; bis zur Ausheilung homöopathische Begleittherapie und Darmsanierung zur Symptomlinderung

Typ II: zytotoxischer Reaktionstyp

- Angriff von Phagozyten, Komplement und Killerzellen auf Immunglobulin-besetzte (opsonisierte) Zellen; stellt im eigentlichen Sinn eine Autoimmunreaktion dar (z.B. Morbus Werlhof) bzw. einen physiologischen Angriff auf opsonisierte Fremdzellen (z.B. Transfusionszwischenfälle)
- **Symptome:** kein einheitliches Bild, abhängig von der jeweiligen Reaktion
- **Therapie:** symptomatisch, je nach Ursache z.B. mit Glukokortikoiden

Typ III: Immunkomplextyp

- Im Blut zirkulierende Antigen-Antikörper-Komplexe erzeugen da, wo sie sich festsetzen (Endothelien von Niere, Haut, Gelenken, Lunge usw.) eine entzündliche Immunreaktion (Komplement, Phagozyten).
- **Symptome:** entzündliche Schwellungen u.a. in Niere (Glomerulonephritis), Gelenken (Arthritis) und Haut (Exantheme, Urtikaria), mögliche Fieberreaktion; bei umfangreichem Anfall von Immunkomplexen evtl. Bild des anaphylaktischen Schocks; lokale Sonderform: Arthus-Reaktion
- **Therapie:** symptomatisch, z.B. durch Antihistaminika und Glukokortikoide; Sanierung der Quelle (z.B. Tonsillen, Herzklappen)

Typ IV: zellvermittelte, v.a. von Makrophagen und T-Lymphozyten getragene Immunreaktion

- gegen intrazellulär persistierende Bakterien (z.B. Tuberkelbakterien), veränderte körpereigene Zellen (maligne entartet, virusbefallen) und Fremdzellen (Transplantate)
- **Symptome:** sehr variabel je nach Ursache und Lokalisation; gemeinsamer Nenner: Granulombildung, Fieber, langsame Entstehung der Entzündungsreaktion innerhalb von 1–3 Tagen (= Allergie vom verzögerten Typ)
- **Sonderform:** allergisches Kontaktekzem, z.B. auf Nickel (wirkt als Hapten)
- **Therapie:** Behandlung der Ursache, z.B. mit Antibiotika

2.8 Angeborene Defektzustände des Immunsystems

HINWEIS PRÜFUNG

Es existiert eine große Anzahl angeborener Immundefekte – vom vollständigen Fehlen der B-Lymphozyten mit resultierender Agammaglobulinämie bis hin zum Fehlen einzelner Komplementfaktoren. Die Erkrankungen sind selten und nicht prüfungsrelevant. Auch das Di-George-Syndrom wird lediglich beispielhaft erwähnt.

2.8.1 Di-George-Syndrom

Darunter wird eine **Aplasie oder Hypoplasie des Thymus** verstanden, in der Regel in Verbindung mit einer **Aplasie der Nebenschilddrüse**. Demnach verfügen die Betroffenen über wenige oder überhaupt keine T-Lymphozyten. Aufgrund der fehlenden T-Helferzellen produzieren auch die B-Lymphozyten so gut wie keine Immunglobuline, sodass der Defekt die **komplette spezifische Immunabwehr** betrifft.

Es kommt zu gehäuften und schwer verlaufenden **Infekten**. Die Krankheit ist zwar angeboren, aber **nicht vererbbar**. Sie entsteht erst während der Embryonalzeit.

Die **Therapie** wird mit Thymusextrakten oder einer Thymustransplantation versucht.

2.9 Autoimmunerkrankungen

Es handelt sich um eine große Gruppe von Krankheiten, bei denen das Immunsystem Selbst mit Nicht-Selbst verwechselt, um in der Folge Teile des **eigenen Organismus anzugreifen** und zu schädigen bzw. zu zerstören. Die Zahl derjenigen Krankheiten, die hierzu gerechnet werden, wächst in dem Maße ständig weiter, wie sich die medizinische Grundlagenforschung weiterentwickelt. Inzwischen sind mehrere hundert Krankheiten bekannt – darunter etliche, die zu den häufigsten Erkrankungen überhaupt zählen wie z.B. die rheumatoide Arthritis.

Es gibt **zwei Altersgipfel**, in denen Autoimmunkrankheiten besonders häufig auftreten. Dies ist zum einen das **höhere Lebensalter** und zum anderen das **junge Erwachsenenalter** etwa zwischen dem 15. und 35. Lebensjahr. **Frauen** sind im Durchschnitt deutlich **häufiger** betroffen als Männer, wofür möglicherweise hormonelle Faktoren verantwortlich sind, evtl. aber auch die gewissermaßen zusätzliche genitale Eintrittspforte für mikrobielle Erreger. Andererseits gibt es auch Erkrankungen wie den Morbus Bechterew oder den Morbus Reiter, die überwiegend bei (jungen) **Männern** auftreten.

HINWEIS PRÜFUNG

Die nachfolgende, sehr umfangreiche Diskussion möglicher Ursachen und Zusammenhänge bei dieser Gruppe von Krankheiten ist nicht prüfungsrelevant. Wer sich also lediglich auf die Prüfung vorbereiten möchte, kann diesen Abschnitt locker überfliegen oder auch ganz überspringen.

Auffallend ist die **Assoziation** zahlreicher Autoimmunkrankheiten mit einzelnen Konstellationen des **MHC-Komplexes**. Ganz im Vordergrund stehen hier **DR3** und **DR4** (Morbus Addison, Diabetes mellitus Typ 1, rheumatoide Arthritis, Polymyositis, systemischer Lupus erythematodes [SLE], Myasthenia gravis, Basedow-Krankheit, Pemphigus vulgaris usw.). Die Multiple Sklerose ist mit **DR2** assoziiert, die Thyreoiditis Hashimoto mit **DR5**. Unter den MHC-Klasse-I-Komplexen ist **HLA-B8** des Öfteren vertreten. Beim Morbus Bechterew und Morbus Reiter findet man eine sehr enge Bindung an **HLA-B27**.

MHC-Komplexe werden **kodominant** vererbt. Angesichts der ungeheuren Vielzahl möglicher Konstellationen kann man davon ausgehen, dass jeder Mensch für die einzelnen Abschnitte dieser Gene heterozygot ist, zumindest für die Mehrzahl von ihnen. Interessant ist im Zusammenhang die Konstellation **DR3/DR4**, weil sie die Wahrscheinlichkeit für die Entstehung eines Diabetes Typ 1, die bereits bei DR3 **oder** DR4 sehr deutlich zugenommen hat, nochmals exponentiell auf das 25-fache Risiko steigert. Während also der Patient mit einem abweichenden Allel der Klasse 2 auf dem Nachbarchromosom immerhin die Chance hat, bestimmte Antigene alternativ und folgenlos zu präsentieren (s. unten), besteht diese Alternative bei DR3/DR4 nicht mehr. Dagegen übt das Gen **DR2** eine **dominante Schutzfunktion** aus. Dies bedeutet, dass aus der Anlage DR3 oder DR4 kein Diabetes hervorgehen kann, sofern auf dem Nachbarchromosom DR2 vorhanden ist.

Die Assoziation mit ererbten Genen hat automatisch zur Folge, dass man bei zahlreichen Autoimmunkrankheiten **familiäre Häufungen** beobachtet. Ganz besonders gilt dies für **eineiige Zwillinge**. Allerdings findet man solche ererbten Faktoren in geringerem Umfang auch außerhalb des MHC-Komplexes bzw. beim **MHC der Klasse III** (z.B. TNF-Gene, Komplementfaktoren). So begünstigt ein angeborener Mangel an Faktoren des Komplementsystems oder an Zytokinen wie IL-10 und TNF-α die Entstehung von Autoimmunprozessen. Teilweise sind Autoimmunprozesse mit Mutationen an weiteren Zytokinen oder auch an deren Rezeptoren in den Zellmembranen assoziiert. Bei einem sehr seltenen Autoimmunsyndrom entsteht eine Vermehrung lymphatischer Zellen, die Selbst-Antigene mit hoher Affinität erkennen und des ungeachtet dem Zelltod in Thymus bzw. Knochenmark entgehen. Die Ursache besteht in einer Mutation des Membranrezeptors, der die Signale zur Einleitung der Apoptose empfängt, die solche Zellen üblicherweise aus dem Lymphozyten-Pool entfernen. Die Mutation des Rezeptors macht die Todessignale unwirksam, wodurch eine Vielzahl autoreaktiver Zellen überlebt. Es gibt weitere Beispiele für einzelne Mutationen, die einen Autoimmunprozess in Gang setzen können, doch handelt es sich selbst in der Summe möglicher Beispiele immer noch um einen winzigen Bruchteil unter den heute bekannten autoreaktiven Erkrankungen. Bei der überwiegenden Mehrzahl hat man Konstellationen aus mehreren der bisher mehr als 20 Gene im Verdacht, die zum Krankheitsrisiko beitragen könnten, allerdings immer noch ohne genaueren Bezug und lediglich auf der Basis von Vermutungen bzw. der etwas häufigeren Konstellationen im Vergleich zur gesunden Bevölkerung.

Von Bedeutung für das Verständnis dieser Krankheiten ist, dass ihre **Inzidenz** selbst bei eineiigen Zwillingen **niemals bei 100 % liegt**, sondern irgendwo zwischen 25 % und etwa 75 %, sodass nicht näher definierte **Umweltfaktoren** einen gewichtigen Beitrag zu leisten scheinen. Dabei reichen die Denkmodelle bzw. vorläufigen Annahmen tatsächlich bis hin zu unterschiedlichen Ernährungsgewohnheiten (Rauchen ist noch nicht im Gespräch). Die unklare Bedeutung diverser Umweltfaktoren gilt auch in Bezug auf die sehr unterschiedliche Häufigkeit von Krankheiten aus dieser Gruppe bei **verschiedenen Völkern** bzw. zwischen ganzen Kontinenten. Ein markantes Beispiel liefert die **multiple Sklerose (MS)**, die im asiatischen Raum, also z.B. bei „japanischen Japanern" außerordentlich selten ist. Wandern Japaner aber bereits in jungen Jahren z.B. in die USA aus, so nehmen sie dort das sehr viel höhere Risiko **ihres Gastlandes** an. Bei den Inuit gibt es überhaupt keine MS, ganz unabhängig von MHC-Konstellationen. Dies gilt zumindest für Inuit, die ihre arktische Heimat nicht verlassen.

Ursachen

Die eigentliche Ursache bzw. Ursachenkonstellation der Verwechslung von Selbst mit Nicht-Selbst ist letztendlich immer noch vollkommen unklar, wenn man einmal von den seltenen Ausnahmen absieht, bei denen monogenetische Mutationen z.B. zur Unwirksamkeit des Apoptoserezeptors geführt haben. Andererseits wurde inzwischen eine Flut an Detailinformationen zusammengetragen, mit immer weiter ansteigender Tendenz:

Vor allem während der Fetalzeit, teilweise noch in den ersten Lebensjahren, reift das spezifische Immunsystem in Thymus und Knochenmark. Man weiß heute, dass diejenigen Strukturen auf B- und T-Lymphozyten, die gegen körpereigenes Gewebe gerichtet sind, **nicht unwiederbringlich zerstört**, sondern lediglich **inaktiviert** werden. Unter den rund 30 Millionen Zellklonen an T- und B-Lymphozyten befinden sich demnach etliche, die gegen körpereigene Antigene gerichtet sind. Allerdings ist in diesen Fällen die **Affinität** der Erkennungsstrukturen auf den Lymphozyten gegenüber

Selbst-Antigenen relativ **schwach ausgeprägt**, sodass sie selbst unter zusätzlichen stimulierenden Reizen nicht so ohne Weiteres darauf reagieren. Zusätzlich sorgt ein wohl abgestimmter Cocktail aus regulatorischen T-Zellen, Zytokinen wie IL-10 oder TNF-α und weiteren Faktoren wie dem MHC-Komplex dafür, dass diese Zellen inaktiv bleiben. Man spricht von **ignoranten Lymphozyten**. Diese „Ignoranz" würde sogar für Lymphozyten hoher Affinität gelten, denn T-Helferzellen benötigen für ihre Aktivierung neben dem passenden Antigen grundsätzlich einen **entzündlichen Reiz** in Form **aktivierender Zytokine** am Ort des Aufeinandertreffens.

Das prinzipielle Potenzial einer Immunantwort gegen körpereigene Antigene bleibt also grundsätzlich in milder, wenig affiner Form erhalten. Dies wird damit erklärt, dass bei einem vollständigen Ausmerzen solcher Lymphozyten in Thymus und Knochenmark diejenigen Fremdantigene, zu denen die Erkennungsstrukturen dieser Lymphozyten mit sehr hoher Affinität passen, nicht mehr adäquat erkannt würden, sodass eine **Lücke** in der **spezifischen** Immunantwort entstünde.

Es gibt ungeachtet der Vielzahl molekularer Erkenntnisse aktueller Jahre nach wie vor lediglich einzelne sehr **hypothetische Modelle**, wie die Immuntoleranz gegen körpereigenes Gewebe durchbrochen werden könnte:

1. Im Körper sollen verschiedene Kompartimente existieren, die während der Entwicklung abgetrennt und dem Immunsystem daher während seiner Prägungsphase „nicht bekannt" waren. Sie wurden deshalb auch nicht als körpereigen „abgespeichert", die zugeordneten Lymphozyten nicht aussortiert. Tatsächlich gibt es z.B. im Gehirn und in der vorderen Augenkammer Bereiche, zu denen das Immunsystem normalerweise keinen „Zutritt" hat – bzw. in denen es Fremdantigene aufgrund verschiedener Mechanismen nicht beachtet. Man spricht von der **immunologischen Privilegierung** dieser Gewebe. Beispielsweise werden hier selbst Transplantate nicht abgestoßen, sodass man beispielsweise Hornhaut ohne begleitende Immunsuppression übertragen kann. Wird diese immunologische Privilegierung nun im Verlauf der Jahre z.B. wegen einer Traumatisierung oder Entzündung **durchbrochen**, werden solche Strukturen vom Immunsystem **erstmals zur Kenntnis genommen** und scheinbar folgerichtig als fremd erkannt. Dieser Mechanismus soll für die Entstehung der **Thyreoiditis** (Thyreoidea = Schilddrüse) ursächlich sein. Auch die **multiple Sklerose** könnte angeblich auf diese Weise entstehen. Eigentlich weist jedoch dieses uralte und immer noch sporadisch genutzte Modell eher auf die Hilflosigkeit, mit der man der Autoimmunität gegenübersteht, denn damit wird in der Konsequenz unterstellt, dass die Thymozyten sich im Zusammenhang mit ihrer Prägung zu reifen T-Lymphozyten zwischen Thymusrinde und Mark zunächst, gewissermaßen durch einen Ausflug, **im Organismus umschauen** müssten, um erst dadurch alle körpereigenen Strukturen kennenzulernen. Zusätzlich wird damit unterstellt, dass sich Autoimmunkrankheiten häufig auf immunologisch privilegierte Gewebe konzentrieren, was nun gerade **nicht** den Gegebenheiten entspricht.
2. Diverse antigene Strukturen von Mikroorganismen stimmen in Teilen mit körpereigenen Strukturen vollkommen oder weitgehend überein. Entsteht nun eine Infektion mit einem dieser Erreger, werden gewissermaßen vollautomatisch auch Antikörper gegen die betroffenen körpereigenen Strukturen gebildet. Diese als **Kreuzreaktivität** bezeichnete Übereinstimmung körperfremder mit körpereigenen Antigenen stellte in früheren Jahren die vermutete **Hauptursache** der Autoimmunerkrankungen dar (➤ Abb. 2.52). Nachgewiesen ist dieser Mechanismus z.B. für A **Streptokokken** und **Trypanosomen**, die Kreuzreaktivität u.a. mit **kardialen Strukturen** des Menschen besitzen. Auch bei Staphylokokken-Antigenen und zahlreichen weiteren Erregern wurden Übereinstimmungen gefunden. So existieren gerade unter den Staphylokokken-Antigenen sog. **Superantigene**, die mit einer Vielzahl von T- und B-Lymphozyten bzw. deren Erkennungsstrukturen interferieren, wenn auch jeweils nur relativ gering ausgeprägt, sodass sich die regulatorischen T-Zellen davon nicht „blenden lassen". Ein weiteres Beispiel liefern **Mykoplasmen**, bei deren Infektion Antikörper gebildet werden, die sich nun zusätzlich gegen eine Membranstruktur von **Erythrozyten** richten, sodass eine hämolytische Anämie entsteht. Erst wenn die Infektion abgeklungen ist, werden die Erythrozytenmembranen wieder dem eigenen Selbst zugeordnet, sodass die Anämie abklingt.
3. **Regulatorische T-Zellen** spielen bei der Aufrechterhaltung der **Immuntoleranz** (Toleranz gegenüber körpereigenem Gewebe) eine herausragende Rolle. Entzündlich verändertes oder geschädigtes, z.B. infarziertes Gewebe könnte die Wachsamkeit dieser T-Lymphozyten unterlaufen und über die gebildeten Zytokine in bisher ignoranten T-Helferzellen eine Immunantwort induzieren. Dieser Mechanismus wurde aus einzelnen Experimentalmodellen (Tierversuchen) abgeleitet, lässt sich aber höchstens auf Einzelfälle beziehen, sodass sich zumindest das Gros autoimmuner Reaktionen damit nicht erklären lässt. Abgesehen davon besetzen regulatorische T-Zellen selbstverständlich die entscheidende Schlüsselposition bei der Immuntoleranz. Sehr wahrscheinlich stellen sie die **einzige Instanz** überhaupt dar, die in der Lage ist, Autoimmunreaktionen zu beenden, sobald das auslösende Ereignis, z.B. ein infektiöser Erreger, aus dem Organismus eliminiert wurde. Ein in diesem Zusammenhang besonders wichtiges Zytokin ist IL-10.

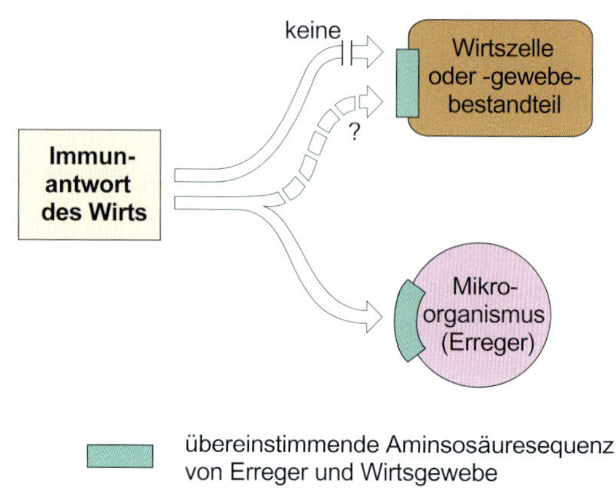

Abb. 2.52 Kreuzreaktivität als wichtigste Ursache von Autoimmunerkrankungen [R297]

4. Schon länger ist bekannt, dass nach der Gabe mancher **Medikamente** (z.B. Procainamid) oder Intoxikationen mit **Schwermetallen** wie z.B. Quecksilber oder Gold autoimmune Reaktionen entstehen können. Dies wird damit erklärt, dass sich diese Medikamente oder Schwermetalle chemisch als **Haptene** an Proteinstrukturen binden können, wodurch für das Immunsystem ein Fremdantigen entsteht. Allerdings bedürfte es auch in solchen Fällen einer lokalen entzündlichen Reaktion, also zumindest Schädigung der betroffenen Strukturen unter „Kenntnisnahme" benachbarter Makrophagen oder dendritischer Zellen, weil eben ohne deren Zytokine keine spezifische Immunantwort in Gang kommt.
5. Die besonders enge Bindung zahlreicher Autoimmunkrankheiten an bestimmte Faktoren des **MHC-Komplexes** ist ursächlich nicht zweifelsfrei geklärt, auch wenn es Modellvorstellungen gibt. Im Vordergrund der betroffenen Komplexe stehen die **DR-Gene der Klasse II** und verschiedene **B**-Allele der **Klasse I**. So hat man z.B. sowohl bei der Polymyositis als auch beim Diabetes mellitus Typ 1, die beide auffallend häufig mit HLA-DR3 assoziiert sind, **Coxsackieviren** als wahrscheinlichsten infektiösen Verursacher dingfest gemacht. Dies weist gleichzeitig auf die wesentliche **Problematik** zahlreicher, nicht nur autoimmuner Erkrankungen hin: Es scheint ungeheuer schwierig zu sein, **infektiöse Ursachen nachzuweisen** – selbst bei Erkrankungen wie z.B. Colitis ulcerosa, Morbus Crohn oder Sarkoidose, bei denen eine solche Verursachung prinzipiell und seit Jahrzehnten unzweifelhaft ist. Genauer formuliert ist dies mit Ausnahme der angesprochenen Coxsackieviren oder den A-Streptokokken des rheumatischen Fiebers überhaupt noch nicht gelungen. Dies weist darauf hin, dass für die weltweit vielen Tausend Forscher sämtliche alternativen Projekte, vom Tiermodell bis hin zur Entdeckung und Zuordnung molekularer und genetischer Details, sehr viel interessanter zu sein scheinen als das simple Aufspüren bakterieller und viraler Erbsubstanz aus bioptisch gewonnenen Proben betroffener Patienten.
   Erklärungsmodell: Ein Erklärungsversuch für die Assoziation autoimmuner Reaktionen mit bestimmten HLA-Genen ist der folgende Mechanismus. Die antigenbindende Grube der MHC-Komplexe mit den Backen ihrer „Zange", die an der **Bindung** des **präsentierten Peptids** beteiligt sind, ändert sich im selben Umfang, in dem sich die Proteine der ungezählten Gen-Variationen **insgesamt verändern**. Die Ursache besteht darin, dass die dendritischen Zellen und Makrophagen die Peptide des Fremdorganismus, die sie präsentieren wollen, danach auswählen müssen, ob dieselben auch zur Aminosäuren-Anordnung ihrer Gruben passen. Zusätzlich sind auch noch Bereiche der MHC-Proteine selbst an der Präsentation beteiligt. Dies bedeutet, dass bestimmte Fremdantigene von einzelnen Individuen mit ihren Typ-I- und/oder Typ-II-Proteinen **sehr genau** (komplementär) gebunden werden, von anderen mit abweichenden Konstellationen dagegen nur **schwach** oder im Einzelfall auch einmal überhaupt nicht, weil die Gruben bei einem bestimmten Erreger bzw. einzelnen seiner Antigene „nicht passen".
   Während dieser Umstand zu erklären vermag, warum bestimmte Erkrankungen wie z.B. die Hepatitiden B oder C bei einem Teil der Betroffenen selbstlimitierend sind, also zügig ausheilen, und bei einem anderen Teil in ein chronisches Stadium übergehen, kann man hieraus auch einen Bezug zu Autoimmunkrankheiten bei bestimmten HLA-Konstellationen ableiten. Wenn nämlich eine antigenbindende Grube, z.B. bei HLA-DR4, perfekt komplementär zu einem Oberflächenantigen von Mykoplasmen passt und diese Sequenz deswegen von präsentierenden Zellen auch benutzt wird, gleichzeitig jedoch aufgrund nahe verwandter, evtl. sogar **identischer Synovialstrukturen** (Kreuzreaktivität bzw. **molekulares Mimikry) auch** zu **Kapselstrukturen** menschlicher Gelenke, entsteht eine derart ausgeprägte Immunantwort gegenüber dem betreffenden Antigen, dass diejenigen Mechanismen, die üblicherweise autoimmune Reaktionen begrenzen bzw. völlig unterbinden, überspielt werden. Dies würde dann auch für bis dahin ignorante T-Zellen mit lediglich schwacher Affinität zu körpereigenen Antigenen gelten, weil nun die aufgrund der entzündlichen Vorgänge zirkulierenden Zytokine das Geschehen ausdehnen und die regulatorischen T-Lymphozyten überspielt werden. Es werden also in diesen Fällen ignorante, ruhende T-Zellen aufgrund ihrer besonderen Affinität zu Fremdantigenen aktiviert, in deren Folge sich die spezifische Immunantwort auf körpereigene Strukturen ausdehnt.
   Dies scheint üblicherweise jedoch nur dann zu geschehen, wenn zusätzlich zur „unglücklichen" Struktur eines MHC-Proteins auch weitere MHC-Proteine derselben Klasse **keine wirksame Alternative** bieten können. So weiß man inzwischen, dass beim Diabetes Typ 1 nicht nur DR3 oder DR4 alleine verantwortlich für den Krankheitsausbruch sind, sondern dass sie bei den Erkrankten üblicherweise an eine bestimmte Konstellation des DQ-Gens gekoppelt sind. Auf dem besonderen DQ-Gen der Betroffenen (DQβ) ist die Grube durch Austausch einer einzigen Aminosäure soweit verändert, dass sie nicht als besser geeigneter Ersatz für DR dienen kann. Dieses Beispiel weist darauf hin, dass möglicherweise weniger isolierte Gene der MHC-Komplexe eine Autoimmunkrankheit triggern, sondern eher ganze Abschnitte des Chromosoms 6 in ihrer jeweiligen Gesamtkonstellation. Anders formuliert: Man könnte sich vorstellen, dass die Gruben bestimmter Genabschnitte, die einen Bezug zu ignoranten Lymphozyten vermuten lassen, nur dann benutzt werden, wenn auf den weiteren Genen derselben Klasse kein besserer Ersatz zur Verfügung steht.
   Ergänzt werden soll, dass es beim Vorliegen einer Kreuzreaktivität eventuell (alternativ!) gar keiner Aktivierung ignoranter T-Zellen bedarf, denn die nun entstehende Aktivität der humoralen und/oder zellulären Abwehr erfasst ohnehin die eng mit dem Erreger verwandten körpereigenen Strukturen, weil spezifische Antikörper und/oder T-Killerzellen entstehen. Dagegen werden bei Personen mit abweichenden HLA-Mustern andere, besser passende Peptide aus dem Spektrum des Erregers prozessiert und präsentiert, die keinen Bezug zu autoreaktiven Lymphozyten oder körpereigenen Strukturen aufweisen und deshalb auch keinen Autoimmunprozess in Gang setzen können.
   Von **überragender Bedeutung** im Hinblick auf autoimmune Reaktionen, die schließlich über Antikörper und/oder zellvermittelte Mechanismen zur Zerstörung körpereigener Strukturen

2

führen können, ist die **Persistenz der Erreger**. Kreuzreagierende Antigene auf Mikroorganismen stellen in keinem einzigen Fall die alleinigen antigenen Strukturen dieser Mikroorganismen dar. Sie dringen vielmehr im Verbund mit einer Vielzahl weiterer Fremdantigene in den menschlichen Organismus ein, sodass der spezifischen Abwehr von den dendritischen Zellen ein ganzer **Cocktail von Fremdstrukturen** präsentiert wird, unter denen das kreuzreagierende eben nur ein einzelnes, wenn auch bei manchen HLA-Konstellationen **besonders effektives** darstellt. Die Folge davon ist, dass die Vielzahl an regulatorischen Mechanismen, die autoimmune Angriffe üblicherweise mit großer Zuverlässigkeit verhindern, exakt in dem Moment wieder zu greifen beginnt, in dem der Erreger einschließlich sämtlicher, **nicht kreuzreagierender** Antigene **eliminiert wurde**. Solange der Erreger persistiert, ist das nicht möglich, denn in der Gesamtheit der Fremdantigene, vom Immunsystem zu Recht als Bedrohung interpretiert, bleibt kein Raum für das regulatorische Herunterregeln **einzelner Aspekte**.
Ein treffendes Beispiel hierfür liefert das **rheumatische Fieber**: Sobald die verursachenden A-Streptokokken durch Antibiotika wie Penicillin vernichtet worden sind, wird das Zerstörungswerk an kardialen, nervalen und weiteren Strukturen beendet und der Autoimmunprozess **kommt zum Stillstand** (➤ Fach Bewegungsapparat). Flammt die Infektion wieder auf, wird auch der **Autoimmunprozess neu gestartet**. Weil die Medizin das in diesem Fall, und nur in diesem Fall beachtet, wird die Penicillintherapie **prophylaktisch über Jahre fortgesetzt.**

Aktueller Kenntnisstand

Der wesentliche Unterschied bei der ursächlichen Definition von Autoimmunprozessen zwischen den letzten Jahren des vergangenen Jahrhunderts und dem aktuellen Jahr 2017 besteht **nicht** in einem plausiblen, auf irgendeine Art und Weise **ursächlich erklärenden Modell** dieser großen Gruppe von Krankheiten, sondern in einer Vielzahl neu hinzugekommener „Hypothesen, Überlegungen, verschwommenen Modellen und Möglichkeiten": So könnte evtl. eine gesteigerte T-Zellfunktion dahinterstecken, ersatzweise auch eine solche der B-Zellen. Vielleicht handelt es sich um ein Ungleichgewicht bei den Zytokinen, oder die Immunregulation ist „irgendwie verändert". Man hält eine verminderte Apoptose für denkbar, aber auch „kostimulatorische Moleküle". Immerhin werden mikrobielle Bestandteile wenigstens noch als „Adjuvans" zugelassen, während eine **Kreuzreaktivität** zwischen mikrobiellen und körpereigenen Antigenen als **alleinige Ursache** nicht mehr in Frage zu kommen scheint, *„weil sie so häufig ist"*. Diese absurde „Argumentation" (ausschließlich der deutschen Übersetzung!) des aktuellen Harrison (2016) darf man sich angesichts der **auffallenden Häufigkeit** autoreaktiver Erkrankungen auf der Zunge zergehen lassen.

HINWEIS DES AUTORS

Es gibt ungewöhnlich bedeutende medizinische Werke wie gerade den Harrison, von herausragenden Forschern geschrieben und alle 3–4 Jahre neu aufgelegt, um den jeweils allerneuesten Wissensstand der inneren Medizin zu dokumentieren. Solche Werke sind meist ungewöhnlich spannend geschrieben und hinsichtlich neu hinzugekommener Erkenntnisse und abzuleitender Konsequenzen schlicht faszinierend, sodass man sie sich alle 3–4 Jahre aufs Neue zulegt, um daran teilzuhaben. Der Zuwachs an medizinischem Wissen beschreibt seit der Entschlüsselung des menschlichen Genoms teilweise eine exponentielle Kurve, und manchmal scheint er im Dreijahresrhythmus geradezu zu explodieren.
Im selben Rhythmus erzeugt allerdings das Lesen der immunologischen Erkenntnisse eher tiefste Depressionen, denn ungeachtet ungezählter neuer Details hat sich das eigentliche Wissen um die Zusammenhänge, z.B. hinsichtlich des Wesens autoimmuner Krankheiten oder der Fehlsteuerung atopischer Immunsysteme, seit Jahrzehnten nicht entscheidend verändert. Das Zusammentragen zusätzlicher Forschungsergebnisse hat keinerlei Gewinn für ein fundiertes Verständnis gebracht. Man scheint den Wald vor lauter Bäumen aus dem Auge verloren zu haben. Der Autor fühlt sich an eine kleine Geschichte erinnert, die als Witz gedacht war und die nun zur Parabel wird: Ein Mann sucht im Schein einer Straßenlaterne verzweifelt nach seinem Haustürschlüssel. Ein Passant, der ihm helfen möchte, fragt nach, ob er ihn denn genau an dieser Stelle verloren habe. Daraufhin erwidert der Suchende: „Nein, irgendwo da drüben, aber hier habe ich mehr Licht."
Quintessenz: Solange in der medizinischen Forschung nicht derselbe Wert auf das **zuverlässige Auffinden mikrobieller Erreger** gelegt wird wie auf genetische und ungezählte weitere Details, solange infektiöse Systemerkrankungen wie die Sarkoidose trotz Jahrzehnte überdauernder Ratlosigkeit immer noch nicht zugeordnet werden können, die Amöben einer Colitis ulcerosa, die Borrelien einer MS, die Mykoplasmen einer cP nicht gefunden werden, solange bei der höchst intensiven Erforschung eines Morbus Crohn letztendlich nichts anderes herauskommt als die molekulare Beschreibung einer „gestörten Barriere-Funktion" anstelle des Auffindens der ursächlichen Yersinien, so lange wird man bei den Autoimmunkrankheiten dort weitersuchen, wo man „mehr Licht hat".
Beinahe als Ausnahme erscheint diesbezüglich die ausführliche Diskussion im aktuellen *Janeway* (2014), dem internationalen Standard der Immunologie, bei welcher die Kreuzreaktivität im Zusammenhang mit Infektionen und der begleitenden lokalen Entzündungsreaktion unverändert mit **im Vordergrund der Überlegungen** steht.
Für den Autor erhält die Logik dieser immunologischen Prozesse in einem weiteren Zusammenhang sogar so etwas wie Beweiskraft: Bei mehreren Dutzend bereits diagnostizierter und „austherapierter" Autoimmun-Patienten bestand Gelegenheit zur Nosoden-gestützten (doppelblinden) Diagnostik und Therapie. Diese Therapien konnten ½ oder ganzes Jahr dauern, in Einzelfällen auch länger, führten jedoch bei Patienten, die bereit waren, dies mitzutragen, nahezu ausnahmslos zur Heilung – sprich zum Stillstand jeglicher weiteren entzündlichen Autoimmunreaktion, sobald der verursachende Erreger eliminiert war. Vom Grundsatz her beschrieben werden diese Therapien im ➤ Fach Pharmakologie.

MERKE

Ganz ungeachtet zahlreicher Überlegungen und Modelle besteht also die **wahrscheinlichste Ursache** für die Entstehung der meisten Autoimmunerkrankungen in der beschriebenen **Kreuzreaktivität** (molekulares Mimikry) mit **bakteriellen** oder **viralen Antigenen** – auf der Basis von MHC-Komplexen, die nicht optimal mit dem entsprechenden Erreger interferieren, also „ungeeignete" Peptide präsentieren. Im „ewigen Eis" gibt es weder Borrelien noch ihre Vektoren. Wie könnten also Inuit an einer MS erkranken? Wenn Japaner eine MS entwickeln, bedarf es hierfür eines Gastlandes oder zumindest einer Reise in Länder, in denen die passenden Erreger angetroffen und über geeignete Vektoren erworben werden können. Wie sollten sie also erkranken, solange sie nicht verreisen oder gar auswandern?

Erkrankungen

Im Folgenden werden lediglich stellvertretend für die große Zahl an Autoimmunkrankheiten die Myasthenia gravis und der systemische Lupus erythematodes (SLE) kurz vorgestellt. Die **Myasthenia gravis** ist ein Beispiel für eine **organspezifische** Erkrankung, die nahezu ausschließlich den Acetylcholinrezeptor der muskulären Endplatte betrifft (➤ Kap. 2.9.1). Dagegen handelt es sich beim **SLE** um eine **systemische** Autoimmunerkrankung, von der **unterschiedlichste Gewebe** und Strukturen betroffen sind (➤ Kap. 2.9.2).

Als weitere bedeutende Autoimmunerkrankungen werden im ➤ Fach Bewegungsapparat u.a. rheumatoide Arthritis (cP), Arteriitis temporalis, Polymyalgia rheumatica, Polymyositis, rheumatisches Fieber und Morbus Bechterew, im ➤ Fach Stoffwechsel und Endokrinologie u.a. Diabetes mellitus Typ 1, Morbus Addison, Morbus Basedow und die Hashimoto-Thyreoiditis besprochen.

Es ist zu beachten, dass sowohl bei **Autoimmunprozessen** als auch bei **allergischen Erkrankungen** vom **Typ II** und **III Antikörper** eine entscheidende Rolle spielen. Die Myasthenia gravis mit ihren Autoantikörpern, die zum Verlust von Strukturen führen, ist gleichzeitig eine Allergie vom Typ II. Bei unzähligen Infektionskrankheiten entstehen zirkulierende Antigen-Antikörper-Komplexe mit resultierenden Gewebeschäden in unterschiedlichsten Organen. Dies gilt aber auch für diverse Autoimmunkrankheiten – von der rheumatoiden Arthritis (cP) bis hin zum SLE. Definitionsgemäß sind solche Erkrankungen also sowohl autoimmune als auch allergische Erkrankungen.

2.9.1 Myasthenia gravis

Krankheitsentstehung und Symptomatik

Die Krankheit beruht auf einer Störung an der **motorischen Endplatte der Skelettmuskulatur**. Man rechnet in Deutschland mit rund 10.000 Betroffenen. Die Rezeptoren für Acetylcholin an der postsynaptischen Membran sind von Antikörpern besetzt, später auch in ihrer Anzahl zunehmend vermindert. Dies bedeutet, dass die Skelettmuskulatur im Verlauf der Erkrankung immer weniger erregbar ist, woraus eine **muskuläre Schwäche** resultiert. Oft sind die besonders empfänglichen äußeren Augenmuskeln zuerst und überwiegend hiervon betroffen. Typisch sind auch Schluck- und Sprechstörungen sowie eine gestörte Mimik. Sehr selten wird die Atemmuskulatur mit einbezogen.

Im Serum sind **Antikörper** gegen den **Acetylcholinrezeptor** nachweisbar. Betroffen sind überwiegend Menschen mit bestimmter **HLA-Zugehörigkeit**, z.B. DR3 und B8, wobei gerade DR3 ungemein häufig bei Autoimmunprozessen anzutreffen ist (s. oben).

Auffallend sind bei 80 % der Erkrankten **Thymusanomalien** bis hin zu Tumoren. Häufig findet man dann auch eine Besserung der Krankheitssymptome, manchmal sogar Heilungen nach Entfernung des Thymus (Thymektomie).

Therapie

Die Therapie erfolgt mit Medikamenten, die durch Hemmung der Cholinesterase (➤ Fach Bewegungsapparat) vorhandenes Acetylcholin länger an der motorischen Endplatte halten und dadurch die noch verbliebenen Rezeptoren länger bzw. wiederholt stimulieren (sog. **Cholinesterasehemmer** wie Neostigmin). In der Regel gibt man gleichzeitig **Immunsuppressiva** (Imurek®), seltener auch **Glukokortikoide**. Die **Thymektomie** kann als Therapieoption gelten, die zumindest eine Linderung der Symptome verspricht.

2.9.2 Lupus erythematodes (LE)

Der Lupus erythematodes wird im ➤ Fach Dermatologie ausführlicher besprochen.

Gehäuft tritt der LE bzw., wenn er den ganzen Körper betrifft, SLE (**systemischer** Lupus erythematodes) bei **jungen Frauen** und, bei beiden Geschlechtern, bei der Konstellation HLA-B7 und DR2 oder HLA-B8 und DR3 auf. Entsprechend werden **familiäre Häufungen**, besonders auch bei eineiigen Zwillingen beobachtet. Beinahe regelmäßig sind zusätzlich angeborene Defekte bei einzelnen Komplementfaktoren nachweisbar.

Das Erstmanifestationsalter liegt in der Regel bei **20–40 Jahren**. In Deutschland gibt es rund 80.000 Erkrankte (1 : 1000).

Krankheitsentstehung

Die mögliche Ursache dieser Autoimmunkrankheit, evtl. aber auch nur bedeutsam als weiterer Cofaktor, wurde zwar bereits vor 20 Jahren entdeckt, aber bis heute nicht in irgendeine Therapieform übersetzt. Sie besteht in einem **erworbenen Mangel** an dem Enzym **DNase**, das die alltäglich in großen Mengen aus abgestorbenen Zellen entstehende DNA zerlegt. Die nun übrig bleibenden **DNA-Reste** lagern sich in den Geweben ab und **verursachen Immunreaktionen**. Verschiedene Faktoren, von Infektionen bis hin zu Arzneimittelwirkungen, können das Krankheitsbild auslösen. Warum es im Verlaufe des Lebens zu dem DNase-Mangel kommt, ist unklar, doch dürfte hierin möglicherweise das eigentliche, wohl infektiös bedingte Autoimmungeschehen begründet sein.

Der Lupus erythematodes entspricht teilweise dem klassischen Bild der **Serumkrankheit**, also der **allergischen Reaktion vom Typ III**. Die zirkulierenden Immunkomplexe lagern sich in multiplen Organen ab und führen zu **Dermatitis**, **Polyarthritis**, **Karditis**, **Glomerulonephritis** und weiteren Organbeteiligungen einschließlich des **Gehirns**.

Neben **Antikörpern** gegen Erythrozyten (mit evtl. resultierender hämolytischer Anämie) und Schilddrüsengewebe, Rheumafaktoren usw. findet man beim LE auch regelmäßig Antikörper gegen **Kernstrukturen** (**a**nti**n**ukleäre **A**ntikörper = **ANA**), ganz besonders natürlich solche gegen **DNA**. Diese Bildung von **Autoantikörpern** entspricht dem klassischen Modell einer Autoimmunkrankheit.

2

MERKE

Die resultierenden Schäden sind sowohl auf die **Autoantikörper** als auch auf die **zirkulierenden Immunkomplexe** (Allergie vom Typ III) zurückzuführen.

2

Symptomatik

Die Diagnose eines SLE erfolgt anhand einer Liste von elf relativ typischen und spezifischen **Kriterien**, von denen **mindestens vier** vorhanden sein müssen (dies erinnert an die cP, bei der ebenfalls nicht einzelne Symptome, sondern erst die Summe verschiedener Symptome zur Diagnose führen):

- Schmetterlingserythem (➤ Abb. 2.53)
- LE der Haut
- Photosensibilität
- Ulzera der Schleimhaut
- Arthralgien
- Pleuritis, Perikarditis
- Glomerulonephritis
- ZNS-Beteiligung
- Anämie, Thrombopenie, Leukopenie
- Serologie
- ANA

Therapie

Die Therapie erfolgt mit **Glukokortikoiden** und weiteren **Immunsuppressiva**. Ein zusätzlicher Ansatz könnte in der kostengünstigen Herstellung des Enzyms DNase zur parenteralen Substitution liegen. Da dies bis heute (2017) nicht verwirklicht wurde, scheint der Zusammenhang weniger bedeutsam als zunächst vermutet.

Zusammenfassung

Autoimmunerkrankung

Angriff des Immunsystems gegen körpereigene Strukturen (Verwechslung von Selbst mit Nicht-Selbst)

- wahrscheinlichste bzw. wichtigste **Ursache:** Identität einzelner Oberflächenstrukturen infektiöser Erreger (Bakterien, Viren) mit körpereigenen Strukturen (Kreuzreaktivität bzw. molekulares Mimikry)
- einzelne wichtige **Beispiele:**
  - Myasthenia gravis, Multiple Sklerose
  - Morbus Bechterew, Morbus Reiter, rheumatisches Fieber, chronische Polyarthritis, Polymyalgia rheumatica, Arteriitis temporalis, Polymyositis und Dermatomyositis, SLE, Sklerodermie
  - Immunthyreoiditis (Hashimoto), Morbus Basedow, Diabetes mellitus Typ 1, Morbus Addison
  - Autoimmunhepatitis
  - Gastritis vom Typ A

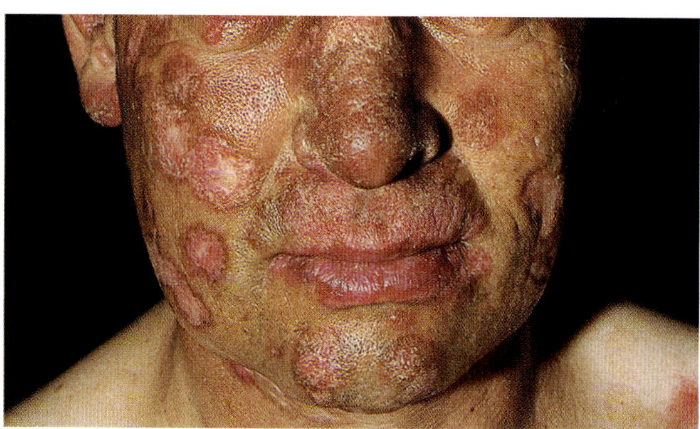

Abb. 2.53 Lupus erythematodes [M174]

2.10 Sepsis

Sepsis („Blutvergiftung") bedeutet rezidivierende oder anhaltende Aussaat und Überschwemmung des Organismus mit infektiösen Erregern – zumeist mit **Bakterien** und ihren **Toxinen**, eher selten durch Protozoen, Viren oder Pilze. Demgegenüber meint man mit den Begriffen **Bakteriämie** bzw. **Virämie**, dass Bakterien oder Viren **vorübergehend** und in mäßigem Umfang auf dem Blutweg in den Organismus streuen. Die Sepsis ist also gewissermaßen die Fortsetzung bzw. Steigerung einer Bakteriämie. Zu beachten ist, dass die jeweils nur **kurzfristige** Anwesenheit **einzelner Bakterien** im Blut, die von einem gesunden Individuum durch Neutrophile bzw. die Makrophagen von Milz, Knochenmark, MALT oder Leber zügig entfernt werden, einen durchaus **physiologischen Vorgang** darstellt, weil Mikroverletzungen an Haut und Schleimhäuten zum menschlichen Alltag gehören.

MERKE

Die bakterielle Entzündung an einer Eintrittspforte der Haut kann auf die ableitenden Lymphgefäße übergreifen, erkennbar an **entzündlich geröteten Streifen**, und wird dann von Laien gerne als *Blutvergiftung* bezeichnet. Allerdings stellt dies keine Sepsis, sondern eine zunächst lediglich vergleichsweise harmlose **Lymphangitis** dar. Nur wenn die regionären Lymphknoten erreicht **(Lymphadenitis)** bzw. schließlich durchbrochen werden, kann sich aus der nun einsetzenden Bakteriämie bei unzureichender Therapie eine Sepsis entwickeln.

In Deutschland kommt es nach einer aktuellen statistischen Erfassung (2016) Jahr für Jahr rund **300.000** Mal zu einer Sepsis, in 40 % dieser Fälle bis hin zum septischen Schock. Gut **70.000 Patienten versterben** daran, womit die **Gesamtletalität** trotz Einbeziehung der eher noch leichten Anfangsstadien bei **25 %** liegt. Damit ist die Sepsis nach Herzinfarkt und Schlaganfall in den westlichen Ländern die **dritthäufigste Todesursache** überhaupt. Wahrscheinlich ist sowohl die Zahl der Sepsisfälle als auch der Todesfälle nochmals höher, denn bei vielen Patienten, die z.B. an einer Sepsis in der Folge einer (streuenden) Pneumonie versterben, wird in Verkennung der Situation als Todesursache „Lungenentzündung" angegeben. Die wesentliche Ursache für die extreme Letalität besteht in der **Antwort des Immunsystems**, weil diejenigen Mechanismen, die bei lokal begrenzten Infektionen sinnvoll sind und zu einem Beherrschen der Situation führen, sich nun, wenn sie generalisiert ablaufen, ins Gegenteil verkehren.

Ursachen

Im Allgemeinen entsteht eine Sepsis aus einem **umschriebenen Entzündungsherd**, besonders häufig bei **immungeschwächten Menschen**. Alter, genetische Faktoren und Lebensweise eines Menschen scheinen mitzuentscheiden, ob es zur Sepsis kommt. Dementsprechend gibt es 2 Bevölkerungsgruppen, bei denen eine Sepsis weit häufiger ist als beim Durchschnitt der Bevölkerung: **Neugeborene**, aber auch noch Säuglinge bis zum Ende des ersten Lebensjahrs sowie **alte Menschen**, besonders oberhalb 85 Jahren. In beiden Gruppen ist das Immunsystem geschwächt, bei den Älteren häufig nochmals gesteigert durch Multimorbidität oder Chemotherapien.

Besonders häufige **Herde**, aus denen sich eine Sepsis entwickelt, sind:

- **Nabelschnur** bei Neugeborenen
- **Urogenitaltrakt:** aufsteigende Harnwegsinfektionen, postpartal als Puerperalfieber (= Kindbettfieber)
- **Haut:** Abszesse (Furunkel, Karbunkel), Ulzera
- **HNO-Bereich:** Tonsillitis, Sinusitis, Otitis
- **Lunge:** Pneumonie
- **Bauchraum:** Cholangitis bzw. Cholezystitis, Appendizitis, Peritonitis
- **Venenkatheter** bei Intensivpatienten (➤ Abb. 2.54)

Auch **postoperativ** oder im Rahmen **endoskopischer Untersuchungen** (Koloskopie, Blasenkatheter, Prostatabiopsie, Laparoskopie) entsteht nicht so selten eine Sepsis. Während im Rahmen endoskopischer Verfahren üblicherweise Mikroverletzungen die Eintrittspforte für Bakterien bilden, gelangen dieselben bei Venenverweilkathetern entlang dieser Schienen direkt ins Blut.
Die wesentlichen **Bakterien** der Sepsis sind

- Enterobakterien wie **Escherichia coli** u.a.,
- **Streptokokken,**
- **Staphylococcus aureus** und
- **Pseudomonas.**

Dabei sind allein **E. coli** und **Staphylokokken** für **jeweils ein Drittel** aller Fälle verantwortlich. Bei ungeimpften Säuglingen und Kleinkindern beobachtet man besonders häufig **Haemophilus influenzae B** und **Meningokokken**.

MERKE

Der mit weitem Abstand häufigste Ausgangspunkt für eine Sepsis ist die **Lungenentzündung** (Pneumonie).
Ganz allgemein stehen neben Staphylococcus aureus die **gramnegativen Bakterien** mit ihren **Toxinen** im Vordergrund (➤ Fach Mikrobiologie). Vor allem bei Immuninsuffizienten kommt es nicht so selten zu einer Sepsis durch **Pilze** wie Candida albicans.

Krankheitsentstehung

Parasiten schädigen den Wirt über eigene Mechanismen sowie über ihre Toxinwirkung auf Endothelien und weitere Zellen. Noch bedeutsamer ist allerdings die generalisierte Aktivierung des Immunsystems. Im Vordergrund stehen die Interleukine **IL-1, IL-6** und **TNF-α**, weil sie die **Immunantwort** mit dem System der **Blutgerin-**

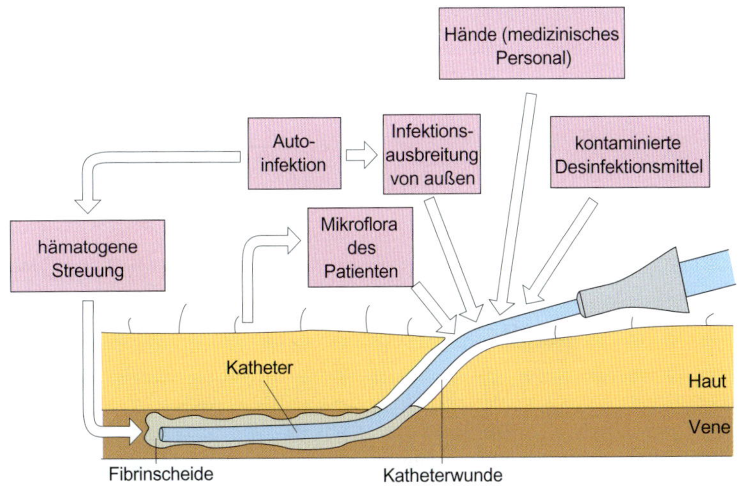

Abb. 2.54 Infektionsursachen von Kathetern [R297]

nung verbinden. Wenn diese Interleukine aus Makrophagen und T-Lymphozyten lokal erscheinen, führen sie über ihre systemischen Wirkungen hinaus (Leukozytose, Fiebererzeugung, Akute-Phase-Proteine usw.) **lokal** zur Blutgerinnung.

Vor allem **TNF-α** und **IL-6** stimulieren die **Endothelien** der Blutgefäße zur Produktion von Phospholipiden, **PAF** und **Faktor III** (auf der „falschen", dem Blut zugewandten Seite), während die NO- und Prostazyklin-Produktion, die der Gerinnung entgegenwirkt, sogar gehemmt wird. Dies bewirkt eine **lokale Gerinnung** in den Gefäßen des Entzündungsherdes. Die physiologische Bedeutung ist darin zu sehen, dass so die **Aussaat** von infektiösen Partikeln über die Blutbahn **verhindert** werden kann.

Wenn nun aber in größeren Anteilen des Organismus eine Auseinandersetzung zwischen Bakterien und ihren **Toxinen** (Endotoxine aus gramnegativen, Exotoxine auch aus grampositiven Bakterien) einerseits sowie **Makrophagen** und weiteren Anteilen des Immunsystems andererseits stattfindet, kommt es **generalisiert** zur **Mikrothrombenbildung** in den kleinen Blutgefäßen des Organismus. Aus dem Verstopfen dieser Gefäße resultieren **Ischämie** und **Hypoxie** der Gewebe. Der Sauerstoffmangel führt zur Bildung lokaler Mediatoren (z.B. NO), zum Durchlässigwerden der Kapillaren und zu entsprechenden **Ödembildungen**. Weiter verstärkt werden die generalisierten Ödeme durch die entzündungsfördernden Wirkungen von **TNF-α** sowie die **Anaphylatoxine**, die aus dem aktivierten Komplement entstehen.

MERKE

Einer der bedeutsamsten Faktoren für eine schwere Sepsis bis hin zum septischen Schock stellen die **Endotoxine** aus gramnegativen Bakterien dar, weil zahlreiche Zellen des Immunsystems bis hin zu den Mastzellen über Rezeptoren für diese Lipopolysaccharide **(LPS)** verfügen und mit heftigen Reaktionen auf die Bedrohung antworten (➤ Abb. 2.55). Auch das Komplementsystem wird durch die LPS aktiviert, sodass die Wirkungen durch die Anaphylatoxine nochmals potenziert werden. Durch den massiven Serumaustritt in die Gewebe mit entsprechendem Blutdruckabfall wird die Ischämie als Folge der Mikrothrombenbildung weiter verstärkt, sodass letztendlich die Funktion sämtlicher Organe zum Erliegen kommt.

Symptomatik

Die Symptome der Sepsis bestehen in **schwerem Krankheitsgefühl**, hohem **intermittierendem Fieber** (Wechsel zwischen hohem Fieber und kurzen fieberfreien Intervallen), **Somnolenz** oder **Verwirrtheit**, **Übelkeit** mit Erbrechen und einer **Spleno-** oder **Hepatosplenomegalie**, weil Milz und Leber (Kupffer-Zellen) als Teil des in den Blutstrom integrierten RES und analog zur Erregerzahl gefordert sind. Im Fieberabfall kommt es zu **Schweißausbrüchen**, im Fieberanstieg zu **Schüttelfrost**.

ACHTUNG

Das **hohe Fieber** kann v.a. bei **Säuglingen** und **alten Menschen** auch **fehlen**, wodurch die Diagnose erschwert wird. Im Vordergrund der Symptome steht dann beim alten Menschen häufig nur eine gewisse **Verwirrtheit**, bei Säuglingen **Trinkschwäche, Unruhe** oder Schläfrigkeit bzw. **Somnolenz**.

Was an Serumflüssigkeit im Interstitium versackt, kommt nicht mehr zum Herzen zurück. Die entstehende **Hypovolämie** führt zum **Blutdruckabfall**, zur weiteren Aktivierung von Sympathikus und RAAS und schließlich zum **septischen Schock** (➤ Fach Herz-Kreislauf-System). Mit dem (verlangsamten) Blutstrom in die Lunge gelangende Mikrothromben führen dort durch Verstopfen der Kapillaren mit erliegendem Blutfluss zur **Schocklunge** (= **ARDS** = **a**dult

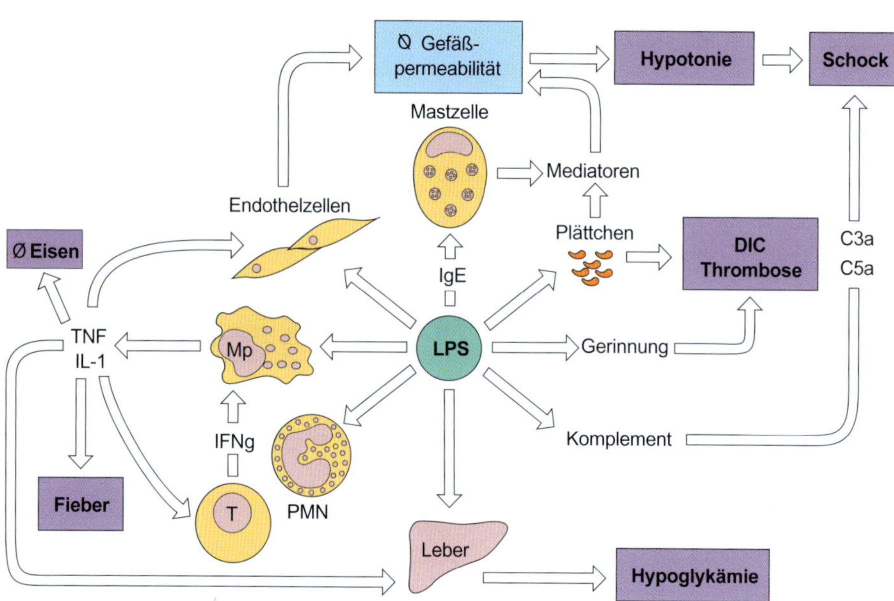

Abb. 2.55 Wirkungen von Endotoxinen (LPS = Lipopolysaccharide) [R297]

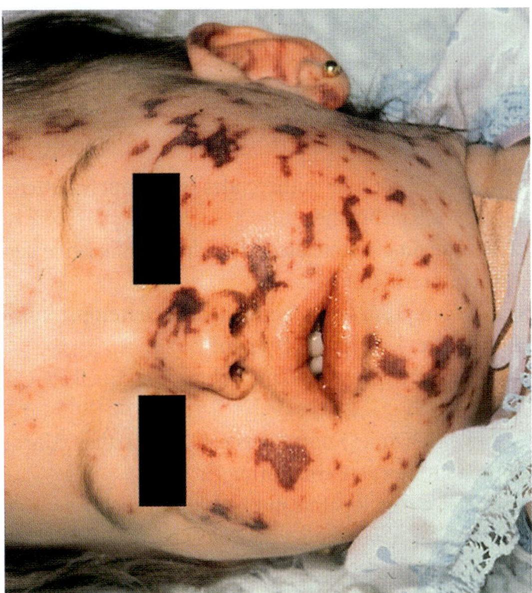

Abb. 2.56 Meningokokken-Sepsis beim Kleinkind [E476]

respiratory **d**istress syndrome) und in der Folge zum **Lungenversagen** mit innerem **Ersticken**. Die **generalisierte Mikrothrombenbildung** verursacht einen Mangel an Thrombozyten (= **Verbrauchskoagulopathie**), sodass **Blutungen** z.B. in der Haut entstehen – als thrombozytopenische Purpura oder in der Form großfleckiger Blutungen (= Sugillationen) (➤ Abb. 2.56). Verstärkt werden solche Blutungen häufig durch toxinbedingte Gefäßschäden.

Die Mitbeteiligung der **Niere** führt über eine Oligurie schließlich zur **Anurie** und zum **Nierenversagen** als weiterer wesentlicher Todesursache bei jeder Form eines Schocks. Organe wie die Leber können ihren Dienst quittieren **(Multiorganversagen)**.

Im Verlauf des septischen Schocks entstehen daneben, ebenfalls wie bei jedem Schock gleich welcher Ursache (➤ Fach Herz-Kreislauf-System), eine **metabolische Azidose** mit **Bauchschmerzen** und **Übelkeit** (auch infolge von Entzündungsmediatoren und Ischämie abdomineller Organe), eine **Insuffizienz von Herz und Gehirn** (Verwirrtheit, Somnolenz bzw. schließlich Koma) in der Folge der Hypoxie und evtl. sogar trotz des vorausgegangenen Fiebers eine **Untertemperatur** wegen des zunehmenden Ausfalls der Atmungskette in den Mitochondrien. Entsprechend ist die **Haut** wegen des Fiebers zunächst **rot** und **warm**, um im weiteren Verlauf, verstärkt durch den Sympathikuseinfluss in Verbindung mit der Vasopressinwirkung (➤ Fach Stoffwechsel), **grau-blass** zu werden.

ACHTUNG

Sobald eine Sepsis in den **septischen Schock** übergeht, ist die **Überlebenschance** für den Patienten **minimiert** (< 50 %). Umso wichtiger ist es daher, die Symptome der Sepsis richtig zuzuordnen und rasche Gegenmaßnahmen einzuleiten.

Diagnostik

Aus dem mehrheitlich **hohen Fieber** und der sympathischen Reaktion heraus entstehen **Tachykardie**, **Dyspnoe** und **Tachypnoe**. Der **Blutdruck** ist **anfangs erhöht**, um dann spätestens beim Übergang in den septischen Schock **abzufallen** (systolisch unter 90 mmHg).

Im Blut findet sich aufgrund der meist bakteriellen Ursache in der Regel eine **ausgeprägte Leukozytose** (Neutrozytose mit Linksverschiebung), eine **beschleunigte BSG**, evtl. beim Übergang in den septischen Schock auch **Thrombopenie** (Verbrauchskoagulopathie) mit **Hauteinblutungen** und **Anämie**. Die mögliche Anämie kann man sich aus den Blutverlusten ins Gewebe im Verein mit der Ischämie des Knochenmarks erklären. Zusätzlich bewirken einzelne bakterielle Toxine auch eine Hämolyse.

Das **CRP** ist entsprechend der bakteriellen Ursache erhöht. **Ganz zu Beginn** der Symptome kann durch den massiven Verbrauch in der Peripherie auch eine **Leukopenie** (als Neutropenie mit relativer Lymphozytose) bestehen. Bei Beteiligung von Leber und Niere resultieren **Hyperbilirubinämie** und **Proteinurie**. Vor allem bei Diabetikern entwickelt sich regelmäßig eine **Hyperglykämie** aufgrund der kombinierten Wirkung von Sympathikus und Cortisol.

Der wesentliche Teil der Diagnostik besteht im wiederholten Anlegen von **Blutkulturen**, um die übliche bakterielle Ursache zu finden und möglichst **gezielt** antibiotisch anzugehen. Allerdings wird in **mindestens 50 %** der Fälle die infektiöse Ursache **nicht gefunden**, überwiegend wohl deswegen, weil der Nachweis häufig erst nach Beginn der antibiotischen Therapie versucht wird.

Seit einigen Jahren steht mit **Procalcitonin** (Vorstufe des Hormons Calcitonin) ein aussagekräftiger Marker zur **Diagnose der Sepsis** und zur Verlaufskontrolle zur Verfügung. Während dieses Peptid unter Normalbedingungen ausschließlich in den C-Zellen der **Schilddrüse** produziert wird und deshalb im Serum nur in Spuren nachweisbar ist, steigt sein Serumspiegel bei systemischen bakteriellen Entzündungen deutlich und analog zum Umfang der Infektion an. Die bisher noch wenig verstandene Ursache für den erhöhten Serumspiegel besteht in einer Neusynthese dieses Prohormons in Geweben wie Leber und Fettgewebe.

Therapie

Im Vordergrund steht neben der (chirurgischen) **Sanierung des Infektionsherdes** eine angemessene **antibiotische Therapie** – idealerweise ausgerichtet am Erreger und seiner gezielt bestimmten Antibiotikasensibilität (Antibiogramm). Schon vor dem Ergebnis der angelegten Blutkulturen (bzw. Bestimmung mit der PCR-Methode) muss allerdings die Therapie aus Zeitgründen mit dem vermutlich bestgeeigneten Antibiotikum begonnen werden, wobei Kombinationen mehrerer Antibiotika üblich sind. Die Therapie wird auf der Intensivstation durchgeführt (und verschlingt pro Jahr rund 2 Milliarden € = ⅓ der Gesamtkosten deutscher Intensivstationen).

Die Mikrothromben werden durch **Fibrinolytika** wie **Heparin** bzw. gentechnologisch hergestelltem **t-PA** oder **Protein C** bekämpft. **Sauerstoffgabe**, **Schockbehandlung**, **Glukokortikoide**, **Beatmung**, Dialyse und künstliche Ernährung sind weitere Maßnahmen.

Trotz aller intensivmedizinischen Maßnahmen liegt die **Letalität** jedoch im septischen Schock immer noch bei rund **60 %**. Dabei steht der insgesamt erheblichen medizinischen Perfektionierung des

Therapieregimes die zunehmende **Resistenz** bislang wirksamer Antibiotika konträr gegenüber, sodass nach Hochrechnungen **etwa 15.000 Patienten/Jahr** auf deutschen Intensivstationen **versterben**, weil diese Therapien unwirksam geworden sind.

2

HINWEIS DES AUTORS

Einmal abgesehen davon, was in Deutschland bei der Krankenhaushygiene oder hinsichtlich der Antibiotikaverordnung niedergelassener Ärzte so alles schiefläuft, sei im Zusammenhang an den schier unglaublichen Vorgang erinnert, dass selbst heute noch (2017) in der Tiermast **routinemäßig** und **ohne jede Not** rein **prophylaktisch** sämtliche Antibiotika bis hin zu den sog. Reserveantibiotika eingesetzt werden, die man gerne für die notfallmäßige Therapie des Menschen in wirksamer Form erhalten hätte. Seit Jahrzehnten wird lebhaft über diese **fahrlässige Züchtung resistenter Bakterien** diskutiert und diese *Diskussionen* dann bereits als *Handlungen* missverstanden. Tatsächlich ist immer noch nichts Grundlegendes passiert.

Eine neue Therapiemethode, im Jahr 2014 eingeführt und aktuell bereits in zahlreichen Kliniken im Einsatz, besteht in einer Art Dialyse, nur dass das Blut hierbei nicht durch einen Dialysator, sondern durch einen Adsorber namens **Cytosorb®** gepumpt wird. Die Eigenschaften von Cytosorb® bestehen darin, **Zytokine** wie z.B. TNF-α oder IL-6 aus dem Blut zu entfernen und damit auch die eigentliche **Ursache** für den septischen Schock und das nachfolgende Multiorganversagen. Das Gerät wirkt nicht spezifisch, sodass neben den Zytokinen zahlreiche weitere kleinmolekulare Serumbestandteile herausgefiltert werden. Dies könnte bei physiologisch notwendigen Molekülen theoretisch Nachteile zur Folge haben, doch wurde dies bei bisher weltweit einigen tausend Einsätzen noch nicht evident, wenn man davon absieht, dass nun einzelne Antibiotika nicht mehr problemlos eingesetzt werden können. Andererseits bestehen zusätzliche Vorteile darin, dass die Filterung auch Moleküle wie z.B. C_{3a} oder Myoglobin bzw. Hämoglobin betrifft, die den Entzündungsprozess verstärken oder, in größeren Mengen bei einem Muskelzerfall bzw. einer Hämolyse freigesetzt, zum Nierenversagen führen können. Nach den bisherigen Erfahrungen scheint Cytosorb® die üblichen intensivmedizinischen Therapien sehr wirksam zu unterstützen und damit die hohe Letalität zu senken.

Zusammenfassung

Sepsis

Überschwemmung des Organismus mit Erregern (meist Bakterien) und ihren Toxinen

- **Ursachen:** bakterielle Herde (z.B. Pneumonie, Organabszesse), infizierte Venenkatheter, invasive Untersuchungen (z.B. Koloskopie), Immunschwäche der Betroffenen
- **Krankheitsentstehung:** generalisiert gebildete Makrophagen-Interleukine wie TNF-α induzieren in den Gefäßen eine Mikrothrombenbildung mit entzündlicher Begleitreaktion → Verstopfen der Kapillaren und Serumaustritt → Hypovolämie mit Blutdruckabfall und Mangelsituation der Gewebe, weiter verstärkt durch Komplementaktivierung; die entstehende Verbrauchskoagulopathie bedingt Einblutungen, die zur Lunge gelangenden Mikrothromben ein Lungenversagen (ARDS)
- **Symptome:**
  - schweres Krankheitsgefühl
  - meist hohes oder intermittierendes Fieber mit Schüttelfrost und Schweißausbrüchen
  - v.a. bei Säuglingen und alten Menschen häufig keine deutliche Temperaturerhöhung
  - bei Übergang zum septischen Schock Untertemperatur
  - Tachykardie, Tachypnoe, Dyspnoe
  - Ischämie der Organe mit Bauchschmerzen, Übelkeit, Oligurie, Einblutungen
  - zerebrale Ischämie: Kopfschmerzen, Verwirrtheit, Unruhe, Somnolenz, Bewusstseinsstörungen
  - Verbrauchskoagulopathie mit Einblutungen
- **Diagnostik:** metabolische Azidose, Leukozytose, CRP-Erhöhung, Anämie, Thrombopenie, Blutdruckabfall, Erregersuche über Blutkulturen, Bestimmung von Procalcitonin (wichtigstes diagnostisches Kriterium)
- **Therapie:** intensivmedizinische Betreuung, Antibiotika nach Antibiogramm, Thrombolyse, Entfernung der Zytokine und Komplementfaktoren aus dem strömenden Blut (Cytosorb®)

2.11 Begriffsbestimmungen

HINWEIS PRÜFUNG

Die im Folgenden besprochenen Begriffe sind hinsichtlich eines Grundverständnisses prüfungsrelevant.

Infektion

Bezeichnet das **Eindringen von pathogenen (krankmachenden) Mikroorganismen** in den Körper sowie ihre **Vermehrung** in den verschiedenen Geweben. Dieser Vorgang kann **apparent oder inapparent**, also unbemerkt ohne nachfolgende Krankheitssymptome stattfinden, sodass Infektion nicht mit Krankheit gleichgesetzt werden darf.

Der **Infektionsweg** beschreibt den bevorzugten Weg, auf dem ein bestimmter Erreger in den Wirt gelangt. Bei manchen Keimen kann dies durch eine **Kontaktinfektion** (Händedruck oder über kontaminierte Gegenstände) mit Autoinokulation auf die eigenen Schleimhäute geschehen (zahlreiche Erkältungsviren). Durch **Schmierinfektion** (Verschmieren infektiösen Materials auf Gegenstände wie z.B. Türklinken) gelangen zahlreiche Erreger auf Haut (in Wunden) und Schleimhäute oder in den Gastrointestinaltrakt.

Der überwiegende Teil der Erreger wird durch **Tröpfcheninfektion**, also eingepackt in winzige Sputumtröpfchen, auf die Schleimhäute des Wirtes übertragen und vermehrt sich dort. Masern- und Windpockenviren können dabei über eine Entfernung von bis zu 8 Metern vom infizierten Individuum auf die Schleimhäute eines anderen gelangen (**aerogen** = durch die Luft). **Tuberkelbakterien** sind in derart kleine Sputumtröpfchen eingepackt (< 3 µm), dass diese nicht auf den Schleimhäuten des Respirationstraktes hängen bleiben, sondern mit der Einatmung bis in die **Lungenalveolen** gelangen.

Etliche Viren und Bakterien gelangen **oral**, z.B. mit Nahrung vermischt, in den Gastrointestinaltrakt und führen im Magen (Helicobacter pylori) oder Dünndarm (Enteritis-Salmonellen) oder Dickdarm (Shigellen) zu Entzündungen oder sie benutzen diese Eintrittspforte nur, um über den Darm systemische Erkrankungen auszulösen (Typhus-Salmonellen, Polio- und Hepatitis A-Viren). Werden Erreger von Infizierten mit dem Stuhl ausgeschieden, aufgrund mangelhafter Hygiene auf Wasser oder sonstige Nahrungsmittel übertragen und in der Folge von weiteren Personen oral aufgenommen, bezeichnet man diesen Übertragungsmodus als **fäkal-oral**.

Zahlreiche Erreger werden durch die Salzsäure des Magens abgetötet, anderen macht diese starke Säure überhaupt nichts aus (sog. säurefeste Stäbchen wie Mykobakterien). Helicobacter liebt dieses Plätzchen so, dass er sich hier auf Dauer niederlässt, wobei sich der Keim allerdings durch Bildung des basischen Ammoniaks (NH_3) vor der Salzsäure schützen muss.

Manche Keime benutzen kleinste **Verletzungen** an Haut und Schleimhaut, um in den Wirt einzudringen (Clostridien bzw. deren Sporen, Streptokokken), andere „warten" in **Vektoren** wie Zecken (Borrelien, FSME-Viren), Mücken (Malaria-Plasmodien), Rattenfloh (Pest-Yersinien) oder anderen Zwischenwirten auf ihre Weitergabe durch Biss, Stich oder Kratzwunden.

Vor allem Viren können sich auf **gesunden Schleimhäuten** vermehren und von dort aus weitere Organe befallen. Dies gilt aber genauso für eine Reihe von Bakterien (Chlamydien, Meningokokken u.a.). Einer einzelnen Spirochäte (Treponema pallidum) genügt bereits der kurze Kontakt zu einer unverletzten Schleimhaut zur Infektion.

In der Schwangerschaft vermögen zahlreiche Erreger **diaplazentar** das ungeborene Kind zu infizieren.

Infektkette

Beschreibt den Weg der Übertragung von Krankheitserregern. Bei der **homogenen** Infektkette werden die Erreger von **Warmblütern** auf **andere Warmblüter** übertragen; bei der **heterogenen** Infektkette findet ein **Wirtswechsel** statt, indem die Erreger durch **Vektoren** wie Spinnentiere (Milben, Zecken) oder Insekten **Warmblüter** infizieren.

Bei der **homogenen** Übertragung kann man zwischen Erregern unterscheiden, die nur zwischen ein und derselben Spezies, also z.B. nur zwischen verschiedenen Menschen ausgetauscht werden (= **homonome Infektkette**), indem der Erreger dabei spezifisch nur diesen Wirt infizieren kann, und zwischen Erregern, die z.B. im Tierreich verbreitet sind und sporadisch auch auf den Menschen übertragen werden können (= **Zoonosen**). Bei derartigen Erregern ist theoretisch auch eine Rückübertragung vom infizierten Menschen auf weitere Tiere möglich.

Resistenz

Bedeutet **Widerstandsfähigkeit** gegenüber Infektionen durch Mikroorganismen oder gegen chemische Gifte. Es wird zwischen der **natürlichen = angeborenen** Resistenz, die das **unspezifische** Abwehrsystem umfasst, und der **erworbenen** Resistenz, die den **spezifischen** Teil des Immunsystems umfasst, unterschieden.

Die **natürliche Resistenz** ist also überwiegend **angeboren**. Im Wesentlichen wird die **gesamte unspezifische Abwehr** darunter verstanden. Ebenso kann man aber die natürliche Resistenz mancher Organe, wie der Haut, Scheide oder Harnwege durch deren **Säureschutz** hinzurechnen. Auch Mechanismen wie die peristaltische Weiterbeförderung von Darminhalt tragen zur natürlichen Resistenz bei. Schließlich muss an die **physiologische Keimflora** auf Haut und Schleimhäuten gedacht werden; wo der Platz bereits besetzt ist, tun sich Eindringlinge schwer.

Die Resistenz kann speziesgebunden sein, indem verschiedenste Erreger bevorzugte Wirtstiere haben und alle oder nahezu alle anderen „ablehnen". Dieselben besitzen dann eine natürliche Resistenz gegenüber diesen Erregern. Zahlreiche Keime befallen **ausschließlich den Menschen**. Der Mensch ist also der einzige Wirt für diese Erreger. Manchmal kann das Wirtsspektrum auch wechseln. So besaß der Mensch ursprünglich eine natürliche Resistenz gegenüber dem HI-Virus (AIDS). Durch Veränderung des Virus-Genoms (seiner Erbanlagen) ist eine solche Resistenz seit etlichen Jahrzehnten nicht mehr gegeben. Es gibt auch Resistenzunterschiede zwischen den Rassen. Die Schwarzen Amerikas haben gegenüber den Weißen ein etwas anderes Erregerspektrum, bekommen manche Krankheiten deutlich seltener und andere wieder gehäuft. Die Ursachen dürften mehrheitlich genetisch verankert sein.

Defekte im Immunsystem, Ernährungsmängel besonders hinsichtlich der Vitamine C und E, der Spurenelemente (Zink, Selen, Magnesium u.a.) und essenziellen Aminosäuren, hohes Alter, Lebensumstände wie Drogenabhängigkeit einschließlich Alkoholabusus oder Krankheiten wie Diabetes mellitus **vermindern** die natürliche Resistenz.

Immunität

Unempfänglichkeit für eine Infektion durch bestimmte Mikroorganismen. Man kann die **unspezifische** Immunität, die in etwa der **natürlichen Resistenz** entspricht, von der **spezifischen** Immunität abgrenzen, die sich auf den spezifischen Teil der Immunabwehr, also **Immunglobuline** und **T-Lymphozyten** stützt.

Wenn jemand gegen einen Erreger oder eine Krankheit immun ist, kann er deshalb nicht daran erkranken, weil er über eine natürliche Resistenz oder Immunität dagegen verfügt oder auch, weil er nach einem früheren Kontakt oder einer Impfung dagegen gefeit ist, also einen Schutz über das spezifische Immunsystem aufgebaut hat.

Immunkomplexe

Zumeist in den Körperflüssigkeiten gelöste Verbindungen aus einem **Antigen** mit einem oder mehreren spezifischen **Antikörpern**. Eine synonyme Bezeichnung ist **Antigen-Antikörper-Komplex**.

Ein an ein Antigen gebundenes Immunglobulin aktiviert weitere Faktoren des Immunsystems, sobald der Komplex im Gewebe oder durch Einlagerung in das Gefäßendothel zur Ruhe kommt. Werden solche Antigen-Antikörper-Komplexe z.B. in den Nierenendothelien abgelagert, erzeugen sie dort v.a. durch **Komplementaktivierung** eine **Entzündung**, die Immunkomplex-Nephritis bzw. Glomerulonephritis (u.a. nach Streptokokken-Infektionen wie Scharlach oder Angina tonsillaris).

Virulenz

Bezeichnet die **krank machende Potenz**, also die Fähigkeit eines Mikroorganismus, einen Menschen nicht nur zu infizieren, sondern eine erkennbare Erkrankung auszulösen. Im **Gegensatz zum Begriff Pathogenität**, der nur ganz pauschal eine allgemeine krank machende Potenz eines Mikroorganismus beschreibt, drückt die Virulenz also aus, **wie stark** diese Potenz im Einzelfall ist. Der Erreger mit geringer Virulenz erzeugt längst nicht bei jedem Menschen eine sichtbare (apparente) Erkrankung. Zahlreiche Infektionen verlaufen bei solchen Erregern unbemerkt (inapparent). Der Mikroorganismus mit hoher Virulenz führt dagegen nahezu bei jedem Menschen zu ausgeprägten Symptomen. Pathogen sind sie beide.

Masernviren oder Varizellen-Zoster-Viren besitzen eine **sehr hohe Virulenz**. Praktisch jeder, der auch nur mit geringen Erregerzahlen in Berührung kommt, erkrankt. Zur Auslösung einer Tuberkulose sind lediglich einige wenige Bakterien erforderlich. Für die Übertragung der Syphilis genügt eine einzige Spirochäte. Kein menschlicher Organismus besitzt eine derart ausgeprägte natürliche Resistenz, dass er vor der Infektion geschützt wäre. Resistenz des Wirtes und Virulenz des Erregers verhalten sich also umgekehrt proportional.

Kontagiosität

Bezeichnet die **Ansteckungsfähigkeit**. Sie kann sich sowohl auf einen **erkrankten Menschen** als auch auf die **Erreger selbst** beziehen.

Ein Mensch, der eine offene Lungentuberkulose hat, bei dem also Tuberkelbakterien mit dem Sputum ausgeschieden werden können, ist kontagiös, kann jederzeit andere infizieren. Bei der geschlossenen Lungentuberkulose gelangen keine Bakterien in die Atemwege; der Infizierte ist nicht kontagiös. Der Masernkranke ist vor Ausbruch des Exanthems extrem kontagiös, nach vollständiger Ausbildung des Exanthems dagegen nicht mehr, weil keine Viren mehr ausgeschieden werden.

Auf den Erreger bezogen bezeichnet die Kontagiosität das Maß bzw. die **Wahrscheinlichkeit**, mit der eine Übertragung stattfindet. Masernviren sind hochkontagiös, weil bereits eine Übertragung durch geringe Keimzahlen über weite Entfernungen zur Infektion eines anderen potenziellen Wirtes genügt. Daneben sind sie sehr virulent, weil sie nach ihrer Übertragung auch mit größter Wahrscheinlichkeit zur manifesten Erkrankung führen. Enteritis-Salmonellen sind dagegen nicht sehr kontagiös, weil zumindest 1 Million Bakterien gleichzeitig einen Wirt befallen müssen, um eine Erkrankung auszulösen. Eine Übertragung durch Schmierinfektion ist deshalb im Allgemeinen nicht möglich, weil diese Zahlen dabei nur selten erreicht werden. Die Salmonellen sind aber sehr virulent, weil sie dann, wenn diese Zahlen erreicht werden, bei fast allen Menschen zur manifesten Erkrankung führen.

Inkubationszeit

Definiert die **Zeitspanne** zwischen erfolgter **Infektion** und dem erkennbaren **Ausbruch der entsprechenden Erkrankung**. Während der Inkubationszeit vermehren sich die Erreger im Körper des Infizierten und beginnen, Schäden zu verursachen. Sobald diese Schädigungen vom Ausmaß oder von der Wirtsreaktion her (z.B. durch Fieber) **erkennbar werden**, ist die Inkubationszeit vorbei.

Die Mehrzahl der Infizierten ist bei der Mehrzahl aller Infekte während der Inkubationszeit kontagiös, kann also bereits in diesem symptomlosen Stadium den Erreger auf das nächste Individuum übertragen.

KAPITEL

3 Mikrobiologie

Einführung

Die medizinische Mikrobiologie befasst sich mit denjenigen **Mikroorganismen** (Kleinstlebewesen), die bei ihrer Vermehrung im menschlichen Körper die sog. **Infektionskrankheiten** auszulösen vermögen. Diese Krankheitserreger stammen entweder aus der Umwelt einschließlich infizierter Menschen und Tiere oder aus der eigenen, physiologischen Standortflora der Haut und Schleimhaut einschließlich des Darms.

Ein Teil dieser Mikroorganismen besteht aus **einzelligen Lebewesen: Bakterien, Pilze** und **Protozoen.** Ein weiterer Teil wird zu den **subzellulären Partikeln** gerechnet: **Viren** und **Prionen**. Diese besitzen keinen eigenen Stoffwechsel und sind daher für sich alleine nicht lebensfähig. Sie erhalten eine solche „Lebensfähigkeit" erst in Verbindung mit lebenden Mikro- oder Makroorganismen wie dem Menschen, dessen Zellen sie infizieren und für ihre eigene Vermehrung nutzen. Schließlich können auch **vielzellige Organismen** den Menschen infizieren: **Würmer**.

Während Protozoen und Würmer zum Tierreich gehören, bilden die Pilze neben Tieren und Pflanzen ein eigenständiges, separates Reich. Der überwiegende Teil der Algen (Grünalgen, Rotalgen usw.) wird dem Reich der Pflanzen als deren ältester Vertreter (entstanden vor über 1 Milliarde Jahren) zugeordnet. Bakterien rechnet man gemeinsam mit den einzelligen Blaualgen (= Cyanobakterien) zu den Prokaryonten. Sämtliche Lebensformen lassen sich also in **vier Reiche** einordnen:

- **Prokaryonten** (Bakterien, Blaualgen)
- **Pilze**
- **Pflanzen** (einschließlich der Mehrzahl der Algen)
- **Tiere** (einschließlich der einzelligen Protozoen)

Prokaryonten unterscheiden sich von den Eukaryonten (Tiere, Pflanzen, Pilze) dadurch, dass sie **um ihre DNA** noch **keine Membran** als Abgrenzung zum Zytoplasma aufweisen (➤ Abb. 3.1). Sie besitzen also definitionsgemäß noch nicht den „echten"

Zellkern der Eukaryonten. Ferner **fehlen** ihnen **endoplasmatisches Retikulum**, **Golgi-Apparat** und **Mitochondrien**. Gerade die Mitochondrien der tierischen Zellen besitzen selbst große Ähnlichkeit mit Prokaryonten. Tatsächlich handelt es sich bei den **Mitochondrien** der Eukaryonten um „ehemalige" **Bakterien**, die vor vielen Millionen Jahren eine für beide Seiten sehr fruchtbare Symbiose eingegangen sind, indem sie die Zellen höherer Lebewesen infiziert haben und auf Dauer verblieben sind. Die Mitochondrien menschlicher Zellen besitzen aus diesem Grund eine **eigene DNA** und können sich unabhängig vom eigentlichen Zellzyklus jederzeit vermehren und so dem Bedarf der Zelle anpassen.

Infektionen sind unverändert eine der wesentlichen Ursachen eines vorzeitigen Todes. Dies betrifft die westlichen Länder, in denen allein die (bakterielle) Sepsis die dritthäufigste Todesursache überhaupt darstellt (➤ Fach Immunologie). Erst recht jedoch gilt dies für die Dritte Welt, in der Millionen von Menschen oft bereits im Kindesalter an scheinbar banalen Erkrankungen wie u.a. AtYemwegsinfektionen oder Durchfällen Jahr für Jahr versterben.

3

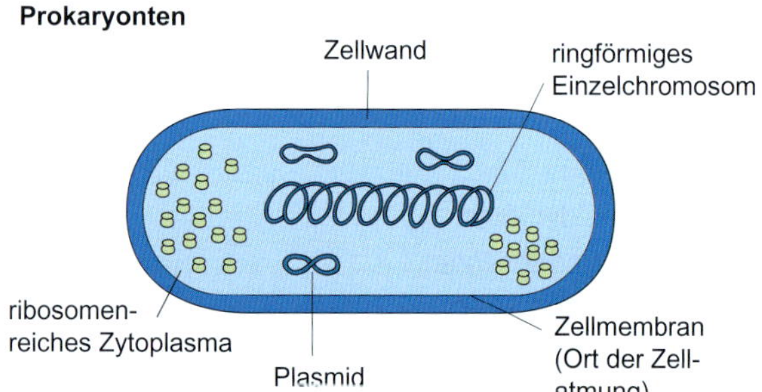

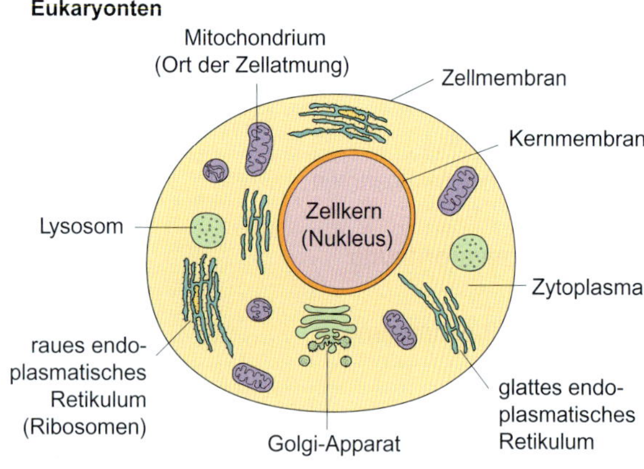

Abb. 3.1 Unterschiede zwischen Prokaryonten und Eukaryonten [R297]

3.1 Bakterien

Bakterien sind **einzellige Lebewesen**. Ihr Querdurchmesser liegt in einem Bereich zwischen 0,2 und 2,0 µm. Ihre Länge kann im selben Bereich liegen, aber auch bis zu 20 µm und mehr betragen. Die kleinsten Bakterien sind also mit 0,2 µm Durchmesser kaum größer als die größten Viren (knapp 200 nm = < 0,2 µm). Damit sind die kleinsten Bakterien im Lichtmikroskop gerade noch als winzige Punkte erkennbar, während man zur Darstellung von Viren grundsätzlich Elektronenmikroskope benötigt (➤ Abb. 3.2).

Die **äußere Form** der Bakterien lässt sich auf **drei Grundmuster** begrenzen:

- Kugelbakterien (Kokken; ➤ Kap. 3.1.1)
- Stäbchenbakterien (➤ Kap. 3.1.2)
- schraubenförmige Bakterien (Spirochäten; ➤ Kap. 3.1.3).

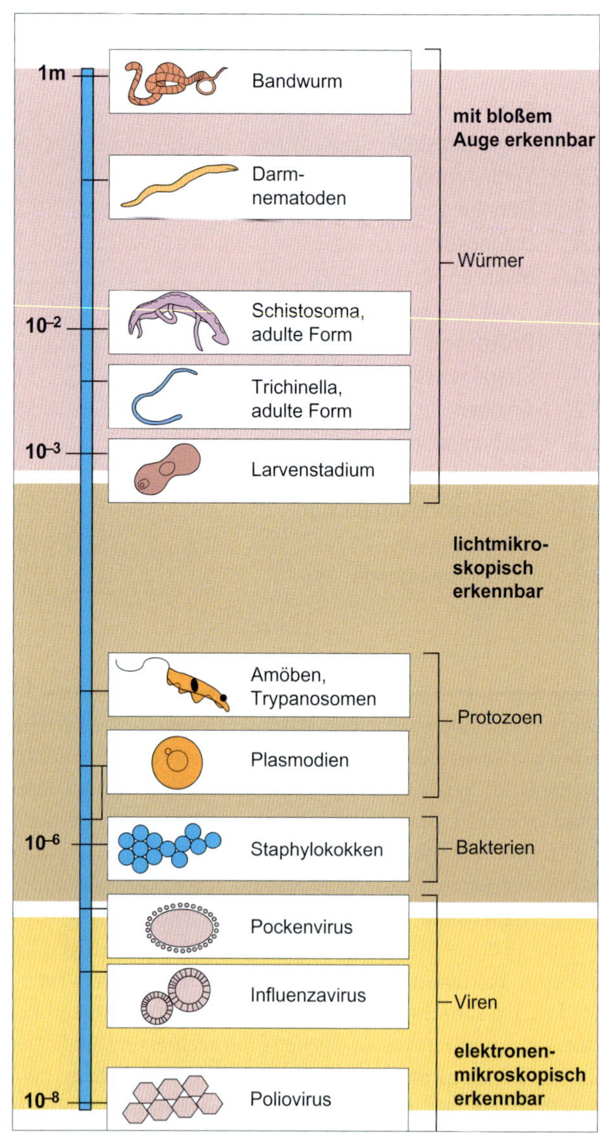

Abb. 3.2 Größenvergleich der menschenpathogenen Mikroorganismen. Bakterien sind 10- bis 100-mal größer als Viren [R297]

Übergänge zwischen Kokken und kurzen Stäbchen sind nicht so selten („kokkoide Stäbchen").

3.1.1 Kokken (Kugelbakterien)

Kokken sind **runde** oder **ovale** Bakterien mit einem Durchmesser von etwa 1 µm. Zumindest in der Kultur zeigen sie in der Regel eine sehr typische Anordnung zueinander, woran sie unterschieden werden können:

- **Diplokokken:** Kokken, die paarweise beieinander liegen, wodurch das Bild einer Semmel bzw. Kaffeebohne entsteht
- **Staphylokokken** (Staphylä = Weintraube): Kokken, die sich in kleineren oder größeren **Haufen** zusammenordnen (➤ Abb. 3.3a)
- **Streptokokken** (Streptos = Kette): Kokken, die kürzere oder längere **Ketten** bilden (➤ Abb. 3.3b). Kurze Ketten aus häufig nur 2 oder 3 Bakterien werden v.a. von Pneumokokken (Streptococcus pneumoniae) gebildet, dem häufigsten Erreger von Pneumonie und Meningitis.

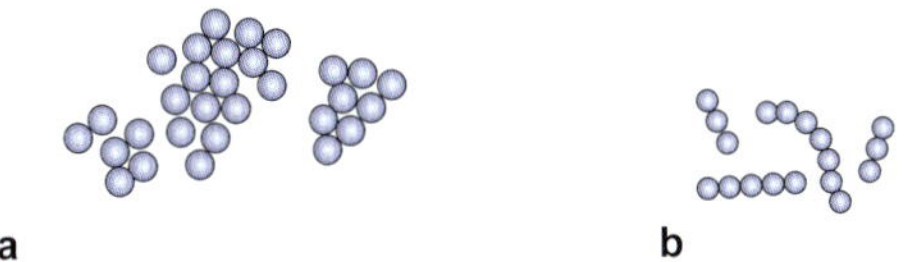

Abb. 3.3 **a** Staphylokokken (Haufenkokken). **b** Streptokokken (Kettenkokken). [L112]

3.1.2 Stäbchen

Stäbchen besitzen eine Länge von etwa 0,5–5 µm. Es gibt plumpe („kokkoide") Stäbchen, die nur wenig länger als breit sind (z.B. Escherichia coli, der Leitkeim des menschlichen Darms) und lange, schlanke Stäbchen wie z.B. Mykobakterien, die Erreger von Tuberkulose und Lepra.

Die Stäbchen (➤ Abb. 3.4) sind in der Regel **gerade**, können aber wie die Erreger der Cholera (Vibrio cholerae) auch **gekrümmt** sein. Teilweise sind sie an einem oder an beiden **Enden keulenförmig aufgetrieben** (Corynebakterien von Corynä = Keule). Vereinzelt zeigen sie wie der Pesterreger (Yersinia pestis) eine zentrale Aufhellung.

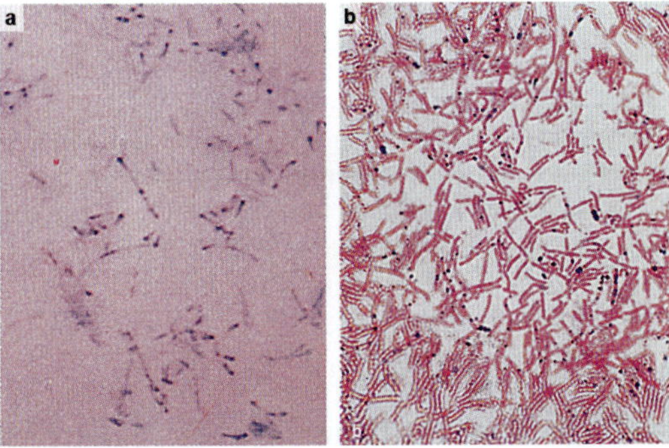

Abb. 3.4 Beispiele für Stäbchen. **a** Corynebakterien. **b** Bazillen. [R297]

In ihrer Lage zueinander liegen Stäbchenbakterien entweder einzeln, in Ketten oder palisadenförmig aneinander gelagert. Andere bilden rechteckige oder spitze Winkel zueinander. Während jedoch die Kokken nach ihrer Lage zueinander eingeteilt werden, spielt dies für die Zuordnung der Stäbchen keine Rolle.

Früher wurden die Begriffe Bakterien und Bazillen weitgehend synonym benutzt. Heute bilden die Bazillen eine kleine Untergruppe der Stäbchenbakterien, die Sporen bilden und aerob, also nur in sauerstoffhaltigem Milieu, wachsen. Ihr wichtigster Vertreter ist Bacillus anthracis, der Erreger des Milzbrandes.

3

3.1.3 Spirochäten

Spirochäten sind **schraubenförmige** Bakterien. Sie werden in **vier Gruppen** eingeteilt: Spirillen, Borrelien, Treponemen und Leptospiren.

Diese Bakterien sind sehr dünn (0,2–0,25 µm) und deswegen im Lichtmikroskop kaum darstellbar, gleichzeitig aber sehr lang (bis zu mehr als 20 µm) und darüber hinaus um ihre Längsachse in engen oder weiten Windungen verdrillt (➤ Abb. 3.5). Sie erinnern an einen Korkenzieher bzw. an eine Schraube.

Borrelien besitzen weite, **Treponemen** enge Windungen. **Leptospiren** weisen die engsten Windungen auf und sind zusätzlich an einem oder an beiden Enden abgeknickt. Sie erinnern dadurch an einen Kleiderbügel. Während diese drei Gattungen zwar nur einige wenige, aber sehr bedeutsame Infektionskrankheiten (z.B. Syphilis, Borreliose, Leptospirose Weil) auszulösen vermögen, besitzen Spirillen keine medizinische Bedeutung.

MERKE

Zu den **Spirochäten** gehören:
- Borrelien
- Treponemen
- Leptospiren
- Spirillen (medizinisch unbedeutend)

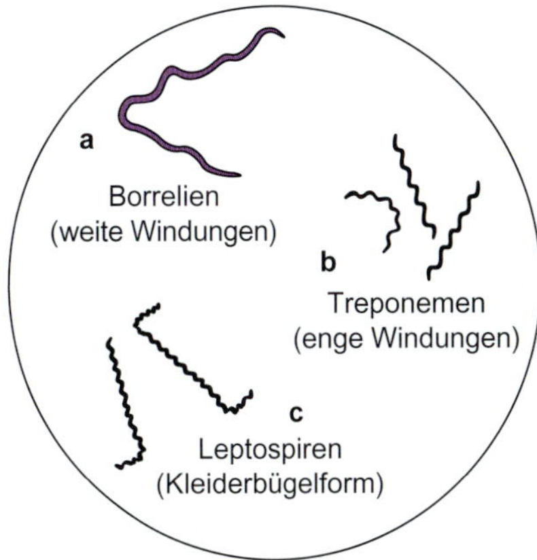

Abb. 3.5 Spirochäten. **a** Borrelien. **b** Treponemen. **c** Leptospiren. [L112]

3

3.1.4 Aufbau der Bakterienzelle

Erbinformation

Die DNA der Bakterien ist nicht wie bei den Eukaryonten organisiert und in Form von Chromosomen geordnet, sondern besteht lediglich aus einem einzigen, ringförmigen, doppelsträngigen, verdrillten Faden, der direkt und **ohne abgrenzende Membran** vom Zytoplasma umgeben ist. Dieses **Kernäquivalent** wird als **Nukleoid** bezeichnet (➤ Abb. 3.6).

Neben dem Nukleoid besitzen viele Bakterien noch zusätzlich sehr viel kleinere Strukturen aus doppelsträngiger DNA im Zytoplasma, die als **Plasmide** bezeichnet werden (➤ Abb. 3.6). Plasmide tragen z.B. **Resistenzmerkmale gegen Antibiotika**. Sie können zwischen verschiedenen Bakterien ausgetauscht werden, wodurch sich auch die jeweiligen Zusatzinformationen weiter verbreiten, im Beispiel also die Resistenz gegenüber einem bestimmten Antibiotikum wie u.a. Penicillin. In der **Gentechnologie** spielen sie eine herausragende Rolle, indem in einzelne Bakterien künstliche Plasmide mit definiertem genetischem Material eingebracht werden, die dann in der Folge die Plasmid-codierten Substanzen wie z.B. Insulin produzieren. Weil aus diesen Bakterien riesige Zahlen an identischen Tochterzellen entstehen, erhält man die gewünschte Substanz in beachtlichen Mengen. Menschliches Insulin (Humaninsulin) wird seit etlichen Jahrzehnten ausschließlich gentechnologisch hergestellt und steht damit insulinpflichtigen Diabetikern in sehr reiner Form zur Verfügung.

Zytoplasma

Im Zytoplasma von Bakterien finden sich weder Mitochondrien noch (pflanzliche) Chloroplasten. Auch endoplasmatisches Retikulum und Golgi-Apparat fehlen. Die Enzyme der **biologischen Oxidation** und **Energiegewinnung** (beim Menschen = **Atmungskette**) befinden sich bei den Bakterien in die **Zytoplasmamembran** integriert. Indem tierische Mitochondrien „ehemalige Bakterien" darstellen, entspricht dies notwendigerweise der Anordnung der Atmungskette in der (inneren) Mitochondrienmembran. Die **Ribosomen** des Zytoplasmas unterscheiden sich in Größe und Struktur von denjenigen der Eukaryonten. Manche Antibiotika binden ausschließlich an bakterielle Ribosomen, aber nicht an diejenigen im Zytoplasma tierischer Zellen. Sie schädigen dadurch im Wesentlichen auch nur die Bakterien und nicht das infizierte Wirtstier, wenn man einmal von einer gewissen, im Einzelfall möglichen Wirkung auf die mitochondrialen Ribosomen absieht, die ganz analog zu ihrer Herkunft den bakteriellen entsprechen.

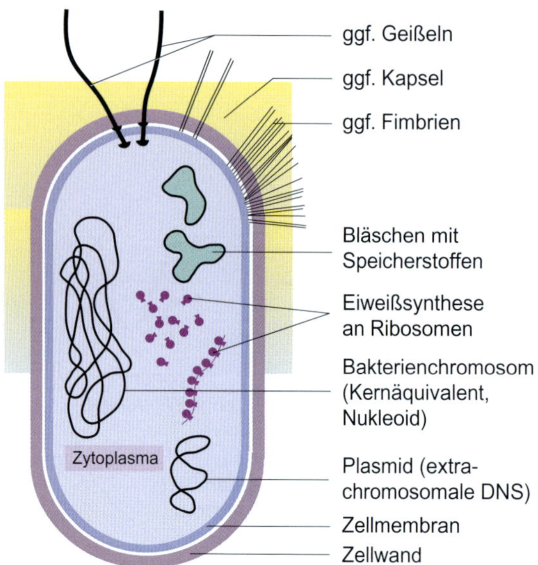

Abb. 3.6 Aufbau der Bakterienzelle [L190]

Zellmembran

Die Zytoplasmamembran (= Zellmembran) entspricht weitgehend derjenigen der Eukaryonten, besteht also aus einer **Doppelschicht von Phospholipiden**. Auch hier sind zahlreiche **Proteine** in die Fettschicht **eingelagert**, die u.a. als Transportproteine fungieren.

Zellwand

Der **Zytoplasmamembran außen aufgelagert** findet sich bei den Bakterien eine zusätzliche Zellhülle, die als **Zellwand** bezeichnet wird. Sie kommt überwiegend in **zwei Formen** unterschiedlicher Zusammensetzung und Dicke vor, die gleichzeitig auch eine **unterschiedliche Anfärbbarkeit** der Bakterienzelle mit chemischen Farbstoffen bedingen. Man unterteilt deshalb die Bakterien in zwei große Gruppen: Die **grampositiven** und die **gramnegativen** Bakterien.

Bei der **Gramfärbung** wird der Objektträger mit den aufgebrachten Bakterien nacheinander für wenige Minuten mit zwei unterschiedlichen Farbstoffen (Gentianaviolett, Karbolfuchsin) bedeckt. Nach der ersten Färbung (mit **Gentianaviolett**) wird der Farbstoff mit Alkohol ausgewaschen. Die **grampositiven Bakterien** mit ihrer **sehr dicken Zellwand** geben das aufgenommene Gentianaviolett allerdings **nicht mehr** in den Alkohol ab und erscheinen im Mikroskop deshalb **dunkelblau**. Die dünne Zellwand der **gramnegativen Bakterien** kann die Herauslösung des aufgenommenen Gentianaviolett nicht verhindern. Sie werden deshalb durch das nachfolgende **Karbolfuchsin rötlich** gefärbt.

MERKE

Da die Zellwanddicke der einzelnen Bakterien eine feststehende Größe darstellt und durch die **Gramfärbung** definiert und erkannt wird, wird das unterschiedliche Färbeverhalten zur systematischen **Einteilung der Bakterien** benutzt.

Zellwandaufbau gramnegativer Bakterien

Die Zellwand gramnegativer Bakterien besteht aus **zwei Schichten** (➤ Abb. 3.7):

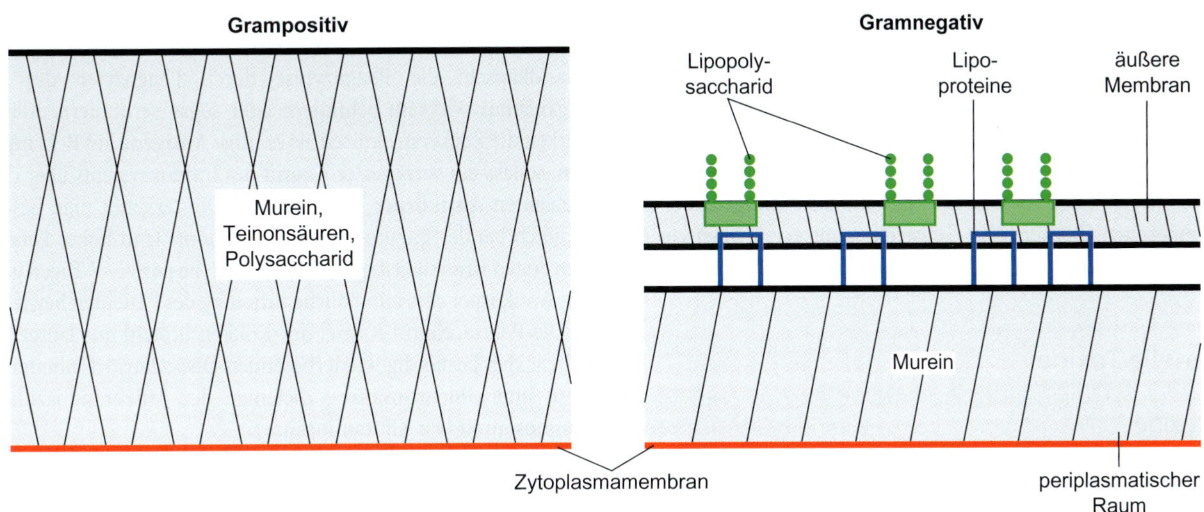

Abb. 3.7 Zellwandaufbau von gramnegativen und grampositiven Bakterien [L252]

- einer **innen** liegenden, sehr dünnen Schicht aus **Murein** (Murus = Mauer)
- einer **äußeren** Schicht aus **Phospholipiden, Lipoproteinen und Lipopolysacchariden**

Beim **Murein** handelt es sich um ein riesiges Molekül, das die gesamte Oberfläche des Bakteriums lückenlos einhüllt. Etwas vereinfacht besteht dieses Molekül aus sauren **Polysaccharidketten**, die durch kurze **Peptide** untereinander verknüpft sind. Dadurch entsteht ein durchgängig vernetztes, einzelnes Riesenmolekül hoher Stabilität, das vorwiegend **Schutzfunktion** besitzt. Zwischen der Zellmembran der Bakterienzelle und diesem Murein-Molekül befindet sich ein schmaler, flüssigkeitsgefüllter Zwischenraum, der periplasmatische Raum.

Die als **äußerer Bestandteil der Zellwand** um das Mureinmolekül herumgebaute, sehr kompliziert zusammengesetzte Wandstruktur aus Zuckern, Lipiden, Lipopolysacchariden und Lipoproteinen stellt eine **Barriere** für wasserlösliche Moleküle dar. Sie enthält allerdings **Poren**, die es den Bakterien gestatten, die benötigten Nährstoffe selektiv aufzunehmen.

Zellwandaufbau grampositiver Bakterien

Die Zellwand grampositiver Bakterien besteht **ausschließlich aus Murein**. Allerdings ist das Molekül bei ihnen nicht als einzelne, relativ dünne Schicht um die Zytoplasmamembran herum gespannt, sondern bildet eine weit dickere (bis zu 40-mal so dick), dreidimensionale Gitterstruktur (➤ Abb. 3.7). Die Zellwand ist aufgrund der **mehrlagigen Mureinschicht** so dick, dass sie bis zu 70 % des Trockengewichts grampositiver Bakterien ausmacht.

Zellwand der Mykobakterien

Die Zellwand der Mykobakterien entspricht prinzipiell derjenigen **gramnegativer Bakterien**. Der **Lipidgehalt** der äußeren Schicht besteht allerdings teilweise aus **Wachs** und ist mit einem Anteil von 60 % an der gesamten Zellwand dermaßen **hoch**, dass sie diesen Bakterien einen **besonderen Schutz** verleiht. So kann ihnen die Salzsäure des Magens genauso wenig anhaben wie die Enzyme der Makrophagen-Lysosomen, sodass sich die Erreger von Tuberkulose und Lepra sogar in diesen Immunzellen vermehren können.

Mykobakterien werden als **säurefeste Stäbchen** bezeichnet und können nur mittels Spezialfärbungen dargestellt werden.

Mykoplasmen

Die sehr kleinen Mykoplasmen (gut 0,2 µm) besitzen **keine Zellwand**. Sie können deshalb ihre äußere **Form verändern** und passen durch **Bakterienfilter** mit einem Poren-Durchmesser von 0,2 µm, in dem alle übrigen Bakterien hängen bleiben. Die Hüllenlosigkeit der Mykoplasmen ist so bedeutsam, dass diese Bakterien in der allgemeinen Systematik in eine von den übrigen Bakterien getrennte Gruppe eingeteilt werden.

Hüllenlosigkeit bedeutet aber auch einen weitgehend **fehlenden Schutz** gegenüber Umwelteinflüssen. Mykoplasmen leben und vermehren sich deshalb **ausschließlich intrazellulär** in ihren Wirtstieren einschließlich des Menschen. Dies wiederum bedingt ein fehlendes Wachstum auf den üblichen Nährböden und damit eine **fehlende Nachweisbarkeit** aus Urin oder Abstrichmaterial, sofern man nicht sehr gezielt mit abweichenden Methoden (z.B. PCR) nach ihnen sucht.

Funktion der Zellwand

Die Zellwand verleiht den Bakterien mechanische **Stabilität** und **Schutz** vor äußeren Einflüssen. Daneben schützt sie den zytoplasmatischen Raum, indem sie den dort herrschenden hohen **osmotischen Druck aufrechterhält**. Würden sich nämlich zellwandlose Bakterien in einem wässrigen, niederosmolaren Milieu aufhalten (z.B. Regenwasser), müssten sie durch das einströmende Wasser anschwellen und platzen. Dies wird durch die Unnachgiebigkeit der Zellwand verhindert.

Die Zellwand stellt auch eine **Permeabilitätsbarriere** dar. Besonders deutlich wird dies bei den gramnegativen Bakterien mit ihren Lipidschichten, nochmals gesteigert bei den Mykobakterien durch deren zusätzlichen Wachsanteil, die z.B. auch eine wirksame Barriere gegenüber zahlreichen Antibiotika darstellen, die bei grampositiven Bakterien eine gute Wirksamkeit aufweisen.

Schließlich sind Bestandteile der Zellwand als **Pathogenitätsfaktoren** anzusehen (Endotoxine). Teilweise schützen sie auch vor einer Phagozytose durch Mikro- und Makrophagen.

Bakterielle Toxine

Endotoxine

Die **Lipopolysaccharide** (LPS) des **äußeren Zellwandanteils** gramnegativer Bakterien werden als Endotoxine bezeichnet, weil sie für zahlreiche pathologische Wirkungen im menschlichen Wirt verantwortlich sind und weil sie als integraler Bestandteil der Zellwand („endo") erst dann freigesetzt und wirksam werden, wenn die Bakterienzelle zerstört ist und diese Moleküle dadurch aus der Zellwand freigesetzt worden sind.

MERKE
Der äußere Anteil der Zellwand gramnegativer Bakterien (u.a. die **LPS**) fehlt bei den grampositiven Bakterien, sodass bei ihrem **Zerfall** auch keine Endotoxine entstehen können. **Endotoxine** stammen also grundsätzlich aus **gramnegativen Bakterien**.

Exotoxine

Exotoxine sind im Gegensatz zu den Endotoxinen Produkte von Bakterien, die von **intakten Zellen aktiv** nach außen abgegeben werden und im tierischen Organismus **toxische Wirkungen** entfalten können. Zum Beispiel sind die bakteriellen Toxine, die Erkrankungen wie Tetanus (Wundstarrkrampf), Botulismus und Diphtherie auslösen, Exotoxine. Exotoxine sind **Peptide**. Sie werden sowohl von einem Teil der grampositiven als auch der gramnegativen Bakterien produziert.

Die Toxinwirkungen wichtiger menschenpathogener Bakterien werden im ➤ Fach Infektionskrankheiten besprochen.

Kapseln

Unter den menschenpathogenen Bakterien werden v.a. Pneumo- und Meningokokken, Yersinia pestis, Haemophilus influenzae und Bazillen (Bacillus anthracis) außerhalb ihrer Zellwand noch **zusätzlich** von einer Kapsel umgeben. Diese ist teilweise deutlich dicker (3–5-mal) als die Bakterienzelle selbst. In den üblichen Färbungen stellen sich Kapseln überwiegend nicht dar, sondern erscheinen lediglich als heller Hof um den Zellkörper bzw. die Zellwand herum.

Kapseln bestehen aus **Zuckern** (Polysacchariden) *oder* aus **Aminosäuren**. Sie sind für das Überleben der entsprechenden Bakterien nicht erforderlich, sondern bieten lediglich einen **zusätzlichen,** mechanischen und immunologischen **Schutz**, indem v.a. die Polysaccharidkapseln die Phagozytose durch Phagozyten des Wirtsorganismus wirksam behindern oder sogar verhindern. Allerdings wirken die Zuckerstrukturen als kräftige **Antigene** auf **B-Lymphozyten**, sodass ein verzögerter Angriff des Immunsystems über die entstehenden **Antikörper** möglich wird. Dies erkennt man besonders deutlich bei der Pneumokokken-Pneumonie (mit hoher Letalität in den ersten Krankheitstagen), bei der erst die nach 5–7 Tagen gebildeten Antikörper eine allmähliche Erholung des Patienten bewirken.

Die Polysaccharid-Kapsel der Kokken besteht aus lauter identischen, sich beständig wiederholenden Disaccharid-Einheiten (Glukose und Glucuronsäure), diejenige der Milzbrandbazillen aus Aminosäuren (v.a. Glutaminsäure).

Pili bzw. Fimbrien

Ein Teil der Bakterien besitzt **kleine „Haare"** (Pili bzw. Fimbrien), die aus der Zellwand herausragen (➤ Abb. 3.6). Sie enthalten Moleküle (sog. Adhäsine), mit denen die **Anheftung** an ihre Zielzellen ermöglicht wird. Auch zur Anheftung an weitere Bakterien für die **Plasmidübertragung** werden diese Strukturen benutzt (sog. „Sexpili", eine sehr missverständliche Bezeichnung).

Geißeln (Flagellen)

Etliche Bakterien tragen Geißeln. Dies sind fadenartige Gebilde, die in der Zytoplasmamembran der Bakterienzelle verankert sind und durch die Zellwand hindurch nach außen ragen (➤ Abb. 3.6). Ihre Dicke liegt bei 0,01 µm, die Länge übertrifft zumeist diejenige der Bakterienzelle. Eine Geißel ist aus mehreren, miteinander verflochtenen Fibrillen zusammengesetzt. Die Fibrillen bestehen u.a. aus einem Protein namens **Flagellin**. Flagellin ähnelt dem Myosin und kann sich **kontrahieren**.

Die Geißeln dienen der **Fortbewegung** der Bakterien. Sie können sich gemeinsam an einem Pol der Bakterienzelle befinden oder an beiden, oder sie sind gleichmäßig um die gesamte Oberfläche verteilt. Teilweise gibt es auch nur eine einzige Geißel. Geißellose Bakterien haben keine aktive Bewegungsmöglichkeit. Sie zeigen im mikroskopischen Lebendpräparat lediglich ein leichtes Zittern (sog. Brown-Molekularbewegung), hervorgerufen durch Kollisionen mit den in der umgebenden Flüssigkeit gelösten Molekülen.

Bei der **polaren Begeißelung**, bei der sich alle vorhandenen Geißeln an einem Pol der Zelle befinden, drehen sich dieselben in der Art einer Schiffsschraube mit etwa 40 Umdrehungen pro Sekunde, wodurch sich die Bakterien mit einer Geschwindigkeit von bis zu 25 µm/Sek., also einem Mehrfachen ihrer eigenen Länge, sehr zielgerichtet vorwärts bewegen können. Die „schnellsten Bakterien" sind die **Vibrionen**, die eine Geschwindigkeit von bis zu 200 µm/Sek. erreichen.

Bei der Rundumbegeißelung **(peritriche Begeißelung)** entsprechen die seitlich am Bakterienkörper befindlichen Geißeln den Flossen eines Fisches; sie stabilisieren die Zelle im umgebenden Medium.

Eine **besondere Form** der aktiven Fortbewegung zeigen die **unbegeißelten Spirochäten**. Sie besitzen um ihre gramnegative Zellwand herum eine weitere Hülle, die einen kleinen Abstand zur Zellwand wahrt. In diesem Raum, also zwischen der inneren und äußeren Umhüllung, befinden sich in Längsrichtung dieser Schraubenbakterien **fädige Strukturen**, die jeweils an den beiden Enden der Zellen befestigt sind. Sie entsprechen vom Aufbau her den Geißeln und sind demnach **kontraktil**. Bei ihrer Kontraktion ziehen sie die beiden Zellenden näher aneinander, wodurch sich die Windungen der Zelle verändern und eine spiralige Bewegung zustande kommt.

MERKE
Die in Relation zum Durchmesser extrem langen Spirochäten sehen also nicht nur so aus wie **kleine Schlangen** – sie bewegen sich auch wie diese.

Sporen

Einzelne Bakteriengattungen sind in der Lage, bei **erschwerten Umweltbedingungen** (z.B. bei Nahrungsmangel) Sporen zu bilden. Sporen entstehen aus einer **Abschnürung** eines Teils des Zytoplasmas, wobei auch die DNA integriert wird. Das Zytoplasma wird danach unter Wasserverlust sehr kräftig konzentriert. Daraufhin legt sich der andere Teil des Zytoplasmas um diese sog. Vorspore herum und bildet eine zusätzliche Schutzhülle (➤ Abb. 3.8). Es kann demnach jede Bakterienzelle nur eine Spore bilden.

Sporen stellen **Überlebensformen** dieser Bakterien dar. Sie besitzen praktisch **keinen Zellstoffwechsel** mehr und sind daher **außerordentlich resistent** gegenüber sämtlichen natürlicherweise vorkommenden Umweltbedingungen. Sie ertragen extreme Trockenheit und werden selbst bei sehr hohen Temperaturen nicht abgetötet; die meisten Arten überleben sogar mehrstündiges Kochen. Ihre Überlebenszeit beträgt Jahrzehnte; bei sehr kalten Temperaturen überleben sie wahrscheinlich **zeitlich unbefristet**.

Durch den ruhenden Stoffwechsel sind sie in dieser Form **nicht vermehrungsfähig**. Sie müssen bei geeigneten Umweltbedingungen zunächst auskeimen, um sich in die vegetativen Bakterienformen zurückzuverwandeln.

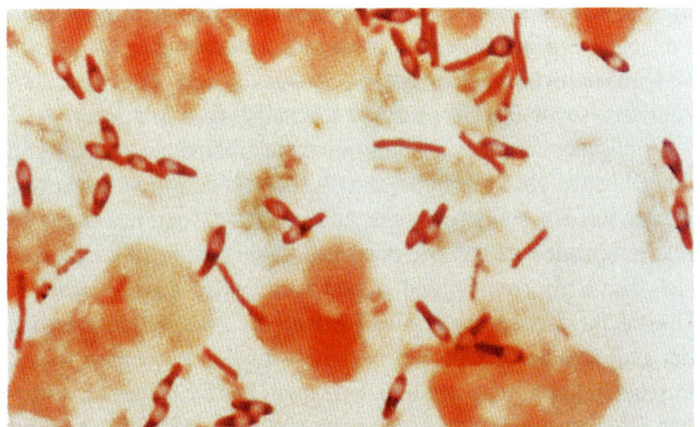

Abb. 3.8 Sporenbildung von Clostridium tetani [R297]

MERKE
In der medizinischen Mikrobiologie gibt es nur zwei bedeutsame Arten von **Sporenbildnern**: **Bazillen** und **Clostridien**.

Zusammenfassung

Bakterien

Ca. 10- bis 100-mal größer als Viren, einzellige Kleinstlebewesen, Vermehrung durch Zellteilung, antibiotikaempfindlich; 3 Grundformen: Kugelbakterien (Kokken), Stäbchen, Schraubenbakterien (Spirochäten)

Aufbau der Bakterienzelle

- verdrillter DNA-Faden als Kernäquivalent **(Nukleoid)** ohne abgrenzende Membran
- manchmal zusätzliche **Plasmide**
- Zytoplasma mit **Ribosomen**
- keine Mitochondrien, kein Retikulum, kein Golgi-Apparat
- **Zellmembran**
- **Zellwand:**
  - Funktion: Stabilität, Schutz, Permeabilitätsbarriere, Virulenzfaktor (Endotoxine) bei den gramnegativen Bakterien
  - je nach Anfärbbarkeit unterscheidet man grampositiv und gramnegativ; Zellwand grampositiver Bakterien besteht aus sehr dicker Mureinschicht, Zellwand gramnegativer Bakterien aus dünner Mureinschicht und zusätzlicher dünner Schicht aus Phospholipiden und Lipopolysacchariden (LPS)
- **Kapsel:** zusätzlicher Schutz bei einzelnen Arten, wirkt ausschließlich auf B-Lymphozyten als Antigen
- **Pili (bzw. Fimbrien):** dienen der Anheftung an Wirtszellen
- **Geißeln (Flagellen):** dienen der Fortbewegung bei einzelnen Arten unter den Stäbchen (**Kokken** besitzen grundsätzlich **keine** Geißeln); besondere Form der Fortbewegung bei den Spirochäten
- bakterielle Toxine: haben pathogene (*toxische*) Wirkungen auf den Wirtsorganismus
  - **Endotoxine:** Lipopolysaccharide der äußeren Zellwandschicht gramnegativer Bakterien, die bei deren Zerfall freigesetzt werden
  - **Exotoxine:** Peptide, die von intakten Bakterien aktiv abgegeben werden und pathogene Wirkungen auf den Wirtsorganismus entfalten. Etliche bedeutende Infektionskrankheiten entstehen ausschließlich infolge der bakteriellen Toxinwirkung.

Mykobakterien: gramnegative, sog. „säurefeste" Stäbchen, äußere Zellwandschicht mit besonders hohem Lipidgehalt (einschließlich Wachs)

Mykoplasmen: keine Zellwand (kein Schutz vor Umwelteinflüssen), vermehren sich deshalb ausschließlich intrazellulär

Sporen: werden bei ungünstigen Umweltbedingungen gebildet; Dauerformen ohne Zellstoffwechsel, nicht vermehrungsfähig, resistent gegenüber allen Umweltbedingungen (einschließlich Desinfektionsmitteln); menschenpathogene Sporenbildner sind: Bazillen und Clostridien.

3.1.5 Mikroskopie

Das Auflösungsvermögen eines guten **Lichtmikroskops** reicht bei stärkster Vergrößerung bis in einen Bereich von 0,2 µm (= 200 nm), also gerade noch in den Bereich der kleinsten Bakterien. Viren sind, abgesehen von den ausgerotteten Pockenviren, ausnahmslos kleiner als 0,2 µm und lassen sich lichtmikroskopisch nicht mehr darstellen. Diese Grenze von 0,2 µm ist absolut gültig und unveränderbar. Sie hängt mit den sinusförmigen Wellen des Lichts (Bereich von 400–800 nm) zusammen, deren kürzeste Anteile bei 400 nm liegen und bei denen mindestens eine halbe Wellenlänge (200 nm = 0,2 µm) auf ein Objekt auftreffen und es durchdringen oder von ihm reflektiert werden muss, um für das menschliche Auge sichtbar zu werden. **Elektronenmikroskope** können diese Grenze unterschreiten, weil deren Strahlung aus wesentlich kürzeren Sinuswellen besteht. Auf diesem Wege lassen sich dann auch Viren und sogar einzelne Moleküle darstellen (➤ Abb. 3.9).

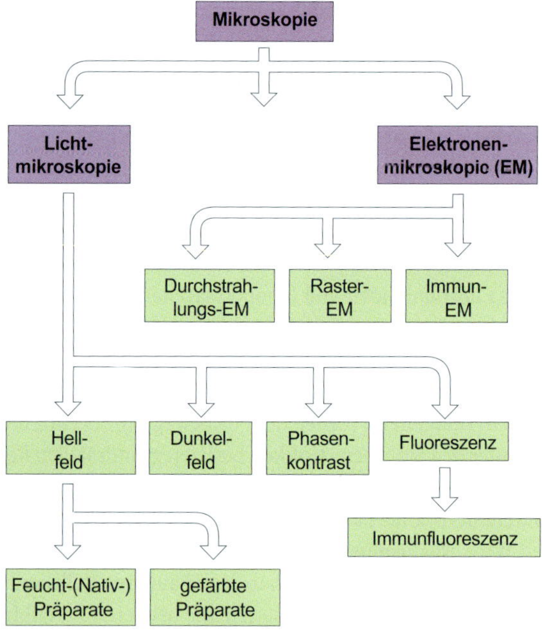

Abb. 3.9 Unterschiedliche Formen der Licht- und Elektronenmikroskopie zur Untersuchung von Proben auf Mikroorganismen [R297]

Hellfeldmikroskopie

Bakterienpräparate werden üblicherweise im Anschluss an ihre **Färbung** im **Hellfeld des Lichtmikroskops** betrachtet. Die **Färbung** dient der problemlosen Erkennbarkeit der Bakterien, weil sie übersehen werden könnten, sofern ihre Dichte ungefähr ihrer Umgebung entspricht und deshalb kein ausreichender Kontrast zustande kommt. Größe, Form und besondere Merkmale wie Auftreibungen oder Aufhellungen sind gut zu erkennen, sodass häufig eine Zuordnung zu bestimmten Klassen oder Gattungen möglich ist. Da die Bakterien die Färbeprozedur einschließlich Fixierung nicht überleben, werden die teilweise sehr typischen Bewegungen verschiedener Bakterien nicht wahrgenommen.

Die üblicherweise verwendete Färbemethode ist die **Gramfärbung** (➤ Abb. 3.10; ➤ Kap. 3.1.4 Zellwand). Manche Bakterien lassen sich damit nicht darstellen (z. B. Mykobakterien und Spirochäten). Hierfür wurden Spezialfärbungen entwickelt (Neisser-Färbung, Ziehl-Neelsen-Färbung u.a.).

Die **Kapseln** der bekapselten Bakterien **färben sich** mit den verschiedenen Färbemethoden **nicht** an. Sie sind deshalb auch im Mikroskop nicht direkt sichtbar, doch werden sie in der Regel dadurch erkannt, dass sie um das einzelne Bakterium herum einen **breiten, hellen Saum** bilden. In einem Tuschepräparat bilden sie rundlich-ovale Aussparungen.

MERKE

Grampositive Bakterien färben sich in der Gramfärbung blau, gramnegative Bakterien rötlich.

Dunkelfeldmikroskopie

Bakterien wie **Spirochäten**, die sich nicht gut anfärben lassen und daneben wegen ihres geringen Durchmessers von 0,2–0,25 µm kaum darstellbar sind, werden im **Dunkelfeld** betrachtet. Hierbei wird meist das ungefärbte und unfixierte Präparat durchgemustert, wobei die Lichtquelle des Mikroskops im zentralen Anteil vollständig abgeblendet ist, sodass nur **seitliche Lichtstrahlen** auf das Objekt fallen – unter vollständiger Aussparung des Objektivs. Dadurch ist das Sichtfeld schwarz („dunkel"), solange sich kein Präparat im Lichtstrahl befindet. Schiebt man nun ein Präparat unter das Mikroskop, wird ein Teil der schräg auftreffenden Lichtstrahlen an den Strukturen dieses Präparats in verschiedene Richtungen abgelenkt (gebeugt), sodass derjenige Anteil, der zum Objektiv gelangt, mit dem Auge wahrgenommen werden kann.

In der sich ergebenden **Reflexion** können auch die ungewöhnlich dünnen Treponemen und Borrelien erkannt und zugeordnet werden. Allerdings lässt sich auch im Dunkelfeld die Physik nicht überlisten; die **Grenze** von 0,2 µm für die scharfe Abbildung irgendeiner Struktur im Lichtmikroskop gilt also **uneingeschränkt** weiter. Andererseits wird die Sichtbarkeit eines Objekts nicht nur von der Wellenlänge des Lichts, sondern auch vom **Kontrast** beeinflusst, also beispielsweise von einer gegenüber der Umgebung abweichenden Dichte. Objekte, die sich in der Auflichtmikroskopie weder farblich noch hinsichtlich ihrer Dichte bzw. ihrer Lichtabsorption deutlich von ihrer Umgebung unterscheiden, lassen sich nicht darstellen. Dies ist der wesentliche Grund dafür, dass die interessierenden Bakterien üblicherweise zuvor angefärbt werden, soweit dies eben gelingt.

Nun werden im Dunkelfeld keine Lichtstrahlen benutzt, die von den Objekten absorbiert oder durchgelassen oder direkt zurückgeworfen werden, sondern lediglich diejenigen, die daran gestreut direkt ins Objektiv fallen. Die Photonen dieser Streustrahlung heben sich vom schwarzen Umfeld ab und werden vom Auge verarbeitet. Dies entspricht dem sog. **Tyndall-Effekt**, der z.B. die **Staubpartikel** der Luft sichtbar macht, wenn schräg einfallende Sonnenstrahlen durch den Raum gelangen und von diesen Partikeln abgelenkt werden. Objekte kleiner als 0,2 µm lassen sich so im Mikroskop an ihrer Lichtstreuung erkennen, allerdings ohne ein scharfes Bild zu erzeu-

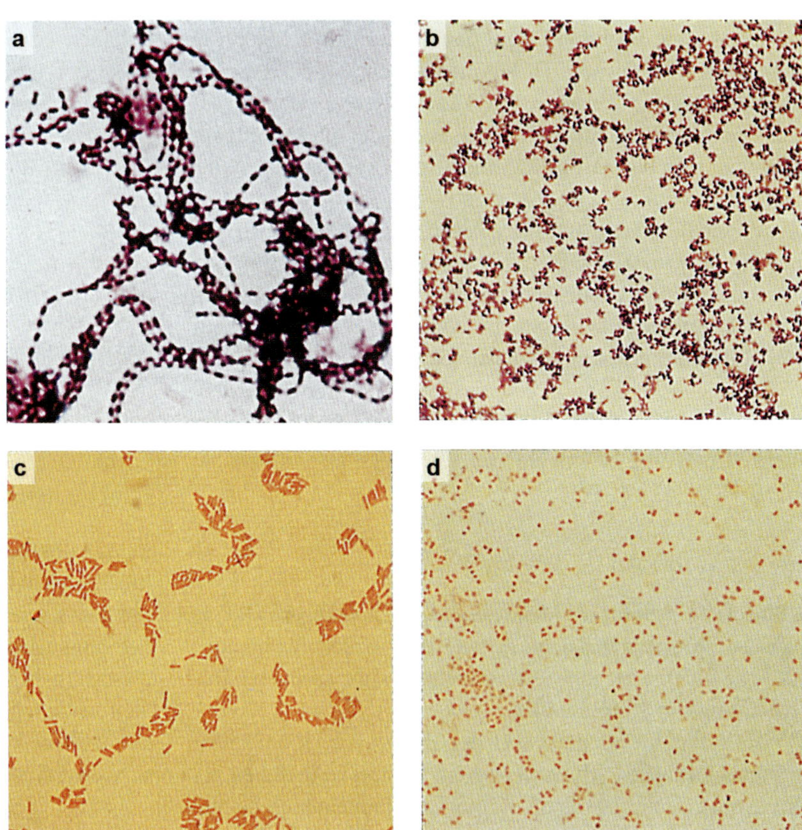

Abb. 3.10 Die Gramfärbung ist die wichtigste Färbemethode für Bakterien. **a** Grampositive Streptokokken. **b** Grampositive Stäbchen (Listerien). **c** Gramnegative Stäbchen (Escherichia coli). **d** Gramnegative Kokken (Neisserien). [R297]

gen. Spirochäten wiederum werden scharf dargestellt, weil ihr Durchmesser von mindestens 0,2 µm dafür ausreicht.

Ein weiterer Vorteil der Dunkel- bzw. der Hellfeldmikroskopie ungefärbter und unfixierter Präparate ergibt sich aus der sichtbar werdenden **Beweglichkeit** aller vorhandenen Bakterien, da es sich nun um ein **Lebendpräparat** handelt. Dies ist z.B. für den Nachweis der sehr schnellen Vibrionen (Erreger der Cholera) von besonderem Vorteil.

Geißeln können aufgrund ihres geringen Durchmessers (0,01 µm) nicht erkannt werden. Ihr Nachweis gelingt indirekt durch die **zielgerichtete Beweglichkeit** der Bakterien im Lebendpräparat. Eine weitere Möglichkeit hierfür bietet der sog. **hängende Tropfen**. Bei dieser Methode wird ein vom Deckgläschen in die Aussparung eines geschliffenen Objektträgers hinabhängender Tropfen durchgemustert. Eine gewisse Bedeutung besitzt diese Technik noch bei der Diagnostik einer Malaria.

3.1.6 Bakterienkultur

Der **eigentliche Nachweis** sowie die exakte **Differenzierung** der Bakterien erfolgt mittels einer Bakterienkultur.

Die gezielte Vermehrung von Bakterien wird als **Züchtung** oder **Kultivierung** bezeichnet. Hierzu müssen mittels eines künstlichen Mediums Bedingungen geschaffen werden, unter denen sich die jeweiligen Bakterien optimal vermehren können. Diese **Bedingungen** sind für die einzelnen Arten teilweise unterschiedlich. Die beste Übereinstimmung herrscht bei den menschenpathogenen Bakterien hinsichtlich **optimaler Temperaturen**, weil diese überwiegend im Bereich zwischen 37 und maximal 42 °C liegen. Das gilt auch für den optimalen **pH-Wert**, der für die meisten Bakterien beim pH-Wert menschlichen Gewebes und Blutes von 7,40 liegt.

Nährmedium

Die verwendeten Kulturmedien (Nährmedien) können fest, flüssig und halbfest sein. Das gebräuchlichste **feste** Kulturmedium ist die **Agar-Platte**, die aus einer Nährbouillon besteht, der man zur Verfestigung 2 % Agar zugesetzt hat. Agar ist ein Polysaccharid aus Seetang. Er dient nicht zur Ernährung der Bakterien, sondern lediglich zur Einbettung und Verfestigung des Nährmediums. Dieses Medium wird in einer Schichtdicke von 3 mm auf eine Petrischale aufgebracht und ist damit zur Beimpfung bereit.

Als **flüssiges** Kulturmedium wird zumeist **Nährbouillon** verwendet. Diese besteht aus Fleischsuppe bzw. Fleischextrakt, Pepton (Eiweiß) und Glukose.

Halbfeste Medien enthalten neben der **Nährbouillon** einen sehr geringen Zusatz von **Agar**. Sie dienen überwiegend der Überprüfung der Bakterienbeweglichkeit.

Spezialnährböden

Etliche Bakterien wachsen auf dem üblichen Agar-Nährboden nur unzureichend oder gar nicht. Für deren Züchtung werden deshalb Spezialnährböden benötigt. Beispiele sind das **Löffler-Medium** zur

Anzüchtung von **Diphtheriebakterien**, mit einem Zusatz von Serumeiweiß, oder das sog. **Tb-Eiermedium** zur Anzüchtung von **Tuberkelbakterien**, das neben Eigelb auch Glyzerin, Albumin sowie die Aminosäure Asparagin enthält. Für **Haemophilus influenzae** benötigt man **bluthaltige** Nährmedien, für **Legionellen** solche, die mit **Aminosäuren** angereichert sind.

Aus diesen Beispielen lässt sich ableiten, dass das untersuchende **Labor** sehr genaue **Hinweise** benötigt, welche Bakterien in dem eingesandten Untersuchungsmaterial vermutet werden bzw. an welchen Symptomen der entsprechende Patient leidet. **Ohne konkrete Hinweise** auf bestimmte Bakterien wie z.B. Tuberkelbakterien oder Legionellen können diese Keime **nicht gefunden werden**! Das eingeschickte Material ist scheinbar steril und der Patient wird fehldiagnostiziert – eine Situation, die im medizinischen Alltag leider nicht so ganz selten ist.

Hämolyseverhalten

Die **Blutplatte** stellt für die Mehrzahl menschenpathogener Keime ein ideales Nährmedium dar. Sie gestattet aber darüber hinaus auch zusätzliche Differenzierungen z.B. hinsichtlich einer genaueren **Unterscheidung von Streptokokken:**

Obligat pathogene Streptokokken der Gruppe A, die Krankheiten wie Angina tonsillaris, Scharlach oder ein Erysipel verursachen, erkennt man an dem „glasklaren" **Hämolysehof** im Umkreis der gewachsenen Kolonien. Sämtliche Erythrozyten sind in diesem Hof vollständig lysiert. Dies wird als **β-Hämolyse** bezeichnet (➤ Abb. 3.11).

Überwiegend physiologisch auf Haut und Schleimhaut lebende Streptokokken, die im Mikroskop nicht von den pathogenen Streptokokken unterschieden werden können, verursachen dagegen rund um ihre Kolonien undurchsichtige, **grünlich verfärbte Höfe**. Die Erythrozyten bleiben hier überwiegend intakt. Dies wird als **α-Hämolyse** bezeichnet. Die zumeist harmlosen Bakterien dieser Kolonien bezeichnet man als vergrünende Streptokokken (sog. Streptococcus-viridans-Gruppe).

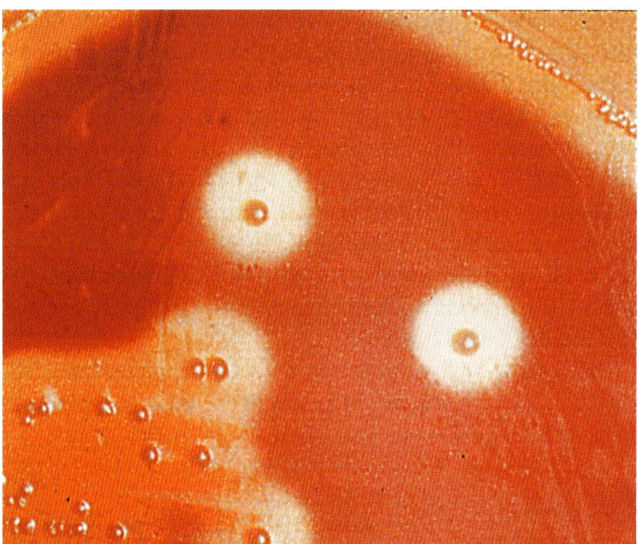

Abb. 3.11 Durch Anzüchten auf bluthaltigen Kulturmedien lässt sich die β-Hämolyse (komplette Hämolyse) obligat pathogener Streptokokken nachweisen. [R297]

Unter **γ-Hämolyse** versteht man etwas paradox das **Fehlen einer Hämolyse**. Solche Streptokokken bilden nur einen sehr schmalen Hof um ihre Kolonien, in dem die Erythrozyten vollständig erhalten sind.

MERKE

Hämolysearten von Streptokokken auf Blutagar:
- α-Hämolyse: Vergrünung (Kolonien von grünem Hof umgeben), unvollständige Hämolyse
- β-Hämolyse: vollständige Hämolyse, Kolonien von hellem Hof umgeben
- γ-Hämolyse: keine Hämolyse

Selektivmedium

Sollen **Salmonellen** aus einer Stuhlprobe, die eine Unmenge unterschiedlichster Bakterien (bis zu 500 Arten) enthält, angezüchtet und nachgewiesen werden, benötigt man ein Selektivmedium, das die Salmonellen begünstigt und die übrigen Bakterien in ihrem Wachstum behindert. Hierfür wird die Probe auf ein flüssiges Nährmedium geimpft, das Kalium-Tetrathionat enthält, das nahezu sämtliche Darmbakterien am Wachstum hindert, aber eben nicht die Salmonellen.

MERKE

Ganz pauschal wird nur durch derartige Selektivmedien ein **Nachweis einzelner Keime** inmitten einer Vielzahl weiterer Keime möglich.

Sauerstoff als Wachstumsbedingung

Hinsichtlich optimaler Wachstumsbedingungen ist auch die Anwesenheit oder das Fehlen von Luft bzw. **Sauerstoff** von größter Bedeutung, sodass je nach der vermuteten Bakterienart dem Milieu Sauerstoff, Kohlendioxid oder Stickstoff zugegeben oder daraus entfernt werden müssen.

Ganz allgemein lassen sich sämtliche Bakterien darin unterscheiden und differenzieren, ob sie nur bei Anwesenheit oder nur bei Abwesenheit von Sauerstoff wachsen, ob sie Sauerstoff zwar benötigen, aber mit deutlich reduziertem Anteil oder schließlich, ob sie unter allen Bedingungen wachsen können. Diese spezifische Eigenschaft wird neben der Zellwand und den resultierenden Färbeeigenschaften, der äußeren Form und der Lage zueinander (nur bei Kokken) auch für die Einteilung der Bakterien verwendet. Man unterscheidet:

- **Obligat aerobe** Bakterien wachsen **ausschließlich** unter den Bedingungen der normalen Luft, also bei **Anwesenheit** von ca. 21 % Sauerstoff. Hierzu gehören u.a. Mykobakterien (→ Tuberkulose), Korynebakterien (→ Diphtherie), Bordetellen (→ Keuchhusten) und Bazillen (→ Milzbrand). „Aer" heißt im Griechischen Luft und wird nicht „är", sondern als a-er (zweisilbig) ausgesprochen.

- **Obligat anaerobe** Bakterien vermehren sich **ausschließlich** bei weitgehender oder vollständiger **Abwesenheit** von Sauerstoff. Die wichtigsten Beispiele sind Tetanus- und Gasbrand-**Clostridien**. Die Kultivierung solcher Bakterien erfolgt in einem Nährmedium, das gegen die Luft abgedichtet wurde und dem man gleichzeitig z.B. Wasserstoff und einen Katalysator zugesetzt hat. H_2 verbindet sich hierbei mit dem vorhandenen Luftsauerstoff zu Wasser, wodurch der Sauerstoff aus dem Milieu entfernt wird. Im menschlichen Wirt finden solche Bakterien ihre Wachstumsbedingungen in mangelversorgten Geweben, in Quetschwunden oder im Darm, z.B. als Teil der physiologischen Darmflora.
- **Fakultativ anaerobe** Bakterien vermehren sich unabhängig von den Umweltbedingungen sowohl bei **Anwesenheit** als auch bei **Abwesenheit** von Sauerstoff. Ein großer Teil menschenpathogener Bakterien gehört dieser Gruppe an: u.a. Staphylokokken, Streptokokken, Enterobakterien, Vibrionen und Haemophilus influenzae.
- Die **mikroaerophilen** Bakterien benötigen für ein optimales Wachstum ein sauerstoffreduziertes Milieu. Dies gilt z.B. für Gonokokken, Meningokokken und Gardnerella vaginalis.

ACHTUNG

Eigenverantwortliche Anzüchtung und Vermehrung von Bakterien sind dem Heilpraktiker nach § 44 IfSG nicht erlaubt, doch kann er selbstverständlich ein Abstrichpräparat ans Labor geben und dort diagnostizieren lassen.

Bakterienvermehrung

Die Vermehrung der Bakterien erfolgt **ausschließlich asexuell** durch **Zellteilung**. Aus der Mutterzelle entstehen zwei Tochterzellen. Aus jeder Tochterzelle entstehen wiederum zwei Tochterzellen usw.

EXKURS

Es ist zu beachten, dass keine weiteren Möglichkeiten einer bakteriellen Vermehrung existieren. Ebenso sollte klar sein, dass sich die verschiedenen Reiche der Lebensformen, z.B. Pilze und Prokaryonten, nicht miteinander vermischen oder ineinander umwandeln können. Wenn es also darum geht, therapeutische Konzepte wie die Theorien Enderleins auf ihre Tauglichkeit und Anwendbarkeit hin zu überprüfen, muss zunächst der Gehalt ihrer Aussagen beurteilt und von mystischen Inhalten, von Unmöglichem befreit werden. Dies gilt dann z.B. auch für zytoplasmatische Teilchen in Zellen, die als Viren apostrophiert werden, obwohl Viren ausnahmslos kleiner als 0,2 µm sind und deshalb im Lichtmikroskop nicht erkannt werden können.

Reinkultur

Verimpft (überträgt) man bakterienhaltiges Material z.B. mittels einer sterilen Platinöse auf eine Agar-Platte, erhält man nach Bebrütung bei 37 °C im Brutschrank zumeist ein Gemisch aus verschiedenen Keimen. Die auf der Platte gewachsenen **Kolonien** bestehen aus einzelnen **Zellklonen**, sofern das verimpfte Material so dünn ausgestrichen worden war, dass die einzelnen Bakterien in einem gewissen Abstand zueinander zu liegen kamen. Aus jedem Einzelbakterium entwickeln sich im Zuge der Bakterienvermehrung mit bloßem Auge sichtbare Zellhaufen (Zellklone) aus Milliarden identischer Tochterzellen.

Überimpft man einen solchen Zellklon auf eine frische Agar-Platte, erhält man eine **Reinkultur**. Hier kann nun aus Größe, Aussehen und Beschaffenheit der einzelnen Kolonien bereits mit einiger Sicherheit auf die entsprechenden Bakterien geschlossen werden, zumindest aber auf die **Bakterienart**. Die endgültige Diagnose erfolgt dann zumeist im gefärbten mikroskopischen Präparat oder im Lebendpräparat.

Vermehrung

Überimpft man einzelne Bakterien aus einer Reinkultur, lassen sich verschiedene **Stadien** unterteilen (➤ Abb. 3.12):

- **Anpassungs-, Latenz- oder Anlaufphase:** Zunächst vermehren sich die Bakterien noch nicht, sondern wachsen lediglich bis zu einer gewissen Größe. Diese Phase umfasst eine nicht genau zu definierende Zeitspanne von durchschnittlich nur wenigen Stunden.
- **Logarithmische Phase:** Hier beginnt die Vermehrung der Bakterien zunächst langsam und dann in immer kürzeren Abständen. Es folgt die „Phase der vollen Fahrt“ mit gleichmäßiger Zellteilungsrate.
- **Stationäre Phase:** Es folgt eine Übergangsphase immer langsamerer Vermehrung, bis schließlich keine Teilungen mehr stattfinden. Die Populationsgröße verändert sich also nicht mehr.
- **Phase des Absterbens:** In dieser letzten Phase gehen die Bakterien zugrunde. Die Ursache hierfür besteht im zunehmenden Nahrungsmangel des umgebenden Mediums, evtl. zusätzlich auch in der Anhäufung wachstumshemmender Metaboliten.

Diese Phasen lassen sich lediglich bei der Züchtung z.B. auf der Agar-Platte beobachten. Im menschlichen Körper sind weder eine stationäre Phase noch die Phase des Absterbens möglich, weil es

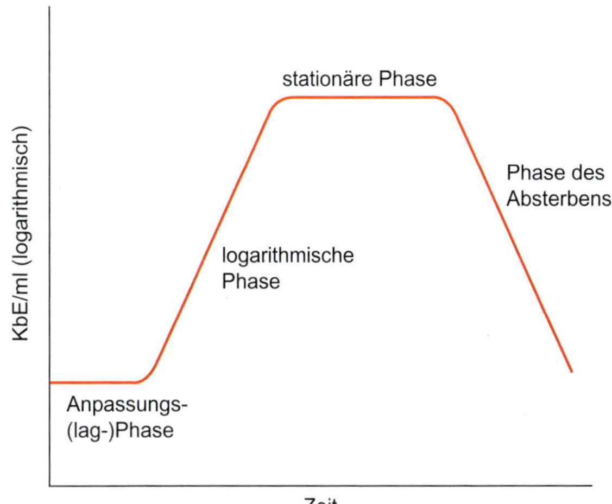

Abb. 3.12 Wachstumskurve einer Bakterienkultur. KbE: koloniebildende Einheiten [R297]

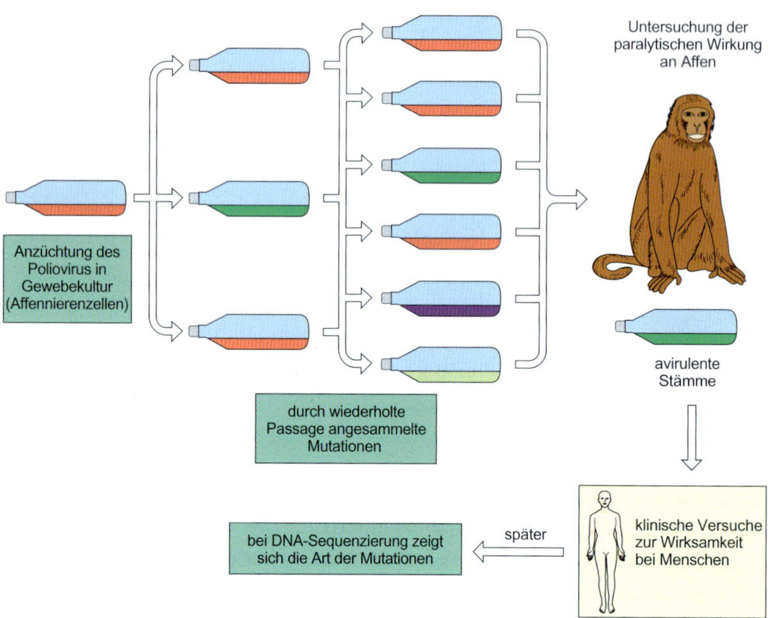

Abb. 3.13 Gewinnung attenuierter Impfstoffe [R297]

durch die Flüssigkeitsbewegungen weder zu einem Nährstoffmangel noch zur Anhäufung von Metaboliten kommen kann. Die einzige Ausnahme bilden abgeschottete Räume wie z.B. ein Abszess.

Die Zellteilung vieler Bakterien erfolgt gezielt in immer **derselben Ausrichtung im Raum**. Bei der Teilung von Kokken entstehen auf diese Weise kürzere oder längere, noch aneinander geheftete Ketten (Streptokokken). Erfolgt die Zellteilung in verschiedenen Ebenen, liegen die Tochterzellen in unterschiedlich großen Haufen beieinander (Haufenkokken = Staphylokokken).

Generationszeit

Die Zeit **von einer Zellteilung bis zur nächsten** ist für die verschiedenen Bakterien sehr unterschiedlich. Während sich z.B. Coli-Bakterien oder Staphylococcus aureus in der Kultur alle **15–20 Minuten** teilen, beträgt diese sog. Generationszeit bei Tuberkelbakterien mindestens **12 Stunden**. Während also aus einem Tuberkelbakterium nach 2 Tagen gerade mal 16 Tochterzellen hervorgegangen sind, sind bei Escherichia coli in lediglich **5 Stunden** bereits **1 Million** Tochterzellen entstanden. Die **längste Generationszeit** aller menschenpathogenen Bakterien findet man mit ca. **13 Tagen** bei den Mykobakterien der Lepra. Dies ist einer der Gründe nicht nur für die extrem lange Inkubationszeit der Lepra von mehreren Jahren, sondern auch dafür, dass man Leprabakterien bis heute nicht auf künstlichen Medien vermehren kann.

Züchtung

Will man einen Bakterienstamm am Leben erhalten, muss man ihn in gewissen Abständen auf weitere Platten überimpfen. Diese aufeinander folgenden Wachstumszyklen werden als **Passagen** bezeichnet. Nicht so selten verändern die Bakterien hierbei durch Mutationen ihre Eigenschaften, wobei z.B. **avirulente Stämme** entstehen, die für Impfzwecke eingesetzt werden können. Bakterielle **Lebendimpfstoffe** werden also aus gezüchteten Bakterien hergestellt, die durch Passagen ihre Virulenz verloren, ihre Immunogenität aber behalten haben.

Virale Lebendimpfstoffe können auf ähnliche Weise erhalten werden, wobei man statt der Agarplatte allerdings Zellkulturen verwenden muss, weil sich Viren nur in lebenden Zellen vermehren können (➤ Abb. 3.13).

3.1.7 Bakterien-DNA

Die DNA als Träger der gesamten Erbinformation unterscheidet sich zwischen Bakterien und Tieren einschließlich des Menschen nur unwesentlich. Allerdings benötigt der Vielzeller Mensch mit multiplen Organen und Billionen von teilweise sehr unterschiedlichen Zellen eine wesentlich größere Menge an Erbinformation als der Einzeller Bakterium: Während bakterielle DNA aus rund 1 Million Basenpaaren besteht, besitzt der Mensch mit 3 Milliarden Basenpaaren 3.000-mal so viel.

Die Zusammensetzung der vorhandenen DNA entspricht aber sowohl in Bezug auf die Art und Verknüpfung der vorhandenen **Basen** (Adenin, Guanin, Cytosin und Thymin) als auch auf den Zuckeranteil **(Desoxyribose)** und den Phosphatanteil **(Phosphorsäure)** vollkommen der DNA höherer Lebewesen (➤ Fach Biochemie). Da die Basentripletts gleichzeitig als „Buchstaben" für **dieselben 20 Aminosäuren** dienen, kann es auch nicht verwundern, dass sich die von den einzelnen Genen codierten Proteine, Enzyme und Strukturelemente zwischen Bakterien und höheren Lebewesen teilweise kaum oder gar nicht unterscheiden.

Die bei den Autoimmunkrankheiten (➤ Fach Immunologie) häufig zu beobachtende Kreuzreaktivität zwischen fremden (Bakterien-)Antigenen und körpereigenen Strukturen ist also kein Zufall, sondern eine logische Konsequenz der Evolution: Was sich bewährt hat, braucht bei der Entstehung und Weiterentwicklung einzelner Arten des Tier- und Pflanzenreichs bzw. sämtlicher Reiche aller Lebensformen nicht mehr oder höchstens dann durch neuerliche Mutationen verändert zu werden, wenn sich daraus ein Überlebensvorteil ergibt.

Nukleoid (Kernäquivalent)

Bei den meisten Bakterien liegt die DNA in der Form eines **einzelnen, ringförmigen, als Doppelhelix verdrillten Stranges** vor. Dieses Kernäquivalent wird als Nukleoid bezeichnet. Sämtliche Erbinformationen, die für Struktur, Erhalt und Weitergabe an die Tochterzellen benötigt werden, sind hier abgelegt. Der DNA-Faden ist dadurch sehr lang und muss über die ringförmige Verknüpfung hinaus auch sehr eng gefaltet werden, damit er überhaupt in die Bakterienzelle passt. Diese **Faltung** wird durch ein bakterielles Enzym, die **Gyrase**, ermöglicht. Eine Gruppe von Antibiotika, die sog. **Gyrase-Hemmer** (= Chinolone) unterbinden diese Faltung und wirken hierdurch **bakterizid** (Bakterien tötend).

Plasmide

Plasmide sind **zusätzlich zum Nukleoid** in zahlreichen Bakterien enthaltene, vergleichsweise kleine **DNA-Strukturen**. Auch sie bestehen aus einer DNA-Doppelhelix und sind zumeist ringförmig angeordnet. Die in diesen Plasmiden vorhandenen Informationen sind für das eigentliche Wachstum und Überleben der Zellen nicht wesentlich. Es handelt sich lediglich um **Zusatzinformationen**, die den Bakterien einen **Selektionsvorteil** gegenüber anderen Bakterien ohne Plasmide verschaffen. Zu diesen Zusatzinformationen gehören z.B. **Resistenzfaktoren** gegen verschiedene Schwermetalle oder Antibiotika sowie Toxine gegen andere Bakterien bzw. Wirtsorganismen, oder Enzyme, die die Verstoffwechselung von Nahrungsbestandteilen der Umgebung gestatten, die von Bakterien ohne Plasmide nicht verwertet werden können.

Zahlreiche **Plasmide** können auf andere Bakterien derselben oder einer verwandten Art **übertragen** werden, sodass einzelne Bakterien, die z.B. gegenüber Penicillin resistent sind, diesen Selektionsvorteil an andere Bakterien weitergeben können (➤ Abb. 3.14, ➤ Abb. 3.15). Die zunehmende **Multiresistenz** zahlreicher pathogener Bakterien beruht überwiegend auf diesem Mechanismus.

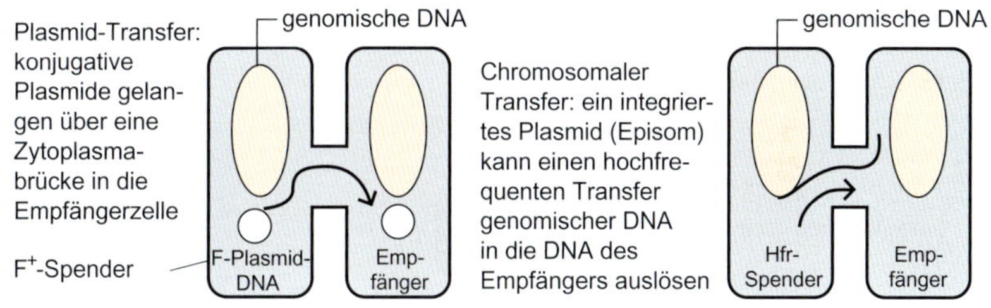

Abb. 3.14 Schema der Plasmidübertragung [R297]

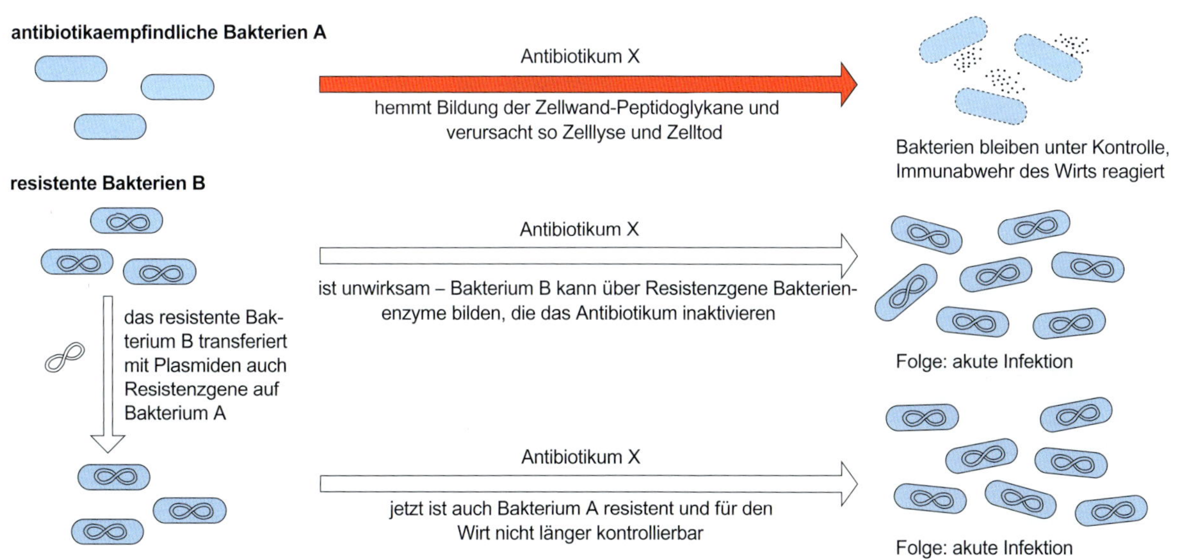

Abb. 3.15 Entwicklung einer Antibiotikaresistenz [R297]

3

Bakteriophagen

Bakteriophagen bzw. einfach Phagen (➤ Abb. 3.16) sind **Viren**, deren spezifische Wirte, in denen sie sich vermehren, Bakterien darstellen. Viren sind für ihre Vermehrung auf eine intakte Wirtszelle und deren Stoffwechsel angewiesen (➤ Kap. 3.5.4). Phagen können als Erbinformation DNA oder RNA enthalten. Dies entspricht sämtlichen, auch den menschenpathogenen Viren, die grundsätzlich **entweder** DNA **oder** RNA besitzen.

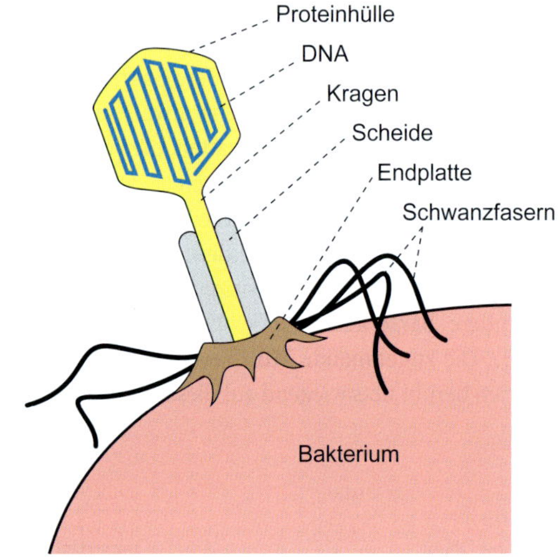

Abb. 3.16 Schema eines Bakteriophagen [L106]

Die Infektion eines Bakteriums durch einen Phagen beginnt mit dessen Anheftung an die Zellwand des Bakteriums. In die Zelle aufgenommen wird dann lediglich die DNA oder RNA des Phagen, während die virale Schutzhülle aus Proteinen außen zurückbleibt.

Nach der Infektion durch den Phagen bestehen wie bei der viralen Infektion höherer Lebewesen grundsätzlich zwei Möglichkeiten (➤ Abb. 3.17):

- **Lysogener Weg:** Das **Erbmaterial des Phagen** kann **in die DNA des Bakteriums integriert** werden. In diesem Zustand „ruht" das Virus. Der Stoffwechsel des Bakteriums bleibt unverändert. Bei der Vermehrung der infizierten Bakterien wird die Phagen-DNA genauso wie die eigentliche Bakterien-DNA vor der Teilung verdoppelt und danach an die Tochterzellen weitergegeben (vertikale Übertragung). In diesem Zustand der **Lysogenie** sind also die Phagen-Gene „abgeschaltet", können jedoch zu einem späteren Zeitpunkt jederzeit in den Tochtergenerationen durch Umwelteinflüsse (z.B. Strahlenbelastung) wieder „angeschaltet" werden. In einem solchen Fall benutzt der Phage den Bakterienstoffwechsel zu seiner eigenen Vermehrung, was schließlich in der Regel zur Zerstörung des Bakteriums und zur Freisetzung der entstandenen „Tochter-Phagen" führt. Diese können dann weitere Bakterien infizieren. Es gibt Hinweise darauf, dass einige Erkrankungen des Menschen bis hin zu malignen Tumoren auf entsprechende Weise entstehen, indem in die menschliche DNA integrierte und evtl. bereits an die Kinder weitervererbte Viren

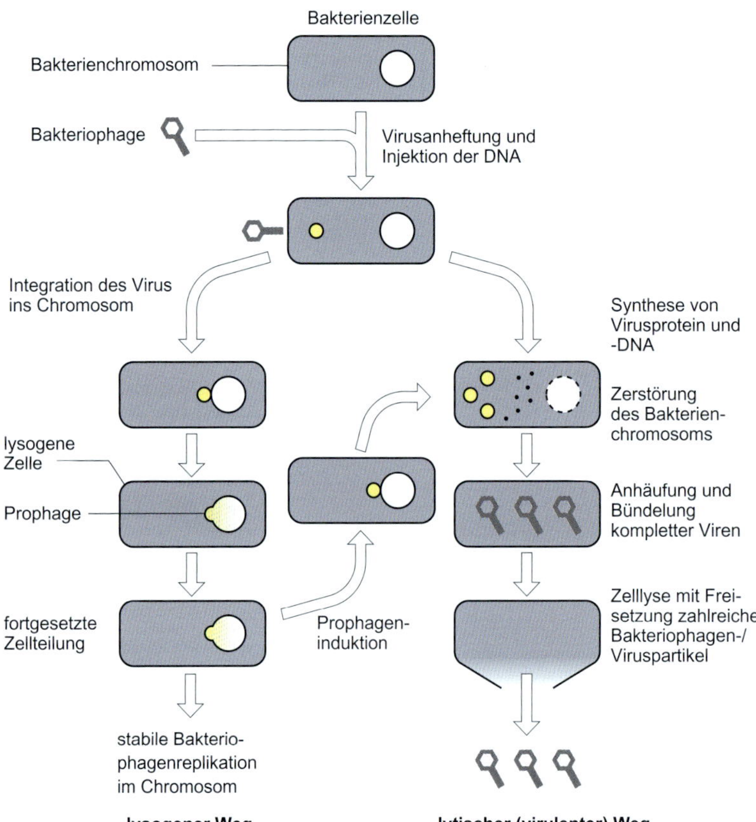

Abb. 3.17 Mögliche Folgen einer Phageninfektion [R297]

aufgrund bestimmter Umweltreize aktiv werden und mit der Transformation der Wirtszelle beginnen.

- **Lytischer (virulenter) Weg:** Häufiger als die Lysogenie verursachen Bakteriophagen eine direkte Lyse (lytischer Zyklus = „virulenter Weg“) der infizierten Bakterienzelle. Sofort nach ihrem Eindringen vermehren sie sich mithilfe des Bakterienstoffwechsels, setzen die neu gebildeten Phagen frei und verursachen dadurch den Tod des Bakteriums.

Interessant ist, dass Gene einzelner Bakteriophagen für **Peptide** codieren, die von der infizierten Bakterienzelle als **Exotoxine** benutzt und nach außen abgegeben werden können. Beispielsweise entsteht die menschliche **Diphtherie ausschließlich** infolge der Exotoxin-Sekretion infizierter Korynebakterien. Korynebakterien, die nicht mit Phagen infiziert sind, können sich im menschlichen Wirt durchaus vermehren, doch produzieren sie keine Exotoxine und verursachen dementsprechend **keine Erkrankung**.

3.1.8 Einteilung der Bakterien

HINWEIS PRÜFUNG

Die momentan gültige Einordnung und Systematik der Bakterien ist weder prüfungsrelevant noch sonst irgendwie von Bedeutung, sondern dient lediglich einem groben Überblick. Der Heilpraktiker sollte lediglich den jeweiligen Namen des Erregers einer bestimmten Infektionskrankheit korrekt zuordnen können. Diese Bakterien werden mit ihren etwaigen Besonderheiten im ➤ Fach Infektionskrankheiten im Zusammenhang besprochen.

Während die Einteilung höherer Organismen wie Pflanzen und Tiere nach ihren Entwicklungsstufen und Entstehungszeiten in der Evolution und hieraus folgenden verwandtschaftlichen Beziehungen relativ leicht gelingt, war dies bei den Bakterien bis vor kurzem nicht möglich. Die Einteilung der Bakterien erfolgt deshalb nach **sichtbaren Formen** (Rundbakterien, gerade oder gekrümmte Stäbchen, Schraubenbakterien) und **Eigenschaften** wie **Wachstumsbedingungen** einschließlich der An- oder Abwesenheit von Sauerstoff, ihrer **Beweglichkeit** und ihrem **Verhalten gegenüber Farbstoffen**, was direkte Rückschlüsse auf die Dicke bzw. den Aufbau der Zellwand erlaubt. Weitere Einteilungskriterien resultieren aus deren vollständigem Fehlen (Mykoplasmen), aber auch aus der vorhandenen oder fehlenden **Sporen**- oder **Toxinbildung**.

Chlamydien besitzen zwar eine gramnegative Zellwand, leben aber trotzdem analog den Mykoplasmen **ausschließlich intrazellulär**, weil sie selbst kein ATP herstellen können und deswegen auf eine Wirtszelle angewiesen sind. Dies führt zu ihrer Einteilung in eine eigene Familie. Wichtig ist, dass sie aus diesem Grunde nicht auf künstlichen Medien wachsen und deshalb dem üblichen Nachweis aus Urin oder Abstrichmaterial entgehen.

Es ist aufgrund einer derartigen Einteilung natürlich davon auszugehen, dass Bakterien ähnlicher Zellwand und vergleichbarer sonstiger Eigenschaften miteinander verwandt sein sollten, ohne dass dies aber im Einzelfall unbedingt zutreffen muss. Man kann deshalb vorhersagen, dass sich die verschiedenen Klassen, Familien und Arten, so wie sie heute bestehen, in Zukunft nochmals zumindest in Details verändern werden. So gehörte der Keim, der überwiegend für die chronische Gastritis vom Typ B beim Menschen verantwortlich ist, ursprünglich zu den Vibrionen. Später erhielt er eine neue Einordnung in die Familie Campylobacter. Vor etlichen Jahren wurde er dann erneut herausgenommen und trägt seither den Namen Helicobacter.

Eine Einteilungshierarchie beginnt ganz allgemein bei den Reichen und endet bei den Arten. Das **Reich** der Bakterien ist das der **Prokaryonten**. Die Prokaryonten werden in vier **Divisionen** und zahlreiche **Klassen** unterteilt, die Klassen wiederum in **Ordnungen**. Eine Ordnung besteht aus verschiedenen **Familien** und diese wiederum aus **Gattungen**. Eine Gattung schließlich setzt sich aus einzelnen, nahe verwandten Bakterien, die als **Arten** bezeichnet werden, zusammen. Manchmal gibt es bei einzelnen, fast identischen Bakterien kleinere Abweichungen, wodurch aus den Arten auch noch **Unterarten** entstehen (➤ Abb. 3.18). Es kommt vor, dass einzelne Unterarten einer Art für den Menschen pathogen sind, andere dagegen nicht. Die verschiedenen Gattungen und ihre medizinisch bedeutsamen Arten werden, soweit erforderlich, im ➤ Fach Infektionskrankheiten besprochen.

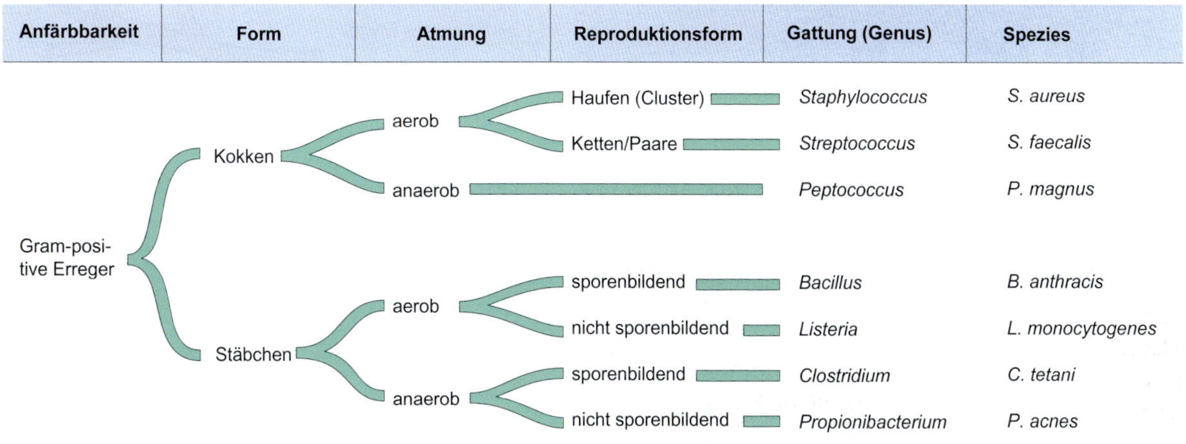

Anfärbbarkeit	Form	Atmung	Reproduktionsform	Gattung (Genus)	Spezies
Gram-positive Erreger	Kokken	aerob	Haufen (Cluster)	*Staphylococcus*	*S. aureus*
			Ketten/Paare	*Streptococcus*	*S. faecalis*
		anaerob		*Peptococcus*	*P. magnus*
	Stäbchen	aerob	sporenbildend	*Bacillus*	*B. anthracis*
			nicht sporenbildend	*Listeria*	*L. monocytogenes*
		anaerob	sporenbildend	*Clostridium*	*C. tetani*
			nicht sporenbildend	*Propionibacterium*	*P. acnes*

Abb. 3.18 Einteilung grampositiver Bakterien [R297]

3.2 Pilze

3.2.1 Charakteristika

Pilze (Fungi) sind **einzellige Lebewesen,** die meist eine dünne, **chitinhaltige Zellwand** ausbilden. Chitin ist ein Polysaccharid aus N-Acetylglucosamin und weiteren Zuckern. Pilze gehören im Gegensatz zu den Bakterien zu den **Eukaryonten**, besitzen also einen regulären **Zellkern** mit eigener **Kernmembran**. Im Unterschied zu den Pflanzen enthalten sie **kein Chlorophyll**, sodass sie nicht zur Photosynthese befähigt sind. Sie sind deshalb für ihren Stoffwechsel sowohl auf Sauerstoff als auch auf organisches Material ähnlich den Tieren angewiesen. Entsprechend wachsen sie bevorzugt **saprophytär** auf oder in totem organischem Material, das sie durch ausgeschiedene Enzyme zerlegen und resorptionsfähig machen. Auch der Ersatz der Cellulose durch Chitin unterscheidet sie deutlich von den Pflanzen, zu denen sie in grauer Vorzeit gerechnet wurden. Einzelne Arten leben **parasitär**, bevorzugt auf Pflanzen oder Insekten, aber auch auf oder in Wirbeltieren einschließlich des Menschen.

Die Gesamtzahl unterscheidbarer Pilzarten wird auf 200.000 geschätzt. Rund 100.000 sind bisher bekannt. Für Mensch oder Tier pathogen sind lediglich rund 180 Arten.

3.2.2 Vermehrung

Die Vermehrung der Pilze erfolgt teilweise ähnlich den Bakterien durch **Zweiteilung** oder durch **Sprossung**, teilweise aber auch durch **sexuelle Mechanismen**.

Bei Pilzen, die sich sexuell vermehren, dienen **Sporen** als Fortpflanzungselemente. Diese rundlichen Elemente entstehen durch Sprossung oder durch Abschnürung aus Hyphen. Verschmelzen zwei Sporen miteinander, verschmilzt auch das jeweils enthaltene Erbmaterial. Sporen von Candida (sog. Chlamydosporen) sind Abschnürungen, die **nicht** zur Fortpflanzung dienen. Pilzsporen sind widerstandsfähig, werden z.B. von Pilze essenden Tieren unverdaut wieder ausgeschieden und können dann zu neuen Pilzen aussprossen. Sie erreichen jedoch bei weitem nicht die Resistenz gegenüber Trockenheit, Kälte und Hitze, die die Sporen von Bakterien auszeichnet.

3.2.3 Einteilung

Die einfachsten Pilze sind die **Sprosspilze**, zu denen auch die **Hefen** gerechnet werden. Die für die Medizin ungemein wichtige Art **Candida** gehört zu den Hefen (➤ Abb. 3.19). Einfache Pilze werden auch zu den niederen Pilzen (Fungi imperfecti) zusammengefasst.

Komplexere Pilze (höhere Pilze, die eigentlichen Fungi) können ihre Zellen verlängern, ohne sich zu teilen. Auf diese Weise entstehen die **fadenartigen Hyphen**, die septiert oder unseptiert vorliegen können. Verschachteln sich die Hyphen (Pilzfäden) benachbarter Pilzzellen miteinander (➤ Abb. 3.20), entsteht das sog. **Myzel**. Bilden nicht mehrere nebeneinander liegende, sondern lediglich eine einzelne Pilzzelle ein Myzel-artiges Geflecht, spricht man vom **Thal-**

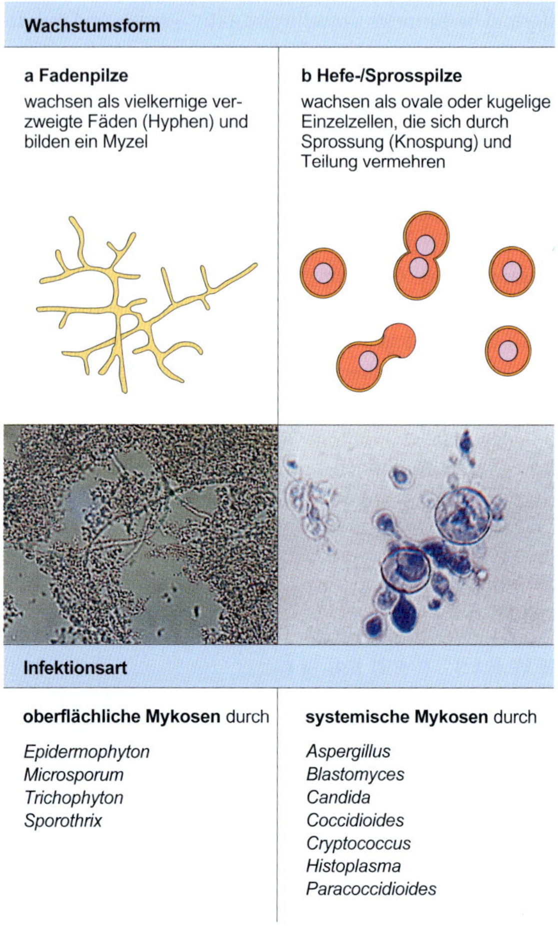

Wachstumsform	
a Fadenpilze wachsen als vielkernige verzweigte Fäden (Hyphen) und bilden ein Myzel	**b Hefe-/Sprosspilze** wachsen als ovale oder kugelige Einzelzellen, die sich durch Sprossung (Knospung) und Teilung vermehren
Infektionsart	
oberflächliche Mykosen durch *Epidermophyton* *Microsporum* *Trichophyton* *Sporothrix*	**systemische Mykosen** durch *Aspergillus* *Blastomyces* *Candida* *Coccidioides* *Cryptococcus* *Histoplasma* *Paracoccidioides*

Abb. 3.19 Einteilung pathogener Pilze anhand ihres Wachstums und der Infektionen, die sie hervorrufen. **a** Pilzfäden (Hyphen) von Fadenpilzen. **b** Kugelige Hefe- bzw. Sprosspilzzellen. [R297]

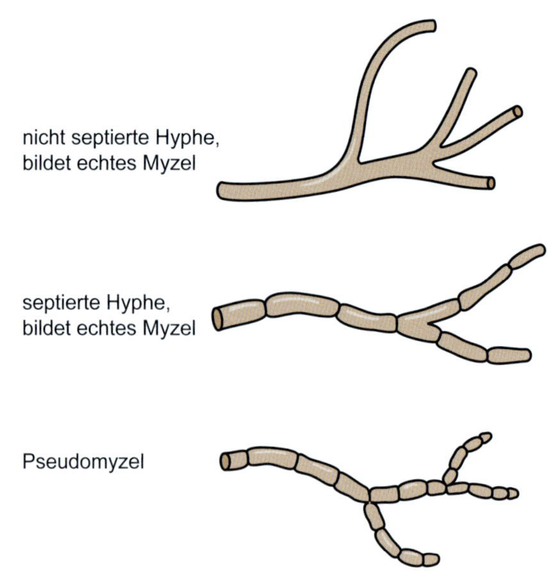

Abb. 3.20 Pilzhyphen [L106]

lus. Sprosspilze wie Candida können zu länglichen Zellen aussprossen und sich in der Art einer Kette aneinander lagern, wodurch sie einem Myzel ähneln. Dies bezeichnet man als **Pseudomyzel**.

Hyphen bildende Pilze fasst man zu den **Fadenpilzen** zusammen (➤ Abb. 3.19). Dabei darf allerdings nicht übersehen werden, dass auch Sprosspilze wie Candida Hyphen ausbilden können.

Als dritte Gruppe neben Spross- und Fadenpilzen werden diejenigen Pilze, die **Erkrankungen der Haut** verursachen, zu den **Dermatophyten** zusammengefasst. Wie unübersichtlich aber diese Einteilung ist, ersieht man daran, dass u.a. Candida als Vertreter der Sprosspilze ebenfalls Schleimhäute und (feuchte) Oberhaut befallen kann und hier Erkrankungen auslöst, die teilweise von denjenigen der Dermatophyten nicht zu unterscheiden sind.

MERKE

Im **medizinischen Alltag** werden diejenigen Pilze, die für den Menschen pathogen sind, nach Rieth in **drei Gruppen** eingeteilt:
- Dermatophyten
- Hefen
- Schimmelpilze

3.2.4 Diagnostik

Der **allgemeine Nachweis** einer Pilzinfektion erfolgt durch das **Mikroskop**. Die Differenzierung ist durch die Ähnlichkeit der Pilzelemente bei den verschiedenen Arten allerdings nur durch das Anlegen einer **Kultur** möglich, in der die einzelnen Arten auf typische und unterscheidbare Weise wachsen. Die begleitende Bakterienflora wird durch Zusatzstoffe zum Kulturmedium unterdrückt. Pilzkulturen wachsen **weit langsamer** als diejenigen der Bakterien, sodass man auf die Diagnose des Labors meist mehrere **Wochen** warten muss.

Zur Diagnose im Bereich der **Haut** kann häufig auf eine spezifische Diagnostik verzichtet werden, sodass man mit der Mikroskopie auskommt. Hierfür benutzt man ein **Geschabsel** aus Haut oder Nägeln bzw. befallene Haare und versetzt sie auf einem Objektträger mit 15 %-iger **Kalilauge**. Während diese stark genug ist, das Keratin des Hautanteils in der Probe aufzulösen (oder Löcher in die Haut zu fressen, wenn etwas danebengeht), bleiben Pilzsporen bzw. Fäden und Myzelien unversehrt und können unter dem Mikroskop betrachtet werden. Man kann auch mittels eines **Klebestreifens** versuchen, ob typische Pilzelemente hängen bleiben und im Mikroskop zu erkennen sind.

MERKE

Im Allgemeinen gelingt der Pilznachweis am sichersten aus Material, das aus den **Randbereichen** der befallenen Areale, also am Übergang zur gesunden Haut, gewonnen wurde.

Schleimhautabstriche werden am besten mit etwas physiologischer Kochsalzlösung versetzt und im Mikroskop in Bezug auf typische Pilzelemente durchgemustert.

3.2.5 Mykosen

Eine **Infektion durch Pilze** nennt man Mykose. Die Klassifikation der Pilze (➤ Kap. 3.2.3) ist weder überschaubar noch wirklich von Interesse. Man sollte lediglich grob zwischen medizinisch bedeutsamen Pilzen unterscheiden, die Mykosen der Haut verursachen (Dermatomykosen), und solchen, die innere Organe befallen (Systemmykosen).

Zu den Verursachern der **Dermatomykosen** gehören die Arten
- Epidermophyton
- Trichophyton
- Microsporon (Microsporum)

Die wesentlichen **Systemmykosen** sind
- Blastomykose
- Aspergillose
- Kryptokokkose
- Histoplasmose

Candida albicans (➤ Abb. 3.21) befällt (feuchte) Haut, Schleimhaut und innere Organe, verursacht also sowohl Dermato- als auch Systemmykosen. Candida albicans gilt als physiologischer Opportunist, der bei der Mehrzahl der Menschen, zumindest in den westlichen Ländern, im Verdauungstrakt oder im Genitalbereich parasitiert und aus üblicher Sichtweise keinerlei Symptome oder Störungen verursacht. Von dieser angeblich „physiologischen" Besiedelung ist die **Candidose** durch Candida albicans und weitere Candida-Arten abzugrenzen, durch die Infektionen auf feuchter Haut und Schleimhäuten bei Menschen entstehen, die durch ein geschwächtes Immunsystem (Diabetes, Schwangerschaft, Zytostatikatherapie, nach Antibiotikatherapie) dazu disponiert sind (➤ Abb. 3.22). Schließlich entstehen bei immunsupprimierten Patienten (durch AIDS, Malignome, Kachexie) auch **Organmykosen** durch Candida und weitere Pilze z.B. in den Atemwegen, in der Niere oder als Endokarditis.

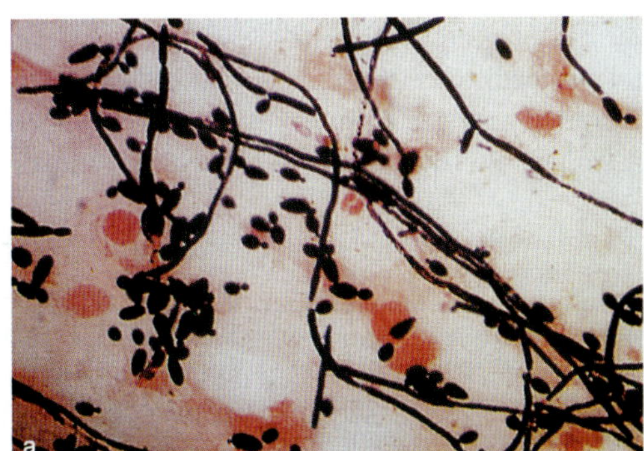

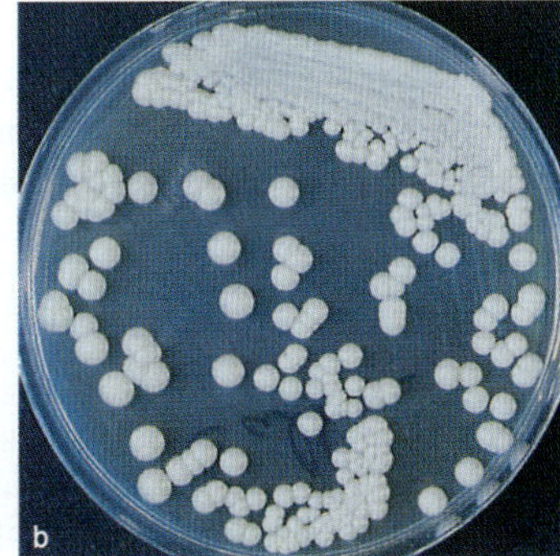

Abb. 3.21 Candida im vaginalen Ausfluss. **a** Lichtmikroskopisches Bild mit (im Lebendpräparat beweglichen!) Sporen. **b** Kultur. [R297]

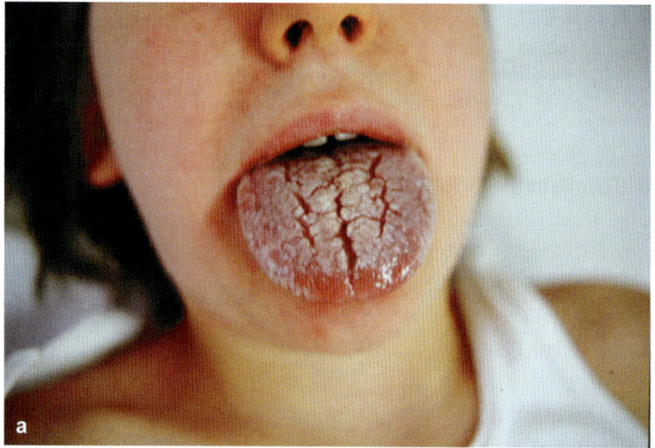

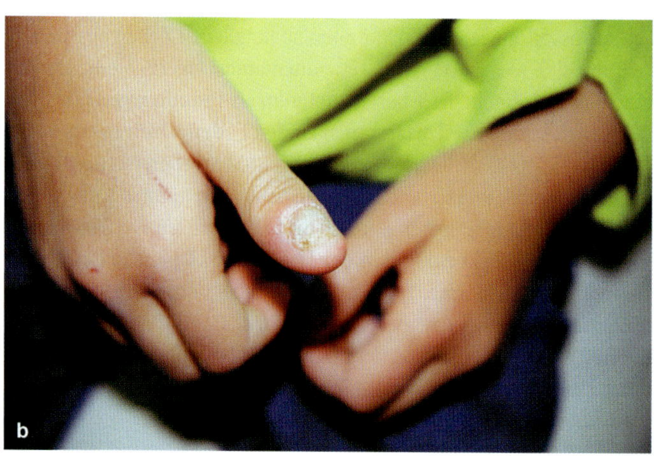

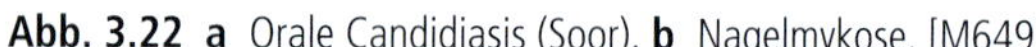

Abb. 3.22 **a** Orale Candidiasis (Soor). **b** Nagelmykose. [M649]

Bei den Mykosen der Oberhaut lässt sich folgende grobe Unterscheidung treffen: Sind **trockene** Hautareale betroffen, scheidet Candida albicans als Verursacher weitgehend aus, sodass es sich um eine Dermatomykose handeln dürfte. Beim Befall **feuchter** mazerierter Haut in intertriginösen Falten – z.B. axillär, submammär, in Zehenzwischenräumen oder bei adipösen Menschen inguinal bzw. dort, wo sich Hautanteile gegenseitig berühren – wird die Beteiligung von Candida wahrscheinlich. Meist ist die Haut dann auch flächig gerötet und evtl. erosiv.

HINWEIS DES AUTORS

Candida albicans ist v.a. enteral ein **Allergieverstärker** (**nicht** *Verursacher*) ersten Ranges. Atopische Erkrankungen wie Neurodermitis, allergische Hauteffloreszenzen oder Asthma bronchiale bessern sich oft entscheidend alleine durch eine **Darmsanierung** (➤ Fach Verdauungsapparat).

Manche Pilze können durch bestimmte Inhaltsstoffe schwere **Vergiftungen** auslösen. So führt das im **Schimmelpilz** (Aspergillus) enthaltene **Aflatoxin** zu Leberschäden bis hin zum Leber-Karzinom. Weitere Bestandteile von Schimmelpilzen lösen bei disponierten Personen ein Asthma bronchiale aus. Der **Knollenblätterpilz**, der von Laien häufig mit Champignons verwechselt wird, verursacht ebenfalls Leberschäden – teilweise mit Todesfolge (sog. Leberzerfallskoma).

Bei Pilzinfektionen im Bereich der **Haut (Dermatomykosen)** sieht man im typischen Fall rundliche, schuppende, erythematöse (gerötete) Herde, die eine **randständige Betonung** zeigen und häufig bei ihrer Vergrößerung zentral abblassen. Die Namensgebung erfolgt hier durch das Wort Tinea unter Hinzufügung der genaueren Lokalisation. Fußpilz wird also als **Tinea pedis** bezeichnet, die Dermatomykose des Kopfes als **Tinea capitis**; ganz allgemein bezeichnet man den Pilz im Bereich der Oberhaut als **Tinea corporis** (➤ Abb. 3.23).

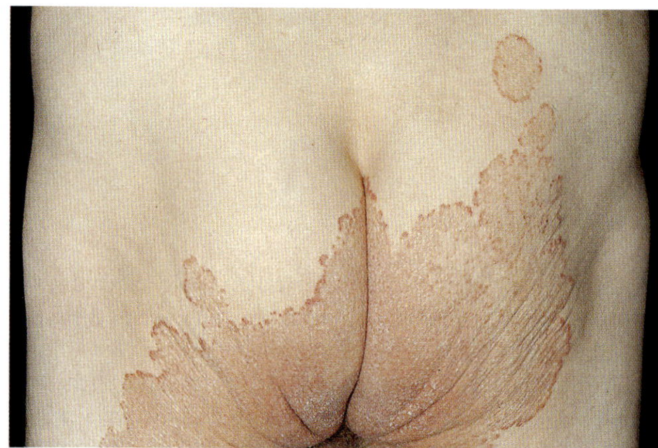

Abb. 3.23 Tinea corporis [M174]

EXKURS

Der Übergang von den natürlichen Materialien in Wohnräumen auf nichtatmende Kunststoffe, abwaschbare Tapeten und PVC-Fußböden sowie luftdichte Fenster und unzureichende Lüftung brachte ein Symptomenbild hervor, das als **„Krankes-Gebäude-Syndrom"** bezeichnet wurde. Zu den Symptomen gehören u.a. Kopfschmerzen, Atemnot, Übelkeit, Hautprobleme und schnelle Ermüdbarkeit; daneben entstehen Geruchsbelästigungen aus den betroffenen Räumen. Verursacher dieser Symptome sind häufig chemische Stoffe, mit denen Möbel und weitere Materialien behandelt worden sind. Gerade im häuslichen Bereich aber findet man noch häufiger Schimmelpilze (v.a. Aspergillus) und Bakterien (z.B. Streptomyces) als wesentliche Auslöser.

Therapie der Mykosen

Für die Behandlung von Dermatomykosen werden **antimykotisch wirkende Externa** (Salben, Cremes, flüssige Zubereitungen) verwendet. Zur oft schwierigen und langwierigen Therapie einer Nagelmykose (Onychomykose) stehen verschiedene Nagellacke zur Verfügung, deren antimykotische Inhaltsstoffe ausreichend tief in die Nagelplatte eindringen. Grundsätzlich gilt, dass bis zur Ausheilung einer Mykose an Haut (Kopfhaut) oder an den Füßen (Tinea pedis) sehr viel Geduld erforderlich sein kann.

Antimykotika sind Substanzen, die gut mit der Klasse der Antibiotika zur Behandlung bakterieller Infektionen verglichen werden können. **Lokal** auf die Oberhaut appliziert sind sie praktisch frei von Nebenwirkungen. Einige der modernen Breitspektrumantimykotika mit sehr guter und breiter Wirksamkeit, z. B. Miconazol, sind rezeptfrei erhältlich und stehen damit dem Heilpraktiker zur Verfügung. Dies gilt auch für Nystatin, das allerdings ausschließlich bei Candida albicans an Haut und Schleimhäuten einschließlich des Darms wirksam ist. Nystatin ist zur oralen Therapie des Magen-Darm-Trakts hervorragend geeignet – auch in der Schwangerschaft oder bei Säuglingen. An der **Haut** liegen nicht so selten **Mischinfektionen** vor, bei denen Nystatin unwirksam ist und z.B. durch Miconazol ersetzt werden sollte. Die systemische Behandlung von Organmykosen bedarf stärkerer, rezeptpflichtiger Antimykotika. Sie bleibt dem Arzt vorbehalten.

ACHTUNG

- Die genitale Candidiasis fällt aufgrund ihrer sexuellen Übertragbarkeit nach §24 IfSG unter das Behandlungsverbot.
- Der Candida-Befall der Mundhöhle (Soor) fällt nach dem Zahnheilkundegesetz unter das Behandlungsverbot.

Zusammenfassung

Pilze

- bilden getrennt von Pflanzen, Tieren und Prokaryonten ein **eigenes Reich**
- **Kern** mit regulärer Membran, **vereinzelte Mitochondrien**, **chitinhaltige Zellwand**, kein Chlorophyll, fadenartige **Hyphen**, **Myzelien**, Thallus und Sporen
- wachsen **saprophytär** (auf totem organischem Material) oder **parasitär** (auf Kosten anderer Lebewesen)
- Vermehrung meist durch **Sprossung** bzw. **Zweiteilung**, teilweise sexuell über **Sporen**
- **Einteilung** in Dermatophyten, Hefen und Schimmelpilze
- **Dermatomykosen** durch Candida albicans (nur **feuchte** Haut) und Dermatophyten
- Besiedelung von Mundhöhle (Soor), Darm und Genitalbereich durch Candida albicans, allergische Reaktionen auf Schimmelpilze in den Atemwegen, kanzerogene Wirkung von Aflatoxinen aus Schimmelpilzen (z.B. aus verschimmeltem Getreide oder aus Nüssen wie Paranüssen u.a.)
- **Systemmykosen** v.a. bei Immunschwächen (z.B. AIDS): Candidose, Aspergillose, Kryptokokkose und Histoplasmose
- Therapie mit **Antimykotika** (lokal oder systemisch)

3.3 Protozoen

3.3.1 Charakteristika

Die Protozoen gehören gemeinsam mit den Helminthen (Würmern) und den Arthropoden (Insekten) zu den **tierischen Parasiten** (Schmarotzern). Hierunter versteht man tierische Organismen, die ganz oder überwiegend **auf Kosten anderer Lebewesen existieren**. Auch nicht-tierische Organismen wie einige Pilze sowie sämtliche menschenpathogenen Bakterien vermehren sich parasitär.

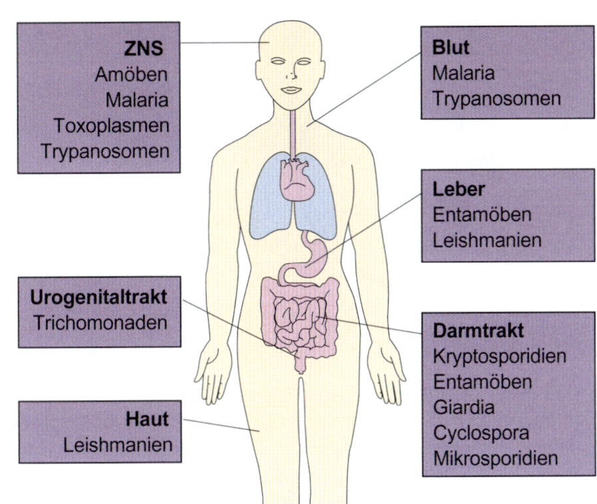

Abb. 3.24 Übersicht über die wichtigsten Protozoen [R297]

Protozoen sind **einzellige** Lebewesen. Sie enthalten komplette Zellkerne, Mitochondrien und alle weiteren Bestandteile tierischer Zellen. Ihre Fortpflanzung erfolgt teilweise geschlechtlich und teilweise ungeschlechtlich durch Zweiteilung.

Protozoen können sich **zielgerichtet bewegen**. Man könnte sie diesbezüglich in **zwei Gruppen** einteilen, von denen die eine über einen unveränderbaren, aber **begeißelten Zellkörper** verfügt, während die andere unbegeißelt ist und sich über Formänderungen **amöboid** fortbewegt. Vor allem die letztere Gruppe ist daneben auch in der Lage, **Zysten** auszubilden, die als **stabile Dauerformen** anzusehen sind und auch außerhalb von Wirtsstrukturen ein langes Überleben gestatten.

Im Folgenden werden nur die wesentlichen Arten kurz vorgestellt (➤ Abb. 3.24):

- Amöben (➤ Kap. 3.3.2)
- Trichomonaden (➤ Kap. 3.3.3)
- Giardia lamblia (➤ Kap. 3.3.4)
- Cryptosporidium parvum (➤ Kap. 3.3.5)
- Plasmodien (➤ Kap. 3.3.6 bzw. ➤ Fach Infektionskrankheiten)
- Toxoplasma gondii (➤ Kap. 3.3.7).

ACHTUNG

Ein Teil der menschenpathogenen Protozoen ist nach dem IfSG **meldepflichtig**. Meldepflicht bedeutet gleichzeitig **Behandlungsverbot** für Heilpraktiker (§24 IfSG).

3.3.2 Amöben

Die **Amöbiasis** ist eine akute oder chronische Erkrankung des Dickdarms durch **Entamoeba (E.) histolytica**, doch können sich die Erreger von hier aus auch auf andere Organe ausbreiten. Nicht so selten entsteht z.B. ein **Amöben-Leberabszess**.

Amöben kommen in **zwei Formen** vor (➤ Abb. 3.25):

- kleine rundliche **Zysten** (10–15 µm): Sie entsprechen einem **Dauerstadium**, sind von einer widerstandsfähigen Hülle umge-

3

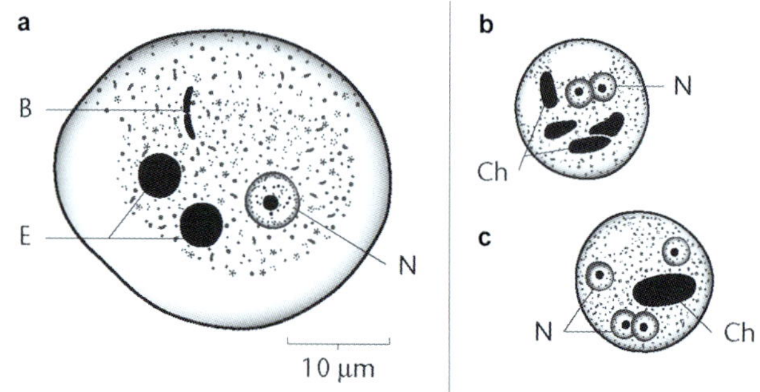

Abb. 3.25 Entamoeba histolytica. **a** Pathogene Magnaform mit aufgenommenen Erythrozyten (E) und einem Bakterium (B); N = Zellkern. **b** Apathogene Minutaform, die im Darm parasitiert, mit zwei Zellkernen (N) und Chromatoid-Körperchen (Ch). **c** Zyste (Dauerform), die mit dem Stuhl ausgeschieden wird, mit mehreren Zellkernen. [G037]

ben und enthalten nach entsprechenden Teilungen mehrere Kerne. Zysten sind an der Umwelt, v.a. in Gewässern, **sehr resistent** und widerstehen nach oraler Aufnahme auch der Salzsäure des Magens.

- **vegetative Form** (Trophozoit): Diese („amöboid") **beweglichen Formen** (früher als Minutaform bezeichnet) parasitieren im Darmlumen und weisen hier meist eine Größe von etwa 20 µm auf. Bei einer Invasion des Gewebes **vergrößern** sie sich auf bis zu 60 µm (sog. Magnaform). In dieser Form sind Amöben **nicht infektiös**, weil sie im Magensaft zugrunde gehen.

EXKURS

Insgesamt erinnern die vegetativen Amöben in Form, Formänderung unter Größenzunahme, Beweglichkeit und Verhalten einschließlich ihrer Phagozytosefähigkeit (z.B. von Erythrozyten) sehr an **Monozyten** und hieraus entstehende **Gewebemakrophagen**. Es ist anzunehmen, dass entsprechend der bakteriellen Abstammung tierischer Mitochondrien ein evolutionärer Bezug hergestellt werden kann.

Während Entamoeba histolytica **ausschließlich beim Menschen** (und Primaten) vorkommt, existieren weitere, frei lebende Arten, die zwar für den Menschen in aller Regel selbst bei Immunsuppression **nicht pathogen** sind, jedoch wegen ihrer mikroskopischen Identität häufig zu Verwechslungen führen. Im Vordergrund stehen die beiden Subspezies **Entamoeba (E.) dispar** und **E. moshkovskii**. Bis vor wenigen Jahren ging man davon aus, dass die weltweite Durchseuchung mit E. histolytica einschließlich der westlichen Länder bei etwa 10 % liegt. Aufgrund der modernen molekulargenetischen Möglichkeiten weiß man nun, dass dies auf die apathogenen Formen (v.a. E. dispar) zutrifft, während man **E. histolytica** zumindest in den westlichen Ländern eher **selten** findet.

Symptomatik (Amöbiasis)

Die Infektion des Menschen (➤ Abb. 3.26) erfolgt durch Aufnahme der **Zysten** mit durch **menschliche Ausscheidungen** kontaminierter **Nahrung** oder **Trinkwasser** (fäkal-oral). Daraus folgt angesichts des erreichten hygienischen Standards in den westlichen Ländern, dass Infektionen nahezu ausschließlich im **Ausland** erworben werden, besonders häufig in subtropischen oder tropischen Regionen (Indien, Südamerika, Afrika).

Die aus den Zysten entstehenden vegetativen Formen (Trophozoiten) besiedeln in der Folge in etwa **90 %** der Fälle **ohne** jegliche **Symptome** den Dickdarm, können aber auch durch Eindringen in die Darmwand unter Geschwürsbildung Bauchschmerzen und **schwerste, blutige Durchfälle** verursachen **(Amöbenruhr)**. Fieber entsteht nur in etwa 50 % dieser Fälle. Die **Inkubationszeit** liegt meist bei **mehreren Wochen**.

Häufiger jedoch kommt es bei den apparent verlaufenden Infektionen lediglich zu unspezifischen chronischen **Durchfällen**, evtl. im Wechsel mit **Obstipation** und begleitet von **Bauchschmerzen**, sodass die Fehldiagnose eines **Reizdarmsyndroms** nahe liegt. Es ist deshalb im Alltag besonders wichtig, überhaupt an die Möglichkeit einer Amöbiasis (oder Giardiasis, s. unten) zu denken und zumindest eine Reiseanamnese zu erheben (➤ Kap. 3.3.4).

In einzelnen Fällen gelangen die Trophozoiten von E. histolytica durch die Darmmukosa und mit dem Pfortaderblut zur **Leber**, wo sie einzelne oder multiple **Abszesse** verursachen. Dabei entstehen teilweise akute Symptome; **häufig** jedoch verläuft die Infektion ähnlich der Echinokokkose **inapparent**, sodass die Amöbenabszesse riesige Ausmaße erreichen können. Im Einzelfall brechen sie über das angrenzende Zwerchfell in Pleura und Lunge durch und werden durch die Symptome der Pleuritis bzw. Pleuropneumonie symptomatisch. Leberabszesse entstehen meist ohne Darmsymptomatik und erst Monate oder Jahre nach einem Auslandsaufenthalt.

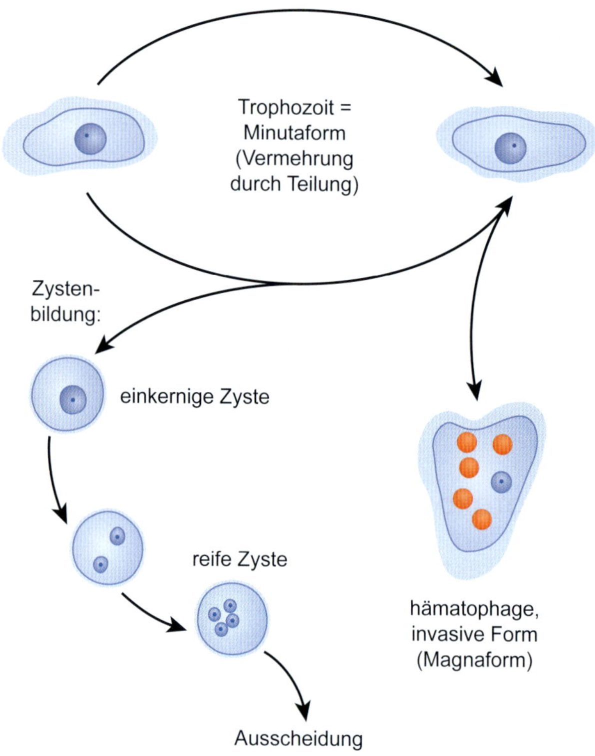

Abb. 3.26 Zyklus von Entamoeba histolytica [L231]

MERKE

Obwohl im Rahmen einer Amöbiasis Antikörper einschließlich IgA gebildet werden, können jederzeit Rezidive entstehen. Aus diesem Grund ist auch die Entwicklung wirksamer Impfstoffe nicht zu erwarten bzw. von vornherein ausgeschlossen. Die **unvollständige** oder **fehlende Immunisierung** ist auch bei den weiteren Protozoen-Infektionen zu beobachten.

HINWEIS DES AUTORS

Die **Symptome der Amöbenruhr** mit ihren blutigen oder blutig-schleimigen Durchfällen bis hin zum toxischen Megakolon erinnern sehr an die Symptome einer **Colitis ulcerosa**. Bei einem Patienten mit nachgewiesener Colitis ulcerosa erschienen in der Tensor-Testung tatsächlich Amöben. Die Krankheit heilte umgehend aus, als die Amöben beseitigt waren. Man könnte vermuten, dass Besonderheiten des Immunsystems dazu führen, dass aus einer üblicherweise inapparenten oder zumindest selbstlimitierenden Durchfallerkrankung eine chronische und schwer verlaufende Colitis entsteht.

Diagnostik

Der Nachweis gelingt **ausschließlich** aus **frischem Stuhl** – am sichersten aus blutigen Schleimflocken. Beim Transport gehen die vegetativen Formen durch die Luftexposition zugrunde oder wandeln sich in die zystischen Formen um, die vom Labor nicht mehr gegen apathogene, evtl. physiologisch parasitierende Arten abgegrenzt werden können, sodass die Diagnose einer Amöbiasis scheinbar ausgeschlossen ist. Es muss also bei Verdacht auf eine Amöbiasis, nach Rücksprache, nicht der Stuhl, sondern der Patient zum untersuchenden Labor geschickt werden. Alternativ ist auch der Nachweis aus Geschwüren im Rahmen einer **Rektoskopie** möglich, sofern Abstrich bzw. Biopsie im direkten Anschluss vom Labor aufgearbeitet werden können. Inzwischen existieren zur Abgrenzung z.B. gegenüber E. dispar aufwendige Untersuchungsmöglichkeiten einschließlich **PCR-Diagnostik**, die allerdings teuer sind und längst nicht überall zur Verfügung stehen. Man sollte sich als Therapeut nach den Möglichkeiten des gewählten Labors erkundigen.

Ein Übergreifen auf die **Leber** (Amöbenabszess) wird am sichersten durch **Ultraschall** erkannt. Für diese Fälle existieren dann auch serologische Nachweismethoden.

Therapie

Die beiden Antibiotika **Metronidazol** und Tinidazol sind gegenüber invasiven Amöben gut wirksam, erreichen jedoch die im Darmlumen persistierenden Formen nur unvollständig, sodass man die Therapie der Colitis durch weitere Medikamente (z.B. Paromomycin) ergänzen muss.

Offiziell gilt die antibiotische Therapie auch beim Leberabszess als erfolgreich. Allerdings erschien vor Jahren eine Patientin mit einem im Ultraschall knapp **11 cm** messenden Amöbenleberabszess beim Autor, nachdem sie zuvor in der benachbarten Uniklinik über Monate **erfolglos** mit Metronidazol behandelt worden war. Abszesse sind nicht durchblutet, sodass das Antibiotikum offensichtlich nicht in erforderlichem Umfang in die Abszesshöhle diffundiert. Dies entspricht der Problematik bei der Therapie der Echinokokkose (➤ Kap. 3.4.2).

Eine Therapieoption besteht für den Heilpraktiker in der Gabe spezifischer, jeweils doppelblind ausgetesteter Nosodenpräparate. Aufs Geratewohl gegebene Potenzen sind grundsätzlich ohne Wirkung bzw. sogar kontraproduktiv (➤ Fach Pharmakologie).

Meldepflicht

Die Amöbiasis unterliegt **keiner Meldepflicht** und **keinem Behandlungsverbot** für den Heilpraktiker.

3.3.3 Trichomonaden

Trichomonaden sind **begeißelte** Protozoen mit einer Größe von ca. 15–30 µm. Es gibt verschiedene Arten, die teilweise als harmlose Parasiten auf den Schleimhäuten leben.

Symptomatik

Trichomonas vaginalis (➤ Abb. 3.27) als wichtigster pathogener Vertreter verursacht beim **Mann** (selten!) eine **Urethritis** und evtl. (fraglich) Prostatitis, bei der **Frau** (häufig!) eine **Kolpitis** (Scheidenentzündung) mit typischem **grünlich-schaumigem Fluor vaginalis** (Ausfluss), **Brennen** und **Juckreiz**. Die Übertragung erfolgt beim Geschlechtsverkehr.

Die Verursachung einer **Adnexitis** durch Aszension in die Tuben ist entsprechend der Prostatitis des Mannes fraglich bzw. höchstwahrscheinlich **ausgeschlossen**.

Diagnostik

Im **frischen**, ungefärbten mikroskopischen **Abstrichpräparat** erkennt man die Trichomonaden an ihren lebhaften Bewegungen und kann sie hieran zweifelsfrei von ähnlich großen Leukozyten unterscheiden (➤ Abb. 3.28). Trocknet der Abstrich ein oder wird er von vornherein fixiert und gefärbt bzw. ans Labor weitergereicht, können diese Protozoen dem Nachweis entgehen, was im medizinischen Alltag leider nicht so selten geschieht. Genauer ausgedrückt ist dies nicht die Ausnahme, sondern alltägliche Regel.

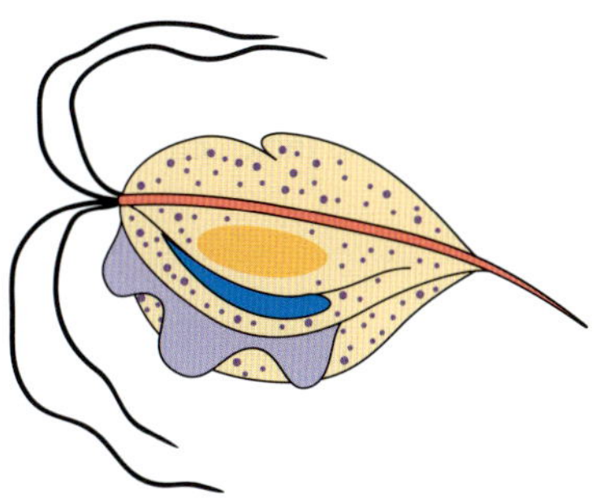

Abb. 3.27 Trichomonas vaginalis [L106]

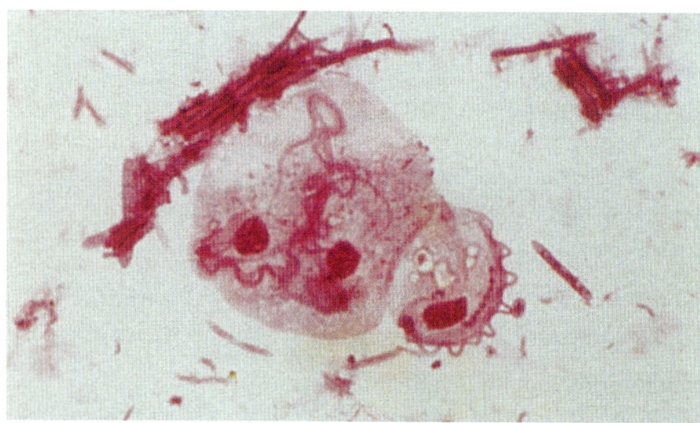

Abb. 3.28 Trichomonade im Fluor vaginalis [R297]

Therapie

Die Therapie erfolgt sehr wirksam durch eine lediglich eintägige Therapie mit dem Antibiotikum **Metronidazol** (Clont®, Arilin® u.a.). Der **Partner** sollte hierbei nicht vergessen werden.

Meldepflicht

Die Trichomoniasis ist **nicht meldepflichtig**, gehört jedoch zu den sexuell übertragbaren Krankheiten (STD); sie fällt damit nach §24 IfSG unter das **Behandlungsverbot** für Heilpraktiker.

3.3.4 Giardia lamblia

Lamblien (➤ Abb. 3.29) ähneln mit ihrer Birnenform den Trichomonaden, sind wie diese **begeißelt**, enthalten aber **zwei Kerne.** Außerdem sind sie mit 10 µm (Zyste) bzw. 20 µm deutlich kleiner. Die Vermehrung erfolgt durch Zweiteilung, wobei im Darm riesige Erregerzahlen erreicht werden können.

Entsprechend den Amöben existieren eine vegetative Form und eine zystische Dauerform, durch welche die **Infektion über die Nahrung** (unzureichend gewaschenes Obst, Gemüse, Salate bzw. in erster Linie **Trinkwasser**) erfolgt. Lamblien überleben in Wasser mehrere Monate. Eine Übertragung aus befallenen Haustieren scheint theoretisch möglich. Für ein Angehen der Infektion genügt bereits die Aufnahme einiger weniger Lamblien (ca. 10).

Man schätzt die Durchseuchung in **Deutschland** auf bis zu **5%**, mit konstant etwa 5.000 gemeldeten Infektionen pro Jahr bis 2012. Seither sind die Zahlen rückläufig. **2016** kam es noch zu etwa **3.500 akuten** (gemeldeten!) **Fällen**. Bei den Erkrankungen, die ursächlich auf Reiseländer entfielen, stand Indien im Vordergrund.

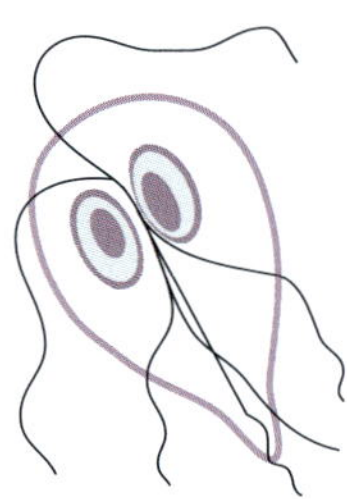

Abb. 3.29 Giardia lamblia [L157]

Weltweit werden v.a. in Entwicklungsländern weit höhere Durchseuchungsraten erreicht, teilweise im Kleinkindesalter bis zu 100%. Passend hierzu und analog zu den Amöbeninfektionen ist das Infektionsrisiko in Reiseländern wie Indien weit höher als in Deutschland.

Symptomatik

Giardia lamblia als Erreger der **Giardiasis** parasitiert im proximalen Dünndarm (meist **Duodenum**), überwiegend im Lumen, aber auch am Epithel haftend, und verursacht hier mehrheitlich **keine Symptome**. Es kann aber auch nach einer **Inkubationszeit** von **1–3 Wochen** zu akuten oder chronisch über Jahre anhaltenden, teilweise **wässrigen Durchfällen**, evtl. mit Übelkeit, oder zu wechselndem Stuhlverhalten kommen, wodurch das Bild eines **Reizdarm-Syndroms** vorgetäuscht wird – umso mehr, als auch erhebliche **Bauchschmerzen** und **Meteorismus** bestehen können. Eine Besiedelung der Gallenblase, evtl. mit resultierender **Cholezystitis**, ist möglich. Selten führt die Giardiasis auch zu **Steatorrhö**, **Laktoseintoleranz** oder sogar **Malabsorption**, wobei man in derartigen Fällen abgeflachte Zotten ähnlich einer Sprue findet. Im Zuge der chronisch intermittierenden Symptome entsteht häufig eine körperliche und mentale **Schwäche**.

Diagnostik

Lamblien vertragen keinen längeren Kontakt zu den Faeces, sodass entsprechend den Amöben der Nachweis nur aus **frischem Stuhl** gelingen kann (➤ Abb. 3.30). Teilweise sind bei bestehendem Verdacht mehrere Stuhlproben notwendig oder es muss Duodenalflüssigkeit (über eine Gastro- bzw. Duodenoskopie) abgesaugt und untersucht werden. Während diese invasive Methode selten eingesetzt wird, sind seit mehreren Jahren zusätzliche oder ersatzweise **Antigentests aus dem Stuhl** üblich, die etwas zuverlässiger sein sollen als das mikroskopische Auffinden der Erreger. Seit 2015 existiert (theoretisch) auch ein Nachweis über **PCR**. Die Dunkelziffer ist des ungeachtet ungewöhnlich hoch, weil die Symptome des Patienten unspezifisch sind und deswegen nicht unbedingt an die Giardiasis gedacht wird.

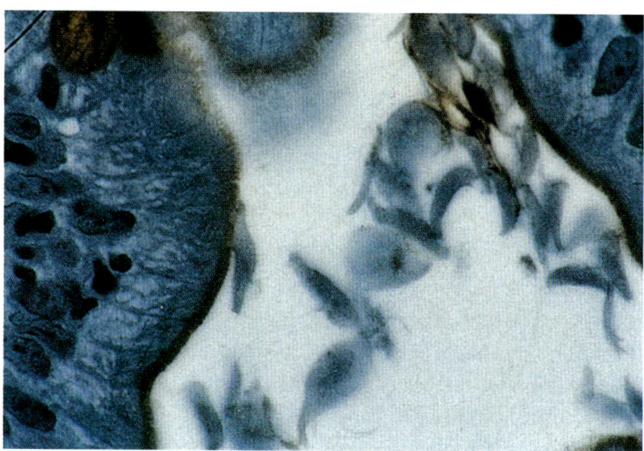

Abb. 3.30 Lamblien im Dünndarmlumen [R132]

Therapie

Eine Erfolg versprechende Therapie ist mit dem Antibiotikum **Metronidazol** möglich.

Meldepflicht

Giardia lamblia ist **meldepflichtig** nach §7 IfSG und fällt damit unter das **Behandlungsverbot** für Heilpraktiker.

3.3.5 Cryptosporidium parvum

Bei Cryptosporidium parvum (➤ Abb. 3.31) als pathogenem Vertreter mehrerer Kryptosporidien-Arten handelt es sich um rundliche Protozoen mit einer Größe von 4–6 µm.

Cryptosporidium parvum ist weltweit verbreitet, sodass man sich in Deutschland oder auch auf Reisen anstecken kann (fäkal-oral). Infizierte wie auch Haus- und Nutztiere (Hunde, Katzen, Rinder, Schafe) scheiden den Erreger mit dem Stuhl aus, wodurch Trink- und Badewasser bzw. Nahrungsmittel verunreinigt werden. Die Zahl an jährlichen Neuinfektionen lag in Deutschland einschließlich der erkrankten Heimkehrer bis 2011 bei etwa 1.000/Jahr. Seither ist ein **stetiger Anstieg** zu beobachten bis zu knapp **2.000 Meldungen** im Jahr **2016**. Dies mag eventuell auch damit zusammenhängen, dass inzwischen ein Nachweis über PCR möglich geworden ist. **Besonders häufig** infizieren sich **Kinder** zwischen 1 und 9 Jahren.

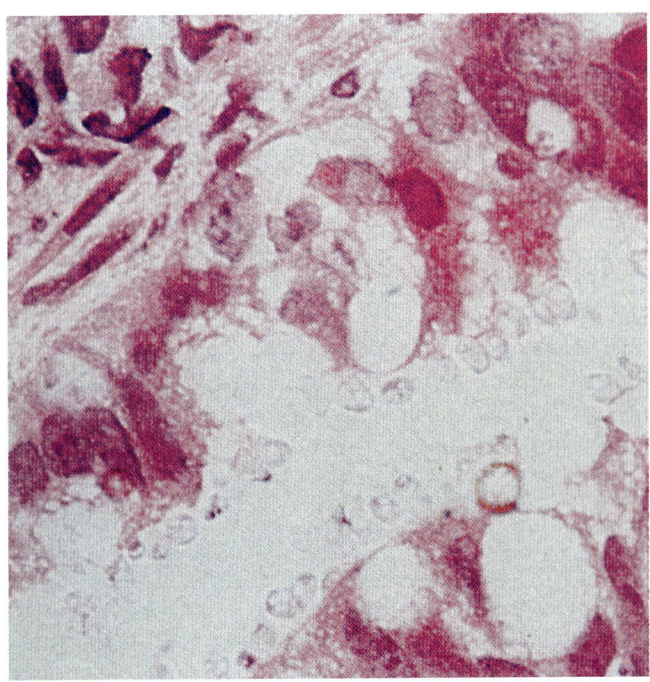

Abb. 3.31 Cryptosporidium im Darmepithel [R297]

Symptomatik

Kryptosporidien verursachen beim Menschen nach einer **Inkubationszeit** von meist **7–10 Tagen** die **Kryptosporidiose**, eine **Gastroenteritis** (Dünndarmbefall) mit Fieber, allgemeinem Krankheitsgefühl, Kopfschmerzen, Übelkeit und wässrigen Durchfällen, die über **1–3 Wochen anhalten**. Die Oozysten können auch nach der zumeist eintretenden **Spontanheilung** noch über Wochen mit dem Stuhl ausgeschieden werden. Sehr selten kommt es zur Ausscheidung auf Dauer.

Betroffen sind jenseits des Kindesalters besonders häufig Immungeschwächte, v.a. AIDS-Patienten, bei denen es auch zu schweren Verläufen mit systemischer Aussaat (Lunge, Leber) und infauster Prognose kommen kann. 2016 wurden **keine Todesfälle** gemeldet.

Therapie

Eine spezifische Therapie ist nach wie vor nicht bekannt. Man substituiert wie bei Durchfallerkrankungen allgemein üblich mit Wasser und Elektrolyten.

Meldepflicht

Die Kryptosporidiose ist **meldepflichtig** nach §7 IfSG und fällt damit unter das **Behandlungsverbot** für Heilpraktiker.

3.3.6 Plasmodien

Bei den Plasmodien handelt es sich um rundlich-ovale Protozoen, ausnahmsweise **ohne Geißeln** oder amöboide Beweglichkeit, die während ihrer Entwicklung verschiedene Stadien durchlaufen. Sie erreichen in reifen Stadien mit 5 µm nahezu die Größe von Erythrozyten, in denen sie parasitieren.

Plasmodien sind die **Erreger der Malaria**. Übertragen werden sie beim **Stich der weiblichen Anopheles-Mücke**, in deren Speichel sie vorhanden sind. Anopheles-Mücken kommen weltweit vor (im Bereich von stehenden Gewässern und Sumpfgebieten), beherbergen die Plasmodien jedoch nur in tropischen und subtropischen Gebieten bis zu einer Höhe von gut 2.000 m. In zurückliegenden Jahren gab es die Malaria auch in Europa, doch ist in den Jahren nach dem 2. Weltkrieg die Ausrottung gelungen.

Man unterscheidet **vier verschiedene Arten**, die differenzierbare Arten der Malaria auslösen können:

- **Plasmodium vivax**
- **Plasmodium ovale**
- **Plasmodium malariae**
- **Plasmodium falciparum**

Inzwischen findet man in Südostasien mit dem bisher nur tierpathogenen **Plasmodium knowlesi** eine weitere, noch eher seltene Ursache menschlicher Malaria.

Bei der Malaria handelt es sich um eine Infektionskrankheit, die jährlich weltweit immer noch bis zu 1 Million Todesfälle verursacht. Sie wird wegen ihrer großen Bedeutung im ➤ Fach Infektionskrankheiten besprochen.

3.3.7 Toxoplasma gondii

Auch Toxoplasma gondii kommt als vegetative Form und als unterschiedlich große zystische Dauerform vor. Diese Aussage muss allerdings relativiert werden, denn die Zysten bilden sich bei chronischer Infektion aus dem Wirtsgewebe heraus, sodass lediglich eine Besiedlung solcher Zysten durch die Erreger stattfindet. Bei den Toxoplasmen handelt es sich um **sichelförmig** gebogene, etwa 6 µm lange Protozoen (➤ Abb. 3.32). Die **Durchseuchungsrate** in Deutschland ist zwar in den vergangenen Jahrzehnten von ehemals **70 %** der Erwachsenen deutlich zurückgegangen, jedoch mit aktuell **50 %** (Querschnittsanalyse von 2016) immer noch **sehr hoch**.

Toxoplasmen-Zyklus (➤ Abb. 3.33)

Der eigentliche **Wirt** ist die **Katze**, bei der die Protozoen im Dünndarmepithel verschiedene Entwicklungsstadien, im Gegensatz zu allen übrigen warmblütigen Tieren auch **unter sexueller Entwicklung**, durchlaufen. Die entstehenden Oozysten werden mit dem Stuhl ausgeschieden und gelangen ins Erdreich oder Grundwasser, in dem sie länger als 1 Jahr überleben können. Von hier aus kann die Übertragung auf andere Tiere (u.a. nahezu **alle Säugetiere**) oder den Menschen erfolgen. Der **Mensch** kann als **Zwischenwirt** angesehen werden.

Eine **Infektion** des Menschen **direkt an der Katze** ist **nicht möglich**, weil die Oozysten erst im Verlauf von 3 Tagen nach der Ausscheidung ihre Infektiosität erlangen. Die Ansteckung erfolgt also z.B. aus **Katzenklos**, bei der **Gartenarbeit** durch Finger-Mund-

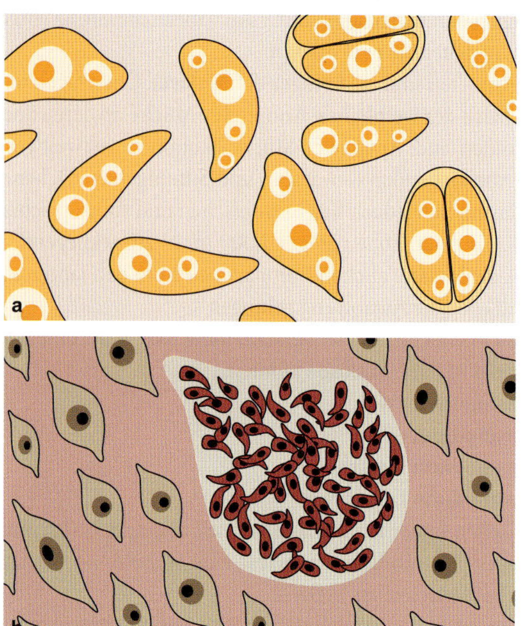

Abb. 3.32 **a** Einzelne Toxoplasmen. **b** Zerebrale Zyste. [L106]

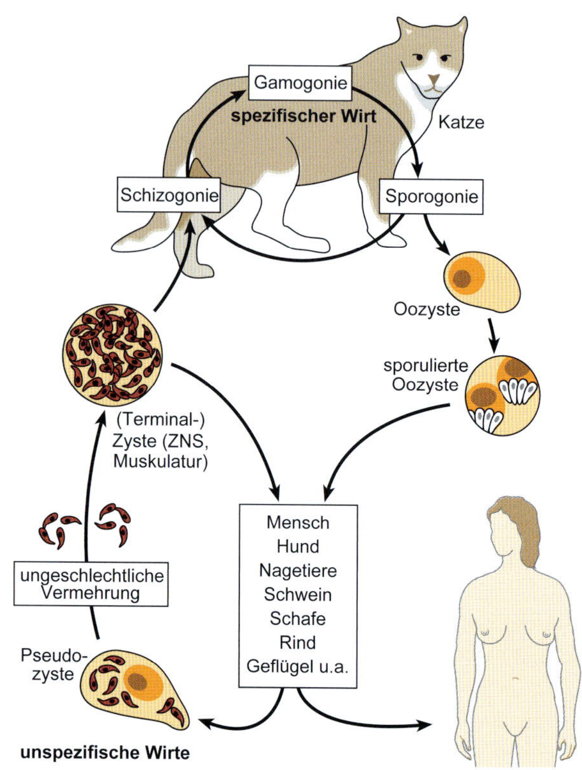

Abb. 3.33 Toxoplasmen-Zyklus [L106]

Kontakt oder aus ungenügend erhitztem, **zystenhaltigem Fleisch** (v.a. vom Schwein oder Schaf). Ein sicherer Schutz vor einer Infektion entsteht erst bei einer Erwärmung des Fleisches auf mindestens 50, besser **60 °C** (auch im Kern) über 20 Minuten. **Gepökeltes** Fleisch (Rohschinken, Salami) gilt als **nicht infektiös**.

Die oral aufgenommenen Parasiten durchdringen die Darmwand und siedeln sich über Blut und Lymphe in nahezu **allen Organen** an. Die Vermehrung erfolgt intrazellulär durch Zweiteilung. Bei ausreichender Immunreaktion des Wirtes entstehen aus dem Wirtsgewebe 200–300 µm große **zystische Dauerformen** (Pseudozysten), die Hunderte bis Tausende Toxoplasmen enthalten können. Diese finden sich bei Mensch und Tier vorwiegend in der **Muskulatur** von Herz und Skelett, in **Gehirn** (➤ Abb. 3.32b) und **Retina** des Auges. Die zystischen, zumeist reizlosen Dauerstadien können lebenslang Toxoplasmen enthalten. Bricht das Immunsystem der Betroffenen zusammen (AIDS, Zytostatikatherapie, Leukämie), kommt es zur Reaktivierung z.B. in Form einer Enzephalitis.

Symptomatik

In der Regel verläuft die akute Infektion **inapparent** (symptomlos). Entsteht eine erkennbare Toxoplasmose, findet man Lymphknotenschwellungen (überwiegend zervikal, manchmal auch generalisiert), Fieber, Schmerzen in Muskeln, Gelenken und Kopf sowie allgemeine Mattigkeit – also **grippeähnliche Symptome**. Eher selten kommt es zu Durchfällen.

Diagnostik

Der Nachweis der Infektion erfolgt **serologisch** oder durch **direkten Erregernachweis** aus dem Liquor.

Therapie

Die Therapie wird mittels einer Kombination aus einem Sulfonamid (= Antibiotikum), Pyrimethamin und dem B-Vitamin Folsäure (vorbeugend wegen einer möglichen Hemmung der Hämatopoese) versucht und muss bis zu 1 Jahr (oder noch länger) durchgeführt werden.

Konnatale Toxoplasmose

Toxoplasmen können das ungeborene Kind infizieren. Beim Kontakt einer Schwangeren, die bereits vor Eintritt der Schwangerschaft apparent oder inapparent durch Toxoplasmen infiziert war, ist das Kind durch die mütterlichen Antikörper geschützt, sodass keinerlei Therapie oder sonstige Maßnahmen erforderlich sind.

Gefährlich ist ausschließlich die **Erstinfektion einer Schwangeren**. Die Wahrscheinlichkeit für eine intrauterine Übertragung auf das Kind ist im ersten Trimenon eher klein (rund 10 %), um bis zum letzten Schwangerschaftsdrittel auf 60 % anzusteigen. Dagegen sind aber die Schäden beim Kind umso schwerer, je früher die Infektion stattgefunden hat. Nicht so selten kommt es dann zum Abort oder zur Totgeburt, während eine Infektion gegen Ende der Schwangerschaft zumeist symptomlos verläuft und beim Kind dann nur serologisch nachgewiesen werden kann. Auch in diesen Fällen kann es jedoch in den Folgejahren noch zu Symptomen kommen, am häufigsten in Form einer mentalen Retardierung oder einer Augenbeteiligung (Retinochoroiditis, Erblindung).

Symptomatik

Verläuft die Infektion des Kindes von Anfang an apparent, findet man einen **Hydrozephalus**, geistige **Entwicklungsstörungen**, **intrazerebrale Verkalkungen** oder **Augenveränderungen** (z.B. Narben auf der Netzhaut) bis hin zur Erblindung, eine **Hepatosplenomegalie** mit Ikterus und weitere Symptome.

Man ging in früheren Jahren davon aus, dass **bis zu 0,3 % aller Lebendgeborenen infiziert** sind – allerdings ohne dass jemals genaue Zahlen erhoben worden wären. Damit wäre die Toxoplasma-Infektion, nach der konnatalen Listeriose und Zytomegalie und weit vor der Röteln-Infektion, eine der häufigsten konnatalen Infektionen überhaupt. Trotzdem ist eine routinemäßige Überprüfung der Serumantikörper, wie dies z.B. für die Röteln-Antikörper gilt, in der Schwangerschaft **nicht vorgesehen**. Lediglich bei einem begründeten Verdacht wird nach dem Vorhandensein und der Konstellation von IgG und IgM gefahndet und bei einer akuten Infektion therapiert. Die Mehrzahl der Schwangeren verzichtet auch auf eine freiwillige Laborkontrolle, die selbst bezahlt werden müsste (15 €). Andererseits ist das Problembewusstsein der Schwangeren im Hinblick auf den Umgang mit Katzen durchaus gegeben, sodass die zurückliegenden Schätzungen hinsichtlich der Durchseuchung Neugeborener sicherlich längst keine Gültigkeit mehr besitzen.

Nach Hochrechnungen auf der Basis einer aktuellen Studie (2016) muss von jährlich etwa **350 Neugeborenen** mit manifesten Schäden aufgrund einer konnatalen Toxoplasmose ausgegangen werden. Diese Schäden werden zwar registriert, aber mehrheitlich nicht auf Toxoplasma gondii zurückgeführt. Jedenfalls stellen die dem RKI gemeldeten rund 10 Fälle/Jahr nach einhelliger Meinung nur die Spitze des Eisbergs dar.

Meldepflicht

Nur die **konnatale Toxoplasmose** ist nach §7 IfSG **meldepflichtig** (**ohne** Namensnennung!). Damit fallen allerdings nach § 24 IfSG **alle** Toxoplasmoseinfektionen unter das **Behandlungsverbot** für Heilpraktiker. In Deutschland kommt es lediglich zu etwa 5–15 Meldungen/Jahr (**2016**: **10** Meldungen), wobei das **RKI** allerdings von einer **ungewöhnlich hohen Dunkelziffer** ausgeht (s. oben), eben weil ohne entsprechenden Verdacht üblicherweise keine erregerspezifischen Nachweise durchgeführt werden.

Zusammenfassung

Protozoen

- einzellige tierische Erreger
- besitzen kompletten **Zellkern**, **Mitochondrien** und **alle anderen Bestandteile** tierischer Zellen
- meist **beweglich** durch Geißeln **oder** Formveränderungen (amöboid)
- Bei Amöben, Lamblien, Kryptosporidien und Plasmodien besteht mehrheitlich eine Reiseanamnese, Trichomonaden und Toxoplasmen werden bevorzugt in Deutschland erworben.
- **Amöben (Entamoeba histolytica):** besiedeln meist inapparent den Dickdarm; verursachen teilweise Bauchschmerzen mit wässrigen oder auch schweren, evtl. blutigen Durchfällen (Amöbenruhr); können auch zum Bild des Reizdarmsyndroms (RDS) führen; eine gefährliche Komplikation ist die Leberamöbiasis (Leberabszess).
- **Trichomonaden (Trichomonas vaginalis):** verursachen bei der Frau eine Kolpitis mit typischem Fluor, beim Mann (selten) eine Urethritis
- **Lamblien (Giardia lamblia):** hohe Durchseuchung weltweit (in Deutschland bis 5 %), persistieren im Duodenum; führen evtl. zu Durchfall (Giardiasis) bzw. den Symptomen eines RDS
- **Cryptosporidium parvum:** rufen eine selbstlimitierende Gastroenteritis hervor, werden bei Immunschwäche (z.B. AIDS) auch invasiv – mit schlechter Prognose, weil es keine spezifischen Therapien gibt
- **Plasmodien:** werden von weiblicher Anopheles-Mücke übertragen; Erreger der Malaria; überwiegend vier Arten (P. vivax, P. ovale, P. malariae, P. falciparum) ➤ Fach Infektionskrankheiten

3

- **Toxoplasma gondii:** Katze als eigentlicher Wirt, Mensch ist Zwischenwirt; Infektion erfolgt nicht direkt an der Katze, sondern frühestens nach Tagen an ihren Ausscheidungen; Parasiten siedeln sich in allen Organen an, überleben in intrazerebralen Zysten; Infektion meist inapparent; hohe Durchseuchung; bei Erstinfektion von Schwangeren mögliche Infektion des ungeborenen Kindes (konnatale Toxoplasmose) mit Hydrozephalus, intrazerebralen Verkalkungen, Augenbeteiligung, nichtnamentliche Meldepflicht für die konnatale Toxoplasmose (10 Meldungen/Jahr)

Meldepflicht und damit **Behandlungsverbot** für Heilpraktiker für
- Giardia lamblia
- Cryptosporidium parvum
- Toxoplasmose

3.4 Würmer

3.4.1 Charakteristika

Menschenpathogene Würmer (= Helminthen) sind **vielzellige tierische Parasiten** mit eigenem Organsystem, die den **Darm** höherer Tiere besiedeln und von dort aus teilweise auch systemische Infektionen verursachen. Die **Vermehrung** der Würmer erfolgt **geschlechtlich**. Einige Formen sind für ihre Weiterentwicklung auf sog. **Zwischenwirte** angewiesen.

Man unterscheidet die beiden Klassen der Plattwürmer und der im Querschnitt rundlichen Fadenwürmer:
- **Plattwürmer** (Plathelminthes):
  - **Bandwürmer** (Zestoden) ➤ Kap. 3.4.2
  - **Saugwürmer** (Trematoden), auch als **Egel** bezeichnet (Darm-, Leber-, Lungenegel); der Blutegel gehört dagegen zu den Ringelwürmern.
- **Fadenwürmer** (Nematoden):
  - **Peitschenwürmer** (Trichuris) ➤ Kap. 3.4.3
  - **Madenwürmer** (Oxyuren) ➤ Kap. 3.4.4
  - **Spulwürmer** (Askariden) ➤ Kap. 3.4.5
  - **Trichinen** (Trichinella) ➤ Kap. 3.4.6
  - **Filarien**

Saugwürmer und Filarien haben bei uns keine besondere Bedeutung und werden deshalb nicht besprochen. Der Blutegel verursacht keine Infektionen, sondern dient ganz im Gegenteil medizinischen Zwecken, über deren Nutzen man allerdings geteilter Meinung sein kann – zumindest hinsichtlich einer nachhaltigen Wirkung.

Übertragungswege (➤ Abb. 3.34)

Die Infektion mit **Trichinen** und **Bandwürmern** erfolgt in Form der **Larven** (Zwischenstadium zwischen Ei und fertigem Wurm) aus **rohem Fleisch**. Die übrigen Würmer werden üblicherweise aus **unzureichend gewaschenem Gemüse und Salat**, die mit tierischen Ausscheidungen kontaminiert sind, als **Wurmeier oder Larven** aufgenommen. **Filarien** werden durch **blutsaugende Insekten** übertragen.

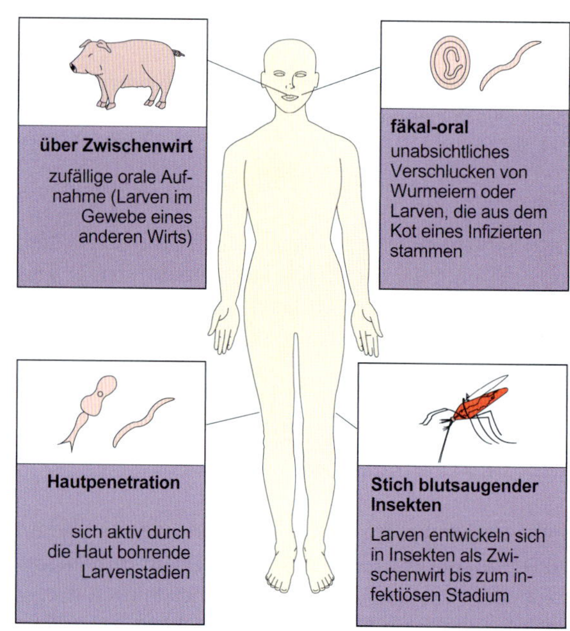

Abb. 3.34 Übertragungswege von Wurmerkrankungen [R297]

Ein weiterer Übertragungsweg, v.a. bei Kindern, erfolgt über perianal vom Madenwurm abgelegte **Eier**, die von den Kindern nach Kratzen weitergegeben oder selbst wieder oral aufgenommen werden (Autoinokulation).

Symptomatik

Wurmerkrankungen müssen nicht unbedingt Symptome erkennen lassen. Darminfektionen durch einzelne oder einige wenige Würmer verlaufen sogar in der **Mehrzahl** der Fälle **inapparent**. Werden sie symptomatisch, sieht man v.a. **Bauchschmerzen**, **Müdigkeit** und **Gewichtsverlust** trotz vermehrtem Appetit. Manchmal ist eine **Anämie** (durch den B_{12}- oder Eisenverbrauch des Wurms) der erste Hinweis auf den Wurmbefall.

3.4.2 Bandwürmer (Zestoden)

Bandwürmer sind platte („bandartige"), gegliederte, bis zu 10 m lange Parasiten mit Kopf- und Halsteil. Am **Kopf** (= Skolex) befinden sich **Haftorgane** (➤ Abb. 3.37), mittels derer sich der Wurm an der Schleimhaut des **proximalen Dünndarms** (oberes Jejunum) befestigt. Auf den abgesetzten **Halsteil** folgt der Körper aus einer **Gliederkette (= Proglottiden)**, die je nach Wurmart nur wenige, aber auch mehr als tausend Glieder enthalten kann. Bandwürmer sind Hermaphroditen: In jedem einzelnen Glied dieser Kette befinden sich sowohl **weibliche** als auch **männliche** Geschlechtsorgane und nach Ausreifung bis zu 100.000 Eier. Bandwürmer besitzen keinen Verdauungsapparat. Ihre **Ernährung** erfolgt aus dem Darminhalt des Wirtes durch **Diffusion**. Die **Lebensdauer** der reifen Würmer beträgt im menschlichen Darm grundsätzlich **mehrere Jahre**.

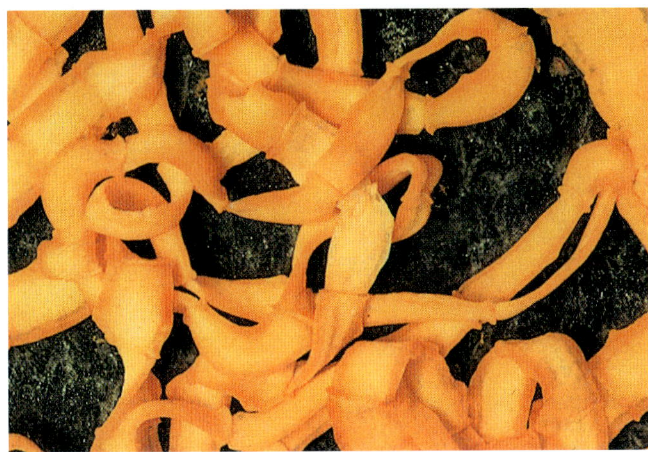

Abb. 3.35 Glieder (Proglottiden) des Rinderbandwurms [R132]

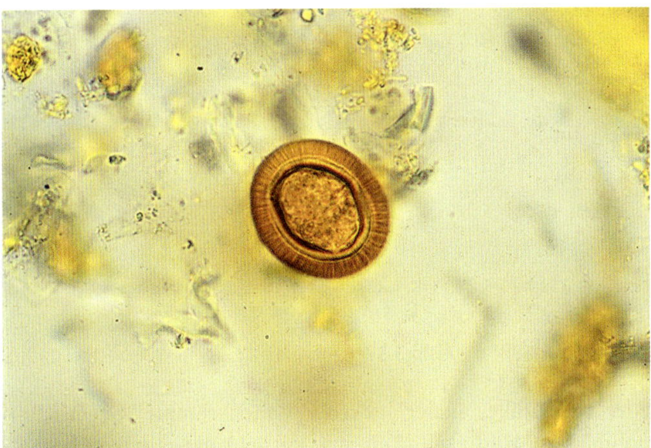

Abb. 3.36 Bandwurm-Ei [E315]

Proglottiden messen im Durchmesser etwa 4–7 mm, ihre Länge liegt bei 1–2 cm (➤ Abb. 3.35). Sie wachsen nacheinander aus dem Halsteil. Die am weitesten vom Skolex entfernte Proglottide besitzt demnach den höchsten Reifegrad und wird mitsamt den **enthaltenen Eiern** nach vollständiger Ausreifung abgestoßen und **mit dem Stuhl ausgeschieden**. Ein Bandwurm produziert pro Monat etwa 400 Glieder, die regelmäßig (täglich) abgestoßen werden und den Darm des Menschen teilweise **aktiv unter Eigenbewegungen** verlassen. Dies kann im Einzelfall anale Beschwerden, z.B. **Juckreiz** verursachen. Beim Zerfall der Proglottide an der Außenwelt werden die Wurmeier freigesetzt und z.B. von weidenden Tieren aufgenommen. Die Eier können aber auch bereits im Darm freigesetzt werden und erscheinen dann im Stuhl. **Wurmeier** weisen eine Größe von 30 µm bis zu maximal 0,1 mm auf und können mikroskopisch bereits bei geringer Auflösung problemlos erkannt und nach Größe, Farbe und Form der entsprechenden Wurminfektion zugeordnet werden (➤ Abb. 3.36). Dies gilt zumindest hinsichtlich einer Abgrenzung der Eier von Bandwürmern und den diversen Nematoden, während sich die Eier der Bandwurmarten untereinander ähneln.

Die sich aus den Eiern entwickelnden **Larven** werden bis zu mehrere Millimeter lang. Die Larven der Bandwürmer erhalten in Abhängigkeit vom Zwischenwirt, in dem sie parasitieren, unterschiedliche Benennungen (ohne Prüfungsrelevanz). Beim Tier heißen sie meist **Finnen**, obwohl sie auch dort häufig Zystizerki bilden. Beim Menschen nennt man die abgekapselten oder flüssigkeitsgefüllten, zystischen Stadien **Zystizerkus**, woraus sich dann das Krankheitsbild der **Zystizerkose** ableitet. Entwickeln sich die Larven wie bei der **Echinokokkose** in großen wassergefüllten Blasen (Zysten), die mehrere bis zahlreiche Larven enthalten können, nennt man sie **Hydatide** (Hydor = Wasser). Larven überleben in tierischem Gewebe mehrere **Jahre**, bei der Echinokokkose sogar **zeitlich unbefristet**.

Entwicklungszyklus

Bandwürmer entwickeln sich über Zwischen- und Endwirte, wobei der Mensch je nach Wurmart nur das eine **oder** das andere, im Einzelfall (beim Schweinebandwurm) aber auch **beides** darstellen kann (➤ Abb. 3.37). Wenn Mensch oder Tier Wurm-**Eier** oral aufnehmen, entwickeln sich im proximalen Dünndarm aus diesen Eiern die **Larven** (Finnen, Zystizerki). Der Träger der Larven wird als **Zwischenwirt** bezeichnet. Die Larven durchbrechen die Darmwand, gelangen auf dem Blutweg in weite Teile des Organismus und nisten sich v.a. in der **Muskulatur** ein. Es entwickelt sich das Krankheitsbild der **Zystizerkose**. Eine Weiterentwicklung zum fertigen Bandwurm ist **im Zwischenwirt nicht möglich**.

Wird ein Zwischenwirt mitsamt seinen Finnen von einem weiteren Tier bzw. dem Menschen gegessen oder werden ausgeschiedene **Larven oral aufgenommen**, entwickeln sich im **Darm** dieses **Endwirts** innerhalb von 2–4 Monaten die fertigen **Bandwürmer**. Ausgeschiedene Wurmeier werden wiederum von Zwischenwirten aufgenommen und setzen den Kreislauf fort. Im Gegensatz zu **Wurmeiern**, die an der Umwelt über Monate oder Jahre weitgehend **resistent** gegenüber sämtlichen, natürlich vorkommenden Bedingungen sind, sind die **Larven** als Zwischenstadien nicht allzu widerstandsfähig. Wird das befallene Fleisch kurzfristig tiefgefroren (–18 °C) oder für einige Tage im Kühlschrank gelagert bzw. bei der Nahrungsbereitung auf 70 °C erhitzt (auch im Kern), gehen sie zugrunde. Kritisch für den Menschen hinsichtlich seiner „Funktion als Endwirt" ist also v.a. der Genuss von rohem bzw. unzureichend gegartem Fleisch, weil die Larven teilweise bei der Fleischbeschau übersehen werden.

MERKE
- Die **Zystizerkose** des Menschen als **Larvenstadium** in Geweben und Organen entsteht durch Aufnahme von Bandwurm-**Eiern** (→ Mensch = Zwischenwirt).
- Ein **Bandwurmbefall** des Darms entsteht durch Aufnahme von **Larven** (→ Mensch = Endwirt).

Rinderbandwurm (Taenia saginata)

Der Rinderbandwurm wird über seine Larven (Finnen bzw. Zystizerki) aus **rohem Fleisch** auf den Menschen übertragen. Da sich die Larven **ausschließlich** im **menschlichen** Darm zum fertigen Wurm entwickeln können, stellt der **Mensch** den **einzigen Endwirt** des Rinderbandwurms dar. Eine relativ kurzfristig weltweit durchgeführte Fleischbeschau bzw. das ausreichende Erhitzen von Rindfleisch würde dementsprechend den Zyklus unterbrechen und zum

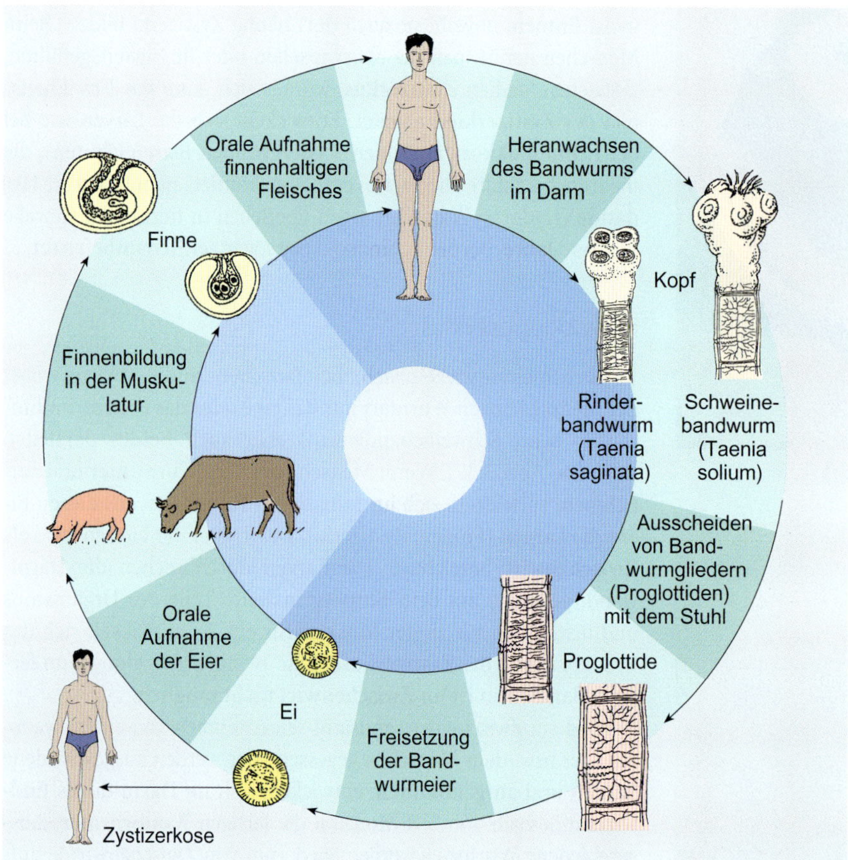

Abb. 3.37 Bandwurm-Zyklus mit Wirtswechsel [L190]

Aussterben dieser menschlichen Wurmerkrankung führen. Da der Mensch auch den einzigen Endwirt des Schweinebandwurms darstellt, gilt diesbezüglich dasselbe. Alternativ bräuchte man für dieses Ziel „lediglich" sämtliche menschlichen Abwässer zu klären, denn Rind und Schwein als Zwischenwirte infizieren sich **ausschließlich** an den vom **Menschen** ausgeschiedenen **Wurmeiern** – in westlichen Ländern z.B., heutzutage eher theoretisch, im Bereich von Campingplätzen, weltweit außerhalb Europas und Nordamerikas auch aus ungeklärten Abwässern. Dies bedeutet gleichzeitig, dass der Befall mit **Bandwürmern** in den westlichen Ländern **außerordentlich selten** geworden ist, wozu neben den allgemeinen Hygienemaßnahmen auch die übliche Fleischbeschau ihren Beitrag leistet. Aufgrund der fehlenden Meldepflicht liegen zwar (abgesehen von Echinococcus) keine Zahlen, noch nicht einmal Schätzungen vor, doch dürfte es sich nur noch um Einzelfälle handeln – am ehesten noch vom Rinderbandwurm.

Die Finnen des Rinderbandwurms heften sich im menschlichen **Dünndarm** an die Darmwand an und entwickeln sich innerhalb von **3 Monaten** zu den geschlechtsreifen (adulten) **Würmern**. Ihre Länge kann 8–10 m erreichen. Die von den Würmern gebildeten Proglottiden und hieraus freigesetzten Wurmeier werden mit dem **Stuhl ausgeschieden** und sind monatelang überlebensfähig.

Symptomatik

Die **Mehrzahl** der Infektionen verläuft **inapparent**. Kommt es zu Symptomen, entstehen am häufigsten **Übelkeit**, **Obstipation** und/oder **Durchfälle**, **analer Juckreiz**, **Bauchkrämpfe**, **Gewichtsabnahme** und **Müdigkeit**. Teilweise entsteht das durchaus berechtigte Gefühl eines „Wühlens im Leib". Eine **Appendizitis** (durch Einwandern von Proglottiden in den Wurmfortsatz) oder sogar ein **Ileus** (bei Befall durch mehrere Bandwürmer) sind möglich, wenn auch sehr selten. Der im Gegensatz zum Madenwurmbefall eher sporadisch erscheinende Juckreiz entsteht in Fällen, bei denen Wurmeier an der Perianalregion haften bleiben, theoretisch auch einmal dann, wenn einzelne Proglottiden aktiv den Darm verlassen.

Diagnostik und Therapie

Der **Nachweis** erfolgt über die auf dem Stuhl erscheinenden (beweglichen) Proglottiden bzw. mikroskopisch über die Wurmeier. Aus den Proglottiden kann im Labor die genaue Bandwurmart ermittelt werden. In 50 % der Fälle bestehen eine **Eosinophilie** und erhöhte **IgE-Serumspiegel**, die allerdings mangels geeigneter Reagenzien keinen gezielten Wurmnachweis erlauben.

Die **Therapie** mit Anthelmintika wie u.a. Praziquantel ist zuverlässig wirksam.

Meldepflicht

Es gibt **keine Meldepflicht** und **kein Behandlungsverbot** für den Heilpraktiker, allerdings auch keinerlei sinnvolle, anerkannte Therapiemöglichkeit. Wirksame Anthelmintika sind grundsätzlich verschreibungspflichtig.

Schweinebandwurm (Taenia solium)

Auch der Schweinebandwurm wird über die **Finnen** aus unzureichend erhitztem Fleisch auf den Menschen übertragen. Der **Mensch** stellt auch hier den **einzigen Endwirt** dar. Die weitere Entwicklung entspricht dem Rinderbandwurm. Die erreichbare Größe ist mit 3–4 m deutlich geringer.

Im Gegensatz zum Rinderbandwurm können sich auch oral aufgenommene **Eier** des Schweinebandwurms im Menschen entwickeln und Finnen bzw. Zystizerki bilden (Mensch = **Zwischenwirt**), die dann aus dem proximalen Dünndarm über die Blutbahn in verschiedene Organe (Leber, Muskulatur, Auge, Gehirn) gelangen und zum Krankheitsbild der **Zystizerkose** führen. Meist werden die Eier bei mangelhafter Hygiene durch einen **engen Kontakt** (Schmierinfektion) zu einem **Bandwurmträger** erworben. Derselbe kann sich allerdings auch durch **Autoinokulation** seiner Wurmeier selbst mit der Zystizerkose infizieren, sodass er in diesem Fall gleichzeitig als End- **und** Zwischenwirt fungiert. Die Zystizerkose ist in Deutschland **außerordentlich selten**, doch gibt es wegen der fehlenden Meldepflicht keine genauen Angaben.

MERKE

Es gilt zu beachten, dass die Zystizerkose des Menschen nicht am Zwischenwirt Schwein erworben werden kann, sondern ausschließlich über die **orale Aufnahme der Eier** aus den **Ausscheidungen** des einzigen Endwirts **Mensch**.

Symptomatik

Die Symptome der Ansiedelung im **Darm** (Mensch = Endwirt) entsprechen, sofern sie überhaupt erscheinen, denjenigen des Rinderbandwurms bzw. letztendlich eines jeden enteralen Wurmbefalls.

Bei der **Zystizerkose** handelt es sich um ein schweres, evtl. sogar lebensbedrohendes Krankheitsbild. Im Vordergrund stehen die **entzündlichen Gewebeschäden** zerebral **(Neurozystizerkose)**, in der Skelettmuskulatur und am Auge. Die mögliche **Abflussbehinderung des Liquors** durch die Zystizerki oder entzündliche Begleitreaktionen können zu einem gesteigerten Hirndruck mit **Kopfschmerzen**, **Erbrechen** und **Schwindel** bis hin zu **Krampfanfällen** oder **Schlaganfall** führen, der Befall des Auges zur **Erblindung**. Zuletzt verkalken die Gewebeveränderungen.

Diagnostik

Die Diagnose der Zystizerkose kann schwierig sein, weil es nicht immer eindeutige serologische Parameter gibt und weil logischerweise keine Wurmeier im Stuhl erscheinen. Beweisend ist dann letztendlich nur der **direkte Nachweis** der **Larven**, z.B. aus einer muskulären Biopsie bzw. bei Augenbeteiligung über eine Augenspiegelung. Bei der Neurozystizerkose können evtl. in CT bzw. MRT die typischen Herde zugeordnet werden.

Die Diagnostik des **Darmbefalls** mit den **adulten Würmern** entspricht dem Rinderbandwurm (Proglottiden bzw. Eier im Stuhl).

Therapie

Behandelt wird mit Anthelmintika wie Praziquantel oder Albendazol und, bei der Neurozystizerkose, wegen der entzündlichen Reaktionen zusätzlich mit Glukokortikoiden. Während beim Darmbefall eine Einzeldosis ausreicht, kann die Behandlung der Zystizerkose schwierig und langwierig sein.

Meldepflicht

Es gibt **keine Meldepflicht** und **kein Behandlungsverbot** für den Heilpraktiker.

Fischbandwurm

Der Fischbandwurm wird aus unzureichend erhitztem **Süßwasserfisch** über seine Larven auf den Menschen übertragen. Er kann bis zu 8 m lang werden.

Gelangen die **Eier** des im menschlichen Darm gereiften Wurms mit dem Stuhl in die Gewässer, infizieren sich hier zunächst Kleinkrebse (1. Zwischenwirt), die dann wiederum von Fischen (2. Zwischenwirt) aufgenommen werden. Neben dem Menschen gibt es beim Fischbandwurm **weitere Endwirte** (prinzipiell alle Fisch essenden Tiere).

Echinokokken

Der **Fuchsbandwurm (Echinococcus multilocularis)** wird mit dem **Hundebandwurm (Echinococcus granulosus)** in die getrennte Gruppe der Echinokokken eingeteilt. Sie bieten gegenüber den anderen Bandwürmern einige Besonderheiten:

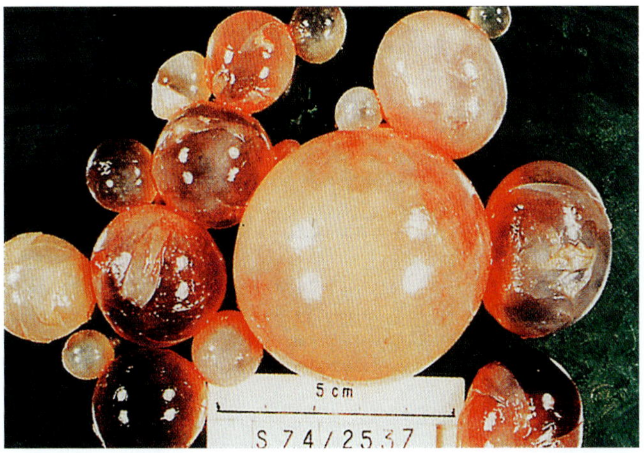

Abb. 3.38 Larvenzysten des Hundebandwurms (Operationspräparat) [R297]

Echinokokken werden nur **3–5 Millimeter** lang und enthalten lediglich 3–5 einzelne Glieder. Während also die Proglottiden üblicher Bandwürmer bis zu 2 cm lang werden, ist es bei den Echinokokken gerade mal 1 mm. Die Eier messen lediglich rund **35 µm** und können demnach als Verunreinigung der Nahrung nicht erkannt werden.

Die sich aus den verschluckten **Eiern** im Dünndarm entwickelnden **Larven** gelangen durch Darmwand und Pfortader zur **Leber** des Menschen und reifen hier in der Wandung einer flüssigkeitsgefüllten und von einer bindegewebigen Kapsel umgebenen **Zyste**. Die Zyste (= **Hydatide**) bildet das **Larvenstadium** des Bandwurms (➤ Abb. 3.38). Sie kann beim **Hundebandwurm** im Verlauf einiger Jahre bis zur Kindskopfgröße (→ **zystische Echinokokkose**) auswachsen, weil sich aus dem Epithel der Zystenwandung ständig neue Larven entwickeln. Während sich diese Larven auf der Innenseite der Zystenwand bilden, wachsen die Hydatiden des **Fuchsbandwurms** tumorartig infiltrativ von der Außenseite in die Umgebung und bilden hierbei eine zumeist erhebliche Anzahl kleinerer Zysten (→ **alveoläre Echinokokkose**) im befallenen Organ. Tatsächlich entsprechen sowohl das Wachstumsverhalten als auch die Folgen für den Patienten den Eigenschaften eines **malignen Tumors**.

Während vom Fuchsbandwurm fast ausschließlich die **Leber** befallen wird, sind beim **Hundebandwurm** zusätzlich in 30 % die **Lunge** und selten auch einmal Gehirn, Knochen, Haut und weitere Organe betroffen. Im Einzelfall können jedoch auch beim Fuchsbandwurm kleinere Hydatiden auf dem Blutweg in weitere Organe, zumeist Lunge oder Bauchhöhle, ausgeschwemmt werden.

Zwischen- und Endwirte (➤ Abb. 3.39)

Die **Endwirte** der Echinokokken (**Fuchs** bzw. **Hund**) beherbergen die Würmer in oft großen Mengen (Hunderte) in ihrem Darm und scheiden die entstehenden **Eier** aus. Der **Mensch** stellt einen **„ungeeigneten“ Zwischenwirt** (Fehlwirt) dar, der sich über eine orale Aufnahme der Eier infiziert und in seinen Organen die Larven reifen lässt, doch entstehen hieraus keine geschlechtsreifen Bandwürmer, weil Menschen üblicherweise weder von Füchsen noch von Hunden gefressen werden. Auch eine Übertragung vom Infizierten auf andere Menschen ist selbstverständlich nicht möglich.

Geeignete Zwischenwirte des **Hundebandwurms** stellen z.B. Rinder, Schafe, Pferde und Schweine dar. Frisst ein Hund larvenhaltige Innereien dieser Tiere, entwickeln sich in seinem Darm die reifen Bandwürmer. Die üblichen Zwischenwirte des **Fuchsbandwurms** sind u.a. Hasen und Mäuse, wodurch sich (extrem selten!) auch Katzen infizieren können. Diese sind dann Endwirte wie der Fuchs, beherbergen also die reifen Würmer im Darm und scheiden Wurmeier aus, an denen sich wiederum der Mensch infizieren kann.

Symptomatik

Die Echinokokkose wird entweder **zufällig** im Rahmen einer Routineuntersuchung (Sonographie der Leber, im Serum Eosinophilie und hohe IgE-Spiegel) oder (meistens) erst nach Jahren an den **Beschwerden der Raumforderung** in den Organen bemerkt (➤ Abb. 3.40). Man geht von einer durchschnittlichen **Inkubationszeit** von **10–15**

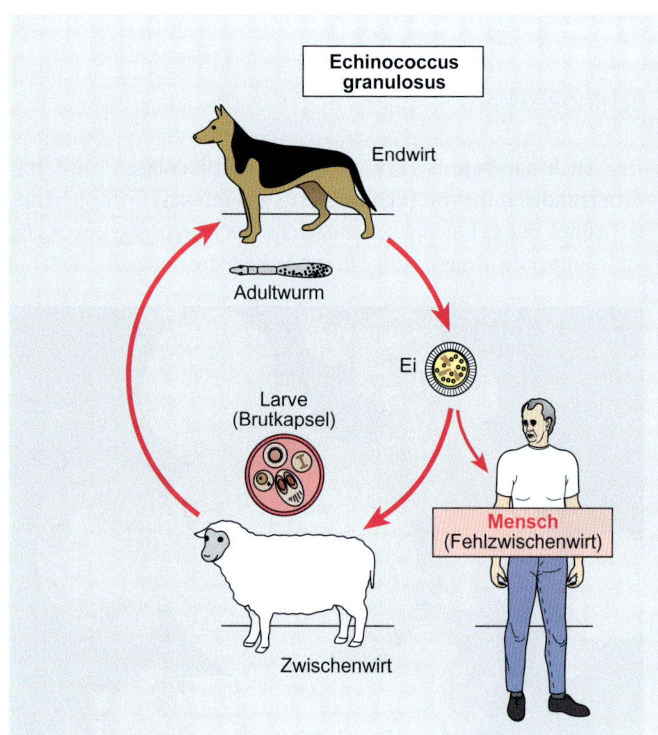

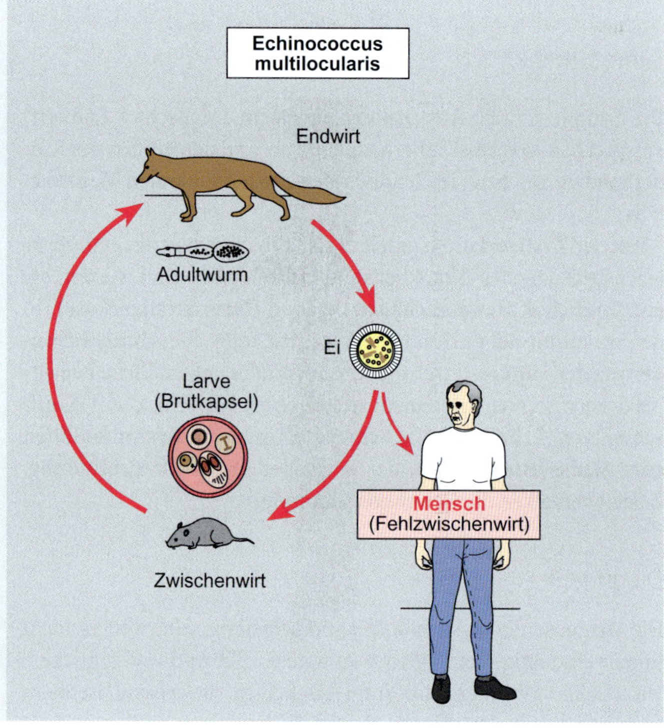

Abb. 3.39 Lebenszyklen des Hunde- und Fuchsbandwurms [L106]

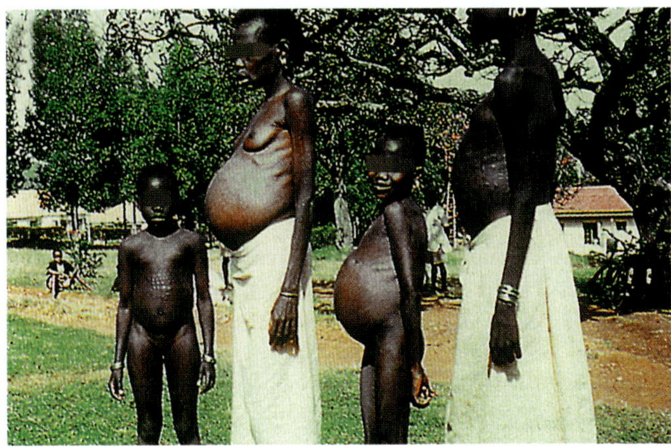

Abb. 3.40 Hepatomegalie bei Echinokokkose [R297]

Jahren aus, bis die ersten Symptome entstehen. Beim (üblichen) Befall der Leber kommt es dann zu **Hepatomegalie** mit **Oberbauchbeschwerden**, **Übelkeit** und **Inappetenz** sowie eventuell zum **Ikterus**.

Beim **Fuchsbandwurm** erfolgen regelrechte **Metastasierungen:** Platzt eine Zyste, führt dies zur miliaren Aussaat der Larven in die Bauchhöhle, sodass dort zahlreiche neue Herde entstehen. Dies stellt gleichzeitig auch die **größte Gefahr** bei einer notwendig werdenden **Operation** dar.

Diagnostik

Die Diagnostik ist gegenüber den üblichen Bandwurmerkrankungen dadurch erschwert, dass entsprechend der Zystizerkose keine Wurmeier oder einzelne Wurmglieder entstehen, die man aus dem Stuhl nachweisen könnte. Die Zysten können mittels **Ultraschall** und **CT** in der **Leber** erkannt und, zumindest bei der alveolären Echinokokkose, anhand ihrer typischen Zusammensetzung aus mehreren bis zahlreichen kleineren Blasen auch korrekt zugeordnet werden (➤ Abb. 3.41). Hydatiden der Lunge oder weiterer Organe (bei Echinococcus granulosus) werden häufig im **Röntgenbild** sichtbar.

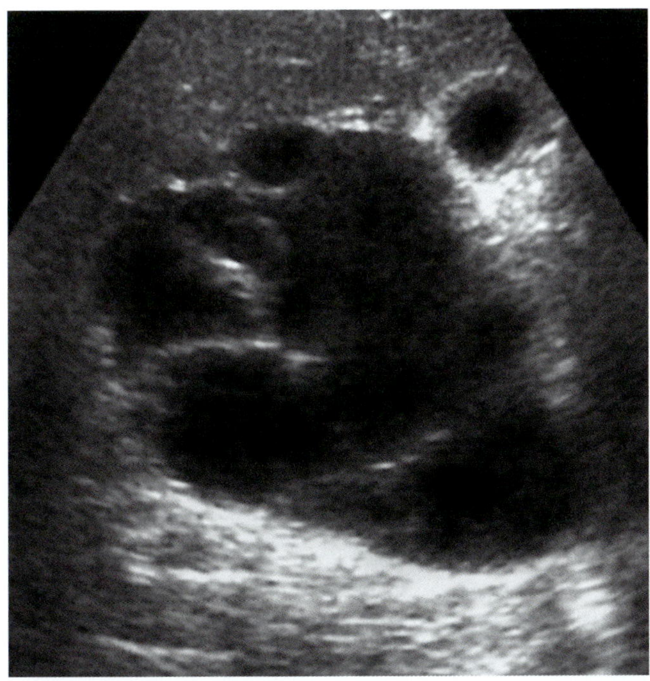

Abb. 3.41 Zystische Leber-Echinokokkose im Ultraschall [R167]

Die **Serologie** lässt bei Leberbeteiligung in **90 %** der Fälle einen Nachweis durch bestehende Antikörpertiter zu, in den restlichen Fällen aber nicht, weil das Immunsystem nicht ausreichend reagiert. Häufig sind jedoch bei Wurmerkrankungen die **Eosinophilen** vermehrt.

Prophylaxe

Der Hundebandwurm betrifft v.a. Hunde in südlichen Ländern. Allerdings ist inzwischen auch in Deutschland die **zystische Echinokokkose** deutlich **häufiger** als die alveoläre Form. Dies dürfte auf das gewachsene Problembewusstsein u.a. hinsichtlich des Verzehrs von Waldfrüchten zurückzuführen sein. Besonders ausgeprägt ist die **Durchseuchung der Füchse** (> **50 %**!) im süddeutschen Raum und den angrenzenden Ländern Österreich, Schweiz und Ostfrankreich. Die Infektion kommt durch **direkten Kontakt** zustande (Jäger, Hundehalter) oder durch den Verzehr verunreinigter **Waldfrüchte** (Beeren, Pilze) bzw. Gemüse, Salat oder Fallobst aus dem eigenen Garten. Waldfrüchte sollten **gekocht** werden – **Einfrieren** tötet die extrem widerstandsfähigen Wurmeier **nicht** (erst unterhalb –50 °C!).

Das **Risiko**, das mit dem Verzehr von Beeren oder Pilzen verbunden ist, scheint jedoch entgegen früherer Annahmen nur **äußerst gering** zu sein. Das **Einatmen** der Eier (auf die Schleimhäute des Nasen-Rachen-Raums) scheint eine weitere Infektionsquelle zu bilden, weil z.B. die Heuernte oder auch Waldarbeit Risikofaktoren darstellen.

Füchse bewohnen bereits städtische Gebiete, was das Risiko durch Gemüse aus dem eigenen Garten erklärt. Jagd- bzw. Haushunde, die in engem Kontakt zum Menschen leben und andererseits viel unterwegs sind, u.a. im Wald, bilden eine mögliche Ansteckungsquelle. Eine Ansteckung an der Hauskatze ist extrem selten, aber möglich.

EXKURS

Impfungen gegenüber Wurmerkrankungen wird es niemals geben können – wo das Immunsystem von vornherein chancenlos ist, wird auch keine prophylaktische Aktivierung helfen können. Lediglich von einer Schluckimpfung könnte theoretisch über IgA eine gewisse Wirkung gegenüber den mikroskopisch kleinen Echinokokkeneiern erwartet werden. Da sich jedoch Eier, selbst wenn sie in „attenuierter Form" gewonnen werden könnten, in dieser Form nicht vermehren, ist selbst diese theoretische Option ausgeschlossen. Möglicherweise kann man in ferner Zukunft beliebige Fremdantigene unter geringstem Kostenaufwand „am Fließband" herstellen, sodass der Jäger nur noch routinemäßig seine tägliche Kapsel Echinokokken-Antigene zu schlucken braucht. Und im Urlaub fliegt er dann zum Mars.

Therapie

Bei der Echinokokkose ist eine alleinige Therapie mit **Anthelmintika** wie dem aktuell wirksamsten Medikament Albendazol nur in sehr frühen Stadien erfolgreich, weil es in etwas fortgeschritteneren Fällen offensichtlich nicht mehr in ausreichender Menge in die Larvenzysten eindringt. Man erreicht deshalb bei der Chemotherapie der Leber- oder Lungenechinokokkose **im besten Fall** (!) einen Stillstand des Prozesses.

Die einzig erfolgversprechende Therapie besteht demnach zumindest beim Fuchsbandwurm in der **Operation** (Teilresektion der Leber) in **Kombination mit Albendazol**, wobei außerordentlich streng darauf geachtet werden muss, dass die Zysten nicht platzen und so eine Aussaat in die Bauchhöhle verursachen.

Trotz Operation und Chemotherapie liegt die **Letalität** beim Fuchsbandwurm bei **10 %**, in unbehandelten Fällen sogar zwischen 50 und 90 %. Der Hundebandwurm hat unter Therapie eine Letalität von etwa 2 %.

Meldepflicht

Echinokokken sind **(ohne Namensnennung!) meldepflichtig** nach §7 IfSG. In Deutschland kam es zwischen 2003 und 2011 relativ konstant zu rund 125 Meldungen pro Jahr. **2016** wurden **109 Fälle** gemeldet: 70 zystische und 26 alveoläre Echinokokkosen; 13 Fälle wurden nicht näher zugeordnet. Während der Fuchsbandwurm weit überwiegend in Deutschland erworben wurde, ist die zystische Echinokokkose eine typische Reisekrankheit mit einem breiten Spektrum an europäischen und außereuropäischen Ländern, weshalb angesichts der langen Inkubationszeit auch vergleichsweise häufig Migranten betroffen sind (rund 30 Fälle/Jahr).

Jede Meldepflicht beinhaltet automatisch ein **Behandlungsverbot** für Heilpraktiker.

3.4.3 Peitschenwurm (Trichuris trichiura)

Die Durchseuchungsrate mit dem Peitschenwurm liegt weltweit sehr hoch. Man rechnet mit mehr als 600 Millionen Infizierten. Für Deutschland schätzte man in früheren Jahren einen Anteil von 2 % an der Bevölkerung, doch ist inzwischen aufgrund der hygienischen Fortschritte von einer vernachlässigbar geringen Durchseuchung auszugehen. Der **einzige Wirt** ist der **Mensch**.

Der Wurm misst in der Länge zwischen 3 und 5 cm. Sein vorderer Anteil ist deutlich schmaler als der hintere, wodurch seine Gestalt insgesamt an eine Peitsche erinnert (➤ Abb. 3.42). Wie **alle Nematoden** besitzt er im Gegensatz zu den Bandwürmern einen **Verdauungskanal**.

Die Infektion erfolgt durch die **Eier** (➤ Abb. 3.43), in denen innerhalb weniger Wochen nach ihrer Ausscheidung mit dem Stuhl, also außerhalb des Körpers, die **Larven** heranreifen. Für die Entwicklung des Peitschenwurms sind **keine Zwischenwirte** erforderlich, wobei dieser Zusammenhang auf alle Nematoden-Infektionen zutrifft. Die Infektiosität der Eier bleibt in feuchter Erde jahrelang erhalten.

Nach der Aufnahme der **larvenhaltigen Eier** mit fäkal kontaminierter Nahrung (Salat, Gemüse) oder Wasser schlüpfen die Larven und reifen in der Dünndarmschleimhaut innerhalb von 1–3 Monaten zu **geschlechtsreifen Würmern**. Danach „übersiedeln" die Würmer ins **terminale Ileum**, in **Caecum** und Wurmfortsatz. Ihre **Lebenszeit** im menschlichen Darm liegt bei mehr als **3 Jahren**. In dieser Zeit werden von den Weibchen täglich mehrere Tausend Eier abgegeben und mit dem Stuhl ausgeschieden.

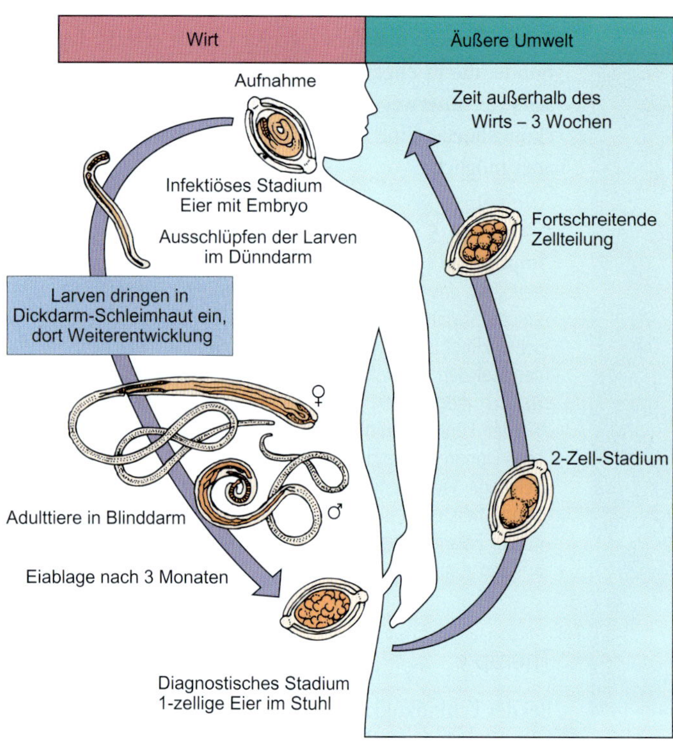

Abb. 3.42 Lebenszyklus des Peitschenwurms [E315]

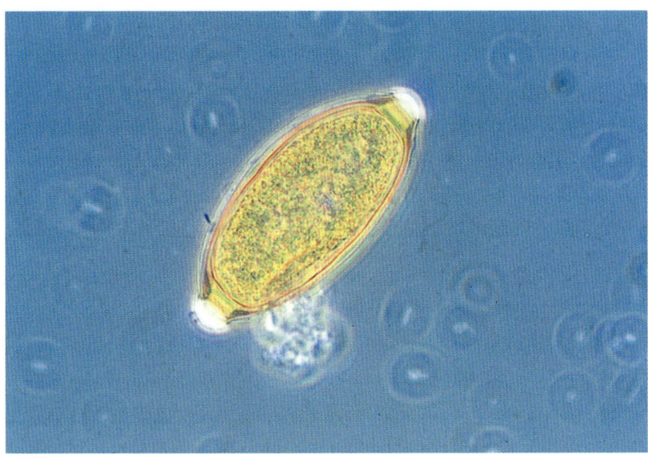

Abb. 3.43 Zitronenförmiges Ei des Peitschenwurms [E315]

Symptomatik

Eine geringe Anzahl von Würmern im Dickdarm verursacht in aller Regel **keine Symptome**. Bei größerer Zahl entstehen eine Dysenterie **(Trichuriasis)** mit **Bauchschmerzen** und **Durchfällen** sowie evtl. Anämie und Kachexie oder auch einmal eine Appendizitis.

Diagnostik

Die mit dem Stuhl ausgeschiedenen Eier (➤ Abb. 3.43) sind sehr charakteristisch und im Mikroskop leicht zu finden. Hinweise aus dem Serum bei Infektionsverdacht gibt es nicht; in aller Regel klingt auch die bei der anfänglichen Beteiligung der Darmmukosa entstandene Eosinophilie wieder ab.

Therapie

Zur Therapie gibt man die üblichen (rezeptpflichtigen) **Anthelmintika** (Mebendazol, Albendazol, Tiabendazol).

Meldepflicht

Es gibt **keine Meldepflicht** und **kein Behandlungsverbot** für Heilpraktiker.

3.4.4 Madenwurm (Enterobius vermicularis)

MERKE

Der Befall mit Madenwürmern **(Oxyuren)** stellt in den westlichen Ländern die weitaus **häufigste Wurmerkrankung** überhaupt dar. Betroffen sind hauptsächlich **Kinder**. Während man in den USA von einer Durchseuchungsrate von **10 %** ausgeht, gibt es für Deutschland keine seriösen Schätzungen. Weltweit rechnet man mit rund 500 Millionen akuten Infektionen und damit, dass jeder Zweite irgendwann einmal damit infiziert ist.

Madenwürmer sind schlank, von weißlicher Farbe und werden bis zu **1 cm** lang (➤ Abb. 3.44). Auch hier ist der **Mensch** der **einzige Wirt**.

Besiedelt werden nach einer ersten Reifungsphase in der Dünndarmschleimhaut **terminales Ileum**, **Kolon** (evtl. einschließlich Appendix vermiformis) und der **Enddarm** (Mastdarm, Rektum). Die Weibchen kriechen **nachts** aus dem Anus und legen **perianal** bis zu 10.000 **Eier** ab (➤ Abb. 3.45), in denen die **Larven** innerhalb weniger Stunden heranreifen und auf der Oberfläche des Stuhls ge-

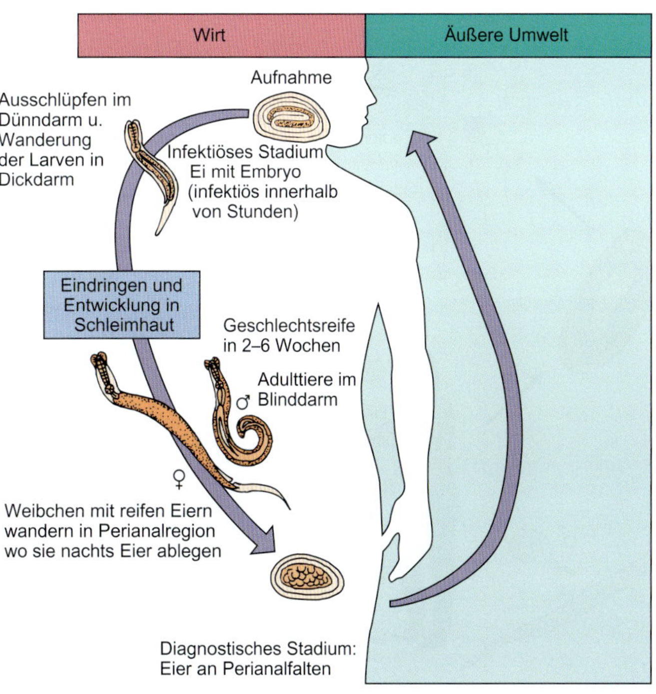

Abb. 3.44 Zyklus des Madenwurms [E315]

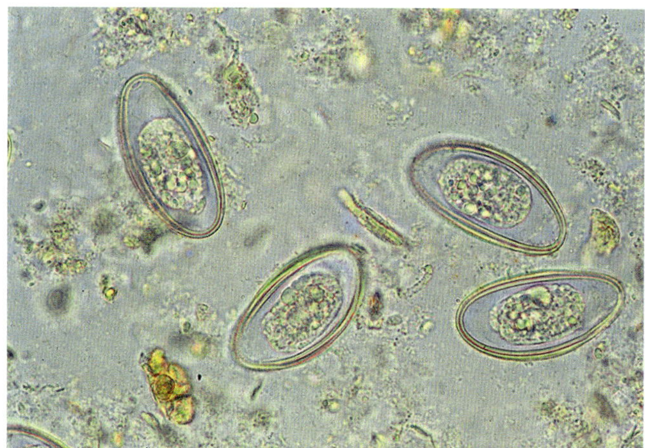

Abb. 3.45 Eier des Madenwurms [E315]

sehen werden können. Die Weibchen gehen nach der Eiablage zugrunde.

Der durch die Eiablage entstehende **intensive Juckreiz** veranlasst die Patienten (zumeist Kinder) zum Kratzen. Die Übertragung (➤ Abb. 3.46) erfolgt dann direkt auf andere Personen **(fäkal-oral)** oder durch **Autoinokulation** auf oralem Weg in den eigenen Darm, in dem dann erneut Würmer heranreifen. Erwachsene infizieren sich u.a. am aufgewirbelten **Bettenstaub**, der infektionstüchtige Eier enthält. Der Staub gelangt auf die Schleimhäute und wird verschluckt. Theoretisch möglich ist aber auch eine Infektion aus kontaminierten Lebensmitteln oder Trinkwasser bzw. als Schmierinfektion z.B. über Türklinken. Die Eier sind auch außerhalb des Körpers sehr widerstandsfähig und bleiben über Monate infektiös.

Symptomatik

Beschwerden beim Befall mit Madenwürmern bestehen fast ausschließlich aus **perianalem Juckreiz**, häufig nachts verstärkt. Eventuell entstehen ein Perianalekzem bzw. bakterielle Superinfektionen infolge der Kratzeffekte. Selten kommt es zu einer Appendizitis oder, bei einer großen Zahl an Würmern, zu Gewichtsverlust.

Diagnostik

Die Diagnostik erfolgt in erster Linie durch die auf dem **Stuhl** erscheinenden **Larven** oder **Würmer**. Andernfalls kann mit perianal aufgedrückten **Zellophan-Klebestreifen** der **Ei-Nachweis** im Mikroskop versucht werden (am besten morgens) (➤ Abb. 3.45). Im Gegensatz zu weiteren Wurmerkrankungen ist ein Nachweis von Wurmeiern aus dem **Stuhl** im Allgemeinen **nicht möglich**.

Therapie

Die Therapie wird mit den üblichen Anthelmintika (Mebendazol, Albendazol) durchgeführt. Oxyuren leben durchschnittlich nur **3 Monate**, sodass die Erkrankung bei einer konsequenten Unterbindung einer Autoinokulation auch von alleine ausheilen würde.

Meldepflicht

Es gibt **keine Meldepflicht** und **kein Behandlungsverbot** für Heilpraktiker.

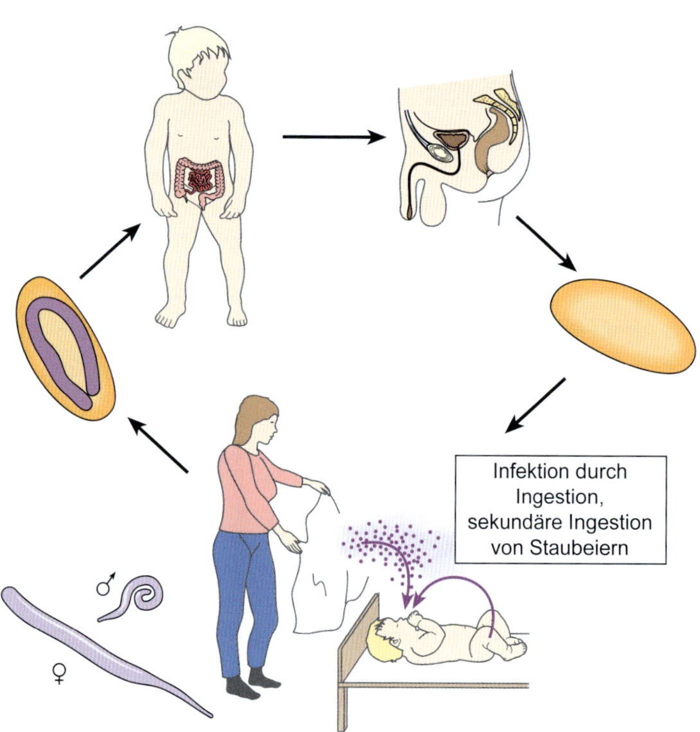

Abb. 3.46 Übertragung des Madenwurms [L106]

3.4.5 Spulwurm (Ascaris lumbricoides)

Spulwürmer **(Askariden)** sind weltweit verbreitet, weit überwiegend jedoch in tropischen und subtropischen Regionen. Sie gleichen mit einer Länge zwischen 20 und 40 cm und der Dicke eines Bleistifts **großen Regenwürmern** (➤ Abb. 3.47). In den **Tropen** ist der Befall mit Spulwürmern eine der häufigsten Wurmerkrankungen überhaupt. Man rechnet weltweit aktuell (2017) noch mit etwa 800 Millionen Infizierten. In früheren Jahren ging man von bis zu 2 Milliarden Betroffener aus. In **Mitteleuropa** spielen sie so gut wie **keine Rolle** mehr.

Die Infektion (➤ Abb. 3.48) erfolgt durch Aufnahme der besonders widerstandsfähigen **Wurmeier** (➤ Abb. 3.49) aus unzureichend gewaschenem Gemüse oder Salat, aus Trinkwasser oder über verschmutzte Hände. Auch die Übertragung der Eier durch Fliegen auf Lebensmittel ist möglich. Die im **Dünndarm** aus den larvenhaltigen Eiern schlüpfenden **Larven** durchbohren die Darmwand und gelangen mit dem Blutstrom unter weiterer Reifung über Leber und Herz aus den Lungenkapillaren in die Alveolen der **Lunge**. Dort verursachen sie häufig sog. **eosinophile Infiltrate**, die radiologisch als kleine Tumoren nachgewiesen werden können. Manchmal entwickelt sich eine regelrechte Pneumonie. Es findet also im Gegensatz zum Wirtswechsel der Bandwürmer ein **Organwechsel** statt. Schließlich landen die fertig entwickelten Larven über das Flimmerepithel der Atemwege, eventuell unterstützt durch Hustenstöße, im Pharynx. Von dort werden sie **verschluckt** und gelangen damit erneut in den **Dünndarm**, um nun erst zu **geschlechtsreifen Würmern** heranzuwachsen. Damit dient der Organwechsel allein dem komplexen **Reifungsprozess der Larven**, mit mehreren Zwischenstadien und einem Beginn bereits in den Eiern.

Die Zeitspanne zwischen der Infektion durch die Eier über die Reise durch den Körper bis hin zur endgültigen Entwicklung zu adulten Würmern im Dünndarm beträgt 2 bis maximal 3 Monate. Die erwachsenen Würmer besitzen eine **Lebensdauer** von **1–2 Jahren**.

Die von den Weibchen im Dünndarm gelegten **Eier** (bis zu > 200.000/Tag) werden mit dem **Stuhl ausgeschieden** und bleiben an der Umwelt über mehrere Jahre infektiös. Eine Autoinokulation wie bei den Madenwürmern kommt wegen des fehlenden Juckreizes und der nicht stattfindenden perianalen Eiablage nicht vor, wäre aber selbst in diesen Fällen ohne Konsequenzen, weil die Larven zunächst im feuchten Erdreich in ihren Eiern reifen müssen.

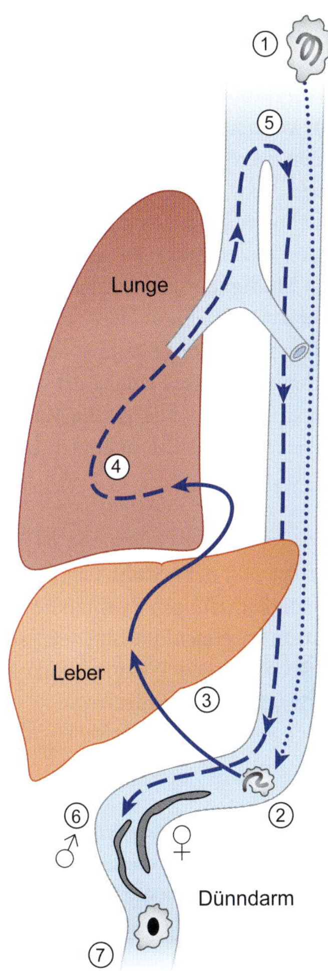

Abb. 3.48 Organwechsel des Spulwurms [L231]

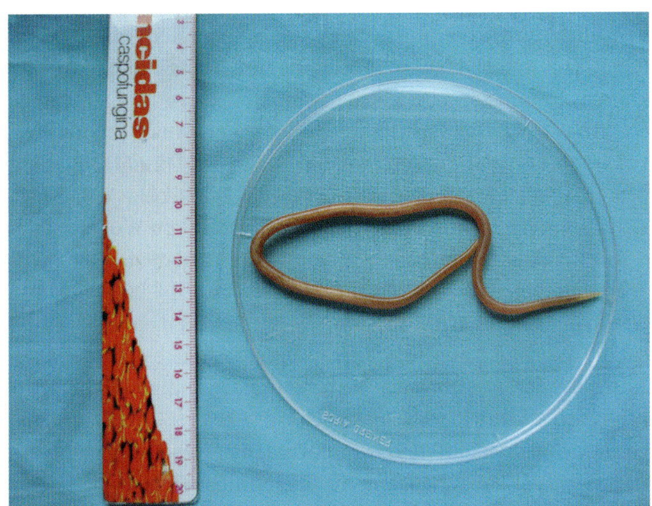

Abb. 3.47 Spulwürmer [F530]

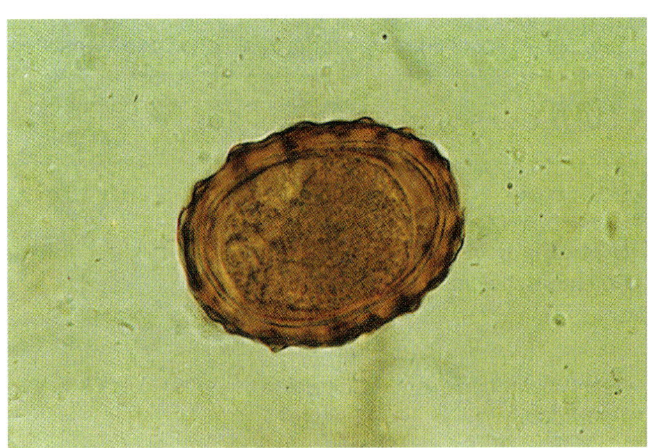

Abb. 3.49 Ei des Spulwurms [R132]

3

Symptomatik

Beschwerden entstehen bei den betroffenen Patienten v.a. bei Befall durch eine größere Anzahl von Würmern. In diesen Fällen gehen die Symptome entweder von **Abszessen** und **Entzündungen der Darmwand** aus oder es kommt durch die ausgedehnten Wanderungen der Würmer zu **mechanischen Komplikationen** z.B. in Pankreas- und Gallengang **(Gallenkolik, Pankreatitis, Cholangitis)** oder Wurmfortsatz **(Appendizitis)**. Eine größere Anzahl an Würmern kann sich zusammenknäueln und einen **Darmverschluss (Askariden-Ileus)** verursachen. Wenn einzelne Würmer den Ösophagus erkunden, werden sie durch den entstehenden lokalen Reiz evtl. „abgehustet" bzw. herausgewürgt, was bei diesen großen „Regenwürmern" schon rein optisch nicht unbedingt zu den angenehmen Erfahrungen zählen muss. Bei ausgeprägtem Dünndarmbefall kommt es zu **Müdigkeit** und **Gewichtsverlust**, bei Kindern zu Entwicklungsstörungen.

Das Larvenstadium in der **Lunge** kann über die eosinophilen Infiltrate, eine Pneumonie oder eine Bronchitis symptomatisch werden. Asthmaanfälle und weitere **allergische Manifestationen** sind v.a. bei **Rezidiven** bereits sensibilisierter Patienten möglich.

Diagnostik

Die Diagnostik erfolgt aus dem **Stuhl** (ganze Würmer oder **Ei-Nachweis**). Falls man den richtigen Zeitpunkt erwischt, kann man die Larven im **Sputum** erkennen. Im Blut zeigt sich, wie letztendlich bei allen symptomatischen Wurmerkrankungen, eine mehr oder weniger ausgeprägte **Eosinophilie**.

Therapie

Die Therapie mit Anthelmintika wie Mebendazol oder Albendazol ist zuverlässig wirksam. In der Schwangerschaft besteht eine wirksame Alternative in Pyrantelpamoat, einem der ältesten Anthelmintika auf dem Markt.

Meldepflicht

Es gibt **keine Meldepflicht** und **kein Behandlungsverbot** für den Heilpraktiker.

3.4.6 Trichinen (Trichinella spiralis)

Einführung

Die **Trichinose** bzw. **Trichinellose** wird in Deutschland nahezu ausschließlich durch den Fadenwurm Trichinella spiralis verursacht, extrem selten durch weitere Subspezies der Gattung Trichinella. Der adulte Wurm wird nur bis zu **4 mm** lang, seine Larven etwa **1 mm** (➤ Abb. 3.50). Bevorzugte **Wirtstiere** dieser weltweit verbreiteten Wurmerkrankung sind Haus- und Wildschweine und Ratten, doch bilden daneben zahlreiche weitere Tiere einschließlich Vögeln und Reptilien, Hunden und Katzen das Reservoir für den Wurm. In einzelnen Regionen stehen Bären und Robben im Vordergrund. Die Durchseuchung der Füchse liegt in Deutschland bei knapp 0,1 %. Wegen der seit 1937 durchgeführten **Fleischbeschau** ist die Trichinose (Trichinellose) in Deutschland mit lediglich etwa **3** gemeldeten **Fällen pro Jahr** (Stand 2016) außerordentlich selten.

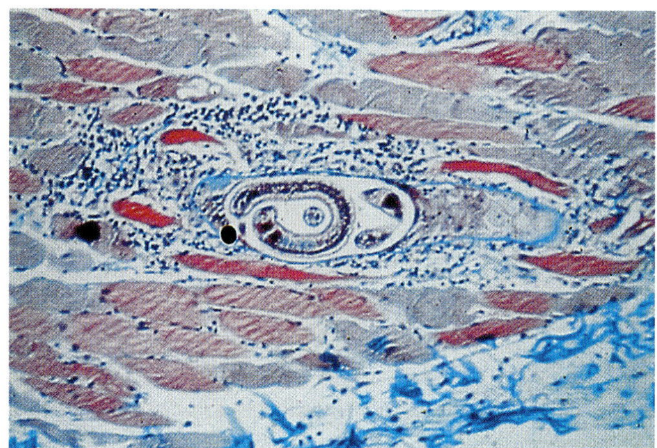

Abb. 3.50 Trichinella spiralis [R297]

Bei importiertem Fleisch, v.a. aus südosteuropäischen Ländern, gibt es teilweise noch Lücken insofern, als es nicht ausnahmslos untersucht wird (RKI). Dies gilt auch für Fleisch von Wildschweinen. Wenn es im Einzelfall zu endemischen Häufungen kommt, sind meist Hausschlachtungen die Ursache. So erkrankten z.B. im Jahr 2006 16 Personen im zeitlichen Zusammenhang mit dem Verzehr eines privat gehaltenen und geschlachteten Hausschweins, 8 Personen 2015 infolge einer Schlachtung in Serbien mit privat eingeführtem Fleisch. Zumindest in solchen Fällen erhält also das prophylaktische **Erhitzen** auf **mindestens 70°C**, auch im Kern des Fleisches, besondere Bedeutung. Bei Fernreisen sollte diesbezüglich der Farbumschlag (von rot nach grau) beachtet werden. Tiefgefrorenes Schweinefleisch gilt als unbedenklich, weil Trichinella spiralis dadurch abgetötet wird. Räuchern oder Pökeln ist zum sicheren Abtöten der Larven **nicht geeignet**.

Infektion des Menschen

Trichinen werden aus unzureichend (< 70 °C im Kern) durchgebratenem (Schweine-)**Fleisch**, in dem sie in der Form eingekapselter **Larven** jahrelang überleben, vom Menschen aufgenommen (➤ Abb. 3.51). Die Kapsel wird im Magen enzymatisch aufgelöst, sodass die Larven freigesetzt werden und in den **Dünndarm** gelangen. Im Epithel der oberen zwei Drittel des Dünndarms entwickeln sich die Larven innerhalb von 1–2 Tagen zu **adulten Würmern**.

Während die Männchen nach der Begattung sterben, gebären die Weibchen bereits 5 Tage später durchschnittlich 1.000 Larven in den Lymphsinus der Darmwand. Dieser Prozess dauert insgesamt rund **3 Wochen**, kann sich aber auch über Monate erstrecken. Im Anschluss daran sterben die Weibchen. Die **lebendgeborenen Larven** (es gibt keine Eier!), die zunächst nur etwa 0,1 mm lang sind, gelangen auf dem Blut- und Lymphweg (Ductus thoracicus) in zahlreiche Organe, immer auch in die **Skelettmuskulatur** – besonders ausgeprägt in **gut durchblutete Muskeln** wie diejenigen von Schultergürtel, Kiefer, Nacken und Zwerchfell. Unter Zerstörung einzel-

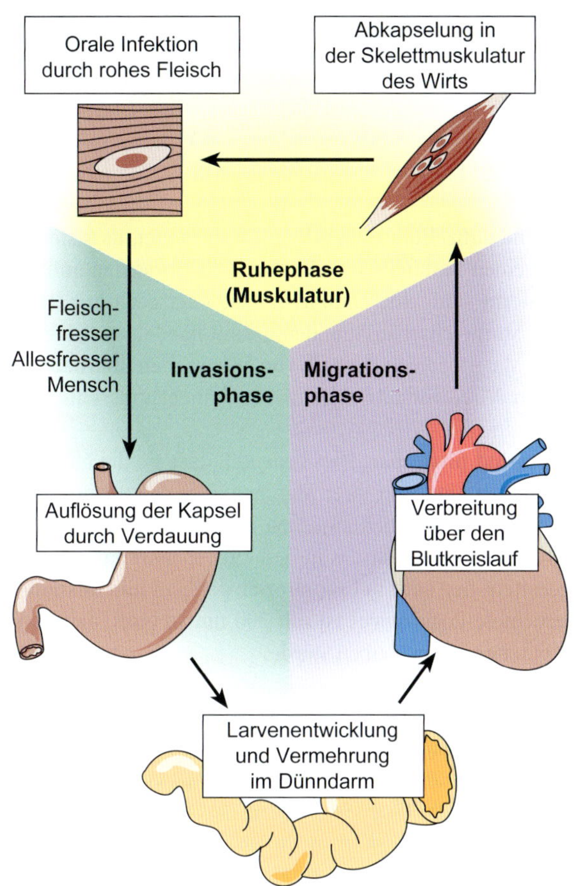

Abb. 3.51 Trichinen-Zyklus [L106]

ner Muskelzellen erreichen die Larven bereits nach 1–2 Tagen ihren endgültigen Aufenthaltsort in **Fasziennähe**. Die gewählte Muskelzelle wird kapselförmig transformiert und beginnt nach 6–12 Monaten zu **verkalken**. Sehr viel später verkalken auch die spiralig aufgerollten Trichinen. Trotz der Verkalkung von Kapseln und Larven bleibt ein Stoffaustausch möglich, sodass die inzwischen auf eine Größe von 1 mm gewachsenen Larven bis zu **30 Jahre** in der Muskulatur überleben.

EXKURS

Vielzellige tierische Lebewesen wachsen und reifen üblicherweise aus Kindheitsstadien zu den adulten Formen, in denen sie dann den Hauptanteil ihrer Lebenszeit verbringen. Die evolutionäre Besonderheit, ansatzweise bei den Echinokokken und auf die Spitze getrieben bei den Nematoden der Trichinellose, besteht darin, dass die *„Kindheit"* (das Larvenstadium) bis zu **30 Jahre** andauern kann, während die *Väter* keine **3 Tage** überleben und den *Müttern* im Durchschnitt auch nur **3 Wochen** beschieden sind. Inwieweit allerdings eingerollte und verkalkte Larven im Wortsinn „lebendig" sind, muss offen bleiben. Jedenfalls muss man wohl nicht zwingend von einer glücklichen Kindheit ausgehen.

Symptomatik

Die Symptome können in Abhängigkeit von der Zahl aufgenommener Larven **sehr heftig**, aber auch nur **mild** in Erscheinung treten bzw. im Einzelfall auch **fehlen**. Zumeist entstehen in der ersten Phase der Erkrankung, etwa 5–10 Tage nach der oralen Aufnahme der larvenhaltigen Kapseln, mit der Besiedelung des Darmepithels für etwa 2–3 Wochen **wässrige Durchfälle**, **Bauchschmerzen** und **Übelkeit** mit Erbrechen. Bereits nach 1 Woche, mit Beginn der hämatogenen Larvenausschwemmung (Migrationsphase) kommt es zusätzlich zu **Fieber** (oft hoch und intermittierend) mit **Schüttelfrost** und einem **schweren Krankheitsgefühl**. Damit entspricht die **Migrationsphase** den Symptomen einer **Sepsis**. Angegeben wird die **Inkubationszeit** für diese (zunächst) **enterale Phase** mit **5–14 Tagen**.

In der **zweiten Phase**, sich überlagernd mit noch vorhandenen enteralen und schließlich septischen Symptomen, etwa ab dem 9. Tag nach der Infektion und für mehrere Wochen anhaltend, entstehen mit dem Einnisten der Larven in die Muskulatur eine **Myositis** mit Muskelschmerzen, anhaltend hohem Fieber und Ödemen (v.a. im Bereich des Gesichts). Teilweise kommt es zu **Sehstörungen** (Befall der Augenmuskeln), einer **Myokarditis** mit multiplen kardialen Symptomen, zu **Exanthemen** und weiteren Organbeteiligungen. **Zerebral** sind vergleichsweise milde Symptome in Form von **Kopfschmerzen** oder Schlaflosigkeit möglich, aber auch eine **Enzephalitis** mit psychotischen Zuständen, Krampfanfällen und Koma durch die sich ausbildenden Larvenkapseln.

Diagnostik

Im Blut findet man bereits 2 Wochen nach der Infektion in der Mehrzahl der Fälle eine **massive Eosinophilie** (bis 80 %) als erstem Hinweis auf die mögliche Ursache der Symptomatik. Zur Diagnose können die Larven im Zuge ihrer Verbreitung aus dem **Blut** und danach aus **Muskelbiopsien** nachgewiesen werden – bevorzugt aus dem M. deltoideus, M. pectoralis major oder M. biceps. Die **Kreatinkinase** (CK) ist infolge der Myositis deutlich erhöht. Spätestens ab der 3. Krankheitswoche erscheinen **spezifische Antikörper** im Serum, sodass bei der heute sehr sensitiven Labordiagnostik meist auf die Gewinnung von Biopsien verzichtet werden kann. Die ZNS-Beteiligung kann im **CT** erkannt werden.

Therapie

Die möglichst frühzeitige Therapie erfolgt durch eine mehrwöchige, hoch dosierte Gabe von **Albendazol** oder **Mebendazol**, evtl. begleitet von **Glukokortikoiden**, ist allerdings spätestens nach erfolgter Kapselbildung und Verkalkung nicht mehr erfolgreich.

Ein ausgeprägter Befall führt unzureichend behandelt zum Tode (Letalität etwa 5 %). 95 % der Betroffenen erholen sich in einem Zeitraum von 6 Monaten. Teilweise bleiben Spätschäden bestehen, z.B. kardial oder zerebral.

Meldepflicht

Die nachgewiesene Trichinose (Trichinellose) ist **meldepflichtig** nach §7 IfSG. Jede Meldepflicht beinhaltet automatisch ein **Behandlungsverbot** für Heilpraktiker.

Zusammenfassung

Würmer

- **vielzellige** tierische Parasiten
- geschlechtliche Vermehrung
- Einteilung in **Plattwürmer** (v.a. Bandwürmer) und **Fadenwürmer** (Peitschen-, Maden- und Spulwurm, Trichinen)
- für die folgenden Wurmarten stellt der Mensch den einzigen oder (beim Spulwurm) nahezu **einzigen Wirt** dar:
  - Rinderbandwurm (Mensch = Endwirt)
  - Schweinebandwurm (Mensch = Endwirt)
  - Peitschenwurm
  - Madenwurm
  - Spulwurm
- **Symptome** bei Darmbefall sind, sofern sie überhaupt entstehen, überwiegend unabhängig von der Art des Wurms: Bauchschmerzen, Übelkeit, evtl. Müdigkeit (Anämie), Gewichtsverlust, Appendizitis, sehr selten Ileus (Askariden, Bandwürmer) oder Pankreatitis bzw. Cholangitis durch Einwandern von Askariden in den Ductus pancreaticus bzw. choledochus (➤ Fach Verdauungsapparat), perianaler Juckreiz v.a. bei Madenwurmbefall, nur sporadisch bei Bandwürmern.
- **Bandwürmer** sind für ihre Entwicklung auf einen **Wirtswechsel** angewiesen, **Askariden** auf einen **Organwechsel**.
- **Rinderbandwurm:** der Mensch als einziger Endwirt isst die Larven über rohes Fleisch des Zwischenwirts (Rind); wird bis zu 10 m lang
- **Schweinebandwurm:** der Mensch als einziger Endwirt isst die Larven über rohes Fleisch des Zwischenwirts (Schwein); auch aufgenommene Eier können sich entwickeln (Mensch = Zwischenwirt) → Zystizerkose mit systemischem Organbefall (Muskulatur, Gehirn, Augen, weitere Organe)
- **Fuchsbandwurm (Echinococcus multilocularis):** Mensch = „ungeeigneter" Zwischenwirt, Entwicklung der Larven in der Leber, Bildung zahlreicher kleiner Zysten, schlecht therapierbar, hohe Letalität
- **Hundebandwurm (Echinococcus granulosus):** Entwicklung der Larven in Leber und Lunge
- **Peitschenwurm:** weltweit hohe Durchseuchung, in Deutschland eher selten, Aufnahme der Eier (Salat, Wasser), Entwicklung im Dickdarm
- **Madenwurm (Oxyuren):** Autoinokulation, **perianaler Juckreiz**, häufigste Wurmerkrankung in Deutschland
- **Spulwurm (Askariden):** „große Regenwürmer"; Übertragung der Eier fäkal-oral, gedüngtes Gemüse, Salat, Wasser; Organwechsel (Dünndarm → Leber → Lunge → Atemwege → Dünndarm)
- **Trichinen (Trichinella spiralis):** Aufnahme der Larven aus unzureichend erhitztem Schweinefleisch, Wurmentwicklung im Dünndarm, lebendgeborene Larven, auf dem Blutweg Befall zahlreicher Muskeln und weiterer Organe
- **Meldepflicht** (§7 IfSG) und damit auch **Behandlungsverbot** nur für **Echinokokken** und **Trichinen**. Allerdings sind die wirksamen Wurmmittel (Anthelmintika) allesamt verschreibungspflichtig, sodass dem Heilpraktiker bei Wurmerkrankungen **keine sinnvolle Therapie** zur Verfügung steht – jedenfalls keine, die auch nur ansatzweise zuverlässig wäre.

3.5 Viren

Viren sind **subzelluläre Partikel**. Dies bedeutet, dass sie lediglich aus einzelnen Bestandteilen üblicher Zellen bestehen und weit davon entfernt sind, eine komplette Zelle oder auch nur irgendeine Art von Stoffwechsel auszubilden. Damit handelt es sich eigentlich um tote Materie, die **außerhalb von Wirtszellen überhaupt nichts tun kann**. Viren verhalten sich hier auch nicht anders als herumliegende Steine.

Viren sind **filtrierbar**. Dies bedeutet, dass sie die üblichen bakteriendichten Filter mit ihrer Maschenweite von 0,2 µm passieren, weil ihre Größe lediglich zwischen 25 und knapp 200 nm beträgt (➤ Abb. 3.2). Lediglich das in den 1970er-Jahren durch Impfung ausgerottete, nur noch in Laboratorien der USA und Russlands weitergezüchtete Pockenvirus ist mit 300 nm so groß, dass es in solchen Filtern hängen bleiben würde.

EXKURS

In den 1990er-Jahren wurde von französischen Forschern ein angebliches Virus gefunden, das den üblichen Rahmen zu sprengen schien. Das auf den Namen **Mimivirus** getaufte, rundliche Gebilde ist 400 nm (0,4 µm) groß, trägt einen Fimbrienbesatz und erinnert auch wegen weiterer Eigenheiten eher an ein Bakterium: Als erstes „Virus" enthält es sowohl DNA als auch RNA. Zusätzlich entspricht die Menge an Basenpaaren des doppelsträngigen DNA-Fadens mit 1,2 Millionen Paaren, bestehend aus über 1.000 Genen, einem üblichen Bakterium und keinem Virus (rund 15.000 Basenpaare). Bei der Analyse der Erbsubstanz (2004) fand man Gene, die bisher nur von zellulären Organismen bekannt waren, sodass es sich beim Mimivirus nach den Einschätzungen der Forscher um ein evolutionäres **Zwischenstadium** zwischen Virus und Bakterium zu handeln scheint. Erkrankungen beim Menschen kann man mit einiger Sicherheit ausschließen. Gefunden wurde es bisher ausschließlich in **Amöben**.

Im Jahr 2010 wurde vor der Küste Chiles, ebenfalls aus **Amöben** und natürlich von derselben französischen Forschergruppe, ein geradezu monströses „Virus" mit einem Durchmesser von 700 nm isoliert und auf den sinnigen Namen **Megavirus chilensis** getauft. Es verfügt über eine mit dem Mimivirus vergleichbare Zahl an Basenpaaren und Genen und stimmt hierin sogar in weiten Teilen mit demselben überein. Es wird angenommen, dass sich die beiden „Viren" aus einer gemeinsamen Vorstufe entwickelt haben, wobei diese Vorstufe durch „evolutionäre Reduktion" aus dem Genom einer Zelle entstanden sein könnte, die durch den Verlust von Genen ihre Fähigkeit zur Ausbildung einer eigenen Zelle verloren hat. Übrig blieb sozusagen der umhüllte Nukleolus einer ehemals einzelligen Lebensform, die ab diesem Zeitpunkt auf ihre Vermehrung durch Wirtszellen angewiesen war. Dies würde an die gramnegativen Chlamydien erinnern, in früheren Jahrzehnten den Viren zugerechnet, die sich nur intrazellulär vermehren können, weil sie die Gene für eine eigene ATP-Produktion verloren haben. Man kann es aber auch anders formulieren: Eine evolutionäre Reduktion, bestehend in einem Verlust an Genen z.B. als Folge üblicher Mutationen, macht aus einem Baum keinen Champignon und aus einem Bakterium kein Virus.

Es versteht sich von selbst, dass diese angeblichen Riesen-Viren hochinteressant sein mögen, jedenfalls für die französische Forschergruppe als ihr Lebenswerk, aber für Humanmedizin und Prüfung ohne jede Bedeutung sind.

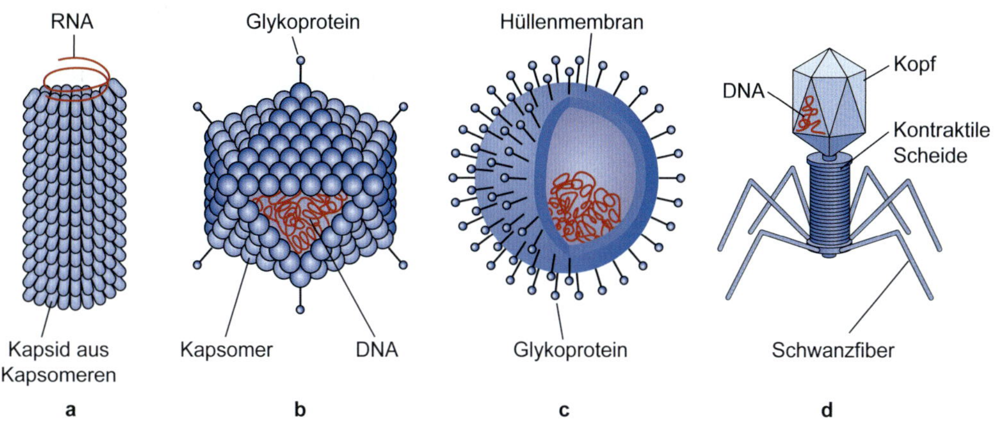

Abb. 3.52 Beispiele für den Bau von Viren: **a** Tabakmosaikvirus, **b** Adenoviren, **c** Infuenzaviren, **d** Bakteriophage [L231]

3.5.1 Aufbau der Viren

Ein Virus besteht grundsätzlich aus zwei Teilen – einem innen liegenden Faden aus **Nukleinsäure** und einer **Hülle aus Eiweiß**. Manche Viren enthalten zusätzlich eine weitere, lipidhaltige Hülle, einige wenige sogar einzelne Enzyme, mit deren Hilfe sie die Wirtszelle besser beeinflussen können.

Erbinformation

Die Nukleinsäure besteht **entweder** aus **DNA oder RNA**, niemals aus beidem. Diese Nukleinsäure veranlasst die Wirtszelle zur Produktion virusspezifischer Moleküle, also zur Replikation der Nukleinsäure und zur Bildung der Proteinhülle, sodass neue Viren entstehen. Bei den DNA-Viren liegt die DNA zumeist doppelsträngig als Faden oder als Ring vor. RNA-Viren besitzen in der Regel lediglich einen Faden aus einsträngiger RNA.

Kapsid

Die **Proteinhülle** eines Virus wird als Kapsid bezeichnet. Ein Kapsid besteht aus identischen **Untereinheiten**, die **Kapsomere** genannt werden. Form und Anordnung der Kapsomere eines Kapsids können sich zwischen verschiedenen Viren beträchtlich unterscheiden (➤ Abb. 3.52 und ➤ Abb. 3.54). Zum Beispiel kann die Anordnung der Kapsomere so erfolgen, dass das Kapsid, und damit das gesamte Virus, eine rundliche oder zylindrische Form erhält. Häufig ist ein Bauplan verwirklicht, bei dem die einzelnen Kapsomere zunächst flächige Dreiecke bilden, die dann aneinander gefügt ein kugeliges Kapsid aus 20 einzelnen Dreieckflächen ergeben. Solche Kapside werden als **Ikosaeder** („20-Flächner") bezeichnet.

Die **Einheit** aus innen liegender **Nukleinsäure** und umhüllendem **Kapsid** bezeichnet man als **Nukleokapsid**. Dieses Nukleokapsid stellt häufig bereits das komplette Virus dar.

Hülle

Etliche Viren haben allerdings darüber hinaus noch eine weitere Schutzhülle entwickelt, die das Nukleokapsid außen umgibt. Diese Hülle (= Envelope) enthält **Glykoproteine** und **Lipoproteine**, die teilweise als Fortsätze (**Spikes**) nach außen hervorstehen (➤ Abb. 3.53). Obwohl Viren eigentlich „tote" Materie darstellen, sind sie doch teilweise ungeheuer kunstvoll und kompliziert aufgebaut – bis hin zur „Mondlandefähre" eines Bakteriophagen (➤ Abb. 3.54).

Viroide

Vereinzelt findet man sog. Viroide (= virusähnliche Partikel), die kein Kapsid und schon gar keine Hülle aufweisen, sondern **ausschließlich** aus einem **ringförmigen RNA-Faden** bestehen. Bisher sind nur Erkrankungen im Pflanzenreich bekannt, die von ihnen verursacht werden. Sie seien deshalb als kleinstmögliche infektiöse Partikel neben den Prionen der Creutzfeldt-Jakob-Krankheit auch nur der Vollständigkeit halber erwähnt.

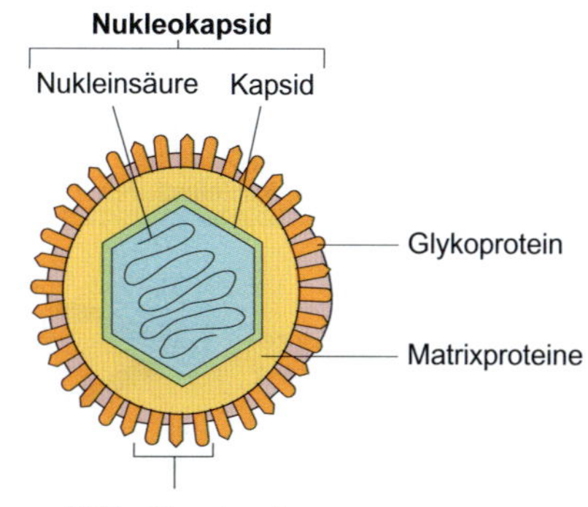

Abb. 3.53 Behülltes Virus [R297]

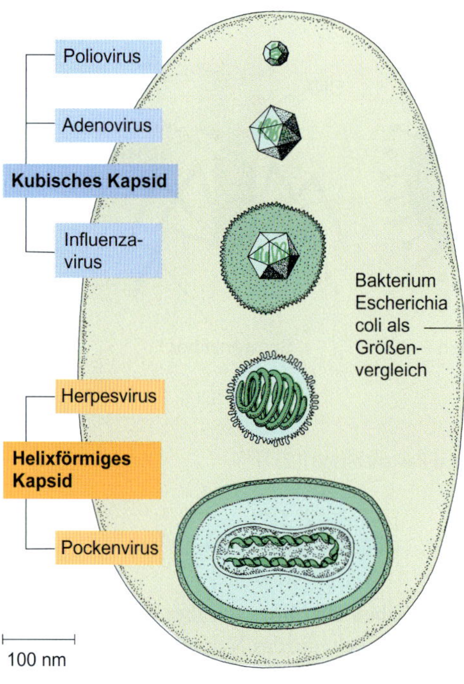

Abb. 3.54 Größenvergleich zwischen einem Bakterium (Escherichia coli) und verschiedenen Viren [L190]

HINWEIS DES AUTORS

Computerviren werden entweder als Maskulinum **oder** als Neutrum bezeichnet. Es hat also **der** oder **das** Virus den PC befallen. Beides ist richtig. Dagegen gibt es die Viren der Medizin **ausschließlich als Neutrum: das** Virus. Nach der Erfahrung des Autors ist es mit unüberwindbaren Schwierigkeiten verbunden, diese Tatsache in die Köpfe hineinzubekommen. Die Halbwertszeit der Akzeptanz liegt im besten Fall bei 2–4 Minuten. Selbst 10-malige Hinweise einschließlich wiederholtem, geduldigem Vorsprechen und Nachsprechenlassen reichen jedenfalls für eine Überführung ins Langzeitgedächtnis nicht aus – bzw. allerhöchstens in seltensten (beglückenden) Einzelfällen. Spätestens einem gebildeten Patienten gegenüber ist ein derartiger Lapsus eher etwas peinlich. Es wird deshalb ab sofort eine tägliche Übungseinheit empfohlen: *Das* Masernvirus, *das* Rötelnvirus, *das* Influenzavirus ... Eine halbe Stunde/Tag sollte mittel- oder langfristig genügen.

3.5.2 Einteilung der Viren

Viren werden nach der **Wirtsspezifität** eingeteilt, teilweise auch nach der **Organotropie**, also nach den Organen, die bevorzugt befallen werden. Eine erste Unterscheidung kann also danach erfolgen, ob das einzelne Virus **pflanzen-, tier-** oder **menschenpathogen** ist, oder ob seine Wirte aus **Bakterien** bestehen (Bakteriophagen ➤ Kap. 3.1.7, ➤ Abb. 3.17).

Für die eigentliche Systematik (➤ Abb. 3.55) verwendet man zunächst den Typus der **Nukleinsäure** und unterscheidet in DNA- und in RNA-Viren sowie danach, ob die Nukleinsäure als Doppelstrang oder als einzelner Faden vorliegt. Das nächste Kriterium besteht im Vorhandensein oder Fehlen einer **Hülle**. Ein weiteres Einteilungsmerkmal ist die Form des **Nukleokapsids**, das stäbchenförmig, kugelig, verdrillt (helikal) oder ikosaedrisch sein kann. Schließlich verwendet man noch feinere Differenzierungen, wobei die serologischen Eigenschaften, Antigenverwandtschaften zwischen verschiedenen Viren oder das Fehlen oder Vorhandensein von Enzymen im Virus beurteilt werden.

HINWEIS PRÜFUNG

Die Einteilung der Viren samt ihrer Familienzugehörigkeit besitzt für den Heilpraktiker keine Bedeutung.

Beispiele menschenpathogener Viren

- **Erkältungskrankheiten** werden v.a. von Viren aus den Gruppen der Rhino-, Adeno-, RS-, Corona-, Coxsackie- und Parainfluenza-Viren verursacht.
- **Influenzaviren** sind für die „echte" Grippe (nicht für den grippalen Infekt) zuständig. Sie gehören zur Familie der **Myxoviren**. Myxoviren bzw. **Paramyxoviren** lösen aber auch Mumps und Masern aus.
- **Humane Papilloma-Viren (HPV)** sind die Verursacher von Warzen, spitzen Kondylomen, Gebärmutterhalskrebs (Zervix-Karzinom) und Peniskarzinom.
- **Herpesviren** verursachen nicht nur Krankheiten wie Pfeiffer'sches Drüsenfieber (= infektiöse Mononukleose),

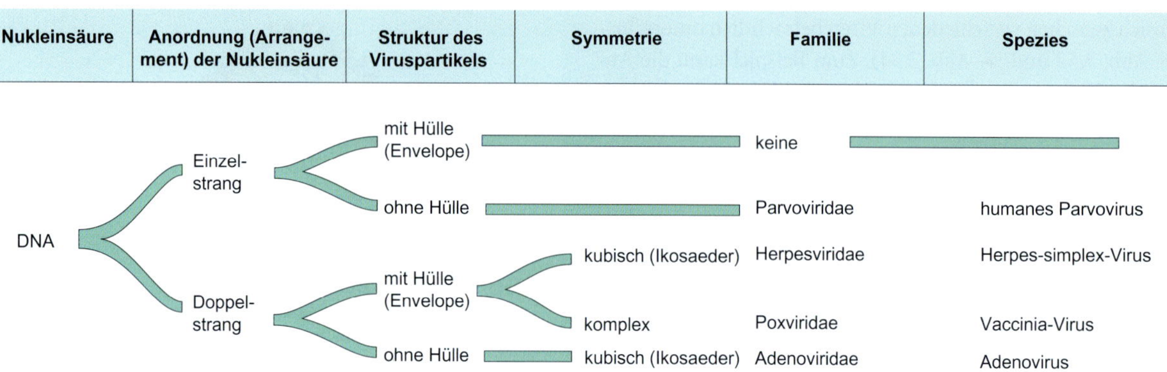

Abb. 3.55 Einteilung der DNA-Viren [R297]

Windpocken, Exanthema subitum oder eine Stomatitis aphthosa, sondern bleiben darüber hinaus nach einer Infektion **lebenslang** im Körper. In späteren Jahren können sie dann vergleichsweise harmlose Folgekrankheiten wie die Gürtelrose (Herpes Zoster) oder den Herpes labialis, aber auch Malignome wie Burkitt-Lymphom oder Kaposi-Sarkom auslösen.

- Ursache der infektiösen, menschlichen **Hepatitis** können Viren aus den Gruppen der DNA- und der RNA-Viren sein. Sie werden aufgrund ihrer Organspezifität (Hepar = Leber) auch pauschal als Hepatitis-Viren bezeichnet.

Namensgebung

Das Beispiel der Hepatitis zeigt, wie die Namensgebung der **Virenfamilien**, zumindest teilweise, erfolgt ist. **DNA**-Viren, die eine **Hepa**titis B auslösen können, werden als Hepadna-Viren bezeichnet. Die Hepatitis A wird durch sehr kleine Viren (**pico** = klein) aus der Gruppe der **RNA**-Viren verursacht; sie heißen dementsprechend Picorna-Viren. Ein weiteres Picorna-Virus löst die Kinderlähmung (Poliomyelitis) aus.

Toga bedeutet Mantel, Umhang. Bei den Togaviren handelt es sich also um Viren, die eine Umhüllung aufweisen. Myxa heißt Schleim. Myxoviren sind dementsprechend Viren, die in der Lage sind, in Schleimhäute des Wirtes einzudringen. Corona ist der Kranz bzw. die Krone. Coronaviren besitzen um ihr Nukleokapsid eine Hülle, deren Spikes so angeordnet sind, dass die Hülle aussieht wie eine Krone.

Die Bezeichnung **einzelner Viren** ist, im Gegensatz zur Namensgebung der Bakterien, fast ausnahmslos einfach und aus der **jeweiligen Krankheit ableitbar**, die von diesem Virus verursacht wird: Das Masernvirus verursacht die Masern, das Rötelnvirus die Röteln, das Poliovirus die Polio (= Kinderlähmung) und das Influenzavirus die Influenza (= Grippe). Nur wenige Viren erhalten, historisch bedingt, besondere Namen. Hierzu gehören z.B. das Epstein-Barr-Virus aus der Familie der Herpesviren, das die infektiöse Mononukleose verursacht, sowie das Papillomavirus (HPV).

Gebräuchliche **Abkürzungen** sind problemlos ableitbar. So wird das Hepatitis-B-Virus mit HBV, das Hepatitis-A-Virus mit HAV abgekürzt. Das humane (menschliche) Immundefizienz-Virus ist das HIV, das Epstein-Barr-Virus EBV und HPV steht für humanes Papilloma-Virus.

3.5.3 Übertragungswege

Viren benötigen für ihre Vermehrung immer und ausnahmslos eine **Wirtszelle**. Da sie weder Augen noch Beine noch sonstige Einrichtungen besitzen, die ihnen eine aktive Suche nach geeigneten Zellen gestatten würde, sind sie nicht nur für ihre Vermehrung, sondern auch für den Kontakt zu einer geeigneten Zelle stets auf die Hilfe eines **lebenden Wirtes** angewiesen. Sie müssen also von einem Virusträger oder über Gegenstände oder aus der Nahrung auf einen Nichtinfizierten übertragen werden, wobei einige wenige Mechanismen üblich und häufig sind (➤ Abb. 3.56).

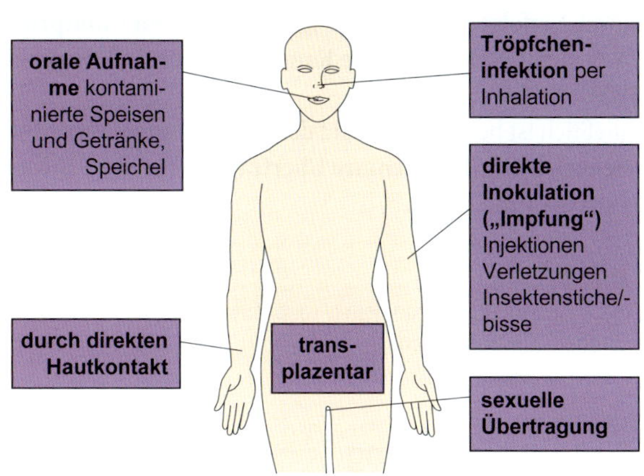

Abb. 3.56 Häufige Übertragungswege von Mikroorganismen [R297]

- Eine Übertragung durch **Tröpfcheninfektion** bedeutet, dass der Virusträger durch **Husten** oder **Niesen** und teilweise auch beim normalen Sprechen Viren, die in winzige Sputumtröpfchen eingepackt sind, auf die Schleimhäute des Nichtinfizierten überträgt. Die **Entfernung** darf hierbei **nicht allzu groß** sein, damit die Viren auch „ankommen". Daneben genügt die Übertragung einzelner Viren nicht zum Angehen einer Infektion; vielmehr sind hier üblicherweise Hunderte oder Tausende, zumindest aber Dutzende von Viren gleichzeitig erforderlich, die auf diese Weise das unspezifische Immunsystem des Angehusteten überfordern. Hiervon gibt es nur **wenige Ausnahmen**: Das **Varizellenvirus** (Varizellen = Windpocken) und noch mehr das **Masernvirus** verursachen, in geringer Zahl eingepackt in winzigste Sputumtröpfchen, über eine Entfernung von bis zu 8 m eine Infektion. Man bezeichnet eine solche Tröpfcheninfektion als **aerogen** („durch die Luft") oder auch als **fliegende Infektion**.
- Bei der **Kontaktinfektion** kann die Übertragung direkt durch **Berührung** eines Infizierten oder indirekt über **kontaminierte Gegenstände** wie z. B. Türklinken erfolgen. Die **indirekte** Kontaktinfektion wird auch als **Schmierinfektion** bezeichnet. Die Erkältungsviren werden über Tröpfcheninfektion, besonders häufig aber direkt durch Händedruck und nachfolgende Autoinokulation auf die eigenen Nasenschleimhäute übertragen.
- Zahlreiche Viren (Hepatitis-A- und -E-Virus, Rota- und Noroviren, Poliovirus u.a.) werden „gegessen oder getrunken" (**enteral** aufgenommen), indem die Virusträger die Viren über Stuhl oder Urin ausscheiden und dadurch Grundwasser oder, bei mangelnder Hygiene auch über die Hände, Nahrungsmittel kontaminieren. Eine Übertragung durch ausgeschiedene Erreger, die als Schmierinfektion oder über Nahrungsmittel bzw. Trinkwasser oral aufgenommen werden, wird als **fäkal-oral** bezeichnet.
- Auch eine Übertragung auf die Schleimhaut von **Augen** oder **Genitale** ist möglich (Hepatitis-B- und -C-Virus, HIV, HPV, Adeno-, Herpesviren) – entweder durch sexuelle Kontakte oder als direkte oder indirekte Kontaktinfektion.
- Manche Viren (FSME, Gelbfieber) werden über **Vektoren**, z.B. durch den Stich von Insekten oder Zecken übertragen. HPV-Viren gelangen möglicherweise in das Epithel der intakten Oberhaut oder Schleimhaut.

- Teilweise erfolgt die Übertragung durch **Blut oder Blutprodukte** bzw. durch **kontaminierte Kanülen** (Hepatitis B, Hepatitis C, HIV).
- Schließlich ist bei der Mehrzahl der Erreger systemischer Infektionen auch die **diaplazentare Übertragung** von der Schwangeren auf das Kind möglich.

MERKE
Alle diese Übertragungswege gelten vollkommen **identisch** auch für andere Erreger, z.B. **Bakterien**.

3.5.4 Virusvermehrung

Nachdem das Virus beim Empfänger angekommen ist, lassen sich in der Folge **fünf Phasen** der Vermehrung und Freisetzung neuer Viren unterscheiden (➤ Abb. 3.57).

Phase 1: Adsorption

Viren besitzen an ihrer Oberfläche – Kapsid oder Hülle – Strukturelemente, die ganz spezifisch **an Rezeptoren** von solchen Zellen **binden** können, die dem betreffenden Virus als Wirte dienen. Hieraus kann man schlussfolgern, dass nur solche Pflanzen, Bakterien oder Tiere als Wirt „geeignet“ sind, die über passende Rezeptoren an ihren Zellmembranen verfügen, weil sich das Virus sonst nicht anlagern kann. Fehlende Anheftung (Adsorption) bedeutet aber auch fehlende Penetration, also Eindringen in die Zelle. Das Virus findet keine Möglichkeit zur eigenen Vermehrung. Neben der **Wirtsspezifität** wird so auch die **Organotropie** mancher Viren verständlich. So bindet das HI-Virus ausschließlich an den CD4-Rezeptor, der sich lediglich an der Zellmembran von T-Helferzellen und Makrophagen befindet.

Phase 2: Penetration

Die **Aufnahme des Virus** durch die Zellwand hindurch in die Zelle erfolgt durch verschiedene Mechanismen:
- **Injektion** der viralen Nukleinsäure durch die Zellwand, wobei die Hülle außen verbleibt. Dies ist der Mechanismus der Penetration bei den Bakteriophagen.
- **Pinozytose (Endozytose)** durch Einstülpung der Zellwand im Bereich des adsorbierten Virus, wobei dieses nach seiner Aufnahme in die Zelle in einer kleinen Vakuole zu liegen kommt, die von dem nach innen gestülpten Teil der Zellmembran gebildet worden ist. Dieser Vorgang ist vergleichbar mit der Phagozytose durch einen Phagozyten mitsamt der Entstehung eines

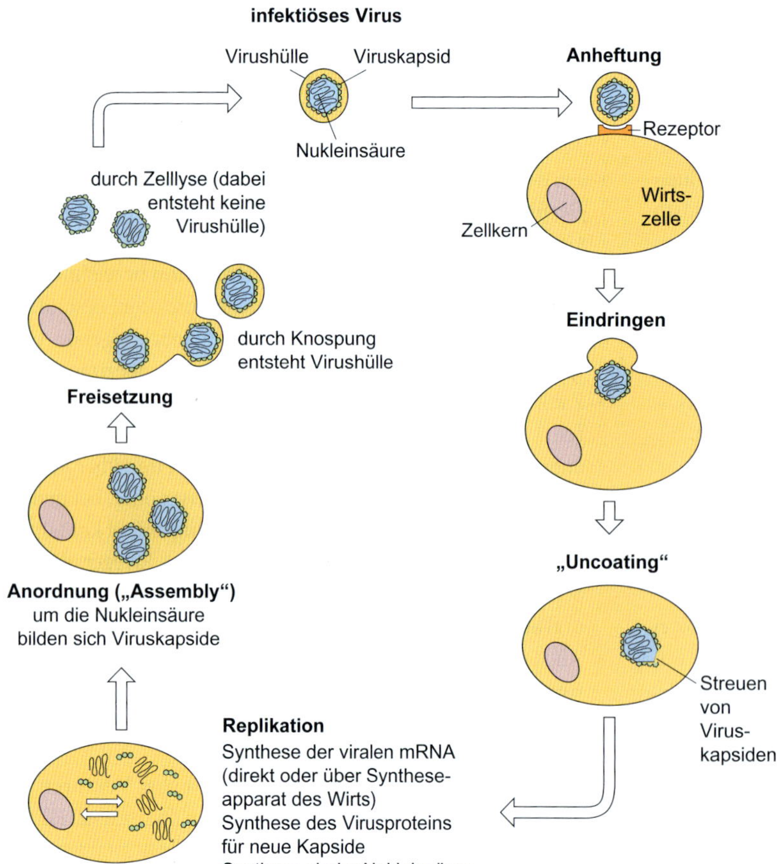

Abb. 3.57 Infektion der Wirtszelle und Virusreplikation [R297]

Phagosoms (➤ Fach Immunologie). Die Pinozytose ist der übliche Weg bei einer Virusinfektion des Menschen.

- **Fusion:** Bei den behüllten Viren kann die Virushülle auch mit der Zellmembran verschmelzen, wobei das darunter liegende Nukleokapsid ins Innere der Zelle diffundiert. Bei diesem Vorgang der Fusion wird ein virales Antigen (die Hülle) Bestandteil der Zellmembran, woraufhin die Zelle für das Immunsystem als virusbefallen erkennbar wird. Auch die Fusion ist ein möglicher Weg bei einem Virusbefall des Menschen.

Phase 3: Eklipse

Ist die Penetration im Rahmen der Pinozytose erfolgt, verschmelzen im nächsten Schritt Lysosomen der Wirtszelle mit dem Phagosom. Die lysosomalen Enzyme lösen Kapsid und Hülle, falls vorhanden, auf und befreien dadurch die **virale Nukleinsäure**, die nunmehr **frei im Zytosol** enthalten ist. Diesen Vorgang nennt man **Uncoating** (Entkleiden).

In der Folge werden an der viralen Nukleinsäure **Enzyme** und andere **Proteine gebildet**, die für die **Vermehrung des entsprechenden Virus** notwendig sind (➤ Abb. 3.58a). Vor allem DNA-Viren bzw. ihre Nukleinsäure können auch in den Zellkern diffundieren und beginnen dann erst hier mit der Anstoßung und Umpolung des Zellstoffwechsels, der Enzymbildung und der Vermehrung der Nukleinsäure. In dieser Phase werden teilweise auch vom Virus selbst codierte Proteine in die Zellmembran eingebaut, sodass die Zellen für das Immunsystem als virusbefallen erkennbar werden.

Die **Bausteine** für die benötigten Enzyme (Aminosäuren) und Nukleinsäuren (Basen, Zucker und Phosphat) werden dem **Stoffwechsel der Zelle entnommen**, die auch insgesamt durch die viralen Informationen tiefgreifend beeinflusst wird. Die Enzyme für die Vermehrung der viralen Nukleinsäure (Replikase, Polymerase oder Reverse Transkriptase) werden teils vom Virus codiert, teilweise aber auch von der DNA der Wirtszelle.

Eine Gruppe der **RNA-Viren**, die zu den Tumorviren gehören, werden als **Retroviren** bezeichnet, weil sie mittels der **reversen Transkriptase** an ihrer RNA zunächst eine DNA erzeugen (➤ Abb. 3.58b). Diese wird dann im nächsten Schritt in die DNA der Wirtszelle integriert, ist also in Zytosol oder Zellkern nicht mehr nachweisbar. Erst an dieser integrierten, viruscodierten DNA findet die Replikation zu neuen Tochterviren statt. Sobald die Synthese der viralen Nukleinsäure in Gang gekommen ist, wird im letzten Schritt der Eklipse das Material von Kapsid und eventuell Hülle synthetisiert. Das wichtigste Beispiel für diese Art der Replikation stellt das HI-Virus dar.

3

MERKE

Das wesentliche Merkmal der Eklipse ist, dass während dieser Zeit elektronenmikroskopisch **keine Viren nachweisbar** sind, weil nur einzelne Bestandteile wie Nukleinsäuren und Proteine vorliegen, die dafür zu klein sind bzw. von den üblichen Zellbestandteilen gar nicht zu unterscheiden wären.

Phase 4: Virusmontage

Der **Zusammenbau** der Viren kann im Zellkern oder im Zytoplasma erfolgen. Während sich virale Nukleinsäure und Kapsid spontan zum **Nukleokapsid** und damit häufig zum bereits fertigen Virus verbinden, wird die **Hülle** bei den hüllentragenden Viren von der **Membran des Zellkerns** oder der **Zellmembran** zur Verfügung gestellt, in die sie zuvor eingebaut worden war.

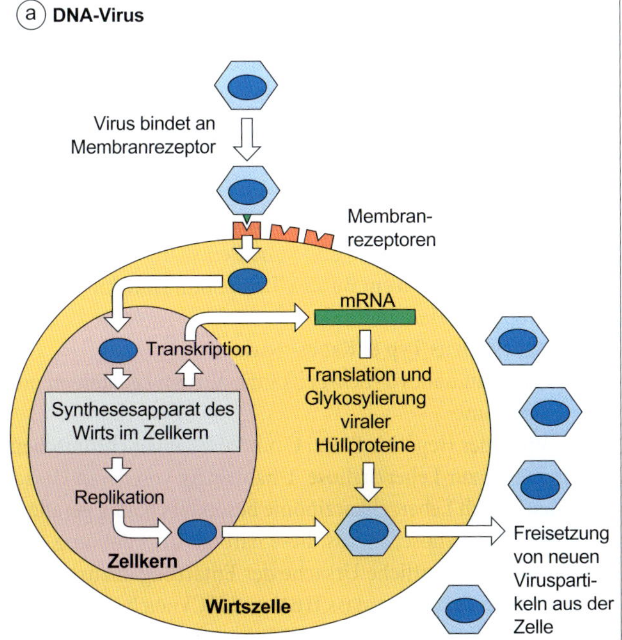

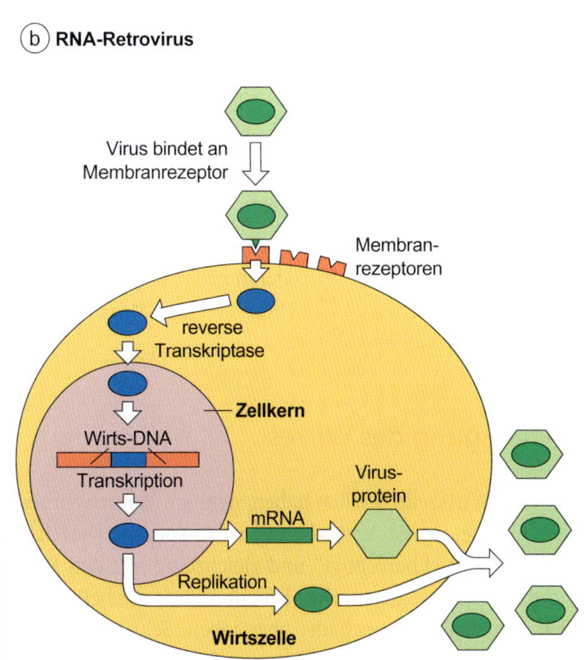

Abb. 3.58 Mechanismus, wie DNA- (**a**) und RNA-Viren (**b**) in Zellen eindringen und diese infizieren [R297]

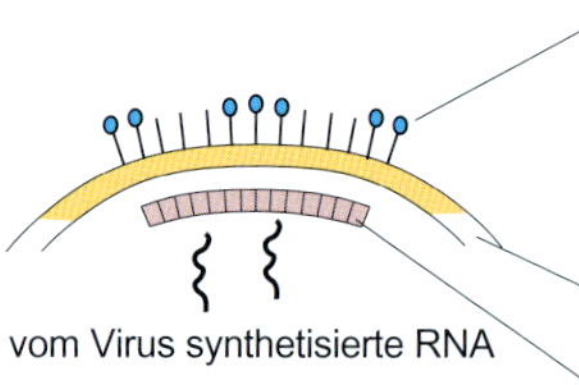

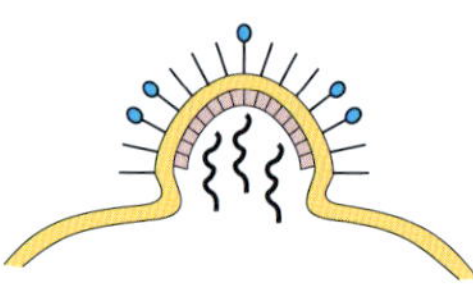

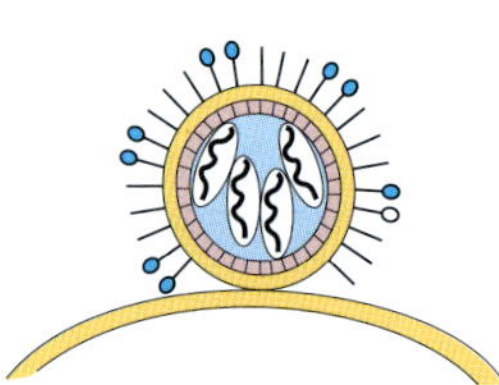

Abb. 3.59 Freisetzung (Knospung) des Influenzavirus [R297]

Phase 5: Ausschleusung

Die **Freisetzung** der Viren geht häufig als Umkehrung der Pinozytose vonstatten. Vor allem bei Hüllen tragenden Viren lagern sich die Nukleokapside innen an die entsprechenden Strukturen der Zellmembran und werden in einer Art **Knospung** fertig montiert und nach außen freigesetzt (➤ Abb. 3.59). In anderen Fällen geht die Zelle nach Produktion der Viren zugrunde, woraufhin diese **passiv freigesetzt** werden.

Manche Viren machen einen **abortiven Zyklus** durch. Zum Beispiel können HI-Viren längere Zeit in den befallenen Lymphozyten ruhen oder zumindest eine nur sehr geringe Aktivität entwickeln, wobei sie in das Zellgenom integriert sind. Die Replikation mancher Viren ist **hormonell gesteuert.** In anderen Fällen kann die Zelle eine Replikation verhindern, sodass diese erst bei **Störungen des Zellstoffwechsels** in Gang kommt.

3.5.5 Schädigung des Wirtes

Viren, die eine Wirtszelle befallen haben, nehmen deren Syntheseleistungen für die eigene Vermehrung in Anspruch. Dies kann gewissermaßen „gleichberechtigt" und gleichzeitig mit den Erfordernissen der Zelle geschehen. Dies bedeutet, dass die betroffenen Zellen den Virusbefall unbeschadet überstehen. Sehr viel häufiger jedoch kommt es zu Schäden oder sogar zur Zerstörung der Zellen:

- Zahlreiche Viren behindern sehr gezielt die zelleigene Synthese, wodurch die Zelle **geschädigt** wird und schließlich **abstirbt**.
- Zellen, die durch den Einbau virustypischer Antigene in ihre Zellmembran vom **Immunsystem** erkannt werden, gehen aufgrund dessen **Angriffs** zugrunde. Dieser Mechanismus gilt z.B. für die spezifischen viralen Hepatitis-Formen, bei denen nicht die Viren, sondern das Immunsystem zu Leberzellnekrosen führt. Auch Allgemeinreaktionen wie Fieber werden durch das Immunsystem verursacht.
- Die **Missbildungen** bei der Rötelninfektion eines Embryos entstehen durch **Interferon**. Dessen allgemein hemmende Wirkung auf die Zellteilung führt zu einer Störung des Wachstums der Extremitäten und weiterer Organe (z.B. Augen und Ohren).
- Mögliche Veränderungen virusinfizierter Zellen sind auch ihre Abkugelung, die Bildung von mehrkernigen Riesenzellen oder Mutationen z.B. in Form von Chromosomenbrüchen.
- Zahlreiche Viren der typischen Erkältungskrankheiten (Rhinoviren, Adenoviren) bleiben auf die Eintrittspforte beschränkt; öfters kommt es allerdings zu ihrer **systemischen Verbreitung** mit Blut (= Virämie) oder Lymphe, sodass neben den Atemwegen weitere Strukturen geschädigt werden können.
- Bei manchen Viren sowie in besonderen Fällen kommt es zu einer **Viruspersistenz** im Organismus. Letzteres gilt z.B. für eine Infektion während der Embryonal- oder Fetalzeit, in der das Immunsystem des infizierten Kindes die Viren noch nicht als fremd erkennt und deswegen auch postpartal (nach der Geburt) toleriert. Dies trifft u.a. auf eine Infektion mit Hepatitis-B-Viren zu. Zu den Viren, die grundsätzlich nach ihrer Erstinfektion lebenslang im Körper bleiben und in späteren Jahren zu Zweiterkrankungen führen können, zählen sämtliche Viren aus der Gruppe der Herpesviren.

3.5.6 Tumorviren

Beim Tier wird die Mehrzahl bösartiger Tumoren durch Viren ausgelöst. Beim Menschen ist die Forschung weniger weit gediehen. Als krebsverursachend wurden bisher einzelne Viren aus den folgenden Gruppen erkannt: Herpes-, HPV-, Adeno- und Retroviren. Es gibt aber inzwischen eine Reihe weiterer Malignome, bei denen zumindest eine Beteiligung von Viren diskutiert wird. **Eindeutig belegt** wurde bisher der **Zusammenhang** für folgende Viren:

- **HPV-Viren:** Zervix-, Vulva- und Peniskarzinom
- **Epstein-Barr-Viren:** Burkitt-Lymphom, Hodgkin-Lymphom, Nasopharynxkarzinom
- **Herpes-Virus Typ 8:** Kaposi-Sarkom
- **HTLV** (humanes T-Zell-Leukämie-Virus): Leukämien und Lymphome

Die Viren der Hepatitis B und C führen bei einer chronischen Infektion häufig zur Leberzirrhose. Unabhängig von deren Ursache entstehen jedoch Leberzellkarzinome besonders häufig gerade auf dem Boden der Zirrhose, sodass diese narbige Umwandlung des Lebergewebes als eigentliche Ursache der Entartung anzusehen ist. Man geht jedoch davon aus, dass **HBV** und **HCV** auch einen eigenen Beitrag dazu leisten.

Die wesentliche Ursache dafür, dass Viren verschiedene Krebsarten auslösen können, ist in der **Transformation** zu sehen. Mit diesem Begriff meint man Veränderungen an den Chromosomen, die u.a. dazu führen, dass aus Zellen, die in der Zellkultur etwa 50 Teilungen überstehen, bevor sie absterben, nun Zellen entstehen, die sich beliebig weiterzüchten lassen. Sie werden „unsterblich". Auch Gene, die üblicherweise dafür sorgen, dass aneinander stoßende Zellen eine weitere Teilung beenden, sind abgeschaltet – die **Zellteilung setzt sich schrankenlos fort**.

Die weit überwiegende Mehrzahl der tumorauslösenden Viren ist in die Chromosomen des Kerns integriert, als Virus demnach nicht mehr zu erkennen. In dieser Form kann das sog. **Pro-Virus** an die Nachkommen **vererbt** werden, ohne dass das Elternteil an Krebs erkrankt sein muss (vertikale Übertragung). Erst wenn weitere Noxen wie Strahlenschäden, chemische Kanzerogene oder Alterungsprozesse hinzutreten, kommt es zum Krebs.

Zusammenfassung

Viren

- kleinste Infektionserreger (abgesehen von den Prionen ➤ Fach Infektionskrankheiten), nur im **Elektronenmikroskop** sichtbar
- besitzen **keinen eigenen Stoffwechsel** und sind daher auf Wirtszellen angewiesen; schädigen direkt oder indirekt (über das Immunsystem) den Wirt
- Aufbau: **Nukleinsäure** (DNA **oder** RNA) und **Kapsid** (Eiweißhülle aus Kapsomeren) bilden das **Nukleokapsid**; evtl. mit zusätzlicher **Hülle**
- **Übertragungswege:** Tröpfcheninfektion, Kontaktinfektion (direkt oder als Schmierinfektion), orale Aufnahme (fäkal-oral), sexuell, über Vektoren (Stechmücken, Zecken), Blut, diaplazentar
- **Virusvermehrung:** Adsorption, Penetration, Eklipse, Montage, Ausschleusung
- **Diagnostik:** meist aus dem Krankheitsbild, im Zweifelsfall über spezifische Antikörper (➤ Fach Immunologie) oder durch Virusvermehrung in Zellkulturen. In Einzelfällen wird die PCR-Methode (Polymerase-Kettenreaktion) zu Hilfe genommen, bei der geringste Mengen an viraler oder bakterieller Nukleinsäure so lange vervielfältigt werden, bis die erhaltene Menge den Nachweis gestattet. Elektronenmikroskopische Untersuchungen sind lediglich für Forschungszwecke von Bedeutung.
- **Therapie:** unspezifische Immunstimulanzien, in Einzelfällen spezielle **Virustatika**, sehr selten auch Interferon; Antibiotika helfen bei bakteriellen Erkrankungen und sind gegenüber Viren unwirksam.
- **Tumorviren:** können Krebs auslösen; dazu zählen u.a. Herpes-Viren und HPV; führen z.B. zu Zervixkarzinom (HPV), Leukämien und Lymphomen

3.6 Sterilisation und Desinfektion

3.6.1 Definitionen

Sterilisation bedeutet **Entkeimung**, nach dem Deutschen Arzneibuch (DAB) also das *„vollständige Abtöten oder Entfernen aller lebensfähigen pathogenen oder apathogenen Mikroorganismen in Stoffen, Zubereitungen oder an Gegenständen"*.

Im Gegensatz dazu ist eine **Desinfektion** weit **weniger gründlich**. Hier wird laut DAB lediglich das Abtöten oder Inaktivieren von Mikroorganismen in einem Maße verlangt, *„dass von dem entsprechenden Gegenstand oder Stoff keine Infektionsgefahr mehr ausgehen kann"*. Desinfizierte Gegenstände sind also keineswegs keimfrei, sondern lediglich **keimreduziert**.

Grundsätzlich ist zu beachten, dass zahlreiche Mikroorganismen in ihrer vegetativen, vermehrungsfähigen Form kaum resistent gegenüber Umwelteinflüssen sind, während v.a. die **Sporen von Bakterien** außerordentlich widerstandsfähig sind und extreme Bedingungen unbeschadet überstehen können. Da aber z.B. die Sporen von Clostridien nicht nur ubiquitär anzutreffen sind, sondern auch lebensgefährliche Erkrankungen auslösen, sobald aus ihnen die vegetativen Formen entstanden sind, muss sich jede Maßnahme der Keimreduktion auch gerade auf solche Mikroorganismen erstrecken. Sie stellen den wesentlichen Maßstab dafür dar, ob die durchgeführte Desinfektion bzw. Sterilisation erfolgreich war oder eben nicht.

Die Desinfektion ist häufig ein Ersatz für eine Sterilisation, wenn dieselbe zwar erwünscht wäre, aber nicht durchführbar ist wie z.B. an der Haut. Nur Gegenstände wie Spritzen und Kanülen oder auch chirurgische Instrumente, die parenteral in den Körper eingebracht werden oder als Behältnis hierfür dienen, müssen genauso strikt sterilisiert werden wie Arzneimittel für diesen Einsatzzweck.

3.6.2 Sterilisation

Es gibt grundsätzlich **vier verschiedene Möglichkeiten**, einen Stoff bzw. Gegenstand keimfrei zu bekommen:

- physikalische Sterilisation:
  - trockene Hitze
  - feuchte Hitze (Wasserdampf)
  - Strahlung
- chemische Sterilisation

Heißluftsterilisation (trockene Hitze)

Die Heißluftsterilisation wird im **Trockenschrank** durchgeführt. Die Mindesteinwirkzeit (= Abtötungszeit) ist nach dem Deutschen Arzneibuch (DAB) vorgegeben mit **30 Minuten** bei **180 °C** oder alternativ **10 Minuten** bei **200 °C** (+ Sicherheitszuschlag von 5 Minuten).

Bei besonders hitzeempfindlichen Materialien ist es auch möglich, mit niedrigeren Temperaturen (z.B. 160 °C) und entsprechend längeren Einwirkzeiten (120 min) zu sterilisieren. Wegen der hohen Temperaturen **ungeeignet** für die Sterilisation im Trockenschrank sind Materialien aus **Gummi, Papier** und **Kunststoff** sowie **Textilien**.

Die **Abtötungszeit** gilt erst ab dem Moment, in dem die Temperatur sowohl im Trockenschrank als auch in dem zu sterilisierenden Gut tatsächlich erreicht ist. Davor spricht man von der **Anheiz- oder Erwärmungszeit** (ca. 30 min), während der der Trockenschrank auf die eingestellte Temperatur hochgeheizt wird, und von der **Ausgleichszeit** (ca. 10 min), die dazu benötigt wird, auch den zu sterilisierenden Gegenstand auf die erforderliche Temperatur zu bringen. Diese beiden Zeiträume sind nicht genau definiert, weil sie von der Art des Trockenschranks und derjenigen des Sterilisationsguts abhängen. Gute Luftumwälzung sowie eine lockere Bestückung des Schranks können Anheizzeit und Ausgleichszeit erheblich verkürzen. Als **Abkühlzeit** bis zur Entnehmbarkeit der Materialien nach durchgeführter Sterilisation sind mindestens 30 Minuten einzuplanen.

3

MERKE

Seit etlichen Jahren wird die **Heißluftsterilisation**, in den einzelnen Bundesländern etwas uneinheitlich, **nicht mehr empfohlen**. Im Klinik- und Laborbereich ist sie sogar grundsätzlich **unzulässig**. Als Ursachen gelten die

- langsame Wärmeübertragung trockener Hitze – gut erkennbar beispielsweise daran, dass man problemlos mit der Hand in einen auf 200 °C aufgeheizten Trockenschrank fassen kann, während der Wasserdampf kochenden Wassers (knapp 100 °C) bereits zu Verbrühungen führt
- Bildung von Kälteinseln und unsichere Erreichbarkeit der Innenfläche von Hohlkörpern
- Abhängigkeit von der Beladung des Trockenschranks
- unzureichende Überprüfungs- und Kontrollmöglichkeit

Dampfdrucksterilisation (feuchte Hitze)

Die Dampfdrucksterilisation mit **gesättigtem Wasserdampf** wird im sog. **Autoklaven** durchgeführt. Sie bedarf **weniger hoher Temperaturen**, weil Mikroorganismen einschließlich der Sporen von Pilzen und Bakterien gegenüber **feuchter Hitze** wesentlich **empfindlicher** sind als gegenüber trockener. Ein Grund hierfür ist im Quellen der Zellwände von Mikroorganismen und ihren Sporen durch Wassereinlagerung zu sehen. Durch die geringeren Temperaturen können im Autoklaven auch Textilien, Kunststoffe oder Flüssigkeiten sterilisiert werden, die 180 °C im Trockenschrank nicht überstehen würden. Grundsätzlich ist dies die **favorisierte Methode der Sterilisation**.

Wasser siedet auf Meereshöhe definitionsgemäß bei 100 °C. Eine höhere Temperatur ist **nicht erreichbar**. Wird Wasser höherer Temperatur benötigt, muss hierfür der Druck erhöht werden. So werden bei einer Atmosphäre Überdruck (= 1 atü = 2 bar) 120 °C erreicht, während es bei 2 atü (= 3 bar) bereits 134 °C sind. Ein Autoklav ist ein Gerät, in dem solche Drücke und Temperaturen erreicht werden können. Man kann das Gerät mit einem Schnellkochtopf für den Gebrauch in der Küche vergleichen.

Die vorgegebenen Werte für die Sterilisation betragen nach dem Deutschen Arzneibuch

- **20 min** bei **120 °C** (1 atü) oder
- **5–10 min** bei **134 °C** (2 atü).

EXKURS

Die Ursache dafür, dass Wasser bei **100 °C** und dem auf Meereshöhe gegebenen **Luftdruck** von **1 bar** vom flüssigen in den gasförmigen Zustand übergeht und als flüssiges Wasser keine höheren Temperaturen erreichen kann, besteht darin, dass die einzelnen H_2O-Moleküle bei dieser Temperatur so schnell (energiereich) geworden sind, dass sie die gegenseitigen Anziehungskräfte (Plus und Minus der Dipole, ➤ Fach Chemie) überwinden und den Verbund verlassen. Besteht allerdings in dem Raum, in den die gasförmigen Wassermoleküle gelangen, eine Gegenkraft, die z.B. in Form des Luftdrucks auf die H_2O-Moleküle einwirkt, wird dieses Verlassen des Wasserverbunds dadurch beeinflusst: Je höher der Druck in einem abgeschlossenen Raum wie dem Autoklaven ansteigt, desto heißer (schneller, energiereicher) muss die Flüssigkeit des Wassers, müssen dementsprechend seine Moleküle werden, um sich trotz dieser Gegenkraft von den Nachbarmolekülen lösen zu können. Aus diesem Grund kann Wasser, das einer Wärmequelle ausgesetzt ist, bei zunehmend ansteigendem Gegendruck auch zunehmend höhere Temperaturen jenseits von 100 °C erreichen.

Dies bedeutet gleichzeitig, dass bei einem geringeren Luftdruck auf z.B. 2.000 m Höhe über dem Meeresspiegel, und damit geringerer Gegenkraft von weniger als 1 bar, 100 °C Wassertemperatur nicht erreicht werden können, weil die H_2O-Moleküle bereits unterhalb dieser Temperatur in den gasförmigen Zustand (Dampf) übergehen. So siedet Wasser z.B. auf dem Mount Everest bereits bei 75 °C.

Sterilisationskontrolle

Überprüft wird die Sterilisation im Trockenschrank oder Autoklaven durch **Indikatorpapier**, das seine Farbe temperaturabhängig verändert. Spätestens nach jeweils ½ Jahr überprüft man den Sterilisationserfolg, also die uneingeschränkte Funktionsfähigkeit des Geräts durch **Testkeime** (sog. Erdsporen = **Sporen** von Bacillus stearothermophilus, einem apathogenen Verwandten des Milzbranderregers Bacillus anthracis). Man bestellt hierfür bei der **Landesuntersuchungsanstalt** fünf Sporenpäckchen, von denen vier an unterschiedlichen Stellen des Sterilisationsgeräts platziert werden, während das **fünfte** lediglich zu **Kontrollzwecken** mit ans Hygieneinstitut eingeschickt wird.

Es sei abschließend erwähnt, dass es Sporen von sog. thermophilen (= wärmeliebenden) Bakterien gibt, die beide erwähnten Sterilisationsverfahren problemlos überstehen. Da sie jedoch keine Erkrankungen auslösen, bleiben sie unbeachtet.

Strahlensterilisation

Für die Strahlensterilisation wird **radioaktives Cobalt** verwendet, das γ-Strahlen in das zu sterilisierende Gut aussendet. Diese Art einer Sterilisation bleibt üblicherweise dem **Krankenhaus** vorbehalten.

Chemische Sterilisation

Zur chemischen Sterilisation benutzt man (ebenfalls nur im Krankenhaus) **Ethylenoxidgas** (bei ca. 50 °C) oder **Formaldehyd** – bevorzugt für Materialien wie **Polyethylenkunststoffe**, die keine Hitze vertragen. Wegen der Toxizität dieser Mittel ist die chemische Sterilisation **für Kleidung ungeeignet**.

3.6.3 Desinfektion

Eine Desinfektion gilt dann als ausreichend, wenn eine **Keimreduktion** um den **Faktor 10^5** erreicht wurde. Hierfür gibt es wiederum verschiedene Verfahren, die aber nur kurz erwähnt werden sollen: Geeignet sind heißes Wasser oder Wasserdampf, UV-C-Strahlen mit einer Wellenlänge von 254 nm sowie chemische Verfahren, wobei ganz unterschiedliche Substanzen wie Alkohole und Aldehyde, Chlor oder Jod oder Sauerstoff abspaltende Verbindungen, Phenole oder Schwermetalle (Silber, Quecksilber) in Frage kommen.

Zur **Hautdesinfektion**, z.B. präoperativ, werden zumeist Präparate auf der Basis von Alkoholen (60–80 %ig) oder organische Iodpräparate wie Polyvinylpyrrolidon (Betaisodona®, Braunovidon® u.a.) eingesetzt.

3.6.4 Begleitende Maßnahmen

Entscheidend wichtig für eine wirksame Desinfektion oder Sterilisation ist die vorherige **mechanische Reinigung** von Händen, Flächen oder Instrumenten, um zum einen bereits eine Keimreduktion zu erreichen, und um zum anderen zu verhindern, dass Mikroorganismen in Schmutz- oder sogar Blutpartikel eingepackt bleiben, wodurch sie besonders leicht der Wirkung des Desinfektionsmittels oder der Sterilisationsmaßnahme entgehen.

Andererseits entstehen bei der mechanischen Reinigung kontaminierter Gegenstände oder auch der Hände Gefahren im Hinblick auf eine **Aussaat von Keimen** in die Umgebung. Die Hände des Personals gelten als wichtigster Übertragungsweg für Mikroorganismen. Zusätzlich besteht auch eine akute Infektionsgefährdung des Personals selbst, sodass grundsätzlich in einem **ersten Schritt** eine **Desinfektion** erfolgt und erst anschließend, soweit überhaupt noch erforderlich, die mechanische Reinigung sowie die weiteren Schritte wie erneute Desinfektion bzw., je nach Gegenstand, die abschließende Sterilisation.

MERKE

Reihenfolge der Sterilisations- bzw. Desinfektionsmaßnahmen: Desinfektion → Reinigung (falls erforderlich) → abschließende Desinfektion oder Sterilisation.

Kontaminierte Gegenstände werden üblicherweise zunächst in ein Gefäß mit **Desinfektionslösung** gelegt und dort bis zum Zeitpunkt der Reinigung belassen.

Händedesinfektion

Bei der Desinfektion der Hände muss hinsichtlich des angestrebten Zieles unterschieden werden in die hygienische und in die chirurgische Händedesinfektion.

Hygienische Händedesinfektion

Bei der hygienischen Desinfektion sollen tatsächlich oder fraglich **auf die Haut gelangte Keime** (sog. **transiente Hautflora** = Anflugkeime) **entfernt** werden – z.B. nach dem Kontakt zu infektiösen Patienten oder deren Materialien (Blut, Eiter, Stuhl, Erbrochenes). Ein weiteres Ziel besteht in der **Verhinderung einer Keimübertragung** bei Maßnahmen wie Blutentnahmen o.ä. Zu beachten ist bei einem Vergleich zum Händewaschen, dass die **Desinfektion** hinsichtlich einer Keimreduktion deutlich **wirksamer** ist. Da auch Hautirritationen durch Waschungen häufiger ausgelöst werden, sollte **Händewaschen** auf ein notwendiges **Minimum reduziert** und die Desinfektion grundsätzlich bevorzugt werden. Eine **Ausnahme** bilden Erreger wie beispielsweise **Clostridium difficile** oder mögliche Verunreinigungen durch **Bakteriensporen**, **Protozoen** oder auch **Wurmeier**, weil dabei Desinfektionsmittel **wenig wirksam** sind. Für die Händetrocknung nach dem Waschen sind **ausschließlich Einmaltücher** zu verwenden. Warmlufttrockner sind **nicht geeignet**.

Grundsätzlich werden mit etwa **3 ml** Desinfektionslösung über **mindestens 30(–60) Sek.** die Hände desinfiziert und nur bei Bedarf – abhängig von der Situation – anschließend gewaschen. Die anzuwendende Menge samt empfohlener Einwirkzeit ist auf den jeweiligen Behältnissen vermerkt. Wichtig ist in jedem Fall, dass

- die Hände für die vorgeschriebene Einwirkzeit **vollständig benetzt bleiben**,
- die Desinfektionslösung auf **trockene Hände** aufgetragen wird,
- die **Fingernägel** kurz geschnitten und unlackiert sind,
- **kein Schmuck** getragen wird,
- die Hände gut gepflegt werden, weil selbst kleinste Verletzungen ein mögliches Reservoir für Mikroorganismen darstellen können.

Bei den offiziellen Auflistungen **zugelassener Desinfektionsmittel** (z.B. vom RKI) ist zu beachten, dass **alle** diese Mittel gegenüber den **vegetativen** Formen pathogener **Bakterien** wirksam und zugelassen sind und dass dies prinzipiell auch auf Problemkeime einschließlich der **Mykobakterien** zutrifft. Ebenfalls eingeschlossen ist die Wirksamkeit gegenüber **Pilzen** und ihren **Sporen**.

Dagegen gibt es **keine Desinfektionsmittel**, die gegenüber den **Sporen von Bazillen** oder **Clostridien** wirksam wären.

Hinsichtlich einer sicheren **Inaktivierung von Viren** muss das Desinfektionsmittel sehr gezielt aus der Liste ausgewählt werden, weil diese Wirksamkeit nur beim **kleineren Anteil** der Mittel gegeben ist. Zusätzlich müssen dann auch noch die jeweiligen Erfordernisse berücksichtigt werden, indem übliche behüllte Viren leichter inaktiviert werden als z.B. Adeno-, Rota- oder Noroviren. Teilweise wird in diesen Fällen dann auch die minimal notwendige **Einwirkzeit** von den üblichen 30 s auf 1 oder sogar 2 min **angehoben**, doch ist dies grundsätzlich auf den Behältern selbst vermerkt. Einzelnen Viren, z.B. aus der Familie der Enteroviren, ist noch schlechter beizukommen, sodass für eine **umfassend viruzide Wirkung** nur noch **einzelne** Desinfektionsmittel übrigbleiben.

Zusammengefasst sind sämtliche aufgelisteten Mittel gegenüber vegetativen Bakterien, Pilzen und Pilzsporen wirksam. Wird zusätzlich eine Wirksamkeit gegenüber behüllten Viren bzw. sogar gegenüber sämtlichen pathogenen Viren angestrebt, müssen die in Frage kommenden Desinfektionsmittel sehr gezielt ausgewählt werden. Gegenüber **Bakteriensporen** gibt es **keine** wirksame Desinfektion. Bei einer möglichen Kontamination müssen auf umfangreiche Desinfektionen mechanische Reinigungsverfahren folgen, damit das Risiko wenigstens minimiert wird. Im operativen Bereich werden diese Vorbereitungen ohnehin durch **sterile Handschuhe** ergänzt.

MERKE

Die **Hände des Personals** gelten als Hauptquelle für Entstehung und Verbreitung **nosokomialer Infektionen**, u.a. durch MRSA (Methicillin-resistenter Staphylococcus aureus) und weitere Problemkeime wie Pseudomonas, Clostridium difficile oder Enterokokken (VRE). Allein an einer Infektion durch MRSA sterben in der westlichen Welt jedes Jahr mehrere 10.000 Menschen. Jede 3. Sepsis wird durch Staphylokokken (häufig MRSA) verursacht.

Chirurgische Händedesinfektion

Das Bestreben der chirurgischen Händedesinfektion liegt nicht nur in der Entfernung der transienten Flora (Anflugkeime), sondern darüber hinaus auch in der möglichst weitgehenden **Verminderung der physiologischen Haftkeime** (sog. **residente Flora**). Hier werden, falls sie nicht zuvor kontaminiert waren, die Hände zunächst sehr gründlich für ca. 5 Minuten gewaschen und gebürstet (Nägel) und erst anschließend ausgiebig desinfiziert (benetzen für **3–5 Minuten**, bevorzugt mit **alkoholischen Lösungen**).

Das Ziel der chirurgischen Händedesinfektion ist das Erreichen einer Keimarmut im Rahmen von **Operationen**, die den Patienten auch dann nicht gefährden dürfen, wenn die Handschuhe ihre Dichtheit aus irgendeinem Grund verlieren sollten. Zusätzlich ist sie auch bei **Punktionen**, z.B. von Gelenken, erforderlich. **Gelenkpunktionen** sind auch hinsichtlich weiterer Maßnahmen den Operationen gleichgestellt. Neben einer ausgiebigen Desinfektion der Haut des Patienten sind also **sterile Handschuhe** und ein **Mundschutz** erforderlich.

Zusammenfassung

Sterilisation

Vollständige Entkeimung

- physikalische Sterilisation:
  - Heißluftsterilisation mit trockener Hitze (wird für die Praxis des niedergelassenen Therapeuten noch geduldet, aber nicht mehr empfohlen); mindestens 30 Minuten bei 180 °C oder 10 Minuten bei 200 °C
  - Dampfdrucksterilisation (feuchte Hitze) im Autoklaven, Methode der Wahl; 20 Minuten bei 120 °C oder 10 Minuten bei 134 °C
  - Kontrolle des Sterilisationserfolgs mit Indikatorpapier (jedes Mal) und Testkeimen (2-mal/Jahr)
  - Strahlung
- chemische Sterilisation

Desinfektion

Keimreduktion

Händedesinfektion

- **hygienische:** entfernt transiente Flora; nach Kontakt mit Patienten bzw. infektiösem Material und vor kleineren Eingriffen zur Verhinderung einer Keimübertragung; besitzt besondere Bedeutung im Hinblick auf die Vermeidung nosokomialer Infektionen
- **chirurgische:** entfernt die transiente und reduziert die residente Flora; vor Operationen und z.B. Gelenkpunktionen

3.7 Hygieneverordnung

Hygieneverordnungen stellen Verordnungen der einzelnen **Bundesländer** bzw. deren Landesregierungen dar, die auf der **Basis des IfSG** erlassen werden. Die einzelnen Verordnungen stimmen weitgehend überein, sodass sie gemeinsam, sozusagen als bundeseinheitliche Verordnung besprochen werden können.

§ 1

Gedacht ist die Hygieneverordnung nach §1 „für Personen, die ohne ärztliche oder zahnärztliche Approbation berufsmäßig oder gewerbsmäßig Tätigkeiten am Menschen ausüben, bei denen Erreger durch Blut oder andere Körperflüssigkeiten im Sinne des §2 IfSG übertragen werden können.“ Solche Erreger sind z.B. die Viren von HIV oder Hepatitis B.

Die Hygieneverordnung bezieht sich auf **Personen**, die solche Erreger z.B. im Rahmen von Maniküre, Pediküre, Tätowierungen, Piercen oder Ohrlochstechen übertragen können – prinzipiell auch auf Heilpraktiker, obwohl dieser Berufsstand üblicherweise nicht explizit erwähnt wird.

§ 2

Im §2 werden die **Pflichten der betroffenen Personen** zusammengefasst. Neben dem Hinweis auf die sorgfältige Beachtung der allgemein anerkannten Regeln der Hygiene wird hier festgehalten, dass vor Eingriffen am Patienten **die Hände zu reinigen** und nebst der zu behandelnden Hautfläche auch **zu desinfizieren** sind. Blutungen müssen mit keimfreien Verbandsmaterialien gestillt werden. Die Tätigkeiten dürfen nur in **geeigneten Räumen** durchgeführt werden, zu denen z.B. Haustiere keinen Zugang haben. Aufgeführt ist im §2 (Baden-Württemberg) daneben, dass die innerbetrieblichen Verfahrensweisen der Reinigung, Desinfektion und Sterilisation samt ihrer Überprüfung **schriftlich festgehalten** werden müssen.

§ 3

Hier wird vorgegeben, dass die verwendeten **Desinfektionsmittel** für Geräte, Haut oder Wunden in einer Auflistung der Deutschen

Gesellschaft für Hygiene und Mikrobiologie oder in einer solchen des Robert-Koch-Instituts enthalten sein müssen. Zur Sterilisation sind Heißluft bzw. **vorrangig Dampf** zu verwenden.

§4

Die **Abfallbeseitigung kontaminierten Materials** erfolgt über den normalen Hausmüll, allerdings bei spitzen, scharfen oder zerbrechlichen Gegenständen nur in Behältern (Abfallboxen), die eine **Verletzungsgefahr ausschließen**, oder (alternativ) wenn sie vor der Beseitigung **wirksam desinfiziert** wurden.

§5

Dieser Paragraph regelt die **Überwachung** der Verordnung durch Gesundheitsämter und Kreisverwaltungsbehörde (Polizei).

§6

Das Bundesland Bayern beschreibt in einem §6 zusätzlich den **Kondomzwang** im Rahmen der **Prostitution**.

HINWEIS PRÜFUNG
Die Hygieneverordnung des Bundeslandes, in dem die Prüfung abgelegt wird, sollte im Wortlaut nachgelesen werden.

3.8 Begriffsbestimmungen

HINWEIS PRÜFUNG
Diese Begriffe sind prüfungsrelevant.

Kommensalen (➤ Abb. 3.60)
Kleinstlebewesen (v.a. Bakterien), die auf Haut oder Schleimhäuten leben, ohne dem Menschen zu nutzen oder zu schaden.

Symbionten (➤ Abb. 3.60)
Kleinstlebewesen, die zum beiderseitigen Nutzen auf Haut oder Schleimhäuten leben, indem sie dem Menschen z.B. Vitamine liefern oder einen Säureschutz bilden. Die physiologische Darmflora oder auch die vaginale Döderlein-Flora zählen hierzu.

Parasiten (➤ Abb. 3.60)
Kleinstlebewesen, die auf Kosten anderer Lebewesen existieren, den Wirt also schädigen. Man unterscheidet in fakultative und obligate Parasiten („Mitesser", Schmarotzer). Manche Bakterien, Pilze und Protozoen sowie die Würmer gehören zu dieser Gruppe. Fakultative Parasiten und Opportunisten lassen sich kaum voneinander abgrenzen.

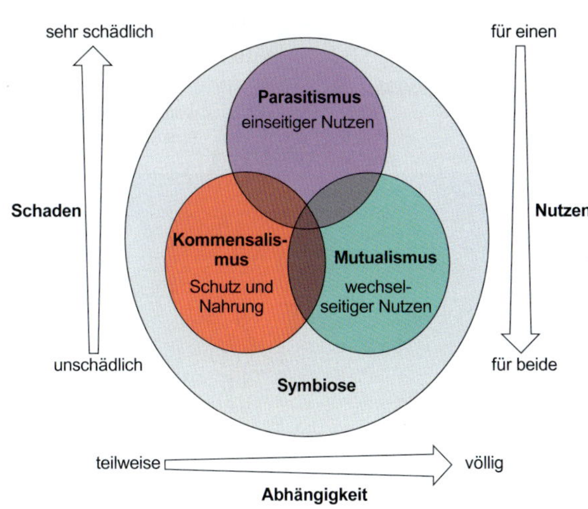

Abb. 3.60 Begriffsdefinitionen – Berührungspunkte und Überschneidungen. Der ungebräuchliche Begriff Mutualismus stellt eine Symbiose dar. [R297]

Saprophyten
Kleinstlebewesen, die auf toter organischer Substanz leben, z.B. die Mehrzahl der Pilze.

Opportunisten
Kleinstlebewesen, die üblicherweise als Kommensalen oder sogar Symbionten auf Haut oder Schleimhäuten leben und (nur) bei Milieustörungen oder Immunschwäche Krankheiten verursachen.

Krankheitserreger
Ein vermehrungsfähiges Agens (Virus, Bakterium, Pilz, Parasit) oder ein sonstiges biologisches transmissibles („übertragbares") Agens, das bei Menschen eine Infektion oder übertragbare Krankheit verursachen kann.

Infektion
Die Aufnahme eines Krankheitserregers und seine nachfolgende Entwicklung oder Vermehrung im menschlichen Organismus.

Infektionen können **symptomatisch** oder **asymptomatisch (inapparent)** verlaufen. Kommt es zu Symptomen, können diese milde und eher unspezifisch oder aber in krankheitstypischer Ausprägung erscheinen. So verursacht z.B. eine Infektion mit dem Hepatitis-B-Virus (HBV) in einem Drittel aller Fälle eine ausgeprägte Hepatitis. Bei einem weiteren Drittel der Infizierten verläuft die Infektion milde und unspezifisch, während beim letzten Drittel keinerlei Symptome entstehen (➤ Abb. 3.61). Der Schutz vor einer neuerlichen Infektion bleibt hiervon unberührt: Auch inapparente Infektionen erzeugen einen vollständigen Schutz.

Übertragbare Krankheit
Eine durch Krankheitserreger oder deren toxische Produkte, die unmittelbar oder mittelbar auf den Menschen übertragen werden, verursachte Krankheit.

3

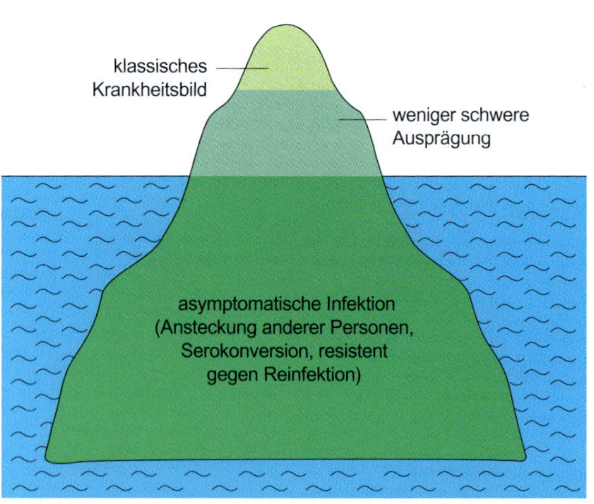

Abb. 3.61 „Eisberg-Konzept" infektiöser Erkrankungen [R297]

Kranker

Eine Person, die an einer übertragbaren Krankheit erkrankt ist.

Krankheitsverdächtiger

Eine Person, bei der Symptome bestehen, die das Vorliegen einer bestimmten übertragbaren Krankheit vermuten lassen.

Ausscheider

Eine Person, die Krankheitserreger ausscheidet und dadurch eine Ansteckungsquelle für die Allgemeinheit sein kann, ohne krank oder krankheitsverdächtig zu sein.

Ein besonderes Problem stellen Personen dar, die z.B. im Anschluss an Salmonelleninfektionen zu **Dauerausscheidern** werden. Sie unterstehen der Kontrolle des zuständigen Gesundheitsamtes.

Ansteckungsverdächtiger

Eine Person, von der anzunehmen ist, dass sie Krankheitserreger aufgenommen hat, ohne krank, krankheitsverdächtig oder Ausscheider zu sein.

Nosokomiale Infektion

Eine Infektion mit lokalen oder systemischen Infektionszeichen als Reaktion auf das Vorhandensein von Erregern oder ihrer Toxine, die im zeitlichen Zusammenhang mit einer stationären oder einer ambulanten medizinischen Maßnahme steht, soweit die Infektion nicht bereits vorher bestand. Eine nosokomiale Infektion kann man sich nach dieser Definition also auch in der Heilpraktikerpraxis erwerben.

Schutzimpfung

Die Gabe eines Impfstoffes mit dem Ziel, vor einer übertragbaren Krankheit zu schützen.

Andere Maßnahme der spezifischen Prophylaxe

Die Gabe von Antikörpern (passive Immunprophylaxe) oder die Gabe von Medikamenten (Chemoprophylaxe) zum Schutz vor Weiterverbreitung bestimmter übertragbarer Krankheiten.

Impfschaden

Die gesundheitliche und wirtschaftliche Folge einer über das übliche Ausmaß einer Impfreaktion hinausgehenden gesundheitlichen Schädigung durch die Schutzimpfung. Ein Impfschaden liegt auch vor, wenn mit vermehrungsfähigen Erregern geimpft wurde und eine andere als die geimpfte Person geschädigt wurde.

Gesundheitsschädling

Ein Tier, durch das Krankheitserreger auf Menschen übertragen werden können.

Sentinel-Erhebung

Eine epidemiologische Methode zur stichprobenartigen Erfassung der Verbreitung bestimmter übertragbarer Krankheiten und der Immunität gegen bestimmte übertragbare Krankheiten in ausgewählten Bevölkerungsgruppen.

Gesundheitsamt

Die nach Landesrecht für die Durchführung dieses Gesetzes bestimmte und mit einem Amtsarzt besetzte Behörde.

Register

I

J

K

L